全国中医药行业高等职业教育"十四五"规划教材

全国高等医药职业院校规划教材（第六版）

诊断学基础

（第三版）

（供中医学、针灸推拿、中医骨伤等专业用）

主 编 杨 峥 姜旭光

全国百佳图书出版单位

中国中医药出版社

·北 京·

图书在版编目（CIP）数据

诊断学基础 / 杨峥，姜旭光主编. -- 3 版. --北京：
中国中医药出版社，2024.12.（2025.8 重印）--（全国中医药行业高等
职业教育"十四五"规划教材）.

ISBN 978-7-5132-9081-4

Ⅰ. R44

中国国家版本馆 CIP 数据核字第 2024AX2600 号

融合教材服务说明

全国中医药行业职业教育"十四五"规划教材为新形态融合教材，各教材配套数字教材和相关数字化
教学资源（PPT 课件、视频、复习思考题答案等）仅在全国中医药行业教育云平台"医开讲"发布。

资源访问说明

到"医开讲"网站（jh.e-lesson.cn）或扫描教材内任意二维码注册登录后，输入封底"激活码"进行
账号绑定后即可访问相关数字化资源（注意：激活码只可绑定一个账号，为避免不必要的损失，请您
刮开序列号立即进行账号绑定激活）。

联系我们

如您在使用数字资源的过程中遇到问题，请扫描右侧二维码联系我们。

中国中医药出版社出版

北京经济技术开发区科创十三街 31 号院二区 8 号楼

邮政编码　100176

传真　010-64405721

保定市西城胶印有限公司印刷

各地新华书店经销

开本 850×1168　1/16　印张 26　字数 699 千字

2024 年 12 月第 3 版　2025 年 8 月第 2 次印刷

书号　ISBN 978-7-5132-9081-4

定价　98.00 元

网址　www.cptcm.com

服 务 热 线　010-64405510

购 书 热 线　010-89535836

维 权 打 假　010-64405753

微信服务号　zgzyycbs

微商城网址　https://kdt.im/LIdUGr

官 方 微 博　http://e.weibo.com/cptcm

天猫旗舰店网址　https://zgzyycbs.tmall.com

如有印装质量问题请与本社出版部联系（010-64405510）

全国中医药行业高等职业教育"十四五"规划教材
全国高等医药职业院校规划教材（第六版）

《诊断学基础》编委会

主　编

杨　峥（保山中医药高等专科学校）　　　　姜旭光（山东中医药高等专科学校）

副主编（以姓氏笔画为序）

李彦娴（保山中医药高等专科学校）　　　　吴樱樱（广东江门中医药职业学院）

秦　芳（安阳职业技术学院）　　　　　　　黄冬冬（沧州医学高等专科学校）

董小艳（湖南中医药高等专科学校）　　　　蒲永莉（重庆三峡医药高等专科学校）

编　委（以姓氏笔画为序）

马　瑞（河南推拿职业学院）　　　　　　　曲圣楠（山东中医药高等专科学校）

孙国高（江西中医药高等专科学校）　　　　杨　敏（四川中医药高等专科学校）

杨　澄（肇庆医学院）　　　　　　　　　　张　晖（南阳理工学院）

张　敏（湖北中医药高等专科学校）　　　　张　科（濮阳医学高等专科学校）

赵　鑫（渭南职业技术学院）　　　　　　　胡晓娟（毕节医学高等专科学校）

学术秘书（兼）

李彦娴（保山中医药高等专科学校）　　　　曲圣楠（山东中医药高等专科学校）

全国中医药行业高等职业教育"十四五"规划教材
全国高等医药职业院校规划教材（第六版）

《诊断学基础》
融合出版数字化资源编创委员会

主　编

杨　峥（保山中医药高等专科学校）　　姜旭光（山东中医药高等专科学校）

副主编（以姓氏笔画为序）

孙国高（江西中医药高等专科学校）　　李彦娴（保山中医药高等专科学校）

吴樱樱（广东江门中医药职业学院）　　秦　芳（安阳职业技术学院）

黄冬冬（沧州医学高等专科学校）　　　董小艳（湖南中医药高等专科学校）

蒲永莉（重庆三峡医药高等专科学校）

编　委（以姓氏笔画为序）

马　瑞（河南推拿职业学院）　　　　　曲圣楠（山东中医药高等专科学校）

杨　凡（保山中医药高等专科学校）　　杨春艳（保山中医药高等专科学校）

杨　敏（四川中医药高等专科学校）　　杨　澄（肇庆医学院）

汪　曼（湖南中医药高等专科学校）　　张　科（濮阳医学高等专科学校）

张　晖（南阳理工学院）　　　　　　　张　敏（湖北中医药高等专科学校）

赵　鑫（渭南职业技术学院）　　　　　胡晓娟（毕节医学高等专科学校）

桑　君（保山市人民医院）

前　言

"全国中医药行业高等职业教育'十四五'规划教材"是为贯彻党的二十大精神和习近平总书记关于职业教育工作和教材工作的重要指示批示精神，落实《中医药发展战略规划纲要（2016—2030年）》等文件精神，在国家中医药管理局领导和全国中医药职业教育教学指导委员会指导下统一规划建设的，旨在提升中医药职业教育对全民健康和地方经济的贡献度，提高职业技术院校学生的实践操作能力，实现职业教育与产业需求、岗位胜任能力严密对接，突出新时代中医药职业教育的特色。鉴于由中医药行业主管部门主持编写的"全国高等医药职业院校规划教材"（三版以前称"统编教材"）在2006年后已陆续出版第三版、第四版、第五版，故本套"十四五"行业规划教材为第六版。

中国中医药出版社是全国中医药行业规划教材唯一出版基地，为国家中医、中西医结合执业（助理）医师资格考试大纲和细则、实践技能指导用书，全国中医药专业技术资格考试大纲和细则唯一授权出版单位，与国家中医药管理局中医师资格认证中心建立了良好的战略伙伴关系。

本套教材由50余所开展中医药高等职业教育的院校及相关医院、医药企业等单位，按照教育部公布的《高等职业学校专业教学标准》内容，并结合全国中医药行业高等职业教育"十三五"规划教材建设实际联合组织编写。本套教材供中医学、中药学、针灸推拿、中医骨伤、中医康复技术、中医养生保健、护理、康复治疗技术8个专业使用。

本套教材具有以下特点：

1.坚持立德树人，融入课程思政内容和党的二十大精神。把立德树人贯穿教材建设全过程、各方面，体现课程思政建设新要求，发挥中医药文化的育人优势，推进课程思政与中医药人文的融合，大力培育和践行社会主义核心价值观，健全德技并修、工学结合的育人机制，努力培养德智体美劳全面发展的社会主义建设者和接班人。

2.加强教材编写顶层设计，科学构建教材的主体框架，打造职业行动能力导向明确的金教材。教材编写落实"三个面向"，始终围绕中医药职业教育技术技能型、应用型中医药人才培养目标，以学生为中心，以岗位胜任力、产业需求为导向，内容设计符合职业院校学生认知特点和职业教育教学实际，体现了先进的职业教育理念，贴近学生、贴近岗位、贴近社会，注重科学性、先进性、针对性、适用性、实用性。

3.突出理论与实践相结合，强调动手能力、实践能力的培养。鼓励专业课程教材融入中医药特色产业发展的新技术、新工艺、新规范、新标准，满足学生适应项目学习、案例学习、模块化学习等不同学习方式的要求，注重以典型工作任务、案例等为载体组织教学单元，有效地激发学生的学习兴趣和创新潜能。同时，编写队伍积极吸纳了职业教育"双师型"教师。

4. 强调质量意识，打造精品示范教材。将质量意识、精品意识贯穿教材编写全过程。教材围绕"十三五"行业规划教材评价调查报告中指出的问题，以问题为导向，有针对性地对上一版教材内容进行修订完善，力求打造适应中医药职业教育人才培养需求的精品示范教材。

5. 加强教材数字化建设。适应新形态教材建设需求，打造精品融合教材，探索新型数字教材。将新技术融入教材建设，丰富数字化教学资源，满足中医药职业教育教学需求。

6. 与考试接轨。编写内容科学、规范，突出职业教育技术技能人才培养目标，与执业助理医师、药师、护士等执业资格考试大纲一致，与考试接轨，提高学生的执业考试通过率。

本套教材的建设，得到国家中医药管理局领导的指导与大力支持，凝聚了全国中医药行业职业教育工作者的集体智慧，体现了全国中医药行业齐心协力、求真务实的工作作风，代表了全国中医药行业为"十四五"期间中医药事业发展和人才培养所做的共同努力，谨此向有关单位和个人致以衷心的感谢。希望本套教材的出版，能够对全国中医药行业职业教育教学发展和中医药人才培养产生积极的推动作用。需要说明的是，尽管所有组织者与编写者竭尽心智，精益求精，本套教材仍有一定的提升空间，敬请各教学单位、教学人员及广大学生多提宝贵意见和建议，以便修订时进一步提高。

国家中医药管理局教材办公室

全国中医药职业教育教学指导委员会

2024 年 12 月

编写说明

《诊断学基础》是全国中医药行业高等职业教育"十四五"规划教材之一。本教材深入贯彻落实党的二十大精神和习近平总书记关于职业教育工作和教材工作的重要指示批示精神，依据《中医药发展战略规划纲要（2016—2030年）》《关于深化医教协同进一步推动中医药教育改革与高质量发展的实施意见》，由全国中医药职业教育教学指导委员会和国家中医药管理局教材办公室统一规划指导、中国中医药出版社具体组织、多家中医药职业教育院校联合编写而成，供全国中医药高职高专院校中医学、针灸推拿、中医骨伤等医学相关专业使用，亦可作为中医学、针灸推拿、中医骨伤、康复治疗技术等专业技术人员的临床参考及执业助理医师资格、职称晋升考试用书。

为适应高等职业教育发展需求，进一步提高教材质量，按照全国中医药行业职业教育规划教材编写的要求，我们启动了《诊断学基础》（第三版）教材的修订工作。《诊断学基础》的编写者是来自全国十余所医学院校的专家、学者和临床教师。《诊断学基础》（第三版）教材，围绕落实立德树人的根本任务，全面遵循课程思政要求，加强教材编写顶层设计，以培养中医药职业教育技术技能型、应用型中医药人才为目标，以学生为中心，以岗位胜任力、产业需求为导向，突出理论与实践相结合，融合数字化资源建设，将新技术融入教材建设，丰富了数字化教学资源，充实了教材内容，与执业助理医师资格考试接轨，既体现了学科发展的过程，又反映了最新发展的成果；既符合中医药职业教育高质量发展的教学要求，又实现了与相关课程内容的有机衔接，便于临床实际应用。

《诊断学基础》（第三版）教材的内容包括：绪论（杨峥编写）、第一篇症状诊断（杨敏、曲圣楠、杨峥、吴樱樱编写）、第二篇检体诊断（蒲永莉、张晖、杨澄、孙国高、黄冬冬编写）、第三篇实验诊断（秦芳、董小艳、李彦娴、张敏编写）、第四篇影像诊断（李彦娴、胡晓娟编写）、第五篇器械诊断（马瑞、张科编写）、第六篇病历书写与诊断方法（姜旭光、张科编写）、附篇临床常用诊疗技术和临床常用检验参考值（赵鑫、董小艳、秦芳、张敏、张科编写）。

本教材构思新颖，结构模块化，内容规范化，充分体现了质量意识和精品意识。在本教材的编写过程中，得到了中国中医药出版社和各参编单位的大力支持。在所有参编者的精诚合作和共同努力下，本教材能够按时出版，在此表示衷心的感谢。

由于时间紧迫，且受编者水平所限，教材中难免存在疏漏和不足，希望各院校教师、学生和其他读者在使用中提出宝贵意见，以便再版时修订和完善。

《诊断学基础》编委会

2024 年 10 月

目 录

绪论 ·· **1**

一、诊断学的概念 ······················· 1
二、诊断学的内容 ······················· 1
三、诊断学的重要性 ···················· 2
四、诊断学的学习目的与要求 ········· 2
五、诊断学的学习方法及要求 ········· 3

第一篇　症状诊断

模块一　常见症状 ······················ **6**

项目一　发热 ······························ 6
项目二　皮肤黏膜出血 ················· 11
项目三　水肿 ····························· 13
项目四　咳嗽与咳痰 ··················· 15
项目五　咯血 ····························· 17
项目六　胸痛 ····························· 19
项目七　呼吸困难 ······················ 21
项目八　发绀 ····························· 24
项目九　心悸 ····························· 26
项目十　恶心与呕吐 ··················· 27
项目十一　腹痛 ························· 29
项目十二　腹泻 ························· 32
项目十三　呕血与便血 ··············· 34
　一、呕血 ····························· 35
　二、便血 ····························· 36
项目十四　黄疸 ························· 37
项目十五　腰背痛 ····················· 40
项目十六　关节痛 ····················· 42
项目十七　尿频、尿急与尿痛 ······· 44
项目十八　头痛 ························· 45
项目十九　眩晕与晕厥 ··············· 47

一、眩晕 ································· 48
二、晕厥 ································· 49
项目二十　意识障碍 ··················· 51

模块二　问诊 ························· **54**

一、问诊的概念及重要性 ············· 54
二、问诊的方法与技巧 ··············· 55
三、问诊内容 ·························· 57
四、特殊情况的问诊 ·················· 60

第二篇　检体诊断

模块三　基本检查法 ················ **64**

一、视诊 ······························· 65
二、触诊 ······························· 65
三、叩诊 ······························· 66
四、听诊 ······························· 67
五、嗅诊 ······························· 68

模块四　一般检查 ·················· **69**

项目一　全身状态检查 ··············· 69
一、体温 ······························· 70
二、脉搏 ······························· 70
三、呼吸 ······························· 71
四、血压 ······························· 72
五、发育与体型 ······················ 73
六、营养状态 ························· 73
七、意识状态 ························· 74
八、面容与表情 ······················ 74
九、体位、姿势与步态 ··············· 75
项目二　皮肤检查 ····················· 77
一、颜色 ······························· 77
二、湿度 ······························· 77

三、弹性 ……………………… 78
四、皮疹 ……………………… 78
五、脱屑 ……………………… 78
六、皮下出血 ………………… 78
七、蜘蛛痣与肝掌 …………… 78
八、水肿 ……………………… 79
九、毛发 ……………………… 79
十、皮下结节 ………………… 79
十一、瘢痕 …………………… 79
项目三　淋巴结检查 ……………… 80
一、表浅淋巴结分布 ………… 80
二、检查方法及顺序 ………… 80
三、淋巴结肿大的病因及临床表现 …… 81

模块五　头部检查 ………………82
一、头发、头皮与头颅 ……… 82
二、颜面及其器官 …………… 83

模块六　颈部检查 ………………89
一、颈部的外形、分区与运动 … 89
二、颈部皮肤与包块 ………… 89
三、颈部血管 ………………… 90
四、甲状腺 …………………… 90
五、气管 ……………………… 91

模块七　胸部检查 ………………92
项目一　胸部的体表标志 ………… 92
一、骨骼标志 ………………… 93
二、垂直线性标志 …………… 93
三、自然陷窝与解剖区域 …… 94
项目二　胸壁、胸廓与乳房检查 … 94
一、胸壁检查 ………………… 94
二、胸廓检查 ………………… 95
三、乳房检查 ………………… 95
项目三　肺和胸膜检查 …………… 97
一、视诊 ……………………… 97
二、触诊 ……………………… 98
三、叩诊 ……………………… 99
四、听诊 ……………………… 100
五、常见呼吸系统疾病的症状和体征 … 104
项目四　心脏血管检查 …………… 106
一、视诊 ……………………… 106

二、触诊 ……………………… 107
三、叩诊 ……………………… 108
四、听诊 ……………………… 110
五、血管检查 ………………… 118
六、常见循环系统疾病的症状和体征 … 119

模块八　腹部检查 ………………123
一、腹部体表标志及分区 …… 123
二、视诊 ……………………… 124
三、触诊 ……………………… 127
四、叩诊 ……………………… 132
五、听诊 ……………………… 134
六、腹部常见病变的体征 …… 135

模块九　生殖器、肛门、直肠检查 …………… 138
一、男性生殖器检查 ………… 138
二、女性生殖器检查 ………… 140
三、肛门与直肠检查 ………… 140

模块十　脊柱与四肢检查 ………143
项目一　脊柱检查 ………………… 143
一、脊柱弯曲度 ……………… 143
二、脊柱活动度 ……………… 144
三、脊柱压痛与叩击痛 ……… 144
项目二　四肢与关节检查 ………… 145
一、上肢 ……………………… 145
二、下肢 ……………………… 146
三、踝关节与足 ……………… 147

模块十一　神经系统检查 ………149
一、脑神经检查 ……………… 149
二、运动功能检查 …………… 150
三、感觉功能检查 …………… 152
四、神经反射检查 …………… 152

模块十二　全身体格检查 ………157
一、全身体格检查的基本要求 … 157
二、全身体格检查的基本项目 … 158
三、特殊情况的体格检查 …… 162
四、重点体格检查 …………… 163

第三篇　实验诊断

模块十三　概论 …………………… 166

一、实验诊断的概念与内容 ……… 166
二、实验诊断的影响因素 ………… 167
三、实验诊断的应用范围 ………… 167
四、实验诊断学的学习目标与
　　学习方法 …………………… 167

模块十四　血液学检查 ………… 168

项目一　血液标本采集 …………… 168
项目二　血液的一般检测 ………… 169
一、红细胞的检测 ……………… 169
二、白细胞的检测 ……………… 171
三、血小板的检测 ……………… 176
四、网织红细胞的检测 ………… 176
五、红细胞沉降率测定 ………… 177
六、血细胞比容测定和红细胞有关参数
　　的应用 …………………… 178
项目三　溶血性贫血的实验室检测 … 179
一、溶血性贫血的筛查检测 …… 180
二、红细胞膜缺陷的检测 ……… 180
三、红细胞酶缺陷的检测 ……… 181
四、珠蛋白生成异常的检测 …… 182
五、自身免疫性溶血性贫血的检测 …… 182
六、阵发性睡眠性血红蛋白尿症的检测 183
项目四　出血与血栓疾病检测 …… 183
一、常用出血与血栓疾病的筛选试验 … 183
二、血液流变学检验 …………… 186
三、出血与血栓疾病实验项目的
　　选择和应用 ………………… 186
项目五　血型鉴定与交叉配血试验 188
一、ABO 血型系统 …………… 188
二、Rh 血型系统 ……………… 190
三、交叉配血试验 ……………… 191

模块十五　骨髓细胞学检测 …… 193

一、概述 ………………………… 193
二、骨髓检查的方法、内容及正常
　　骨髓象 ……………………… 193
三、常见疾病的血象和骨髓象特征 195

模块十六　排泄物、分泌物及
　　　　　　体液检测 …………… 197

项目一　尿液检测 ………………… 197
一、尿标本的收集与保存 ……… 197
二、尿液一般检测 ……………… 198
三、尿液的其他检测 …………… 201
四、尿液自动化仪器检测 ……… 202
项目二　粪便检测 ………………… 203
一、标本采集 …………………… 203
二、检测项目 …………………… 204
三、临床应用 …………………… 205
项目三　脑脊液检测 ……………… 206
一、标本采集 …………………… 206
二、检测项目 …………………… 206
三、临床应用 …………………… 208
项目四　浆膜腔积液检查 ………… 208
一、标本采集 …………………… 209
二、检测项目 …………………… 209
三、漏出液与渗出液的鉴别 …… 210
四、临床应用 …………………… 210
项目五　生殖系统体液检测 ……… 210
一、精液检测 …………………… 210
二、前列腺液检测 ……………… 212
三、阴道分泌物检测 …………… 212

模块十七　肾功能检查 ………… 214

一、肾小球功能检测 …………… 214
二、肾小管功能检测 …………… 216
三、血尿酸检测 ………………… 217

模块十八　肝脏病常用的实验室
　　　　　　检查 ……………… 219

项目一　肝脏病常用的实验室检查项目 …… 219
一、蛋白质代谢功能检测 ……… 219
二、脂类代谢功能检测 ………… 221
三、胆红素代谢检查 …………… 222
四、血清酶检查 ………………… 223
五、病毒性肝炎检测 …………… 225
项目二　肝脏病实验室检查项目的
　　　　选择和应用 …………… 227

模块十九　临床常用生化检查… 229

项目一　血糖及其代谢产物检测………… 229

一、空腹血糖检测 ………… 229

二、口服葡萄糖耐量试验 ………… 230

三、胰岛素检测 ………… 230

四、血清 C 肽检测 ………… 231

五、糖化血清白蛋白检测 ………… 231

六、血清糖化血红蛋白检测 ………… 231

项目二　血清脂质和脂蛋白检测………… 231

一、血清总胆固醇测定 ………… 231

二、血清甘油三酯测定 ………… 232

三、血清脂蛋白检测 ………… 232

四、血清载脂蛋白检测 ………… 233

项目三　血清电解质检测………… 233

一、血清钾测定 ………… 233

二、血清钠测定 ………… 234

三、血清钙测定 ………… 234

四、血清氯测定 ………… 234

五、血清磷测定 ………… 234

项目四　血清铁及其代谢产物检测……… 235

一、血清铁检测 ………… 235

二、血清总铁结合力检测 ………… 235

三、血清铁蛋白检测 ………… 235

项目五　心肌损伤标志物检测…………… 236

一、心肌酶检测 ………… 236

二、心肌蛋白检测 ………… 237

项目六　其他常用血清酶检测…………… 237

一、淀粉酶及其同工酶检测 ………… 237

二、脂肪酶检测 ………… 238

三、胆碱酯酶检测 ………… 238

项目七　内分泌激素检测………… 238

一、甲状腺激素检测 ………… 238

二、甲状旁腺素与降钙素检测 ………… 239

三、肾上腺皮质激素检测 ………… 240

四、垂体激素检测 ………… 241

模块二十　临床常用免疫学检查………… 243

一、适应性免疫应答检测 ………… 243

二、固有免疫应答检测 ………… 244

三、肿瘤标志物检测 ………… 245

四、自身抗体检测 ………… 246

五、感染免疫检测 ………… 247

模块二十一　临床常见病原体检测………… 250

一、标本采集 ………… 250

二、常见病原体检测方法 ………… 251

三、细菌耐药性检测 ………… 251

四、病原体检查项目的临床应用 ……… 252

第四篇　影像诊断

模块二十二　X 线、CT 与磁共振检查………… 256

项目一　成像技术与临床应用…………… 256

一、X 线成像 ………… 257

二、计算机体层成像 ………… 259

三、磁共振成像 ………… 260

项目二　呼吸系统………… 263

一、检查技术 ………… 263

二、正常表现 ………… 263

三、疾病诊断 ………… 266

项目三　循环系统………… 269

一、检查技术 ………… 269

二、正常表现 ………… 269

三、疾病诊断 ………… 271

项目四　消化系统………… 272

一、检查技术 ………… 272

二、正常表现 ………… 273

三、疾病诊断 ………… 275

项目五　泌尿生殖系统………… 278

一、检查技术 ………… 278

二、正常表现 ………… 278

三、疾病诊断 ………… 280

项目六　骨骼肌肉系统………… 281

一、检查技术 ………… 281

二、正常表现 ………… 282

三、疾病诊断 ………… 282

项目七　中枢神经系统………… 285

一、检查技术 ………… 285

二、正常表现 …… 286
三、疾病诊断 …… 286

模块二十三　其他常用影像学诊断技术…… 289

项目一　介入放射技术…… 289
一、基本知识 …… 289
二、临床应用 …… 290
项目二　超声检查 …… 290
一、基本知识 …… 291
二、超声检查前准备 …… 293
三、超声检查的临床应用 …… 293
项目三　核医学诊断 …… 294
一、基本知识 …… 294
二、临床应用 …… 294
项目四　影像学检查方法的选择 …… 295
一、呼吸系统 …… 295
二、循环系统 …… 296
三、消化系统 …… 296
四、泌尿生殖系统 …… 296
五、骨骼肌肉系统 …… 297
六、中枢神经系统 …… 297

第五篇　器械诊断

模块二十四　心电图检查…… 300

项目一　心电图基本知识 …… 300
一、心电图产生原理 …… 300
二、心电图各波段的组成及命名 …… 302
三、心电图的导联体系 …… 303
项目二　心电图的测量和正常数据 …… 305
一、心电图测量 …… 305
二、正常心电图波形特点与正常值 …… 308
项目三　心房肥大与心室肥大 …… 309
一、心房肥大 …… 309
二、心室肥大 …… 310
项目四　心肌缺血与ST-T异常改变 …… 311
一、心肌缺血的心电图类型 …… 311
二、ST-T改变的临床意义 …… 312
项目五　心肌梗死 …… 313

一、基本图形及机制 …… 313
二、心肌梗死的心电图演变及分期 …… 313
三、心肌梗死的定位诊断 …… 314
项目六　心律失常 …… 315
一、概述 …… 315
二、窦性心律及窦性心律失常 …… 315
三、期前收缩 …… 316
四、异位性心动过速 …… 318
五、扑动与颤动 …… 319
六、传导异常 …… 320
七、逸搏与逸搏心律 …… 322
项目七　电解质紊乱和药物影响…… 322
一、电解质紊乱 …… 322
二、药物影响 …… 323
项目八　心电图的分析方法和临床应用…… 323
一、心电图的分析方法 …… 323
二、心电图的临床应用 …… 324
项目九　其他常用心电图检查 …… 324
一、动态心电图 …… 324
二、心电图运动负荷试验 …… 325

模块二十五　肺功能检查…… 327

项目一　通气功能检查…… 327
一、肺容积检查 …… 327
二、通气功能检查 …… 328
项目二　换气功能检查 …… 328
一、气体分布 …… 328
二、通气/血流比值 …… 328
三、肺泡弥散功能 …… 328
项目三　小气道功能检查 …… 328
一、闭合容积 …… 328
二、最大呼气流量-容积曲线 …… 329
三、频率依赖性肺顺应性 …… 329
项目四　血气分析和酸碱测定 …… 329
一、血气分析的指标 …… 329
二、酸碱平衡失调的类型及血气特点 … 330

模块二十六　内镜检查…… 331

一、基本知识 …… 331
二、上消化道内镜检查 …… 331
三、结肠镜检查 …… 332

四、支气管镜检查 …………… 333

第六篇　病历书写与诊断方法

模块二十七　病历书写………… 336

项目一　病历书写的基本要求………… 336
项目二　病历书写的格式与内容………… 337
　　一、门诊病历 ……………… 337
　　二、住院期间病历 ……………… 340
　　三、电子病历 ……………… 350

模块二十八　临床诊断步骤与思维方法……… 352

项目一　诊断疾病的步骤……………… 352
　　一、搜集资料 ……………… 352
　　二、整理、分析、评价资料 ……… 353
　　三、提出初步诊断 ……………… 353
　　四、确立和修正诊断 ……………… 353
项目二　临床思维……………… 353
　　一、临床思维要素 ……………… 354
　　二、临床思维方法 ……………… 354
　　三、诊断思维程序 ……………… 355
　　四、诊断思维中的注意事项 ……… 355
　　五、临床思维的基本原则 ………… 355
　　六、常见误诊、漏诊的原因 ……… 356
项目三　诊断的内容与书写要求……… 356
　　一、诊断的内容与格式 …………… 356

二、诊断的书写要求 ……………… 358

附　篇

附Ⅰ　临床常用诊疗技术……… 360

项目一　胸腔穿刺术………………… 360
项目二　腹腔穿刺术………………… 362
项目三　心包穿刺术………………… 364
项目四　腰椎穿刺术………………… 365
项目五　骨髓穿刺术………………… 367
项目六　淋巴结穿刺术……………… 369
项目七　导尿术……………………… 370
项目八　肝脏穿刺抽脓术…………… 372
项目九　双气囊三腔管压迫止血术… 373
项目十　眼底检查术………………… 375
项目十一　中心静脉压测定………… 377

附Ⅱ　临床常用检验参考值…… 378

　　一、血液检查 ……………… 378
　　二、骨髓检验 ……………… 390
　　三、排泄物、分泌液及体液检验 … 392
　　四、肾功能实验 ……………… 396
　　五、内分泌激素检测 …………… 397
　　六、肺功能检查 ……………… 398
　　七、血气分析 ……………… 399

主要参考书目………………… 400

绪　　论

一、诊断学的概念

诊断学（diagnostics）是运用医学基本理论、基本知识、基本技能对疾病进行诊断的一门学科，是基础医学过渡到临床医学的桥梁课和必修课，是医学生学习、掌握临床医学各学科的基础。其基础理论和基本知识是指疾病症状、体征的发生与发展机制、规律和表现，辅助检查的基本原理、正常状态、异常结果及其临床意义，疾病诊断的步骤及内容，病历书写的格式及内容。其基本技能是指获取临床资料的措施与技巧，对临床资料综合分析、判断的能力，以及病历书写的能力。诊断的过程，就是对患者进行调查研究的过程。所谓"诊"就是调查（包括问诊、体格检查、实验室检查及器械检查等）和收集资料；"断"就是将调查所收集的临床资料，结合基础医学和临床各科知识，运用辩证唯物主义的思维方法进行综合、分析、推理，从而对患者的健康状况及疾病的部位、性质、功能状态等得出准确而完善的结论。

二、诊断学的内容

随着现代医学的蓬勃发展，以生物学、化学、物理学、数学和基础医学的理论和技术为基础的诊断学进入了一个飞速发展的阶段，诊断学的内容更加广泛，新方法、新技术不断涌现。诊断学的内容主要包括以下几个部分。

1. 常见症状　症状是指在患病状态下，患者对机体生理功能异常的自身体验和感受，如发热、疼痛、咳嗽、眩晕等。广义的症状还包括部分体征，如黄疸、发热、发绀等。在临床上，症状是病史的重要成分，主要通过问诊获得，对早期发现疾病、诊断疾病具有重要意义。

2. 问诊　即病史采集，是指医生通过与患者及相关人员的语言交流，从而收集、了解疾病发生、发展过程及既往健康状况等病史资料的过程。许多疾病经过详细的问诊，加上全面系统的体格检查，可得出初步诊断。但有的患者受体质、年龄、心理状态等因素的影响，获得的资料不一定完全真实，需经过客观实际分析，并结合体格检查、相关实验室检查及辅助检查做出判断。问诊内容包括一般项目、主诉、现病史、既往史、个人史、婚姻史、月经史、生育史及家族史。

3. 检体诊断　是指医生运用自己的感觉器官或借助传统的辅助诊断工具（如听诊器、血压计、体温计等）来客观了解和评估机体正常和异常征象的临床诊断方法。通过体格检查所发现的患者的异常征象称为体征，如肝大、心脏杂音、皮疹等。体格检查的基本方法包括视诊、触诊、叩诊、听诊和嗅诊。通过这些方法对患者进行评估后提出的临床判断，称为检体诊断。

4. 实验诊断　是运用物理学、化学、生物学和免疫学等方法对患者的血液、体液、分泌物、排泄物、细胞取样和组织标本等进行检查，以获得机体病原体、病理变化及脏器功能状态等客观资料的检查方法。随着科学技术的发展，实验诊断的价值越来越高，已成为临床诊断不

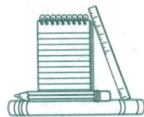

可缺少的组成部分。但由于受标本、仪器及操作技术等因素的影响，可能导致实验检查结果出现差异，因此需客观公正地看待实验检查结果，并与临床结合，做出系统地分析或进行必要的复查。

5. 影像诊断　影像学检查主要包括 X 线检查、计算机体层成像（CT）检查、磁共振成像（MRI）检查、介入放射技术检查、超声检查和放射性核素检查等，尤其是 X 线检查、CT 检查和超声检查已广泛应用于我国各级医疗机构，其检查结果的应用范围及诊断价值也越来越大。

6. 器械诊断

（1）心电图检查　利用心电图机在体表记录出的心脏每一心动周期所产生的电活动曲线，称为心电图。心电图检查是临床常用的器械检查方法之一，不仅是某些心脏疾病（如心律失常、缺血性心脏病）的重要检查方法，还广泛应用于危重患者抢救、手术麻醉、用药观察等的心电监测。

（2）肺功能检查　是呼吸功能和胸、肺疾病的重要检查内容，包括通气功能、气体交换功能、小气道功能、血气分析和酸碱度测定等检查项目。本部分主要介绍肺功能检查的目的、各检查项目的正常成人参考值与临床意义。

（3）内镜检查　是通过内镜探查管道器官或体腔的内部结构和病理变化的一种方法。临床常用的内镜有胃镜、腹腔镜、十二指肠镜、小肠镜、结肠镜、胆道镜、支气管镜、膀胱镜、胸腔镜等。该方法主要用于诊治消化系统、呼吸系统、泌尿系统、生殖系统等的疾病。

7. 病历书写　医务人员将诊疗过程中形成的各种资料，整理、记录下来，即形成病历。病历是记载疾病发生、发展和转归的诊疗记录，具有重要的教学和科研价值。病历是具有法律效力的医疗文件，临床医师必须熟悉和掌握病历书写的内容、格式及相关制度与法律要求。

8. 临床诊断步骤与思维方法　通过学习诊断疾病的步骤、临床思维、诊断的内容与书写要求，让医学生在临床学习之初就认识到其重要性，并从开始接触临床的实践活动时就注重临床诊断步骤与思维方法的训练，养成良好的思维习惯。

三、诊断学的重要性

诊断疾病是临床医学最基本的任务，是预防和治疗疾病的前提。临床医生的主要任务是治疗疾病，只有诊断正确，医生才能制定正确的治疗方案。正确的诊断需要医生熟练掌握诊断的基础理论、基本知识和临床实践技能。只有重视诊断学基础这门课程的学习，才能为学好临床医学各专业奠定基石，为成为一名优秀的医务工作者打下坚实的基础。

四、诊断学的学习目的与要求

学习诊断学，只有树立全心全意为人民服务的思想，明确学习目的，刻苦钻研，切实掌握基础理论、基本知识、临床实践技能，培养科学的临床思维方法，才能达到教学要求。在学习本课程时，学生应达到以下要求。

1. 能独立进行系统的问诊，掌握常见症状、体征及其临床意义。
2. 能用规范的手法进行系统的体格检查。
3. 熟悉临床常用实验室检验项目的临床意义。
4. 了解常用的 X 线、CT、MRI 检查的指征，熟悉其临床意义。
5. 熟悉心电图机的操作方法，初步掌握正常心电图和常见异常心电图的分析及其改变的临床意义。

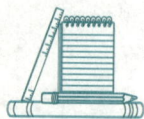

6.熟悉内镜检查的临床应用、适应证及禁忌证。

7.综合运用诊断知识和技能，按规范格式书写病历，运用诊断的步骤和临床思维分析，做出初步诊断。

五、诊断学的学习方法及要求

1.学习诊断学，要明确学习目的，树立高尚的医德，培养全心全意为人民服务的意识。

2.学习诊断学，要做到认真细心，一丝不苟，精于思考，刻苦钻研，切实掌握基础理论、基本知识，对要求掌握的内容要记牢。

3.学习诊断学，要重视临床实践，加强动手能力，反复练习，熟练运用基本检查技能。

4.学习诊断学，要锻炼独立思考的能力。面对临床上出现的复杂疾病表现，要本着实事求是的态度，发扬理论联系实际的作风，全面运筹，科学思维，综合分析、判断，力求让自己的思维和推理符合客观实际情况，从而提高诊断的准确性。

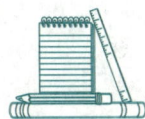

第一篇　症状诊断

模块一　常见症状

【学习目标】

知识目标

1. 掌握常见症状的概念、病因和临床表现。

2. 熟悉常见症状的发生机制。

3. 了解伴随症状对鉴别诊断的意义；常见症状的问诊要点。

能力目标

能够根据常见症状的临床表现、伴随症状，分析其病因，做出初步诊断。

素质目标

具备良好的医学思维习惯和良好的医德素养。

症状（symptom）是指患者主观感受到不适或痛苦的异常感受或某些客观病态改变。临床上症状的形式多样，有些只有患者主观才能感觉到，如疼痛、恶心、眩晕；有些不仅患者主观能感受到，而且客观检查也能发现，如发热、黄疸、呼吸困难；有些主观无异常感觉，通过客观检查才能发现，如腹部包块、黏膜出血；还有些身体状态发生了变化，如肥胖、消瘦，需客观评价才能确定。症状是诊断疾病的主要线索，同一疾病可以有不同症状，不同疾病又可以有相同症状。因此，掌握常见症状的特点可为后续临床课程的学习打下坚实基础。

项目一　发　热

案例导入

患儿，男，4岁。因发热、咳嗽3天，抽搐1小时入院。患儿3天前淋雨后出现畏寒、发热、咳嗽等表现，使用解热药物（药名、剂量不详）后出汗，体温降至37.5℃。入院前1小时患儿再次发热并出现抽搐。入院查体：体温39.6℃，脉搏130次/分，咽部充血，双肺呼吸音粗糙，未闻及啰音。

问题：

1. 该患儿发热的病因需要考虑哪些？

2. 入院时患儿属于何种程度的发热？

【概述】

各种原因导致体温超过正常范围，即称为发热（fever）。正常人的体温在下丘脑体温调

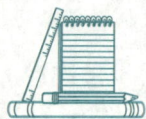

节中枢作用下相对恒定，腋窝温度为 36.0 ～ 37.0℃，口腔温度为 36.3 ～ 37.2℃，直肠温度为 36.5 ～ 37.7℃。在生理状态下，体温受内外因素的影响而稍有波动。下午较早晨高，剧烈活动、劳动或进餐后体温也可略升高，但一般 24 小时体温波动范围不超过 1℃。正常人体温存在个体差异。小儿体温比成人稍高；老人体温较青壮年人稍低；妇女月经前和妊娠期体温则稍高于平日。

【发生机制】

发热是由致热原或非致热原引起的体温调节功能紊乱的一种表现。

1. 致热原性发热　临床上大多数发热由此引起。致热原分为外源性、内源性两大类。

（1）外源性致热原（exogenous pyrogen）　主要有：①各种病原体及其代谢产物，如细菌、病毒、真菌、寄生虫等。②炎性渗出物及无菌性坏死组织。③抗原 - 抗体复合物。④某些类固醇物质。⑤多糖体成分及多核苷酸等。外源性致热原分子大，不能通过血脑屏障直接作用于体温调节中枢，只能通过激活中性粒细胞、嗜酸性粒细胞和单核吞噬细胞系统，使其产生和释放内源性致热原，作用于体温调节中枢而引起发热。

（2）内源性致热原（endogenous pyrogen）　又称白细胞致热原，如白介素、干扰素、肿瘤坏死因子等，是在外源性致热原的刺激下产生和释放的，其分子量小，可通过血脑屏障直接作用于体温调节中枢，使体温调定点上移，产热增多、散热减少而引起发热。

2. 非致热原性发热

（1）体温调节中枢直接受损　如颅脑外伤、脑出血等。

（2）产热过多　如癫痫持续状态、甲状腺功能亢进症等。

（3）散热减少　如高温引起的散热障碍、广泛性皮肤损害、心力衰竭等。

【病因】

引起发热的病因分为感染性与非感染性两大类。临床上以感染性多见。

1. 感染性发热（infective fever）　各种病原体如细菌、病毒、支原体、立克次体、螺旋体、真菌、寄生虫等所致的感染，均可引起发热。

2. 非感染性发热（non-infective fever）

（1）无菌性坏死物质的吸收　常见于：①机械性、物理性或化学性损害：如严重外伤、大面积烧伤、大手术后。②组织细胞破坏：如恶性肿瘤、白血病、急性溶血反应等。③脏器缺血：因血管栓塞或血栓形成引起的心、肺、脑、脾等器官的缺血坏死。坏死的组织细胞被机体吸收而引起的发热，称为吸收热。

（2）变态反应性疾病　如风湿热、溶血反应、血清病等。

（3）机体产热过多　如甲状腺功能亢进症、癫痫持续状态等。

（4）皮肤散热减少　如广泛性皮炎、鱼鳞病、慢性心力衰竭等。

（5）体温调节中枢功能障碍　脑出血、脑外伤、硬脑膜下出血、中暑、重度安眠药中毒等，直接损害体温调节中枢而引起的发热，称为中枢性发热。

（6）自主神经功能紊乱　因自主神经功能紊乱，使产热量大于散热量，体温升高，表现为低热，属功能性发热，如夏季低热、生理性低热、原发性低热、感染治愈后低热等，常伴有自主神经功能紊乱的其他表现。应注意，在排除其他因素所致的发热后才能诊断为此类发热。

【临床表现】

1. 发热的临床分度　以口腔温度为标准，可将发热分为低热（37.3 ～ 38.0℃）、中等度热（38.1 ～ 39.0℃）、高热（39.1 ～ 41.0℃）、超高热（41.0℃以上）。

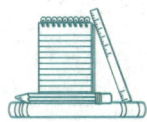

2. 发热的临床经过与特点

（1）体温上升期　该期产热量大于散热量。临床表现为皮肤苍白、干燥，疲乏无力，肌肉酸痛，畏寒或寒战等交感神经兴奋的表现。体温上升有两种形式：①骤升型：体温急剧升高，几小时内达39～40℃或更高，常伴寒战，见于肺炎链球菌肺炎、疟疾等。②缓升型：体温逐渐上升，经数日后达高峰，见于伤寒、结核病等。

（2）高热持续期　该期产热量与散热量在较高水平上保持相对平衡。临床表现为皮肤潮红而灼热、呼吸加快加深、出汗等。体温上升到高峰后，可保持数小时（如疟疾）、数天（如肺炎链球菌肺炎）或数周（如伤寒）。

（3）体温下降期　由于机体的防御功能和适当治疗，病因消除，致热原的作用减弱，体温调定点逐渐恢复至正常水平，散热量大于产热量，使体温降至正常水平，临床表现为出汗多、皮肤潮湿。体温下降的方式有两种：①骤降型：体温可在数小时内降至正常，常伴有大汗淋漓，见于肺炎链球菌肺炎、输液反应等。②渐降型：体温数日内逐渐降至正常，如伤寒、风湿热等。

3. 热型及临床意义　将发热患者在不同时间测得的体温数值分别记录在体温单上，将各体温数值点连接起来形成的不同形态的体温曲线，称为热型（fever type）。不同病因所致的发热形成的热型常不相同。

（1）稽留热（continued fever）　体温维持在39～40℃，持续数日或数周，24小时内波动范围不超过1℃。常见于肺炎链球菌肺炎、伤寒高热期。（图1-1）

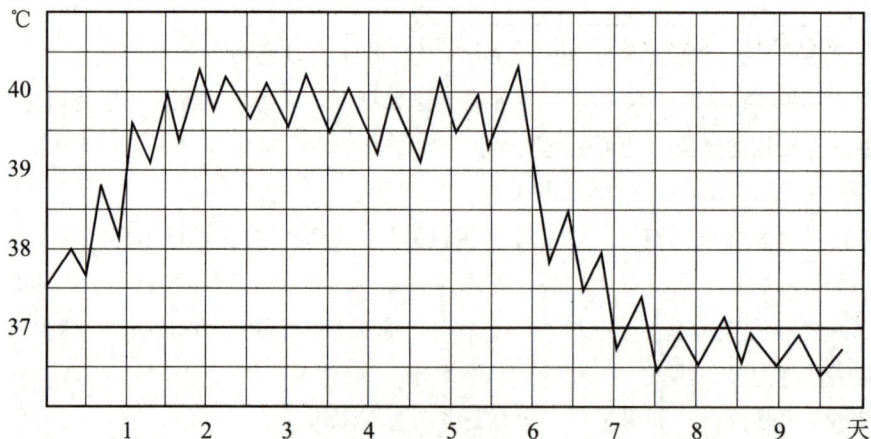

图1-1　稽留热

（2）弛张热（remittent fever）　体温常在39℃以上，持续数日或数周，24小时内波动范围超过2℃，且最低体温仍高于正常水平，又称败血症热型。常见于败血症、化脓性炎症、重症肺结核等。（图1-2）

（3）间歇热（intermittent fever）　体温骤升达高峰后持续数小时又骤降至正常水平，经过1天至数天的间歇期后，体温又突然升高，如此反复交替出现。常见于疟疾、急性肾盂肾炎等。（图1-3）

（4）波状热（undulant fever）　体温逐渐上升达39℃或以上，数天后又逐渐下降至正常水平，持续数天后又逐渐升高，如此反复多次。常见于布鲁氏菌病。（图1-4）

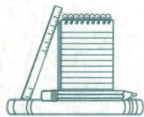

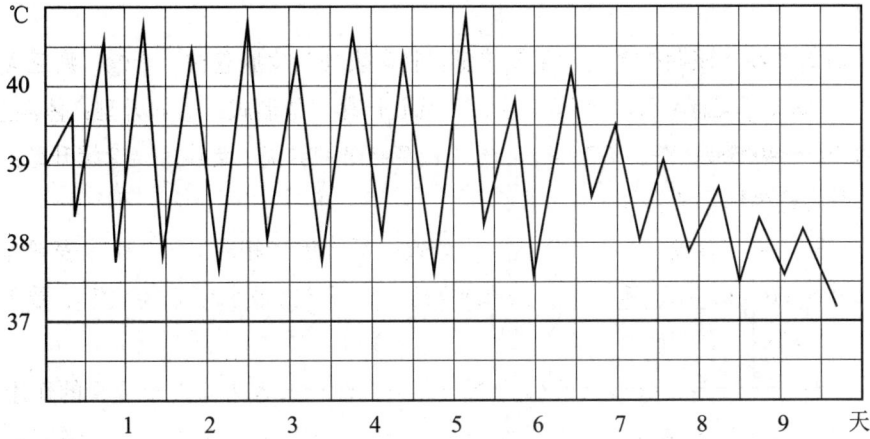

图 1-2　弛张热

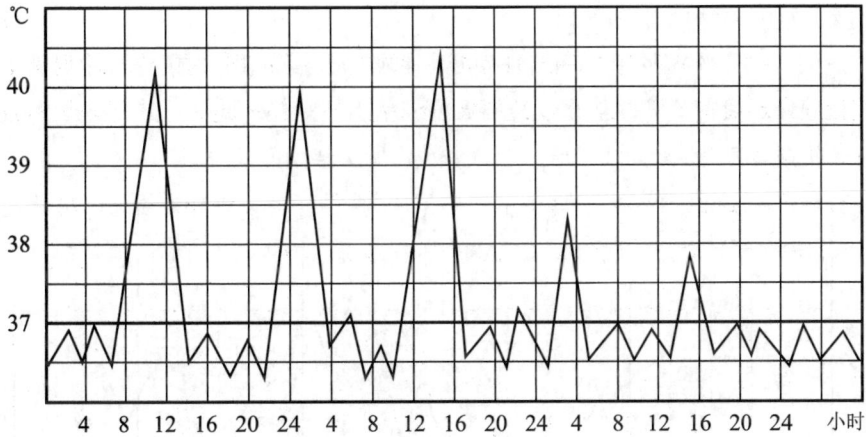

图 1-3　间歇热

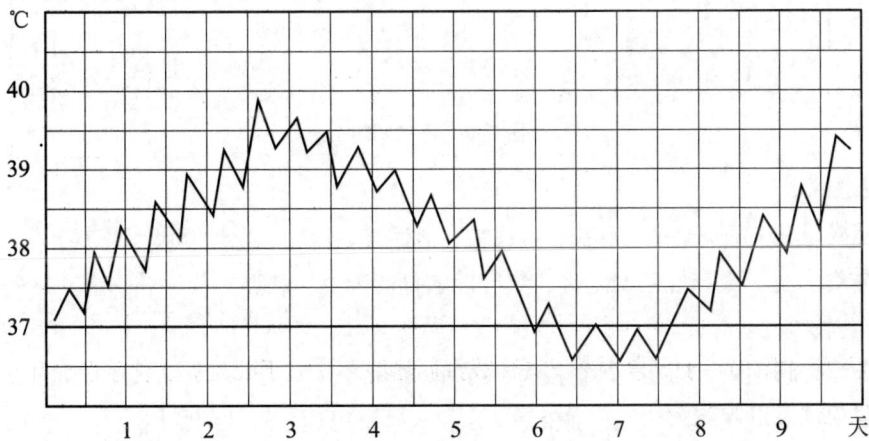

图 1-4　波状热

（5）回归热（relapsing fever）　体温急骤升高到 39℃以上，持续数日后骤然下降至正常水平，保持正常体温水平数日后又骤然升高，持续数日后又下降，如此反复发作。见于回归热、霍奇金淋巴瘤等。（图 1-5）

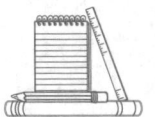

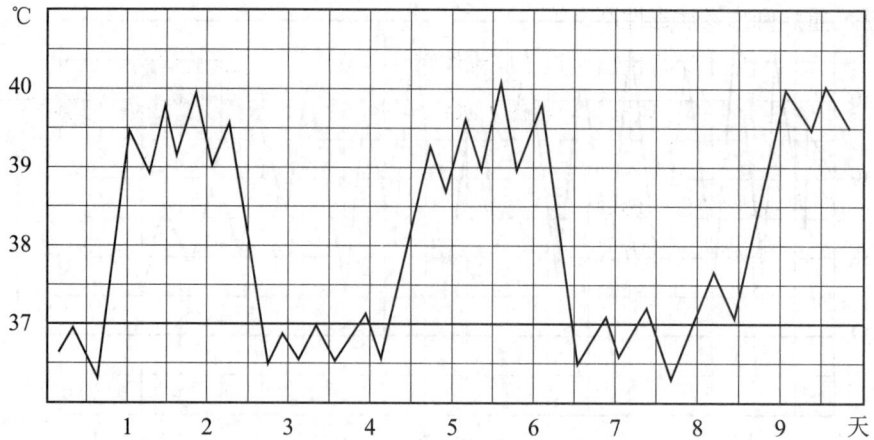

图 1-5 回归热

（6）不规则热（irregular fever） 发热无一定规律。见于癌性发热、结核病、风湿热、渗出性胸膜炎、支气管肺炎等。（图 1-6）

不同的热型有助于疾病的诊断和鉴别诊断，但必须注意，由于抗生素、肾上腺皮质激素、解热药的广泛使用，可使疾病的热型变得不典型或呈不规则热。此外，热型与个体的反应性有关，如老年人休克型肺炎发热可不明显，不具备典型肺炎热型的表现。

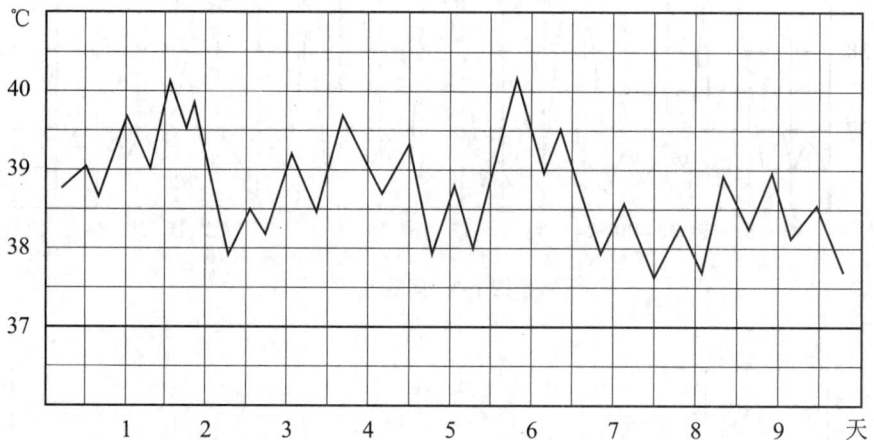

图 1-6 不规则热

【伴随症状】

1. 伴寒战 见于肺炎链球菌肺炎、败血症、急性溶血反应、急性胆囊炎、疟疾等。

2. 伴昏迷 见于流行性乙型脑炎、流行性脑脊髓膜炎、脑型疟疾、脑出血、蛛网膜下腔出血、中毒性痢疾等。

3. 伴关节肿痛 见于风湿热、结核病、结缔组织病。

4. 伴淋巴结及肝脾肿大 见于血液病（白血病、淋巴瘤、恶性网状细胞增多症）、恶性肿瘤和某些传染病（布鲁氏菌病、黑热病、传染性单核细胞增多症）。

5. 伴尿频、尿急、尿痛 见于尿路感染，如肾盂肾炎等。

6. 伴咳嗽、咳痰、胸痛 见于呼吸系统疾病，如支气管炎、肺炎、胸膜炎、肺结核等。

7. 伴恶心、呕吐、腹痛、腹泻 见于急性胃肠炎、细菌性痢疾等。

8. 伴皮肤黏膜出血 见于流行性出血热、钩端螺旋体病、急性白血病、急性再生障碍性贫

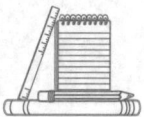

血、败血症、重症麻疹及病毒性肝炎等。

9. 伴结膜充血 见于流行性出血热、斑疹伤寒、恙虫病、钩端螺旋体病等。

10. 伴皮疹 见于麻疹、风疹、猩红热、水痘、风湿热、系统性红斑狼疮、药物热等。

【问诊要点】

1. 起病情况 起病缓急、诱因、发病环境。

2. 发热特点 体温升高的方式、热度、发热持续及间歇的时间、退热方式等。

3. 伴随症状 对发热的诊断和鉴别诊断有意义。

4. 诊疗情况 了解已用药物名称、剂量、疗程、疗效等。

5. 流行病学情况 询问是否到过传染病疫区、有无接触过传染病患者、发病季节特点。

复习思考

1. 试述发热的病因。

2. 试述发热的临床分度。

3. 试述各种常见热型及其临床意义。

项目二 皮肤黏膜出血

案例导入

患儿，男，8岁。因"双下肢、臀部对称性皮肤紫癜1周"入院。1周前，患儿无明显诱因出现双下肢、臀部对称性皮肤紫癜，压之不退色，伴腹痛、恶心、呕吐，无鼻出血、牙龈出血，无伤后出血不止。

问题：

1. 该患儿皮肤紫癜的原因可能是什么？

2. 该病需要与哪些皮肤黏膜出血性疾病相鉴别？

【概述】

皮肤黏膜出血（mucocutaneous hemorrhage）是因机体止血或凝血功能障碍引起的，多见于出血性疾病，通常以全身性或局限性皮肤黏膜自发性出血或损伤后难以止血为临床特征。

【病因与发生机制】

引起皮肤黏膜出血的疾病很多，其发生机制包括血管因素、血小板因素及凝血障碍等。上述任何方面的异常均可破坏正常的止血及凝血过程，从而发生出血现象。

1. 血管壁功能异常 血管在防止出血中起重要作用，其必须有正常的收缩力、韧性和通透性，否则即可出血。当血管壁存在先天性缺陷或受损时，其收缩力减低，通透性增加，而致皮肤黏膜出血。常见于：①遗传性出血性毛细血管扩张症、血管性假性血友病等。②过敏性紫癜、机械性紫癜等。③严重感染、化学物质或药物中毒及代谢障碍、维生素 C 缺乏症、尿毒症、动脉硬化等。

2. 血小板异常 血小板在止血、凝血过程中起重要作用。当血小板数量或功能异常时，可

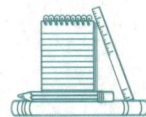

引起皮肤黏膜出血。

（1）血小板减少　①血小板生成减少：再生障碍性贫血、白血病、感染、药物性抑制等。②血小板破坏过多：特发性血小板减少性紫癜、免疫性血小板减少性紫癜。③血小板消耗过多：血栓性血小板减少性紫癜、弥散性血管内凝血等。

（2）血小板增多　①原发性：原发性出血性血小板增多症。②继发性：继发于慢性粒细胞白血病、脾切除后、感染、创伤等。此类疾病血小板数量虽然增多，仍可引起出血现象，这是由凝血活酶生成迟缓或伴有血小板功能异常所致。

（3）血小板功能异常　①遗传性：血小板无力症。②继发性：继发于应用药物、尿毒症、肝病、异常球蛋白血症等。

3. 凝血功能障碍　凝血过程较复杂，有许多凝血因子参与，任何一个凝血因子缺乏或功能不足均可引起凝血障碍，导致皮肤黏膜出血。

（1）遗传性　血友病、低纤维蛋白原血症、凝血酶原缺乏症、低凝血酶原血症、凝血因子缺乏症等。

（2）继发性　严重肝病、尿毒症、维生素 K 缺乏症等。

（3）循环血液中抗凝物质增多或纤溶亢进　异常蛋白血症类肝素抗凝物质增多、抗凝药物治疗过量、原发性纤维蛋白溶解，或弥散性血管内凝血所致的继发性纤维蛋白溶解。

【临床表现】

皮肤黏膜出血表现视出血面积大小可分为瘀点（直径 ≤ 2mm）、紫癜（直径 3 ～ 5mm）和瘀斑（直径 > 5mm）。血小板减少性紫癜出血的特点为同时有瘀点、紫癜、瘀斑、鼻出血、牙龈出血、月经过多、血尿及黑便等，严重者可导致脑出血。因血管壁功能异常引起的出血特点为皮肤黏膜的瘀点、瘀斑，如过敏性紫癜表现为四肢或臀部有对称性紫癜，可伴有痒感、关节痛及腹痛，累及肾脏时可有血尿。因凝血功能障碍引起的出血常表现有内脏、肌肉出血或软组织血肿，亦常有关节腔出血，且常有家族史或肝脏病史。

【伴随症状】

1. 四肢对称性紫癜伴有关节痛、腹痛及血尿　见于过敏性紫癜。

2. 紫癜伴有广泛性出血，如鼻出血、牙龈出血、血尿、黑便等　见于血小板减少性紫癜、弥散性血管内凝血。

3. 紫癜伴有黄疸　见于肝脏疾病。

4. 自幼有轻伤后出血不止，且有关节肿痛或畸形　见于血友病。

【问诊要点】

1. 出血时间、缓急、部位、范围、特点（自发性或损伤后）、诱因。

2. 有无伴发鼻出血、牙龈渗血、咯血、便血、血尿等出血症状。

3. 有无皮肤苍白、乏力、头晕、眼花、耳鸣、记忆力减退、发热、黄疸、腹痛、骨关节痛等贫血及相关疾病症状。

4. 有无过敏史、外伤史、感染史、肝肾疾病史等。

5. 职业特点，有无化学药物及放射性物质接触史、服药史。

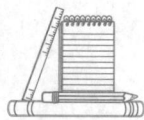

复习思考

1. 皮肤黏膜出血的常见病因有哪些？

2. 过敏性紫癜皮肤黏膜出血的表现有哪些特点？

项目三 水 肿

案例导入

患儿，男，12 岁。咽部不适 2 周，晨起颜面水肿 3 天。患儿于 2 周前开始咽部不适，轻咳，曾自服感冒药（不详）症状稍减轻。3 天前无明显诱因出现晨起眼睑及颜面水肿，并诉头晕、恶心、乏力，家长发现其尿色发红、尿量减少，无尿频、尿急、尿痛。

问题：

1. 该患者水肿的原因可能是什么？

2. 其水肿需要与哪些水肿鉴别？

3. 该患者还需要详细询问哪些病史？

【概述】

水肿（edema）是指过多的液体在组织间隙积聚使组织肿胀。按发生部位，水肿可分为全身性水肿和局部性水肿两大类。当液体在组织间隙呈弥漫性分布时为全身性水肿；液体积聚在局部组织间隙时为局部性水肿；液体积聚在体腔内时称为积液，如胸腔积液、腹腔积液、心包积液等。根据指压有无凹陷，水肿还可分为凹陷性水肿和非凹陷性水肿。一般情况下，水肿不包括脑水肿、肺水肿等内脏器官的水肿。

【发生机制】

正常人体血液和组织液不断交换，两者保持动态平衡。维持体液平衡的主要因素有毛细血管内静水压、血浆胶体渗透压、组织间隙机械压力（组织压）及组织液的胶体渗透压。当体液平衡被打破，导致过多的液体在组织间隙积聚，则产生水肿。临床上破坏体液平衡的主要因素有：①钠、水潴留，如继发性醛固酮增多症等。②毛细血管静水压升高，如右心衰竭等。③毛细血管壁通透性增加，如急性肾炎等。④血浆胶体渗透压降低，如低蛋白血症等。⑤淋巴回流受阻，如丝虫病等。

【病因与临床表现】

1. 全身性水肿

（1）心源性水肿（cardiac edema） 多见于右心衰竭。发生机制主要是：①有效循环血量减少。②肾血流量减少。③继发性醛固酮增多引起水钠潴留。④静脉淤血，毛细血管滤过压增高，组织液回吸收减少所致。

水肿的特点是首先出现于身体下垂部位。能下床活动者，最早出现于踝内侧，行走活动后明显，休息后减轻或消失。经常卧床者，以腰骶部较为明显，颜面部一般不肿。水肿为对称性、凹陷性。此外，通常伴有颈静脉怒张、肝肿大、静脉压升高，严重时还可出现胸水、腹水等右心衰竭的其他表现。

（2）肾源性水肿（renal edema） 可见于各型肾炎和肾病。其发生机制主要是由多种因素引起的肾排泄水、钠减少，导致水钠潴留，细胞外液增多，毛细血管静水压升高，引起水肿。水、钠潴留是肾性水肿的基本机制。导致水钠潴留可能与下列因素相关：①肾小球滤过率下降，而肾小管重吸收增加，导致水钠潴留。②大量蛋白尿导致低蛋白血症，血浆胶体渗透压下降。

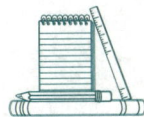

③肾实质缺血，刺激肾素－血管紧张素－醛固酮系统，醛固酮活性增加，导致水、钠潴留。④肾内前列腺素（PGI_2、PGE_2 等）产生减少，致使肾排钠减少。

水肿特点是疾病早期晨间起床时有眼睑与颜面水肿，以后逐渐发展为全身性水肿。常有高血压、蛋白尿、血尿、管型尿等肾功能损害的表现。肾源性水肿需与心源性水肿相鉴别（表1-1）。

表 1-1　肾源性水肿与心源性水肿的鉴别

鉴别要点	肾源性水肿	心源性水肿
开始部位	从眼睑、颜面开始蔓延至全身	从身体下垂部位开始蔓延至全身
发展速度	迅速	缓慢
水肿性质	水肿组织软，移动性大	水肿组织硬，移动性小
伴随症状	血尿、蛋白尿、高血压、肾功能改变	心脏大、心脏杂音、颈静脉怒张、肝大

（3）肝源性水肿（hepatic edema）　肝硬化失代偿期引起的门静脉高压症、低蛋白血症、肝淋巴液回流障碍、继发性醛固酮增多症等因素是肝源性水肿的主要发生机制。

肝源性水肿发生缓慢，常首先出现踝部水肿，逐渐向上蔓延，严重时出现腹水（腹水是肝硬化晚期的突出表现），而头面部及上肢常无水肿。

（4）营养不良性水肿（nutritional edema）　由于慢性消耗性疾病、长期营养缺乏、蛋白质丢失性胃肠病、重度烧伤等导致低蛋白血症或维生素 B_1 缺乏，可产生水肿。其特点是水肿发生前常有消瘦、体重减轻等表现，而皮下脂肪减少导致组织松弛，组织压力降低，可加重水肿。水肿常从足部开始，逐渐蔓延至全身。

（5）其他因素性水肿　①黏液性水肿：多见于甲状腺功能减退症，为非凹陷性水肿（是由组织间隙亲水物质增加所致），颜面及下肢较明显。②经前期紧张综合征：其特点为月经前7～14天出现眼睑、踝部及手部轻度水肿，可伴乳房胀痛及盆腔沉重感，月经后水肿逐渐消退。③药物性水肿：可见于糖皮质激素、雄激素、雌激素、胰岛素、萝芙木制剂、甘草制剂等疗程中。④特发性水肿：多见于妇女，主要出现在身体下垂部分，原因未明，被认为是由内分泌功能失调与直立体位的反应异常所致。立卧位水试验有助于诊断。⑤其他：妊娠性水肿、结缔组织疾病所致水肿、血管神经性水肿及老年性水肿等。

2. 局部性水肿　多由局部静脉、淋巴回流受阻或毛细血管通透性增加所致。常见的局部性水肿有：①炎症性水肿：疖肿、蜂窝织炎等。②淋巴回流障碍性水肿：淋巴结切除术后、丝虫病（象皮肿）等。③静脉回流障碍性水肿：静脉曲张、静脉血栓、上腔静脉阻塞综合征、下腔静脉阻塞综合征等。

【伴随症状】

1.伴肝大　可为心源性、肝源性或营养不良性水肿，若同时有颈静脉怒张者则为心源性水肿。

2.伴蛋白尿　伴重度蛋白尿常为肾源性水肿，而轻度蛋白尿也可见于心源性水肿。

3.伴呼吸困难与发绀　常提示水肿是由于心脏病、上腔静脉阻塞综合征等所致。

4.伴消瘦　可见于营养不良性水肿。

5.伴腹水、肝掌、蜘蛛痣　见于肝源性水肿。

【问诊要点】

1. 水肿出现的时间、急缓、部位（开始部位及蔓延情况）、全身性或局部性，是否为对称性，是否为凹陷性，与体位变化及活动的关系。

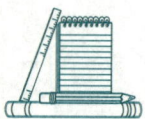

2. 有无心、肾、肝、内分泌及过敏性疾病病史及其相关症状。

3. 水肿与药物、饮食、月经及妊娠的关系。

4. 诊治经过，包括使用利尿剂等药物的种类、剂量及疗效。

复习思考

1. 全身性水肿的病因有哪些？

2. 局部性水肿的病因有哪些？

3. 心源性、肾源性和肝源性水肿的特点有哪些？

项目四　咳嗽与咳痰

案例导入

　　患者，男，30 岁。高热、咳嗽、胸痛 2 天。患者 2 天前淋雨后突然出现寒战、高热、胸痛，继之咳嗽、咳痰，痰液初为白色浆液样，2 天后痰液呈铁锈色，入院时测体温 40℃。

　　问题：

　　1. 该患者咳嗽、咳痰的病因最可能是什么？

　　2. 该患者需要进一步询问哪些病史？

【概述】

　　咳嗽（cough）是一种反射性防御动作，通过咳嗽可以清除呼吸道分泌物及异物。但长期、频繁的咳嗽影响工作与休息，可使呼吸道内感染扩散；剧烈的咳嗽可导致呼吸道出血，甚至诱发自发性气胸等。痰是气管、支气管的病态分泌物或肺泡内的渗出液。痰借助咳嗽动作排出口腔外称为咳痰（expectoration）。

【发生机制】

　　咳嗽是由延髓咳嗽中枢受刺激所引起。呼吸道黏膜的感受器受刺激，经迷走神经、舌咽神经和三叉神经的感觉纤维传入延髓咳嗽中枢，再沿喉下神经、膈神经及脊神经等传出神经下传，分别引起咽肌、声门、膈肌及其他呼吸肌的运动，引起咳嗽动作。咳嗽动作的全过程首先是快速短促吸气，随即声门关闭，呼吸肌、膈与腹肌快速收缩，使肺内压迅速升高，然后声门突然开放，肺内高压气流喷射而出，呼吸道内分泌物或异物即可随之排出；同时，气流冲击声门裂隙而产生咳嗽音响。

　　咳痰是一种病态现象。正常支气管黏膜腺体和杯状细胞只分泌少量黏液，使呼吸道黏膜保持湿润而无痰液。当呼吸道发生炎症时，黏膜充血、水肿，毛细血管通透性增高，浆液渗出，渗出物与黏液、吸入的尘埃等一起混合，形成痰液。此外，当呼吸道受到刺激分泌大量黏液时，肺淤血和肺水肿导致浆液漏出时，以及呼吸道出血时，也会形成咳痰。

【病因】

　　1. 呼吸道疾病　从鼻咽部至小支气管整个支气管黏膜受到刺激时，均可引起咳嗽。常见于呼吸道感染、肿瘤、出血、刺激性气体、异物等因素刺激，其中呼吸道感染是引起咳嗽、咳痰

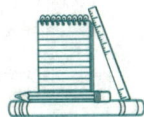

最常见的病因。

2. 胸膜疾病　胸膜炎、自发性或外伤性气胸等。

3. 心血管疾病　二尖瓣狭窄或其他原因导致左心衰引起的肺淤血与肺水肿、右心或体循环静脉栓子脱落引起的肺栓塞等，均可引起咳嗽。

4. 中枢神经因素　精神意识可引起或抑制咳嗽反射。从大脑皮质发出冲动传至延髓咳嗽中枢可发生咳嗽，如鼻黏膜、咽峡部黏膜受刺激时可引起反射性咳嗽，脑炎、脑膜炎累及延髓咳嗽中枢时也可出现咳嗽。

5. 其他因素所致咳嗽　胃食管反流病所致咳嗽，服用血管紧张素转化酶抑制剂后咳嗽，习惯性咳嗽等。

【临床表现】

1. 咳嗽的性质　①干性咳嗽：指咳嗽无痰或痰量很少。常见于急性或慢性咽喉炎、急性支气管炎初期、胸膜炎、轻症肺结核、支气管异物、支气管肿瘤等。②湿性咳嗽：指有痰液的咳嗽。常见于慢性支气管炎、支气管扩张、肺炎、肺脓肿、肺结核空洞等。

2. 咳嗽的时间与节律　①突然发生的咳嗽，常见于吸入刺激性气体、气管异物等。②阵发性咳嗽，见于支气管哮喘（变异性哮喘）、支气管内膜结核、百日咳等。③长期慢性咳嗽，见于慢性支气管炎、支气管扩张、慢性肺脓肿、肺结核空洞等。④晨起或夜间平卧时（即改变体位时）咳嗽、咳痰加剧，常见于慢性支气管炎、支气管扩张和肺脓肿等。⑤夜间咳嗽，常见于左心衰竭、肺结核等。

3. 咳嗽的音色　多数情况下咳嗽声音无特殊，某些特殊音色对提示病因有一定意义。①咳嗽声音嘶哑：多见于声带炎或各种因素压迫喉返神经。②犬吠样咳嗽：多见于会厌、喉头疾患或气管受压。③咳嗽声音低微：可见于极度衰弱或声带麻痹的患者。④金属音咳嗽：可由于支气管肺癌、纵隔肿瘤或主动脉瘤等直接压迫气管所致。⑤鸡鸣样咳嗽：阵发性剧烈咳嗽伴有高调吸气回声，多见于百日咳。

4. 痰的性质和量　痰的性质可分为浆液性、黏液性、脓性和血性等。浆液性痰可见于肺水肿；黏液性痰多见于急性支气管炎、支气管哮喘及肺炎链球菌肺炎初期，也可见于慢性支气管炎、肺结核等；脓性痰多见于化脓性细菌性呼吸道感染；血性痰见于各种原因导致的呼吸道黏膜受损。急性呼吸道炎症时痰量较少；肺泡细胞癌日咳痰量可达数百至上千毫升；大量脓臭痰且静置后分层（上层为泡沫，中层为浆液，下层为坏死组织）多见于支气管扩张、支气管胸膜瘘和肺脓肿。

5. 痰的颜色　铁锈色痰提示肺炎链球菌肺炎；粉红色泡沫样痰见于急性左心衰竭导致的肺水肿；绿色痰提示铜绿假单胞菌感染；白色黏稠痰牵拉成丝且难以咳出，提示真菌感染；砖红色胶冻样痰提示克雷伯杆菌感染；黄色脓痰见于化脓菌感染。

【伴随症状】

1. 伴发热　常见于急性上、下呼吸道感染，肺结核，胸膜炎等。

2. 伴呼吸困难　常见于喉头水肿、气管异物、支气管哮喘、慢性阻塞性肺疾病、重症肺炎、肺水肿、胸腔积液、气胸等。

3. 伴胸痛　常见于肺炎、肺梗死、支气管肺癌、胸膜炎、自发性气胸等。

4. 伴大量脓痰　常见于肺脓肿、支气管扩张、脓胸合并支气管胸膜瘘等。

5. 伴咯血　常见于肺结核、支气管扩张、原发性支气管肺癌、风湿性心脏病二尖瓣狭窄等。

6. 伴哮鸣音　常见于支气管哮喘、喘息性支气管炎、心源性哮喘、呼吸道异物等。

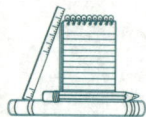

7.伴杵状指（趾）　常见于支气管扩张、慢性肺脓肿、支气管肺癌等。

【问诊要点】

1.性别、年龄、起病缓急、病程长短、发病诱因。如儿童呛咳需考虑异物吸入和支气管淋巴结肿大。长期咳嗽对于青壮年需首先考虑肺结核、支气管扩张，对于青年女性患者需注意支气管内膜结核和支气管腺瘤，而对于40岁以上男性吸烟者则应重点考虑慢性支气管炎、肺气肿或支气管肺癌。

2.咳嗽与咳痰的特点，包括性质、时间与节律，有无特殊音色，痰的性质、痰量和颜色。

3.咳嗽的伴随症状，对明确疾病的诊断与鉴别诊断有重要价值。

4.一般情况，包括精神状态、睡眠、食欲、体重、大小便。

5.诊治经过，包括使用药物的种类、剂量及疗效。

6.有无呼吸系统、心血管系统、神经系统疾病史，有无长期大量吸烟史。

复习思考

1.大量脓臭痰多见于哪些疾病？

2.慢性支气管炎的咳嗽有哪些特点？

3.金属音咳嗽多见于哪些疾病？

项目五　咯　血

案例导入

患者，男，30岁。因"咯血1个月，加重1天"入院。初起痰中带血，呈鲜红色，量少，伴低热、盗汗、胸痛，无恶心、呕吐，无黄疸，无皮肤黏膜出血。抗生素治疗无效。1天前咯血量明显增加，入院前一次咯血量约300mL。

问题：

1.该患者咯血的原因可能是什么？

2.咯血与呕血的鉴别要点有哪些？

3.该患者还需要进一步询问哪些病史？

【概述】

咯血（hemoptysis）是指喉及喉部以下呼吸器官出血经口腔咯出。少量咯血有时仅表现为痰中带血；大咯血时血液从口鼻涌出，常可阻塞呼吸道，造成窒息死亡。一旦出现经口腔排血，需要鉴别是口腔、鼻腔、上消化道的出血还是咯血。鉴别时需先检查口腔与鼻咽部，观察局部有无出血灶，鼻出血多自前鼻孔流出，常在鼻中隔前下方发现出血灶；鼻腔后部出血，尤其是出血量较多时，易与咯血混淆，此时由于血液经后鼻孔沿软腭与咽后壁下流，使患者咽部有异物感，用鼻咽镜检查即可确诊。其次，咯血还需要与呕血进行鉴别。呕血是指上消化道出血经口腔呕出，出血部位多见于食管、胃及十二指肠。对于咯血与呕血可根据病史、体征及其他检查方法进行鉴别（表1-2）。

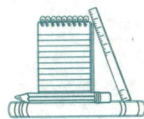

表 1-2　咯血与呕血的鉴别

鉴别要点	咯血	呕血
常见疾病	肺结核、支气管扩张、肺癌、心脏病等	消化性溃疡、肝硬化、急性胃黏膜病变等
出血前症状	喉部痒感、胸闷、咳嗽等	上腹部不适、恶心、呕吐等
出血方式	咯出	呕出，可为喷射状
出血颜色	鲜红或暗红	咖啡色或暗红色，有时鲜红色
血内混有物	泡沫、痰	食物残渣、胃液
黑便	无（咽下血液时可有）	有，在呕血停止后仍持续数日
酸碱反应	碱性	酸性
出血后痰的性状	常有痰中带血	无痰

【病因与发生机制】

引起咯血的原因有很多，但以呼吸系统和循环系统疾病为主。

1. 支气管疾病　常见的有支气管扩张、支气管肺癌、支气管内膜结核和慢性支气管炎等。其机制主要是炎症或肿瘤等损伤支气管黏膜，或使毛细血管通透性增高，或黏膜下血管破裂所致。

2. 肺部疾病　常见的有肺结核、肺炎链球菌肺炎、肺脓肿等。在我国，肺结核仍是最常见的咯血原因。其出血机制为结核病使毛细血管通透性增高，血液渗出，表现为痰中带血丝或血块；如病变侵蚀小血管，使其破溃，则引起中等量咯血；如空洞壁肺动脉分支形成的小动脉瘤破裂或继发结核性支气管扩张形成的小动静脉瘘破裂，则引起大量咯血，可危及生命。

3. 心血管疾病　较常见的是风湿性心脏病二尖瓣狭窄所致的咯血。某些先天性心脏病如房间隔缺损、动脉导管未闭引起肺动脉高压时，也可发生咯血。其发生机制为肺淤血导致肺泡壁或支气管内膜毛细血管破裂和支气管黏膜下层支气管静脉曲张破裂，后者可导致大咯血。

4. 其他　血液系统疾病，如血小板减少性紫癜、白血病、血友病等；某些急性传染病，如肺出血型钩端螺旋体病、流行性出血热等；风湿性疾病，如系统性红斑狼疮、结节性多动脉炎等；子宫内膜异位症等也可引起咯血。

【临床表现】

1. 年龄　青壮年咯血多见于肺结核、支气管扩张、二尖瓣狭窄等。40岁以上有长期吸烟史者多见于支气管肺癌。儿童慢性咳嗽伴少量咯血、小细胞低色素性贫血，需注意特发性含铁血黄素沉着症的可能。

2. 咯血量　一般认为每日咯血量在100mL内属小量咯血；每日咯血量在100～500mL属中等量咯血；每日咯血量超过500mL或一次咯血100～500mL属大量咯血。大量咯血常见于肺结核空洞、支气管扩张和肺脓肿；中等量以上咯血可见于二尖瓣狭窄；其他原因所致的咯血量较少，或仅为痰中带血；咯血量较大而骤然停止可见于支气管扩张。大咯血时可导致窒息、失血性休克，应立即抢救。

3. 咯血的颜色与性状　鲜红色者多因肺结核、支气管扩张、肺脓肿等所致；二尖瓣狭窄咯血多为暗红色；铁锈色痰多为肺炎链球菌肺炎；砖红色胶冻样痰见于肺炎克雷伯杆菌感染；粉红色泡沫样痰见于急性左心衰竭所致的肺水肿；肺梗死引起的咯血为黏稠的暗红色血痰。

【伴随症状】

1. 伴发热　多见于肺炎、肺脓肿、肺结核、支气管肺癌、流行性出血热、钩端螺旋体病等。

2. 伴脓痰　常见于肺脓肿、支气管扩张、肺结核空洞合并感染等。

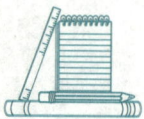

3. 伴胸痛 常见于肺炎链球菌肺炎、肺结核、支气管肺癌、肺栓塞等。

4. 伴皮肤黏膜出血 常见于血液病、风湿病、流行性出血热、钩端螺旋体病等。

5. 伴黄疸 需考虑钩端螺旋体病、大叶性肺炎、肺梗死等。

6. 伴进行性消瘦 常见于活动性肺结核、支气管肺癌等。

7. 伴呛咳 常见于支气管肺癌、肺炎支原体肺炎等。

【问诊要点】

1. 确定是否咯血，需与呕血相鉴别，与鼻咽部、口腔出血相鉴别。

2. 发病年龄、起病缓急、病程长短、诱因。如青壮年大咯血常见于肺结核、支气管扩张；40岁以上男性有长期吸烟史者需注意支气管肺癌的可能；中老年有慢性疾病者咳砖红色胶冻样血痰时，多考虑肺炎克雷伯杆菌感染。

3. 咯血的特点，包括咯血量、颜色与性状；大咯血者需警惕窒息、失血性休克。

4. 咯血的伴随症状（同前述），对明确疾病的诊断与鉴别诊断有重要价值。

5. 一般情况，包括精神状态、睡眠、食欲、体重、大小便。

6. 诊治经过，包括是否使用过止血药物，药物的种类、剂量及疗效；有无采取其他止血措施及其效果。

7. 有无呼吸系统、心血管系统与血液系统等疾病史，有无长期大量吸烟史、生食海鲜史及月经史等。

复习思考

1. 咯血量大小怎样界定？

2. 咯血与呕血怎样鉴别？

3. 大咯血的原因有哪些？

4. 最常见的咯血原因是什么？

项目六 胸 痛

案例导入

患者，男，67岁。半小时前起床后大便时突发胸痛，以胸骨后为主，放射至左肩及左臂内侧，达左无名指与小指，疼痛剧烈，有窒息感，难以忍受，伴大汗、气促，休息和含服硝酸甘油不能缓解。

问题：

1. 该患者胸痛的原因可能是什么？

2. 其需要与哪些胸痛相鉴别？

3. 该患者需要重点询问哪些既往病史？

【概述】

胸痛（chest pain）是临床上常见的症状，主要由胸部疾病所致，少数由其他疾病引起。胸痛的程度因个体痛觉阈值差异而不同，与疾病的严重程度不完全一致。

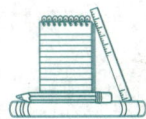

【发生机制】

各种理化因素、刺激因子均可刺激胸部的痛觉感受器产生痛觉冲动，经传入神经纤维（肋间神经感觉纤维、支配主动脉的交感神经纤维、支配气管与支气管的迷走神经纤维、膈神经感觉纤维）传至脊髓，最后投射到大脑皮层的痛觉中枢引起胸痛。另外，除患病器官的局部疼痛外，还可见远离该器官的某部分体表或深部组织的疼痛，称放射痛或牵涉痛。其原因是内脏病变与相应区域体表的传入神经进入脊髓同一节段并在后角发生联系，故来自内脏的感觉冲动可直接激发脊髓体表感觉神经元，引起相应体表区域的痛感。如心绞痛时除出现心前区、胸骨后疼痛外，还可放射至左肩、左臂内侧、左手无名指和小指、左颈、左侧面颊部。

【病因】

1. 胸壁疾病　急性皮炎、皮下蜂窝织炎、带状疱疹、肋间神经炎、肋软骨炎、肌炎、肋骨骨折等。

2. 心血管疾病　心绞痛、心肌梗死、心肌病、瓣膜病、急性心包炎、胸主动脉瘤、主动脉夹层、肺栓塞、肺动脉高压等。

3. 呼吸系统疾病　胸膜炎、胸膜肿瘤、自发性气胸、血胸、肺炎、支气管肺癌等。

4. 纵隔疾病　纵隔炎、纵隔气肿、纵隔肿瘤等。

5. 其他　过度通气综合征、痛风、食管炎、食管癌、食管裂孔疝、膈下脓肿、肝脓肿、脾梗死、急性白血病等。

【临床表现】

1. 发病年龄　青壮年胸痛，应注意结核性胸膜炎、自发性气胸、心肌炎、心肌病；40岁以上者需考虑心绞痛、心肌梗死与支气管肺癌等。

2. 胸痛部位　胸壁疾病所致的胸痛常固定于病变部位，局部常有压痛；带状疱疹引起的胸痛，表现为成簇的水疱沿一侧肋间神经分布伴剧痛，疱疹不超过体表正中线；肋软骨炎多侵犯第1、2肋软骨，患部隆起，但局部皮肤正常，有压痛；心绞痛与急性心肌梗死的疼痛常位于胸骨后或心前区；食管和纵隔病变的疼痛也多位于胸骨后；自发性气胸、急性胸膜炎和肺栓塞的胸痛多位于患侧的腋前线及腋中线附近；肺尖部肺癌引起的疼痛多位于肩部及腋下；主动脉夹层引起的胸痛多位于胸背部；肝胆疾病及膈下脓肿引起的胸痛多位于右下胸。

3. 胸痛程度和性质　胸痛的程度可呈剧痛、轻微痛和隐痛。胸痛的性质由于病因及病变部位不同而表现各异。如带状疱疹呈烧灼样或刀割样剧痛；肋间神经痛为阵发性灼痛或刺痛；食管炎常呈烧灼痛；心绞痛常呈压榨样痛，可伴有窒息感；心肌梗死则疼痛更为剧烈，并有恐惧、濒死感；气胸初期常呈撕裂样痛；胸膜炎常呈隐痛、钝痛或刺痛；原发性肺癌、纵隔肿瘤可有胸部闷痛；肺栓塞为突然剧烈刺痛或绞痛，常伴有呼吸困难与发绀。

4. 胸痛持续时间　平滑肌痉挛或血管狭窄缺血所致的疼痛为阵发性。炎症、肿瘤、栓塞或梗死所致的疼痛呈持续性。如心绞痛的发作时间短暂，多为数分钟，一般不超过30分钟。心肌梗死疼痛可持续数小时或更长，且不易缓解。

5. 影响胸痛的因素　主要为胸痛发生的诱因、加重与缓解因素。心绞痛常因劳累、体力活动或精神紧张而诱发，休息和含服硝酸甘油可迅速缓解，而心肌梗死的胸痛则休息或含服硝酸甘油无效；胸膜炎、自发性气胸的胸痛可因深呼吸、咳嗽而加剧；胸壁疾病所致的胸痛常于局部压迫或因胸廓活动时加剧；食管疾病的胸骨后疼痛常于吞咽食物时出现或加剧，在服用抗酸剂或促胃肠动力药物后减轻或消失。

6. 常见放射痛　心绞痛及心肌梗死的疼痛，可向左肩及左臂内侧放射，甚或达无名指与小指，也可放射至左颈或面颊部；主动脉夹层引起的疼痛，可向下放射至下腹、腰部与两侧腹股

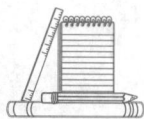

沟和下肢；肺尖部肺癌引起的疼痛，可向上肢内侧放射。

【伴随症状】

1. 伴发热 常见于感染性疾病，如大叶性肺炎、结核性胸膜炎、脓胸、肺脓肿等。

2. 伴咳嗽、咳痰或咯血 常见于气管、支气管和肺部病变，如支气管扩张、肺炎、肺结核、支气管肺癌等。

3. 伴呼吸困难 常见于严重呼吸系统疾病，如大叶性肺炎、气胸、胸腔积液、肺栓塞等；也可见于心包积液、心肌梗死等心血管疾病。

4. 伴吞咽困难 常见于食管疾病，如反流性食管炎等。

5. 伴面色苍白、血压下降甚至休克 常见于心肌梗死、主动脉夹层破裂、大块肺栓塞等。

【问诊要点】

1. 发病年龄、起病缓急、病程长短、诱因。

2. 胸痛的特点，包括部位、性质、程度、持续时间，有无放射痛及加重与缓解因素。

3. 胸痛的伴随症状（同前述），对明确疾病的诊断与鉴别诊断有重要价值。

4. 一般情况，包括精神状态、睡眠、食欲、体重、大小便。

5. 诊治经过，包括使用药物的种类、剂量及疗效。

6. 既往有无食管、心、肺疾病史和胸部手术史；有无长期大量吸烟史。

复习思考

1. 心绞痛和心肌梗死的胸痛特点有哪些？

2. 哪些胸部疾病可引起胸痛？

项目七 呼吸困难

案例导入

患者，男，50岁。夜间睡眠中突感胸闷气急，频繁咳嗽，被迫坐起，惊恐不安，坐起大约10分钟症状缓解。

问题：

1. 该患者属于哪种类型的呼吸困难，其病因是什么？

2. 该患者下一步检查的重点是什么？

【概述】

呼吸困难（dyspnea）是指患者主观上感觉空气不足、呼吸费力，客观上表现为呼吸运动用力，伴呼吸频率、深度、节律的改变，严重时可出现张口呼吸、鼻翼扇动、端坐呼吸，甚至发绀、辅助呼吸肌参与呼吸运动。

【发生机制】

1. 肺源性呼吸困难 主要是由于呼吸系统疾病使通气、换气功能障碍，导致缺氧和（或）二氧化碳潴留引起的。

2. 心源性呼吸困难 主要是由于左心和（或）右心衰竭引起的，尤其是左心衰竭时呼吸困

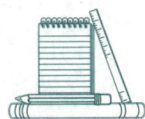

难更为严重。

左心衰竭呼吸困难的发生机制：①肺淤血使气体弥散功能降低。②肺泡张力增高，刺激牵张感受器，通过迷走神经反射兴奋呼吸中枢。③肺泡弹性减退，使肺活量减少。④肺循环压力升高对呼吸中枢的反射性刺激。

右心衰竭呼吸困难的发生机制：①右心房和上腔静脉压升高，刺激压力感受器反射性兴奋呼吸中枢。②血氧含量降低，乳酸、丙酮酸等代谢产物增加，刺激呼吸中枢。③淤血性肝肿大、腹腔积液和胸腔积液，使呼吸运动受限，肺交换面积减少。

心包积液发生呼吸困难的主要机制是大量心包渗液致心脏压塞或心包纤维性增厚、钙化、缩窄，使心脏舒张受限，引起体循环静脉淤血所致。

3. 中毒性呼吸困难　代谢性酸中毒可导致血中酸性代谢产物增多，刺激颈动脉窦、主动脉体化学感受器，或直接兴奋刺激呼吸中枢，引起呼吸困难。应用某些药物，如吗啡、巴比妥类等中枢抑制药物，或有机磷杀虫药中毒时，可抑制呼吸中枢而引起呼吸困难。

化学毒物中毒可导致机体缺氧，引起呼吸困难。其发生机制：①一氧化碳中毒时，吸入的一氧化碳与血红蛋白结合形成碳氧血红蛋白，失去携带氧的能力，导致缺氧而产生呼吸困难。②亚硝酸盐和苯胺类中毒时，使血红蛋白变为高铁血红蛋白失去携带氧的能力，导致缺氧。③氰化物中毒时，氰离子抑制细胞色素氧化酶的活性，影响细胞呼吸作用，导致组织缺氧引起呼吸困难，严重时可引起脑水肿抑制呼吸中枢。

4. 神经精神性呼吸困难　神经性呼吸困难主要是由于呼吸中枢受增高的颅内压和供血减少的刺激，使呼吸变慢而深，并常伴有呼吸节律的改变，如双吸气（抽泣样呼吸）、呼吸遏制（吸气突然停止）等。

精神性呼吸困难的发生机制多为过度通气而发生呼吸性碱中毒所致，严重时可出现意识障碍。

5. 血源性呼吸困难　多由红细胞携氧量减少，血氧含量降低所致。

【病因】

1. 呼吸系统疾病　①气道阻塞：如喉、气管、支气管的炎症、水肿、肿瘤，或异物所致的狭窄或阻塞，以及支气管哮喘、慢性阻塞性肺疾病等。②肺部疾病：如肺炎、肺脓肿、肺结核、肺不张、肺淤血、肺水肿、弥漫性肺间质疾病、细支气管肺泡癌等。③胸壁、胸廓、胸膜腔疾病：如胸壁炎症、严重胸廓畸形、胸腔积液、自发性气胸、广泛胸膜粘连、结核、外伤等。④神经肌肉疾病：如脊髓灰质炎病变累及颈髓、急性多发性神经根神经炎和重症肌无力累及呼吸肌、药物导致呼吸肌麻痹等。⑤膈运动障碍：如膈麻痹、大量腹腔积液、腹腔巨大肿瘤、胃扩张和妊娠晚期等。

2. 循环系统疾病　常见于各种原因所致的左心和（或）右心衰竭、心脏压塞、肺栓塞和原发性肺动脉高压等。

3. 中毒　糖尿病酮症酸中毒、吗啡类药物中毒、有机磷杀虫药中毒、氰化物中毒、亚硝酸盐中毒和急性一氧化碳中毒等。

4. 神经精神性疾病　见于中枢神经系统病变，如脑出血、脑外伤、脑肿瘤、脑炎、脑膜炎、脑脓肿等颅脑疾病引起的呼吸中枢功能障碍；精神因素所致的呼吸困难，如癔症等。

5. 血液病　常见于重度贫血、高铁血红蛋白血症、硫化血红蛋白血症等。

【临床表现】

1. 肺源性呼吸困难　临床上表现为三种类型：①吸气性呼吸困难：主要特点为吸气显著费力，严重者吸气时可见"三凹征"（three depression sign），表现为胸骨上窝、锁骨上窝和肋间隙明显凹陷，此时亦可伴有干咳及高调的吸气性喘鸣音。三凹征的出现主要是由于呼吸肌极度用

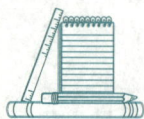

力，胸腔负压增加所致，常见于喉部、气管、大支气管的狭窄与阻塞。②呼气性呼吸困难：主要特点为呼气费力、呼气缓慢、呼吸时间明显延长，常伴有呼气期哮鸣音。主要是由于肺泡弹性减弱和（或）小支气管痉挛或炎症所致，常见于喘息性支气管炎、慢性阻塞性肺疾病、支气管哮喘、弥漫性细支气管炎等。③混合性呼吸困难：主要特点为吸气期及呼气期均感呼吸费力、呼吸频率增快、深度变浅，可伴有呼吸音异常或病理性呼吸音。主要是由于肺或胸膜腔病变，使肺呼吸面积减少，导致换气功能障碍所致，常见于重症肺炎、重症肺结核、大面积肺栓塞（肺梗死）、弥漫性肺间质疾病、大量胸腔积液、气胸、广泛性胸膜增厚等。

2. 心源性呼吸困难 左心衰竭所致的呼吸困难主要有三种表现：①劳力性呼吸困难：在活动时出现或加重，休息时减轻或缓解。②端坐呼吸：平卧时加重，端坐时减轻，故被迫采取端坐位或半卧位以减轻呼吸困难。③夜间阵发性呼吸困难：急性左心衰竭时，常可出现夜间阵发性呼吸困难，表现为夜间睡眠中突感胸闷气急，被迫坐起，惊恐不安，轻者数分钟至数十分钟后症状逐渐减轻、消失，重者可见端坐呼吸、面色发绀、大汗、有哮鸣音，咳浆液性粉红色泡沫样痰，两肺底有较多湿啰音，心率加快，可有奔马律。此种呼吸困难称心源性哮喘（cardiac asthma），需与支气管哮喘相鉴别（表1-3）。

表1-3 心源性哮喘与支气管哮喘的鉴别

鉴别要点	心源性哮喘	支气管哮喘
病史	心脏病史	过敏史
年龄	中老年多见	青少年多见
诱因	劳累、激动、感染等	接触过敏原
症状	夜间突然发作，咳粉红色泡沫样痰，坐起后症状可减轻	反复发作呼气性呼吸困难，春秋季多发
体征	心脏病体征，双肺底闻及湿啰音及两肺哮鸣音，可有奔马律	双肺满布哮鸣音
X线检查	心脏增大、肺淤血	可有肺气肿征象或肺纹理增多
治疗	利尿剂、洋地黄类药物、血管活性药物	糖皮质激素、β_2受体激动剂

3. 中毒性呼吸困难 代谢性酸中毒引起的呼吸困难主要表现为深长而规则的呼吸，可伴有鼾音，称为酸中毒大呼吸（Kussmaul 呼吸）。

吗啡类、巴比妥类中枢抑制药物和有机磷杀虫药中毒引起的呼吸困难主要表现为呼吸缓慢、变浅，伴有呼吸节律异常的改变，如潮式呼吸或间停呼吸。

4. 神经精神性呼吸困难 神经性呼吸困难表现为呼吸变慢而深，并常伴有呼吸节律的改变，如双吸气（抽泣样呼吸）、呼吸遏制（吸气突然停止）等。精神性呼吸困难主要表现为呼吸频率快而浅，伴有叹息样呼吸或出现手足搐搦，临床上常见于癔症，患者可突然发生呼吸困难。

5. 血源性呼吸困难 多表现为呼吸浅、心率快。大出血或休克时，因缺氧和血压下降，刺激呼吸中枢，也可使呼吸加快。

【伴随症状】

1. 伴哮鸣音 多见于支气管哮喘、心源性哮喘等。

2. 伴发热 多见于肺炎、肺脓肿、肺结核、胸膜炎、急性心包炎等。

3. 伴一侧胸痛 见于大叶性肺炎、急性渗出性胸膜炎、肺栓塞、自发性气胸、急性心肌梗死、支气管肺癌等。

4. 伴咳嗽、咳痰 见于慢性支气管炎、慢性阻塞性肺疾病、支气管扩张、肺脓肿等；伴大量泡沫样痰可见于有机磷杀虫药中毒；伴粉红色泡沫样痰见于急性左心衰竭。

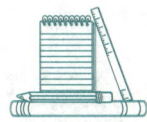

5. 伴意识障碍　见于脑出血、脑膜炎、糖尿病酮症酸中毒、尿毒症、肺性脑病、急性中毒、休克型肺炎等。

【问诊要点】

1. 呼吸困难发生的诱因　包括有无引起呼吸困难的基础病因和直接诱因，如心、肺、肾、代谢性疾病病史，有无药物、毒物摄入史，以及头痛、意识障碍、颅脑外伤史。

2. 呼吸困难发生的快与慢　询问起病是突然发生、缓慢发生，还是渐进发生，或者有无明显的时间性。

3. 呼吸困难与活动、体位的关系　如左心衰竭引起的呼吸困难。

4. 伴随症状　如发热、咳嗽、咳痰、咯血、胸痛等。

复习思考

1. 呼吸困难的病因有哪些？

2. 肺源性呼吸困难的表现是什么？

3. 心源性哮喘有哪些表现？

项目八　发　绀

案例导入

患儿，男，1岁。出生后3个月起全身发绀渐明显，发绀皮肤温暖，保暖后不消退，易疲乏，竖抱时喜将双膝屈曲，大腿贴腹部。患儿入院当天哭闹时发绀加重，出现呼吸困难、烦躁不安，进而晕厥。

问题：

1. 该患儿发绀属于哪种类型？

2. 该患儿发绀的病因是什么？

【概述】

发绀（cyanosis）是指血液中还原血红蛋白增多或含有异常血红蛋白衍生物（高铁血红蛋白、硫化血红蛋白）使皮肤和黏膜呈青紫色改变的一种表现，也称紫绀。这种改变常发生在皮肤较薄、色素较少、毛细血管较丰富的部位，如口唇、鼻尖、颊部、耳垂、甲床等。

【发生机制】

1. 还原血红蛋白增多　正常血液中血红蛋白含量为150g/L，能携带20mL/dL的氧，此种情况称为100%氧饱和度。正常动脉血氧饱和度（SaO_2）为96%（19mL/dL），而静脉血液的氧饱和度为72%～75%（14～15mL/dL），氧未饱和度为5～6mL/dL；在周围循环毛细血管血液中，氧的未饱和度平均约为3.5mL/dL。当毛细血管内的还原血红蛋白超过50g/L时（即血氧未饱和度超过6.5mL/dL）皮肤黏膜可出现发绀。

2. 含较多异常血红蛋白衍生物

（1）高铁血红蛋白血症　由于各种化学物质或药物中毒引起血红蛋白分子中二价铁被三价铁所取代，致使其失去与氧结合的能力。当血中高铁血红蛋白量达到30g/L时可出现发绀。

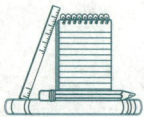

（2）硫化血红蛋白血症 便秘或服用某些含硫药物或化学品，使血液中硫化血红蛋白达到5g/L时，即可出现发绀。

【病因与分类】

1. 血液中还原血红蛋白增加

（1）中心性发绀 此类发绀的特点是全身性的，除四肢及颜面外，也累及躯干和黏膜，但受累部位的皮肤是温暖的。发绀的原因多由心、肺疾病引起呼吸衰竭，通气与换气功能障碍，肺氧合作用不足，导致SaO_2降低所致。一般可分为：①肺性发绀：即由于呼吸功能不全，肺氧合作用不足所致。常见于各种严重的呼吸系统疾病，如喉、气管、支气管的阻塞，肺炎，阻塞性肺气肿，弥漫性肺间质纤维化，肺淤血，肺水肿，急性呼吸窘迫综合征，肺栓塞，原发性肺动脉高压等。②心性发绀：左心衰竭引起肺循环淤血，影响气体交换，导致发绀。先天性心脏病（如法洛四联症、艾森门格综合征等）由于异常通道分流，使部分静脉血未通过肺进行氧合作用而进入体循环动脉，如分流量超过心输出量的1/3，即可出现发绀。

（2）周围性发绀 此类发绀常由于周围循环血流障碍所致。其特点是发绀常出现于肢体末端与下垂部位。这些部位的皮肤是冷的，但若给予按摩或加温，使皮肤转暖，发绀可消退。此型发绀可分为：①淤血性周围性发绀：常见于引起体循环淤血，周围血流缓慢的疾病，如右心衰竭、渗出性心包炎心脏压塞、缩窄性心包炎、血栓性静脉炎、上腔静脉阻塞综合征、下肢静脉曲张等。②缺血性周围性发绀：常见于引起心输出量减少的疾病和局部血流障碍性疾病，如严重休克、血栓闭塞性脉管炎、雷诺（Raynaud）病、肢端发绀症、冷球蛋白血症等。

（3）混合性发绀 中心性发绀与周围性发绀同时存在，可见于全心衰竭等。

2. 血液中存在异常血红蛋白衍生物

（1）高铁血红蛋白血症 包括先天性高铁血红蛋白血症和后天获得性高铁血红蛋白血症。先天性高铁血红蛋白血症自幼即发绀，无心肺疾病及引起异常血红蛋白的其他原因，常有家族史，一般状况较好。后天获得性高铁血红蛋白血症常见于苯胺、硝基苯、伯氨喹、亚硝酸盐、磺胺等中毒。其特点是发绀出现急剧，抽出的静脉血呈深棕色，虽给予氧疗但发绀不能改善，只有给予静脉注射亚甲蓝或大量维生素C时发绀方可消退，用分光镜检查可证实血中高铁血蛋白存在。由于大量进食含亚硝酸盐的变质蔬菜而引起的高铁血红蛋白血症出现的发绀，称为"肠源性青紫症"。

（2）硫化血红蛋白血症 发绀的特点是持续时间长，可达数月以上，血液呈蓝褐色，分光镜检查可证明有硫化血红蛋白存在。

【伴随症状】

1. 伴呼吸困难 常见于重症心、肺疾病，以及急性呼吸道梗阻、大量气胸等。高铁血红蛋白血症虽有明显发绀，但一般无呼吸困难。

2. 伴杵状指（趾） 提示病程较长，主要见于发绀型先天性心脏病及某些慢性阻塞性肺疾病。

3. 伴意识障碍及呼吸、心力衰竭表现 主要见于某些药物或化学物质中毒、休克，以及急性肺部感染、急性心功能不全等。

【问诊要点】

1. 发病年龄与性别 自出生或幼年即出现发绀者，常见于发绀型先天性心脏病或先天性高铁血红蛋白血症。特发性阵发性高铁血红蛋白血症可见于育龄女性，且发绀出现多与月经周期有关。

2. 发绀部位及特点 用以判断发绀的类型。

3. 发病诱因及病程 询问有无心脏和肺部疾病症状，如心悸、晕厥、胸痛、气促、咳嗽等。询问有无摄入相关药物、化学物品、变质蔬菜，以及在便秘情况下服用硫化物的病史。

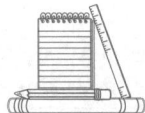

复习思考

1. 血液中还原血红蛋白增加引起的发绀有几种表现？
2. 高铁血红蛋白血症引起的发绀有何特点？

项目九　心　悸

案例导入

患者，女，45岁。因"心悸2周"入院。2周前开始出现心悸，自觉心律不齐，伴有气短，活动后加重，休息后可缓解。无胸痛、头晕、晕厥等症状。否认高血压、糖尿病等慢性病史。

问题：

1. 该患者心悸的病因是什么？
2. 心悸的问诊要点有哪些？

【概述】

心悸（palpitation）是患者主观上感觉心慌、心前区不适，检查时可发现心率加快或减慢，也可有心律失常。心率和心律正常者亦可有心悸。心悸常见于心脏病患者，但健康人也可以发生心悸。

【发生机制】

心悸的发生机制尚未完全清楚，一般认为心脏活动过度是心悸发生的基础，常与心率、心律、心肌收缩力及心搏出量改变有关。

1. 血流动力学改变　器质性心脏病出现心室肥大、心肌收缩增强、心搏出量增加、心脏搏动增强时产生心悸；某些疾病因代谢增强或交感神经兴奋性增高，可致心率加快、心脏搏动增强而产生心悸。

2. 心律失常　心动过速时，舒张期缩短，心室充盈不足，心室收缩时，心室肌与心瓣膜的紧张度突然增加而产生心悸。心动过缓时，舒张期延长，心室充盈增加，心肌收缩力代偿性增强而产生心悸。期前收缩时，较长间歇之后的心室收缩强而有力，可引起心悸；提前的心脏搏动距前一次心脏搏动间歇较短，似连续心跳，也会产生心悸。

3. 神经体液调节　心力衰竭时，交感神经兴奋性增强，去甲肾上腺素分泌增加，心肌收缩增强，心率加快而产生心悸；且心力衰竭时，心排血量降低，肾血流量减少，肾素－血管紧张素－醛固酮系统激活，心肌收缩增强而产生心悸。

4. 神经精神因素　心脏本身无器质性病变，由于自主神经功能紊乱而产生心悸。焦虑、紧张及注意力集中时更易出现。

【病因】

1. 心脏搏动增强　心脏收缩力增强引起的心悸，可为生理性或病理性。

生理性心脏搏动增强常见于：①健康人在剧烈运动或精神过度紧张时。②饮酒、喝浓茶或咖啡后。③应用某些药物，如肾上腺素、麻黄碱、咖啡因、阿托品、甲状腺素片等。④妊娠。

病理性心脏搏动增强常见于：①心室肥大：高血压心脏病、主动脉瓣关闭不全、二尖瓣关

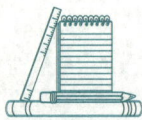

闭不全等引起的左心室肥大，心脏收缩力增强。动脉导管未闭、室间隔缺损反流量增多，增加心脏负荷，导致心室肥大，也可引起心悸。②甲状腺功能亢进症：由于基础代谢与交感神经兴奋性增高，导致心率加快，搏动增强，出现心悸。③贫血：以急性失血时心悸较为明显。贫血时血液携氧量减少，器官及组织缺氧，机体为保证氧的供应，通过增加心率、提高搏出量来代偿，故导致心悸。④发热：基础代谢率增高，心率加快，心排血量增加，也可引起心悸。⑤肾上腺素释放增多：低血糖症、嗜铬细胞瘤等引起的肾上腺素分泌增多，心率加快，也可发生心悸。

2. 心律失常 心动过速、过缓或其他心律失常发作时，均可出现心悸。

3. 心脏神经官能症 由自主神经功能紊乱引起，心脏本身并无器质性病变，多见于青年女性。临床表现除心悸外常有心率加快、心前区或心尖部隐痛，以及疲乏、失眠、头晕、头痛、耳鸣、记忆力减退等神经衰弱症状，且在焦虑、情绪激动等情况下更易发生。

4. 心力衰竭 各种原因所致的心力衰竭均可出现心悸。

5. 其他 β受体功能亢进综合征、更年期综合征、胸腔积液、高原病等，也可出现心悸。

【伴随症状】

1. 伴心前区疼痛 见于冠状动脉粥样硬化性心脏病、心肌炎、心包炎，亦可见于心脏神经官能症等。

2. 伴发热 见于急性传染病、风湿热、心肌炎、心包炎、感染性心内膜炎等。

3. 伴晕厥或抽搐 见于三度房室传导阻滞、心室颤动、阵发性室性心动过速、病态窦房结综合征等。

4. 伴贫血 见于各种原因引起的急性失血，此时常有出虚汗、脉搏微弱、血压下降或休克。慢性贫血，心悸多在劳累后较明显。

5. 伴呼吸困难 见于急性心肌梗死、心肌炎、心包炎、心力衰竭、重症贫血等。

6. 伴消瘦及多汗 见于甲状腺功能亢进症。

【问诊要点】

1. 心悸发作的诱因、时间、频率、病程。

2. 有无心前区疼痛、发热、头晕、头痛、晕厥、抽搐、呼吸困难、消瘦及多汗、失眠、焦虑等相关症状。

3. 有无心脏病、内分泌疾病、贫血、神经官能症等病史。

4. 有无嗜好浓茶、咖啡、烟酒等情况，有无精神刺激史。

复习思考

1. 心悸的病因有哪些？

2. 心悸的问诊要点有哪些？

项目十 恶心与呕吐

案例导入

患者，女，42岁。2周前出现恶心、呕吐，呕吐隔夜宿食，呕吐物有酸臭味，伴上腹部间歇性疼痛和饱胀感，进食后加重。

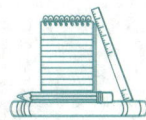

问题：

1. 该患者恶心、呕吐的病因是什么？

2. 该患者还需要进一步询问哪些病史？

【概述】

恶心（nausea）为上腹部不适，紧迫欲吐的感觉。呕吐（vomiting）是通过胃的强烈收缩迫使胃或部分小肠的内容物经食管、口腔排出体外的现象。恶心可伴皮肤苍白、多汗、流涎、血压降低及心动过缓等迷走神经兴奋症状。恶心后常伴随呕吐，但也可仅有恶心而无呕吐，或仅有呕吐而无恶心。

【发生机制】

呕吐是一个复杂的反射动作。感受器受刺激，经传入神经（迷走神经/舌咽神经）传入位于延髓外侧网状结构背部的呕吐中枢，经传出神经（迷走神经/膈神经/脊神经）支配效应器（胃/肠/腹壁肌肉）引起呕吐动作。延髓第四脑室的底面有化学感受器触发带，可接受各种外来的化学物质或药物（如吗啡、洋地黄、依米丁等）及内生代谢产物（如雌激素、酮体、氮质血症等）的刺激，引发神经冲动，传至呕吐中枢，引起呕吐。

呕吐的过程分为三个阶段：①恶心：胃张力和蠕动减弱，十二指肠张力增强，伴或不伴十二指肠胃反流。②干呕：胃上部放松而胃窦部短暂收缩。③呕吐：胃窦部持续收缩，贲门开放，腹肌收缩，腹压增加，迫使胃内容物急速反流，经食管、口腔排出体外。

【病因】

1. 反射性呕吐

（1）咽部刺激　如吸烟、剧烈咳嗽、鼻咽部炎症或溢脓等。

（2）胃、十二指肠疾病　急性或慢性胃肠炎、消化性溃疡、功能性消化不良、急性胃扩张或幽门梗阻、十二指肠壅滞症等。

（3）肠道疾病　急性阑尾炎、肠梗阻、急性出血性坏死性肠炎、腹型过敏性紫癜等。

（4）肝、胆、胰疾病　肝炎、肝硬化、肝淤血、胆囊炎或胰腺炎等。

（5）腹膜及肠系膜疾病　如急性腹膜炎。

（6）其他疾病　如泌尿系统结石、急性肾盂肾炎、急性盆腔炎、异位妊娠破裂等。急性心肌梗死早期、心力衰竭、青光眼、屈光不正等亦可出现恶心、呕吐。

2. 中枢性呕吐

（1）中枢神经系统疾病　各种脑炎、脑膜炎、脑脓肿、脑血管疾病、颅脑损伤、癫痫。

（2）全身性疾病　尿毒症、肝性脑病、糖尿病酮症酸中毒、甲状腺危象、肾上腺皮质功能不全、低血糖、低钠血症及早孕均可引起呕吐。

（3）药物反应　如某些抗生素、抗癌药物、洋地黄、吗啡等可因兴奋呕吐中枢而致呕吐。

（4）中毒　乙醇、重金属、一氧化碳、有机磷杀虫药等中毒均可引起呕吐。

3. 前庭障碍性呕吐　呕吐伴有听力障碍、眩晕需考虑前庭障碍性呕吐。常见于：①迷路炎：化脓性中耳炎的常见并发症。②梅尼埃病：为突发的旋转性眩晕伴恶心呕吐。③晕动病：一般在航空、乘船和乘车时发生。

4. 神经精神性呕吐　见于胃神经官能症、癔症、神经性厌食等。

【临床表现】

1. 呕吐的时间　育龄妇女晨起呕吐见于妊娠早期，亦可见于尿毒症、慢性酒精中毒或功能

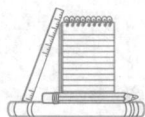

性消化不良；鼻窦炎患者因起床后脓液经鼻后孔流出，刺激咽部，亦可致晨起恶心、干呕。晚上或夜间呕吐见于幽门梗阻。

2. 呕吐与进食的关系 进食过程中或餐后立刻呕吐，可能为幽门管溃疡或神经精神性呕吐；餐后1小时以上呕吐称延迟性呕吐，提示胃张力下降或胃排空延迟；餐后较久或数餐后呕吐，见于幽门梗阻，呕吐物可有隔夜宿食；餐后短时间内呕吐，特别是集体发病者，多由食物中毒所致。

3. 呕吐的特点 进食后立刻呕吐，恶心很轻，吐后又可进食，长期反复发作而营养状态不受影响，多为神经官能症。颅内压增高的呕吐呈喷射状，常无恶心先兆，吐后不感觉轻松，常伴剧烈头痛、血压升高、视盘水肿。

4. 呕吐物的性质 带发酵、腐败气味提示胃潴留；带粪臭味提示低位小肠梗阻；不含胆汁说明梗阻平面多在十二指肠乳头以上，含大量胆汁则提示在此平面以下；含有大量酸性液体者多有胃泌素瘤或十二指肠溃疡，无酸味者可能为贲门狭窄或贲门失弛缓症；上消化道出血呕吐物常呈咖啡色。

【伴随症状】

1. 伴腹痛、腹泻者 多见于急性胃肠炎或细菌性食物中毒、霍乱、副霍乱及各种原因导致的急性中毒。

2. 伴右上腹痛、发热、寒战、黄疸 多见于胆囊炎或胆石症。

3. 伴头痛及喷射性呕吐 常见于颅内高压症或青光眼。

4. 伴眩晕、眼球震颤 多见于前庭器官疾病。

【问诊要点】

1. 询问呕吐的时间（晨起或夜间、间歇或持续），呕吐与饮食、活动等有无关系，吐前有无恶心，吐后是否舒适，以判断呕吐的类型。

2. 询问呕吐物的性质。

3. 注意呕吐的伴随症状，即有无头痛、发热、腹痛、腹胀、腹泻等症状。

4. 呕吐起病的缓急，有无酗酒史、晕车晕船史，以及发作史、腹部手术史、女性患者的月经史等。

5. 发作的诱因，如体位、进食、药物、精神因素、咽部刺激等。

6. 诊治情况，如是否做过X线钡餐造影、胃镜、腹部B超、CT、血糖、尿素氮等检查。

复习思考

1. 幽门梗阻的呕吐特点有哪些？

2. 颅内压增高的呕吐特点有哪些？

项目十一　腹　痛

案例导入

患者，男，52岁。2个月前开始出现上腹部隐痛不适，进食后明显，伴饱胀感，食欲逐渐下降，无明显恶心、呕吐及呕血，当地医院按"胃炎"进行治疗，稍好转。近半个月自觉乏力，体重较2个月前下降3kg。近日大便色黑，来我院就诊，查两次大便隐血(＋)，

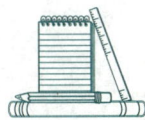

Hb 96g/L，为进一步诊治收入院。既往吸烟20年，10支/天。其兄死于"消化道肿瘤"。

问题：

1. 该患者腹痛有什么特点？

2. 腹痛的性质是什么？

【概述】

腹痛（abdominal pain）是临床常见的症状，多数由腹部脏器疾病引起，但腹腔外疾病及全身性疾病也可引起。腹痛的性质和程度，既受病变性质和刺激程度的影响，也受神经和心理因素的影响。由于发病原因较多，病机复杂，因此必须认真了解病史，进行全面体格检查和必要的辅助检查，并联系病理生理改变，进行综合分析，才能做出正确诊断。

【病因】

临床上一般将腹痛按起病缓急、病程长短分为急性腹痛和慢性腹痛。

1. 急性腹痛　有起病急、病情重和转变快的特点，常涉及是否手术治疗等紧急决策。

（1）腹膜炎　多为胃肠穿孔引起，少部分为自发性腹膜炎。

（2）腹腔器官急性炎症　可见于急性胃炎、急性肠炎、急性胰腺炎、急性出血性坏死性肠炎、急性胆囊炎等。

（3）空腔脏器阻塞或扩张　可见于肠梗阻、胆道结石、胆道蛔虫症、泌尿系结石梗阻等。

（4）脏器扭转或破裂　可见于肠扭转、肠绞窄、肠系膜或大网膜扭转、卵巢肿瘤蒂扭转、肝破裂、脾破裂、输卵管妊娠破裂等。

（5）腹腔内血管阻塞　可见于缺血性肠病、腹主动脉瘤等。

（6）胸腔疾病所致的腹部牵涉痛　可见于肺炎、肺梗死、心绞痛、心肌梗死、急性心包炎、胸膜炎、食管裂孔疝等。

（7）腹壁疾病　可见于腹壁挫伤、腹壁脓肿及腹壁带状疱疹等。

（8）全身性疾病　可见于腹型过敏性紫癜、尿毒症、铅中毒、卟啉病等。

2. 慢性腹痛　其特点为起病缓慢、病程长，疼痛多为间歇性，以钝痛或隐痛为多，也可有烧灼痛或绞痛。

（1）腹腔内脏器的慢性炎症　可见于反流性食管炎、慢性胃炎、慢性胆囊炎及胆道感染、慢性胰腺炎、结核性腹膜炎、溃疡性结肠炎、克罗恩病等。

（2）空腔脏器的张力变化　可见于胃肠痉挛或胃肠、胆道运动障碍等。

（3）化学性刺激　胃、十二指肠溃疡，可因胃酸作用而发生刺痛或灼痛。

（4）腹腔内脏器的扭转或梗阻　可见于慢性胃、肠扭转。

（5）脏器包膜牵张　实质性器官因病变肿胀，导致包膜张力增加而发生的腹痛，可见于肝淤血、肝炎、肝脓肿、肝癌等。

（6）中毒与代谢障碍　可见于铅中毒、尿毒症等。

（7）肿瘤压迫及浸润　以恶性肿瘤居多，可能与肿瘤不断长大，压迫与浸润感觉神经有关。

（8）胃肠神经功能紊乱　如胃肠神经官能症等。

【发生机制】

1. 内脏性腹痛　由腹内某一器官受到刺激，信号经交感神经通路传入脊髓引起。其疼痛特点为：①疼痛部位不确切，接近腹中线。②疼痛感觉模糊，多为痉挛、不适、钝痛、灼痛。③常伴恶心、呕吐、出汗等其他自主神经兴奋症状。

2. 躯体性腹痛　由来自腹膜壁层及腹壁的痛觉信号，经体神经传至脊神经根，反映到相

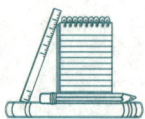

应脊髓节段所支配的皮肤。其疼痛特点为：①定位准确，可在腹部一侧。②程度剧烈而持久。③可有局部腹肌紧张。④腹痛可因咳嗽、体位变化而加重。

3. 牵涉痛　由腹部脏器引起的疼痛，刺激经内脏神经传入，影响相应脊髓节段而定位于体表。其疼痛特点为：①疼痛较强，程度剧烈，部位明确。②局部有压痛、肌紧张及感觉过敏等。

临床上急性阑尾炎的腹痛就涉及多种发生机制。如阑尾炎早期，疼痛在脐周，常有恶心、呕吐，为内脏性疼痛。但是持续而强烈的炎症刺激影响相应的脊髓节段或躯体传入神经，被大脑辨别为相应脊神经所分布的体表皮区的痛感，则出现牵涉痛。当炎症进一步发展，波及腹膜壁层，则出现躯体性疼痛，表现为疼痛转移至右下腹麦氏点，程度剧烈，伴有压痛、反跳痛及肌紧张。

【临床表现】

1. 腹痛部位　一般腹痛部位多为病变所在。如胃及十二指肠疾病、急性胰腺炎疼痛多在中上腹；胆囊炎、胆石症、肝脓肿等疼痛多在右上腹；急性阑尾炎腹痛在右下腹麦氏点；小肠疾病疼痛多在脐周；膀胱炎、盆腔炎及输卵管妊娠破裂疼痛在下腹部；弥漫性或部位不定的疼痛见于急性弥漫性腹膜炎（原发性或继发性）、机械性肠梗阻、急性出血性坏死性肠炎、卟啉病、铅中毒、腹型过敏性紫癜等。

2. 腹痛的性质和程度　突发的中上腹剧烈刀割样痛、烧灼样痛多为胃及十二指肠溃疡穿孔；中上腹持续性剧痛或阵发性加剧应考虑急性胰腺炎；胆石症或泌尿系结石常为阵发性绞痛，且相当剧烈，常使患者辗转不安；阵发性剑突下钻顶样疼痛是胆道蛔虫病的典型表现；持续性、广泛性剧烈腹痛，伴腹壁肌紧张或板样强直，提示为急性弥漫性腹膜炎；隐痛或钝痛多为内脏性疼痛，多由胃肠张力变化或轻度炎症引起；胀痛可能为实质脏器的包膜牵张所致。

3. 腹痛的诱发因素　胆囊炎或胆石症发作前常有进食油腻食物史。急性胰腺炎发作前则常有酗酒、暴饮暴食史。部分机械性肠梗阻与腹部手术史有关。腹部受外部暴力的作用而引起的剧痛伴有休克者，可能是肝、脾破裂所致。

4. 腹痛的发作时间及其与体位的关系　餐后痛可能是胆胰疾病、胃部肿瘤或消化不良所致；周期性、节律性上腹痛，见于胃、十二指肠溃疡；子宫内膜异位症的腹痛与月经周期相关；卵泡破裂的腹痛发作在月经间期。某些体位可使腹痛加剧或减轻，从中可获得诊断的线索。例如，左侧卧位可使胃黏膜脱垂患者的疼痛减轻；膝胸位或俯卧位可使十二指肠壅滞症的腹痛及呕吐等症状缓解；胰体癌患者仰卧位时疼痛明显，而前倾位或俯卧位时减轻；反流性食管炎患者烧灼痛在躯体前屈时明显，而直立位时减轻。

【伴随症状】

1. 伴发热、寒战　提示炎症存在，见于急性胆道感染、胆囊炎、肝脓肿、腹腔脓肿，也可见于腹腔外疾病。

2. 伴黄疸　可能与胆道系统或胰腺疾病有关；急性溶血性贫血也可出现腹痛与黄疸。

3. 伴休克　同时有贫血，可能是腹腔脏器破裂（如肝、脾或输卵管妊娠破裂）；无贫血者，则见于胃肠穿孔、绞窄性肠梗阻、肠扭转、急性出血坏死性胰腺炎。腹腔外疾病，如心肌梗死、肺炎也可出现腹痛和休克，应特别警惕。

4. 伴呕吐　提示食管、胃肠病变，呕吐量大提示胃肠道梗阻。

5. 伴反酸、嗳气　提示胃及十二指肠溃疡或胃炎。

6. 伴腹泻　提示消化吸收障碍或肠道炎症、溃疡或肿瘤。

7. 伴血尿　可能为泌尿系统疾病（如泌尿系结石）所致。

【问诊要点】

1. 腹痛与年龄、性别、职业的关系　幼儿常见的腹痛原因有先天畸形、肠套叠、蛔虫病等；

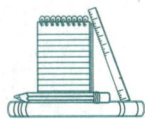

青壮年以急性阑尾炎、胰腺炎、消化性溃疡等多见；中老年以胆囊炎、胆石症、恶性肿瘤、心血管疾病多见；育龄妇女要考虑卵巢肿瘤蒂扭转、宫外孕等；有长期铅接触史要考虑铅中毒。

2. 腹痛起病情况　有无饮食、外科手术等诱因；急性起病者要特别注意各种急腹症的鉴别，因其涉及内、外科处理的方向，应仔细询问，寻找诊断线索；缓慢起病者涉及功能性与器质性、良性与恶性疾病的区别。除注意病因、诱因外，还应特别注意缓解因素。

3. 腹痛的部位　腹痛的部位多代表疾病部位，对牵涉痛的理解更有助于判断疾病的部位和性质。熟悉神经分布与腹部脏器的关系对疾病的定位诊断有利。

4. 腹痛的性质和程度　腹痛的性质与病变性质密切相关。烧灼样痛多与化学性刺激有关，如胃酸的刺激；绞痛多为空腔脏器痉挛、扩张或梗阻引起，临床常见的有肠绞痛、胆绞痛、肾绞痛，三者的鉴别要点见表1-4。

表1-4　三种绞痛的鉴别

疼痛类别	疼痛的部位	伴随症状
肠绞痛	多位于脐周围、下腹部	常伴有恶心、呕吐、腹泻、便秘、肠鸣音亢进等
胆绞痛	位于右上腹，放射至右背及右肩胛部	常伴有黄疸、发热，肝可触及或 Murphy 征阳性
肾绞痛	位于腰部，并向下放射至腹股沟、外生殖器及大腿内侧	常伴有尿频、尿急，小便中有蛋白质、红细胞等

持续钝痛可能为实质脏器牵张或腹膜外刺激所致；剧烈刀割样疼痛多为脏器穿孔或严重炎症所致；隐痛或胀痛可能为脏器轻度扩张或包膜牵扯等所致。

5. 腹痛的时间　特别是与进食、活动、体位的关系，已如前述。饥饿时疼痛，进食后缓解，多考虑高酸分泌性胃病，如十二指肠溃疡。

6. 既往病史　询问相关病史对于腹痛的诊断颇有帮助。如有消化性溃疡病史要考虑溃疡复发或穿孔；育龄妇女有停经史要考虑宫外孕；有酗酒史要考虑急性胰腺炎和急性胃炎；有心血管意外史要考虑血管栓塞。

复习思考

1. 急性腹痛的病因有哪些？
2. 试述十二指肠溃疡腹痛的临床表现。
3. 试述腹痛的问诊要点。

项目十二　腹　泻

案例导入

吕先生，28岁。因腹痛伴腹泻、呕吐2小时急诊入院。患者3小时前吃海鲜。2小时前突然出现脐周疼痛，恶心、呕吐，呕吐物为胃内容物，腹泻6次，多为水样便，肠鸣音亢进，里急后重。同桌食用者也有同样不适。

问题：

1. 该患者的主要症状及特点是什么？
2. 其可能的病因是什么？

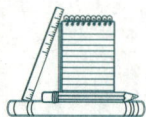

【概述】

腹泻（diarrhea）是指排便次数增多，粪质稀薄或带有黏液、脓血或未消化的食物。如解液状便，每日3次以上，或每天粪便总量大于200g，其中粪便含水量大于80%，则可认为是腹泻。腹泻可分为急性与慢性两种，超过2个月者属慢性腹泻。

【病因】

1. 急性腹泻

（1）**肠道疾病** 包括病毒、细菌、真菌、原虫、蠕虫等病原体感染所引起的肠炎，以及急性出血性坏死性肠炎、克罗恩病、溃疡性结肠炎急性发作、急性缺血性肠病等。

（2）**全身性感染** 如败血症、伤寒或副伤寒、钩端螺旋体病等。

（3）**急性中毒** 服食毒蕈、河豚、鱼胆，以及化学药物如砷、磷等。

（4）**其他** 如变态反应性肠炎、过敏性紫癜，或服用某些药物，如5-氟尿嘧啶、利血平、新斯的明等。

2. 慢性腹泻

（1）**消化系统疾病** ①胃部疾病：慢性萎缩性胃炎、胃萎缩及胃大部切除术后胃酸缺乏等；②肠道感染：如肠结核、慢性细菌性痢疾、慢性阿米巴痢疾、血吸虫病、贾第虫病、钩虫病、绦虫病等。③肠道非感染性病变：克罗恩病、溃疡性结肠炎、结肠多发性息肉病、吸收不良综合征等。④肠道肿瘤：结肠癌、结肠其他恶性肿瘤、小肠淋巴瘤等。⑤胰腺疾病：慢性胰腺炎、胰腺癌、胰腺广泛切除术后等。⑥肝胆疾病：肝硬化、胆汁淤积性黄疸、慢性胆囊炎、胆石症等。

（2）**全身性疾病** ①内分泌及代谢障碍性疾病：如甲状腺功能亢进症、肾上腺皮质功能减退症、胃泌素瘤、类癌综合征及糖尿病等。②药物副作用：如利血平、甲状腺素、洋地黄类等药物影响。③神经功能紊乱：如肠易激综合征、神经功能性腹泻等。④其他：系统性红斑狼疮、尿毒症、硬皮病、放射性肠炎等。

【发生机制】

1. 分泌性腹泻 由肠道黏膜分泌过多的液体所致。如霍乱弧菌肠毒素引起的大量水样腹泻，即属于典型的分泌性腹泻。霍乱弧菌肠毒素刺激肠黏膜细胞内的腺苷酸环化酶，促使环磷酸腺苷（cAMP）含量增加，使水、电解质分泌增多而导致腹泻。某些胃肠道内分泌性肿瘤，如胃泌素瘤、血管活性肠肽瘤所致的腹泻也属分泌性腹泻。

2. 渗透性腹泻 由肠内容物渗透压增高，阻碍肠内水与电解质的吸收所致。如乳糖酶缺乏症，因乳糖不能水解而形成肠内高渗；或因服盐类泻药或甘露醇等，均可引起此类腹泻。

3. 渗出性腹泻 由黏膜炎症、溃疡、浸润性病变致血浆、黏液、脓血渗出所致，见于各种炎症。

4. 吸收不良性腹泻 由肠黏膜的吸收面积减少或吸收障碍所致。如小肠大部切除术后、吸收不良综合征等。

5. 动力性腹泻 由肠蠕动亢进致肠内食糜停留时间少，未被充分吸收所致。如肠炎、胃肠功能紊乱、甲状腺功能亢进症等。

【临床表现】

1. 起病及病程 急性腹泻起病多急骤，病程较短，多为感染或食物中毒所致。慢性腹泻起病缓慢，病程较长，多见于慢性感染、炎症、吸收不良、肠道肿瘤或神经功能紊乱。

2. 排便次数及粪便性质 急性腹泻，每天排便次数可达10次以上，粪便量多而稀薄。如为细菌感染，则初为水样，后为黏液血便或脓血便。阿米巴痢疾的粪便呈暗红色或果酱样。慢性腹泻，每天排便次数增多，可为稀便，亦可带黏液、脓血，见于慢性细菌性或阿米巴痢疾，亦可见于炎症性肠病及结（直）肠癌。粪便中带有大量黏液而无病理成分者，常见于肠易激综合征。

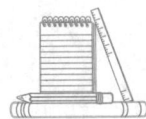

3. 腹泻与腹痛的关系　急性腹泻常有腹痛，尤以感染性腹泻明显。小肠疾病的腹痛常在脐周，便后腹痛缓解不明显；结肠疾病的腹痛多在下腹部，便后疼痛常可缓解或减轻；分泌性腹泻往往无明显腹痛。

【伴随症状】

1. 伴发热　见于急性细菌性痢疾、伤寒或副伤寒、肠结核、结肠癌、肠道恶性淋巴瘤、克罗恩病、溃疡性结肠炎急性发作期、败血症、病毒性肠炎、甲状腺危象等。

2. 伴里急后重　以结肠病变为主，如急性痢疾、直肠癌等。

3. 伴明显消瘦　以小肠病变为主，如胃肠道恶性肿瘤及吸收不良综合征。

4. 伴皮疹或皮下出血　见于败血症、伤寒或副伤寒、麻疹、过敏性紫癜、糙皮病等。

5. 伴腹部包块　见于胃肠恶性肿瘤、肠结核、克罗恩病及血吸虫性肉芽肿。

6. 伴重度失水　见于分泌性腹泻，如霍乱、细菌性食物中毒、尿毒症等。

7. 伴关节疼痛或肿胀　见于克罗恩病、溃疡性结肠炎、系统性红斑狼疮、肠结核、惠普尔（Whipple）病等。

【问诊要点】

1. 腹泻的起病　是否有不洁饮食、旅行、聚餐史，是否与摄入脂肪餐有关，是否与紧张、焦虑有关。

2. 腹泻的次数及大便量　有助于判断腹泻的类型及病变部位，分泌性腹泻的粪便量常超过每日 1L，而渗出性腹泻粪便远少于此。腹泻次数多而量少多与直肠刺激有关。

3. 大便的性状及臭味　仔细观察大便性状，配合大便常规检查，可大致区分感染与非感染、渗出性与分泌性和动力性腹泻。大便奇臭多有消化吸收障碍；无臭多为分泌性水泻。

4. 同食者群体发病史及地区和家族中的发病情况　了解上述情况对诊断食物中毒、流行病、地方病及遗传病具有重要价值。

5. 腹泻加重、缓解的因素。

6. 病后一般情况变化　功能性腹泻、下段结肠病变对患者的一般情况影响较小，而器质性疾病（如炎症、肿瘤及肝、胆、胰腺疾病）、小肠病变的影响则较大。

复习思考

1. 试述腹泻的病因。

2. 试述腹泻的临床表现。

3. 试述腹泻的伴随症状及问诊要点。

项目十三　呕血与便血

案例导入

患者，男，45 岁。反复黑便 3 周，呕血 1 天。3 周前，自觉上腹部不适，偶有嗳气，反酸，大便色黑，1～2 次/天，成形，未予注意。1 天前，进食辣椒及烤馒头后，觉上腹部不适，伴恶心，排柏油样便约 600mL，呕鲜血约 500mL，当即晕倒，家人急送医院救治。发病以来乏力明显，睡眠、体重大致正常，无发热。1979 年发现 HbsAg（+），

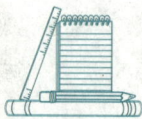

有"胃溃疡"史10年，常用制酸剂。否认高血压、心脏病史，否认结核病史。查体：面颊可见蜘蛛痣2个，移动性浊音阳性。

问题：

1. 该患者主要症状是什么？可能由什么原因所致？
2. 为什么该患者呕出的血是鲜血？

一、呕血

【概述】

呕血（hematemesis）是上消化道（指屈氏韧带以上的消化道，包括食管、胃、十二指肠）疾病或全身性疾病所致的急性上消化道出血，血液从口腔呕出。鼻腔、口腔、咽喉等部位出血经口腔呕出，或呼吸道疾病引起的咯血，不属呕血，应当加以区别。

【病因】

1. 食管疾病　如食管静脉曲张破裂、食管炎、食管憩室炎、食管癌、食管异物、食管贲门黏膜撕裂、食管裂孔疝及食管外伤等。大量呕血常由门静脉高压所致的食管静脉曲张破裂引起，或食管异物戳穿主动脉造成，常危及生命。

2. 胃及十二指肠疾病　最常见的病因是胃及十二指肠溃疡，其次为服用非甾体抗炎药和急性胃黏膜病变。胃及十二指肠息肉、淋巴瘤、平滑肌肉瘤、血管性疾病及十二指肠炎伴糜烂等亦可引起出血。

3. 肝、胆疾病　肝硬化门静脉高压引起的食管胃底静脉曲张破裂是引起上消化道出血的常见病因。肝癌、肝脓肿或肝动脉瘤破裂出血，胆囊及胆道结石、胆道蛔虫病、胆囊癌、胆管癌及胆壶腹癌均可引起出血。大量血液流入十二指肠，可造成呕血。

4. 胰腺疾病　如急性胰腺炎合并脓肿破裂出血、胰腺癌。

5. 血液疾病　如血小板减少性紫癜、过敏性紫癜、白血病、血友病、霍奇金病、遗传性毛细血管扩张症、弥散性血管内凝血及其他凝血功能障碍等。

6. 感染性疾病　如流行性出血热、钩端螺旋体病、登革热、暴发型肝炎、败血症等。

呕血的原因甚多，但以消化性溃疡最为常见；其次为食管胃底静脉曲张破裂；再次为急性胃黏膜病变。当病因未能明确时，也应考虑一些少见疾病，如血友病、原发性血小板减少性紫癜等。

【临床表现】

1. 呕血与黑便　呕血前常有上腹部不适及恶心，随后呕吐出血性胃内容物。呕出血液的颜色，视出血量的多少及其在胃内停留时间的长短而不同。出血量多且在胃内停留时间短，则血色鲜红或混有凝血块，或为暗红色；当出血量较少或在胃内停留时间长，则因血红蛋白与胃酸作用形成酸化血红蛋白，呕吐物可呈棕褐色咖啡渣样。呕血的同时可形成黑便。

2. 失血性周围循环衰竭　出血量占循环血容量的10%以下时，患者一般无明显临床表现；出血量占循环血容量的10%～20%时，常表现为头晕、乏力等，多无血压、脉搏等变化；出血量占循环血容量的20%～30%时，则有冷汗、四肢厥冷、心慌、脉搏加快等急性失血症状；若出血量达循环血量的30%以上时，则有急性周围循环衰竭的表现，如神志不清、面色苍白、心率加快、脉搏细弱、血压下降、呼吸急促等。

3. 血液学改变　最初可不明显，随后由于组织液的渗出及输液等情况，血液被稀释，血红蛋白及红细胞可逐渐减少，故出血早期不能仅根据血液学的改变来判断出血量。血红蛋白测定、红细胞计数及红细胞比容仅供估计出血量的参考。

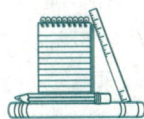

4. 其他　大量呕血可出现氮质血症、发热等表现。

【伴随症状】

1. 伴上腹痛　中青年人，慢性反复发作的上腹痛并有周期性、节律性，多为消化性溃疡。中老年人，慢性上腹痛，无明显规律性并伴有厌食及消瘦者，应警惕胃癌。

2. 伴肝脾肿大　脾肿大，蜘蛛痣，肝掌，腹壁静脉曲张或有腹水，实验室检查结果提示肝功能障碍，多为肝硬化门静脉高压引起的食管静脉曲张破裂出血。肝明显肿大，质地坚硬，表面凹凸不平或有结节，多为肝癌。

3. 伴黄疸　黄疸、寒战、发热伴右上腹绞痛并呕血者，可能为肝胆疾病。黄疸、发热及全身皮肤黏膜有出血倾向者，见于某些感染性疾病，如败血症、钩端螺旋体病等。

4. 伴皮肤黏膜出血　常与血液疾病及凝血功能障碍性疾病有关。

5. 其他　近期有服用非甾体抗炎药物史、大面积烧伤史、颅脑手术史、严重外伤史有呕血者，应考虑急性胃黏膜病变。在剧烈呕吐后呕血，应注意食管贲门黏膜撕裂。

【问诊要点】

1. 确定是否为呕血应注意排除口腔、鼻咽部出血和咯血。

2. 是否有饮食不节、大量饮酒、毒物或特殊药物摄入史。

3. 呕血的颜色可帮助推测出血的部位和速度，如食管病变出血或出血量大、出血速度快者多呈鲜红色或暗红色；胃内病变或出血量小、出血速度慢者多呈咖啡色。

4. 呕血量可作为估计出血量的参考，但由于部分血液可较长时间滞留在胃肠道内，故应结合全身表现估计出血量。

5. 是否有口渴、头晕、黑矇，立位时是否有心悸、心率变化，是否有晕厥或昏倒等。

6. 既往是否有慢性上腹部疼痛、反酸、胃灼热、嗳气等消化不良病史。是否有肝病和长期药物摄入史，如有需注意药名、剂量及不良反应等。

二、便血

【概述】

便血（hematochezia）是消化道出血后，血液由肛门排出，大便呈鲜红色、暗红色或黑色。少量出血不造成粪便颜色改变，需经大便隐血试验才能确定，称为隐血。

【病因】

1. 上消化道疾病　视出血量与出血速度的不同，可表现为便血或黑便。

2. 小肠疾病　如肠结核、肠伤寒、急性出血性坏死性肠炎、克罗恩病、小肠肿瘤、小肠血管畸形、空肠憩室炎或溃疡、麦克尔憩室炎或溃疡、肠套叠等。

3. 结、直肠疾病　如急性细菌性痢疾、阿米巴痢疾、肠结核、溃疡性结肠炎、结肠息肉及息肉病、结肠癌、憩室炎、放射性肠炎、直肠肛门损伤、痔、肛裂、肛瘘等。

4. 感染出血　如肠伤寒及副伤寒、钩端螺旋体病、流行性出血热、重症肝炎、败血症、血吸虫病、钩虫病等。

5. 全身性疾病　如白血病、血小板减少性紫癜、过敏性紫癜、血友病、遗传性毛细血管扩张症、维生素 C 及维生素 K 缺乏症、肝脏疾病等。

【临床表现】

便血的颜色、性状与出血部位、出血量、出血速度及其在肠道停留的时间有关。如出血量多、速度快，则呈鲜红色；若出血量小、速度慢，血液在肠道内停留时间较长，可呈暗红色。

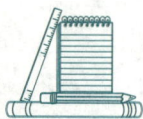

粪便可全为血液或混合有粪便，也可仅黏附于粪便表面或于排便后肛门滴血。消化道出血每日在5～10mL者，无肉眼可见的粪便颜色改变，需做隐血试验才能确定，称为隐血便。一般的隐血试验虽敏感性高，但有一定假阳性，使用抗人血红蛋白单克隆抗体的免疫学检测，可以避免假阳性。

【伴随症状】

1. 伴腹痛　腹痛时排血便或脓血便，便后腹痛减轻者，多见于细菌性痢疾、溃疡性结肠炎、阿米巴痢疾等疾病。若老年人，有高血压、冠状动脉粥样硬化、糖尿病史，于腹痛后出现便血，应考虑缺血性肠病的可能。慢性反复上腹痛，呈周期性、节律性，出血后腹痛减轻者，见于消化性溃疡。上腹绞痛或有黄疸者，应考虑肝、胆道出血。腹痛伴便血还见于急性出血性坏死性肠炎、肠套叠、肠系膜血栓形成或栓塞。

2. 伴里急后重　肛门坠胀感，似排便未净，排便频繁，但每次排便量甚少，且排便后未见轻松，提示为肛门、直肠疾病，见于痢疾、直肠炎及直肠癌等。

3. 伴发热　常见于传染性疾病或恶性肿瘤，如败血症、流行性出血热、钩端螺旋体病、胃癌、结肠癌等。

4. 伴全身出血倾向　可见于急性传染性疾病及血液疾病，如白血病、血小板减少性紫癜、过敏性紫癜、血友病等。

5. 伴皮肤改变　皮肤有蜘蛛痣及肝掌者，便血可能与肝硬化门静脉高压有关。皮肤黏膜出现成簇的、细小的紫色或鲜红色的扩张毛细血管，提示便血可能由遗传性毛细血管扩张症所致。

6. 伴腹部肿块　应考虑结肠癌、肠结核、肠套叠及克罗恩病等。

【问诊要点】

1. 便血的病因和诱因　是否有饮食不节或进食生冷、辛辣刺激食物史，是否有服药史或集体发病。便血的颜色及其与大便的关系可以帮助推测出血部位、速度及可能的病因。

2. 便血量　同呕血量一样，便血量可以作为估计失血量的参考。但是由于粪便量的影响，需结合患者全身表现才能大致估计失血量。

3. 一般情况　是否伴有头晕、眼花、心慌、出汗等，可以帮助判断血容量丢失情况。

4. 既往病史　过去是否有腹泻、腹痛、肠鸣、痔、肛裂病史，是否有使用抗凝药物史，是否有胃肠手术史等。

复习思考

1. 试述呕血与便血的常见病因。

2. 试述呕血与便血的临床表现。

项目十四　黄　疸

案例导入

患者，女，40岁。因乏力、纳差2周，皮肤、巩膜发黄1周入院。2周前，患者常感四肢无力，食欲下降，厌油。1周前，家人发现其皮肤黏膜黄染，未加注意。近日黄染较前加重，且皮肤瘙痒、尿色加深。近2日，自觉恶心，无呕吐、发热，无腹胀、腹痛、

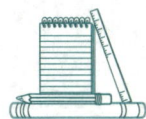

腹泻，体重减轻 1kg，皮肤瘙痒，睡眠差，精神状态欠佳。查体：皮肤、巩膜黄染，有抓痕，余未见异常。

问题：

1. 该患者皮肤、巩膜黄染的可能病因是什么？

2. 该患者为什么皮肤瘙痒、睡眠差？

【概述】

黄疸（jaundice）为一种常见的临床表现，是由于血清中胆红素浓度增高（高胆红素血症）引起的巩膜、皮肤、黏膜发黄。血清总胆红素浓度正常范围为 3.4～17.1μmol/L。如总胆红素浓度超过 34.2μmol/L，即可出现皮肤、黏膜、巩膜等黄染，称为显性黄疸；如血清总胆红素浓度为 17.1～34.2μmol/L，无肉眼黄疸，称为隐性黄疸。

【胆红素的正常代谢】

1. 胆红素的来源　血液中的胆红素主要来源于红细胞中的血红蛋白。正常红细胞的寿命约为 120 天，衰老的红细胞被单核吞噬细胞系统破坏，释放出血红蛋白。血红蛋白分解为胆红素、铁、珠蛋白。这种不溶于水的、非结合状态的胆红素称为游离胆红素（非结合胆红素）。游离胆红素随血流到达肝脏。

2. 胆红素的肝内转变　随血液运行的游离胆红素到达肝脏后，被肝细胞摄入，在肝细胞内的微粒体中受葡萄糖醛酸转移酶的作用，与葡萄糖醛酸结合形成葡萄糖醛酸胆红素（结合胆红素）。结合胆红素被主动排泌入毛细胆管，成为胆汁的一部分。

3. 胆红素的胆道排泄　进入毛细胆管的结合胆红素随胆汁经胆道进入肠道，在肠道内细菌的作用下，还原为无色的尿胆原（又称粪胆原）。大部分粪胆原自粪便排出，遇空气氧化为粪胆素，这是粪便呈黄褐色的原因。小部分尿胆原在肠内被重吸收入血液，经门静脉回到肝脏。大部分回肝的尿胆原在肝细胞内再变成结合胆红素，随胆汁排入肠道，形成所谓的胆红素的"肠肝循环"。小部分回肝的尿胆原则经体循环由肾脏排出，遇到空气被氧化为尿胆素，这是尿液呈浅黄色的原因之一。

【病因与发生机制】

按照病因，一般把黄疸分为溶血性、肝细胞性、胆汁淤积性三种类型。另外，还有一种先天性非溶血性黄疸，为临床少见的类型，是由于机体胆红素代谢功能缺陷引起的，大多为家族遗传性。

1. 溶血性黄疸

（1）病因　见于各种原因引起的溶血性疾病，如误输异型血、疟疾、败血症、蚕豆病、新生儿溶血性贫血、自身免疫性溶血性贫血、阵发性睡眠性血红蛋白尿等。

（2）发生机制　①由于红细胞大量破坏，非结合胆红素形成过多，超过了肝细胞对胆红素的代谢能力。②红细胞大量破坏引起的贫血、缺氧和红细胞破坏产物的毒性作用等可减弱肝细胞对胆红素的代谢能力。上述机制引起非结合胆红素在血液中的含量上升。

2. 胆汁淤积性黄疸

（1）病因　见于胆石症、胆管炎、胆道蛔虫病、胆管癌、胰头癌、壶腹癌、原发性胆汁性肝硬化、毛细胆管型病毒性肝炎等。

（2）发生机制　肝外或肝内胆管阻塞，结合胆红素不能随胆汁排入肠道，阻塞部位上方的胆汁淤积，胆管内压不断增高，胆管扩张，终致小胆管及毛细胆管破裂，结合胆红素反流入血

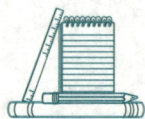

液中，血液中结合胆红素含量升高。

3. 肝细胞性黄疸

（1）病因　见于病毒性肝炎、中毒性肝炎、肝癌、肝硬化等。中毒性肝炎是由某些对肝细胞有直接损伤作用的毒性物质引起的，这些毒性物质常见的有毒蕈、棉籽、异烟肼、四氯化碳、重金属（汞、铅、锑）等。

（2）发生机制　①肝细胞损害，转化非结合胆红素为结合胆红素的能力下降。②已经形成的结合胆红素可通过破裂的肝细胞及破裂的小胆管反流入血。以上两种机制可引起血液中非结合胆红素和结合胆红素含量均升高。

【临床表现】

1. 溶血性黄疸　溶血性黄疸临床表现的特点是：①血清中非结合胆红素浓度升高。②小便色可变深，尿中尿胆原增加，但无胆红素。③大便色变深，粪中粪胆原大量增加。④急性溶血时表现为寒战、头痛、高热、腰背酸痛、血红蛋白尿（尿呈酱油色）等，而慢性溶血时可表现为脾肿大。⑤黄疸颜色呈浅柠檬色。⑥溶血性贫血，如网织红细胞增加、骨髓红细胞系增生旺盛。

2. 胆汁淤积性黄疸　胆汁淤积性黄疸临床表现的特点是：①血清中结合胆红素浓度升高。②小便色可变深，尿中尿胆原减少（不完全梗阻时）或消失（完全梗阻时），尿中胆红素阳性。③大便色变浅或呈灰白色，粪中粪胆原减少或消失。④常伴有皮肤瘙痒、心动过缓（血液中胆酸盐升高所致）。⑤黄疸颜色呈暗黄、黄绿或绿褐色。⑥血清中碱性磷酸酶升高是胆汁淤积的标志。

3. 肝细胞性黄疸　肝细胞性黄疸临床表现的特点是：①血清中非结合胆红素与结合胆红素浓度均升高。②小便色深，尿中尿胆原增加（肝细胞损害，处理尿胆原的能力下降）或减少（肝内毛细胆管阻塞），尿中胆红素阳性。③大便色正常或变浅，粪中粪胆原正常或减少（肝内毛细胆管阻塞）。④常伴有全身乏力、食欲不振、恶心、厌油、腹胀、右上腹痛等。⑤黄疸颜色呈浅黄至深金黄色。⑥肝功能检查示氨基转移酶特别是丙氨酸氨基转移酶升高。

【伴随症状】

1. 伴发热　见于急性胆管炎、肝脓肿、钩端螺旋体病、败血症、大叶性肺炎及病毒性肝炎。急性溶血可先有发热而后出现黄疸。

2. 伴上腹剧烈疼痛　可见于胆道结石、肝脓肿或胆道蛔虫病；右上腹剧痛、寒战高热和黄疸为夏科（Charcot）三联征，提示急性化脓性胆管炎；持续性右上腹钝痛或胀痛可见于病毒性肝炎、肝脓肿或原发性肝癌。

3. 伴肝肿大　若轻度至中度肿大，质地软或中等硬度且表面光滑，见于病毒性肝炎、急性胆道感染或胆道阻塞。若明显肿大，质地坚硬，表面凹凸不平并有结节者，见于原发或继发性肝癌。若肝肿大不明显，质地较硬，边缘不整，表面有小结节者，见于肝硬化。

4. 伴胆囊肿大　提示胆总管有梗阻，常见于胰头癌、壶腹癌、胆总管癌、胆总管结石等。

5. 伴脾肿大　见于病毒性肝炎、钩端螺旋体病、败血症、疟疾、肝硬化、各种原因引起的溶血性贫血及淋巴瘤等。

6. 伴腹水　见于重症肝炎、肝硬化失代偿期、肝癌等。

【问诊要点】

1. 确定是否为黄疸　应注意与进食过多胡萝卜、南瓜等食物及与长时间服用呋喃类药物引起的皮肤黄染等鉴别。应仔细检查巩膜有无黄染及尿色有无改变。

2. 黄疸的起病　急性起病或慢性起病，有无群集发病、外出旅游史，有无进食蚕豆或药物使用史，有无长期酗酒史或肝病史。

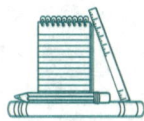

3. 黄疸的时间与波动情况　有利于区别胆汁淤积性黄疸与肝细胞性黄疸。

4. 黄疸对全身情况的影响　肝细胞性黄疸的深度与肝功能损害程度呈正相关，先天性非溶血性黄疸的全身情况较好。

总之，针对黄疸患者应首先明确其黄疸类型，再确定黄疸病因。应从体格检查、实验室检查、器械检查等多项指标入手，认真分析，合理安排必要的辅助检查，及时做出判断。

复习思考

1. 试述黄疸的常见病因。
2. 试述黄疸的发生机制。
3. 试述黄疸的鉴别要点。

项目十五　腰背痛

案例导入

患者，女，78岁。反复腰部胀痛、乏力，伴右髋部疼痛、活动受限，坐及行走困难。专科情况：腰1~2棘突间及椎旁轻度压痛、叩击痛，无下肢放射痛，直腿抬高试验（-），右髋"4"字试验（-），双下肢肌力、肌张力正常。CT检查示：第1腰椎椎体骨折，部分骨折块向后方移位，硬膜囊受压；腰椎间盘退行性改变，骨质增生。

问题：该引起患者腰背痛的可能病因是什么？

【概述】

腰背痛（low back pain）为常见的临床症状之一。许多疾病均可以引起腰背痛，其中局部病变占多数，可能与腰背部长期负重，其结构易于损伤有关。邻近器官病变波及或放射性腰背痛也极为常见。

【病因】

1. 脊柱旁组织病变　常见如腰肌劳损（包括急性腰肌劳损和慢性腰肌劳损）、腰肌纤维组织炎（指腰部肌膜、肌腱、韧带及脂肪内纤维组织的病变）、梨状肌损伤综合征、棘上或棘间韧带损伤、棘上韧带剥离、带状疱疹等。

2. 脊柱病变

（1）脊柱炎　如感染性脊柱炎（葡萄球菌、肺炎球菌、脑膜炎奈瑟菌、结核分枝杆菌和梅毒螺旋体等病原体均可造成感染性脊柱炎，以结核性脊柱炎最常见）、增殖性脊柱炎（退行性脊柱炎）、强直性脊柱炎、类风湿关节炎等。

（2）脊柱肿瘤　包括脊柱的原发肿瘤和转移瘤。腰椎是脊柱转移瘤最常见的部位。常见的肿瘤有骨肉瘤、骨样骨瘤、多发性骨髓瘤、乳腺癌转移、肺癌转移、前列腺癌转移、胃癌转移、肝癌转移、肾癌转移、大肠癌转移、宫颈癌转移等。

（3）脊柱其他病变　如腰椎骨折与关节脱位、腰椎间盘突出（膨出、脱出）症、畸形性骨炎、腰椎骨质软化、腰椎骨质疏松、先天性脊柱畸形（腰椎骶化、骶椎腰化、隐性脊柱裂等）。

3. 脊髓与神经根病变　如急性脊髓炎、蛛网膜下腔出血、腰骶神经根炎等。

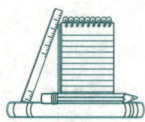

4. 内脏病变　内脏疾病可引起放射性腰背疼痛，常见于消化性溃疡、肾疾病（肾及输尿管结石、肾盂肾炎、肾结核等）、胰腺疾病（胰腺炎、胰腺癌等）、盆腔疾病（子宫附件炎、子宫颈癌与子宫内膜癌、痛经）、前列腺炎、前列腺癌等。

【临床表现】

1. 起病缓急　疼痛出现的缓急因不同疾病而异。腰背部外伤、脏器急性病变（如肾结石）、胆道及胰腺疾病等起病急骤；腰椎结核、腰肌劳损等起病缓慢。

2. 疼痛部位　脊椎及其软组织病变引起的腰背痛多在病变部位。脏器放射所致的腰背痛具有一定特点，如颈、胸、背部疼痛应考虑是否因胸膜、肺部病变所致；中腰背部疼痛应考虑胃肠、胰腺及泌尿系统疾病；腰骶部疼痛则应注意前列腺、子宫、附件等的病变。

3. 疼痛的性质　急性腰肌劳损常为突然的剧痛。慢性腰肌劳损、增殖性脊柱炎常为酸痛或钝痛。椎管内原发性或转移性肿瘤疼痛剧烈，呈烧灼样或绞榨样痛，沿一根或多根脊神经后根分布区放射。腰骶神经根炎疼痛剧烈并有僵直感。肾结石则感腰部绞痛。

4. 疼痛的程度　急性外伤、炎症、泌尿系统结石、脊椎肿瘤压迫神经根等的疼痛剧烈；腰肌慢性劳损、腰肌纤维组织炎和盆腔脏器炎症引起的疼痛一般轻微、模糊。

5. 疼痛的诱因及缓解因素　腰肌劳损，多因劳累和活动过多时加重，休息时缓解；风湿性腰背痛常在天气变冷时或在潮湿阴冷的环境中诱发；盆腔妇科疾病常在月经期因充血而下腰部疼痛加重；腰椎间盘突出症在咳嗽、喷嚏和用力大小便时加重，卧硬板床休息时缓解。

【伴随症状】

1. 伴脊柱畸形　外伤后畸形多因脊柱骨折、错位所致；自幼畸形多为先天性脊柱疾病所致；缓慢起病者，见于脊柱结核和强直性脊柱炎。

2. 伴活动受限　见于脊柱外伤、强直性脊柱炎、腰背部软组织急性扭挫伤。

3. 伴长期低热　见于脊柱结核、类风湿关节炎。

4. 伴高热　见于化脓性脊柱炎和椎旁脓肿。

5. 伴尿频、尿急、尿痛　见于尿路感染、前列腺炎或前列腺肥大。

6. 腰背剧痛伴血尿　见于肾或输尿管结石。

7. 伴嗳气、反酸、上腹胀痛　见于胃、十二指肠溃疡或胰腺病变。

8. 伴腹泻或便秘　见于溃疡性结肠炎或克罗恩病。

9. 伴月经异常、痛经、白带过多　见于宫颈炎、盆腔炎、卵巢及附件炎症或肿瘤。

【问诊要点】

1. 起病缓急，有无诱因，疼痛部位，是持续痛还是间歇痛，有无规律。

2. 是夜间重还是白天重，休息后能否缓解，活动后加重还是减轻。

3. 是否伴有全身症状，如发热、乏力、消瘦、皮疹、晨僵等。

4. 有无其他关节肿痛、变形和功能障碍等。

5. 既往是否有类似发作，以及做过的检查和治疗情况。

6. 是否有类似疾病的家族史。

复习思考

1. 试述腰背痛的常见病因。

2. 试述腰背痛的临床表现。

3. 试述腰背痛的伴随症状及问诊要点。

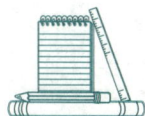

项目十六　关节痛

案例导入

患者，女，46岁。对称性多关节肿痛1年，加重3个月入院。患者1年前无明显诱因出现双手近端指间关节、掌指关节、双腕关节肿痛，伴有晨僵，每天可持续超过1小时，自行口服"双氯灭痛片""强的松片"，症状可好转，未规律治疗。近3个月，出现双肘关节、双足跖趾关节肿痛，上述关节肿痛加重，并出现双肘、枕部皮下结节。为进一步诊治入院。起病以来，伴有口干、眼干，精神、食欲差，睡眠差。既往史、个人史、月经婚育史无特殊。其母患有类风湿关节炎。

问题：该患者关节痛有什么特点？

【概述】

关节痛（arthralgia）是关节病变最常见的症状。关节面、关节软骨、关节囊、关节腔、滑液、韧带等任何关节组成部分发生病变均可以引起关节痛。根据不同病因及病程，关节痛可分为急性和慢性。急性关节痛以关节及其周围组织的炎性反应为主；慢性关节痛则以关节囊肥厚及骨质增生为主。

【病因】

引起关节疼痛的疾病种类繁多，病因复杂，常见病因有如下几类。

1. 关节及软组织急慢性损伤　如关节骨质、肌肉、韧带及关节软骨、关节面等结构的急慢性损伤性疾病。

2. 感染　细菌直接侵入关节内，如外伤后细菌侵入关节；败血症时细菌经血液到达关节内；关节邻近的骨髓炎、软组织炎症时细菌扩散蔓延至关节内；关节穿刺时消毒不严或将关节外细菌带入关节内。常见的细菌有金黄色葡萄球菌、肺炎球菌、脑膜炎球菌、结核分枝杆菌和梅毒螺旋体等。

3. 变态反应和自身免疫因素　病原微生物及其产物、药物、异种血清与血液中的抗体形成免疫复合物，流经关节，沉积在关节腔内，引起组织损伤和关节病变。如类风湿关节炎、系统性红斑狼疮、关节型过敏性紫癜和结核菌感染后反应性关节炎。

4. 退行性骨关节病　又称增生性关节炎或肥大性关节炎，分为原发性和继发性两种。原发性骨关节炎无明显局部病因，多见于肥胖老人，女性多见，有家族史，常有多关节受累。继发性骨关节炎多有创伤、感染或先天性畸形等基础病变，并与吸烟、肥胖和重体力劳动有关。

5. 代谢性骨病　维生素D代谢障碍所致的骨质软化性骨关节病的常见病因，如阳光照射不足、消化不良、维生素D缺乏和磷摄入不足等。各种病因所致的骨质疏松性关节病，如老年性、失用性骨质疏松；脂质代谢障碍所致的高脂血症性关节病；骨膜和关节腔组织脂蛋白转运代谢障碍性关节炎；嘌呤代谢障碍所致的痛风；糖尿病性骨病；甲状腺或甲状旁腺疾病引起的骨关节病均可出现关节疼痛。

6. 骨关节肿瘤　良性肿瘤，如骨样骨瘤、骨软骨瘤、骨巨细胞瘤和骨纤维异常增殖症等可引起关节疼痛。恶性肿瘤，如骨肉瘤、软骨肉瘤、骨纤维肉瘤、滑膜肉瘤和转移性骨肿瘤等，

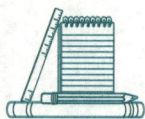

都可引起关节疼痛。

【临床表现】

1. 关节疼痛出现的时间　反复发作的慢性关节疼痛，疼痛不剧烈，而以其他器官受累症状为主，如系统性红斑狼疮、代谢性骨病等，常难以陈述确切的起病时间。外伤性、化脓性关节炎常可问出起病的具体时间。

2. 关节疼痛的诱因　风湿性关节炎常因气候变冷、潮湿而发病；痛风常在饮酒或高嘌呤饮食后诱发；增生性关节炎常在关节过度负重、活动过多时诱发疼痛。

3. 疼痛部位　化脓性关节炎多为大关节和单关节发病；结核性关节炎多见于髋关节和脊椎；指（趾）关节痛多见于类风湿关节炎；增生性关节炎常以膝关节多见；第一跖趾关节、拇趾关节红、肿、热、痛多为痛风。

4. 疼痛出现的缓急程度及性质　急性外伤、化脓性关节炎及痛风起病急剧，疼痛剧烈，呈烧灼、切割样疼痛或跳痛；骨折和韧带拉挫伤则呈锐痛；骨关节肿瘤呈钝痛；系统性红斑狼疮、类风湿关节炎、增生性骨关节病等起病缓慢，疼痛程度较轻，呈酸痛、胀痛。

5. 加重与缓解因素　化脓性关节炎局部冷敷可缓解疼痛；痛风可因饮酒或摄入高嘌呤食物而加重，应用非甾体抗炎药、秋水仙碱可缓解疼痛；关节肌肉劳损休息时疼痛减轻，活动时疼痛加重；增生性关节炎夜间卧床休息时，静脉回流不畅，骨内压力增高，疼痛加重，起床活动后静脉回流改善，疼痛缓解，但活动过多疼痛又会加重。

【伴随症状】

1. 伴高热、畏寒、局部红肿灼热　见于化脓性关节炎。

2. 伴低热、乏力、盗汗、消瘦、纳差　见于结核性关节炎。

3. 全身小关节对称性疼痛，伴晨僵和关节畸形　见于类风湿关节炎。

4. 关节游走性疼痛，伴心脏炎、舞蹈症　见于风湿热。

5. 伴血尿酸升高，同时有局部红肿灼热　见于痛风。

6. 伴皮肤红斑、光过敏、低热和多器官损害　见于系统性红斑狼疮。

7. 伴皮肤紫癜、腹痛、腹泻　见于关节受累型过敏性紫癜。

【问诊要点】

1. 病因、诱因。

2. 主要症状特点，如起病急缓、病程（演变）、性质（是否为游走性，有无红肿热痛、关节畸形）、程度和与天气、活动的关系。

3. 伴随症状。

4. 全身状态，如发病以来饮食、睡眠、大小便及体重变化情况。

5. 诊疗经过，如发病以来是否到医院检查过，曾做过哪些检查和治疗，非甾体抗炎药、激素、抗生素治疗情况，治疗是否有效。

6. 相关病史，如既往有无类似发作史，有无关节病史、关节外伤史、结核史、风湿史，疑有传染病时还应注意流行病史。

7. 有无药物过敏史，有无关节手术史。

复习思考

1. 试述关节痛的常见病因。

2. 试述关节痛的临床表现。

3. 试述关节痛的伴随症状和问诊要点。

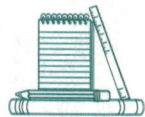

项目十七　尿频、尿急与尿痛

案例导入

　　患者，女，28 岁。无明显诱因出现尿频、尿急、尿痛、腰痛，伴寒战、高热 1 天。

　　问题：

　　1. 该患者尿频、尿急、尿痛可能的病因是什么？

　　2. 该患者要从哪些方面问诊？

【概述】

　　尿频（frequent micturition）是指单位时间内排尿次数增多。正常成人白天排尿 4 ～ 6 次，夜间排尿 0 ～ 2 次。尿急（urgent micturition）是指患者一有尿意即迫不及待需要排尿，难以控制。尿痛（odynuria）是指患者排尿时感觉耻骨上区、会阴部和尿道内疼痛或烧灼感。尿频、尿急和尿痛合称为膀胱刺激征。

【病因与临床表现】

1. 尿频

　　（1）生理性尿频　因饮水过多、精神紧张或气候寒冷而排尿次数增多，属正常现象。其特点是每次尿量不少，也不伴随尿痛、尿急等其他症状。

　　（2）病理性尿频　①多尿性尿频：排尿次数增多而每次尿量不少，全天总尿量增多，见于糖尿病、尿崩症、精神性多饮和急性肾功能衰竭的多尿期。②炎症性尿频：尿频而每次尿量少，多伴有尿急和尿痛，尿液镜检可见炎性细胞，见于膀胱炎、尿道炎、前列腺炎和尿道旁腺炎等。③神经性尿频：尿频而每次尿量少，不伴尿急、尿痛，尿液镜检无炎性细胞，见于中枢及周围神经病变，如癔症、神经源性膀胱。④膀胱容量减少性尿频：表现为持续性尿频，药物治疗难以缓解，每次尿量少，见于膀胱占位性病变、妊娠子宫增大或卵巢囊肿等压迫膀胱及膀胱结核引起的膀胱纤维性挛缩。⑤尿道口周围病变：如尿道口息肉、处女膜伞和尿道旁腺囊肿等刺激尿道口引起尿频。

2. 尿急

　　（1）感染性尿急　急性膀胱炎、尿道炎，特别是膀胱三角区和后尿道炎症，尿急症状特别明显；急性前列腺炎常有尿急，慢性前列腺炎因伴有腺体增生肥大，故有排尿困难、尿线细和尿流中断。

　　（2）非感染性尿急　膀胱和尿道结石、异物、膀胱癌和前列腺癌、精神因素和神经源性膀胱可产生尿急。高温环境下尿液高度浓缩，酸性高的尿液可刺激膀胱或尿道黏膜产生尿急。

3. 尿痛　疼痛部位多在耻骨上区、会阴部和尿道内。尿痛性质可为灼痛或刺痛。尿道炎多在排尿开始时出现疼痛；后尿道炎、膀胱炎和前列腺炎常出现终末性尿痛。

【伴随症状】

1. 尿频伴尿急和尿痛　见于膀胱炎和尿道炎。

2. 膀胱刺激征存在但不剧烈，伴有双侧腰痛　见于肾盂肾炎。

3. 膀胱刺激征伴有会阴部、腹股沟和睾丸胀痛　见于急性前列腺炎。

4. 尿频、尿急伴有血尿、午后低热、乏力、盗汗　见于膀胱结核。

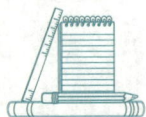

5. 尿频不伴尿急和尿痛，但伴有多饮、多尿和口渴　见于精神性多饮、糖尿病和尿崩症。

6. 尿频、尿急伴无痛性血尿　见于膀胱癌。

7. 老年男性尿频伴有尿线细、进行性排尿困难　见于前列腺增生。

8. 尿频、尿急、尿痛伴尿流突然中断　见于膀胱结石堵住出口或后尿道结石嵌顿。

【问诊要点】

1. 了解尿频程度，即单位时间的排尿频率，如每小时或每天排尿次数、每次排尿间隔时间和每次排尿量。

2. 尿频是否伴有尿急和尿痛，三者皆有多为炎症，单纯尿频应逐一分析其病因。

3. 尿痛的部位和时间。排尿时耻骨上区疼痛多为膀胱炎；排尿结束后尿道内或尿道口痛多为尿道炎。

4. 是否伴有全身症状，如发热畏寒、腹痛腰痛、乏力盗汗、精神抑郁、肢体麻木等，如有以上症状应做相应检查，排除相关疾病。

5. 出现尿频、尿急、尿痛前是否有明显诱因，如劳累、受凉或月经期，是否接受过导尿、尿路器械检查或流产术。

6. 有无慢性病史，如结核病、糖尿病、肾炎和尿路结石。这些疾病本身可以出现尿路刺激症状，也是尿路感染易发和难以治愈的因素。

7. 有无尿路感染的反复发作史，发作间隔时间，是否做过尿培养，尿培养的细菌种类，药物使用的种类和疗程。

复习思考

1. 试述尿频、尿急、尿痛的病因及临床表现。

2. 试述尿频、尿急、尿痛的伴随症状及问诊要点。

项目十八　头　痛

案例导入

患者，女，78岁。入院前4小时突然感觉头痛，同时发现左侧肢体乏力，左上肢不能持物，左下肢不能行走，恶心呕吐数次，无意识丧失，无四肢抽搐，无大小便失禁，即送医院急诊。

问题：

1. 该患者头痛的病因是什么？

2. 该患者要从哪几方面问诊？

【概述】

头痛（headache）是指额、顶、颞及枕部的疼痛。反复发作或持续的头痛，可能是某些器质性疾病的信号，应认真检查，明确诊断，及时治疗。

【病因】

1. 颅脑病变

（1）感染　如脑膜炎、脑膜脑炎、脑脓肿等。

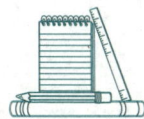

（2）血管病变　如蛛网膜下腔出血、脑出血、脑血栓形成、脑栓塞、高血压脑病、脑供血不足、颅内动脉瘤、脑血管畸形、颅内静脉窦血栓形成等。

（3）占位性病变　如脑肿瘤（神经胶质瘤）、颅内转移癌（鼻咽癌）、颅内囊虫病或棘球蚴病等。

（4）颅脑外伤　如脑震荡、脑挫伤、硬膜下血肿、颅内血肿、脑外伤后遗症（脑外伤后3个月症状仍持续者）。

（5）其他　如偏头痛、丛集性头痛、头痛型癫痫、腰椎穿刺后头痛。

2. 颅外病变

（1）颅骨疾病　如颅骨骨折、颅骨肿瘤。

（2）颈部疾病　如颈椎病、肌收缩性头痛（又称紧张性头痛，是慢性头痛最常见的一种，由头部或颈部肌肉持久性收缩，继发血管扩张引起）。

（3）神经痛　如三叉神经痛、舌咽神经痛及枕神经痛。

（4）其他　如眼源性头痛、耳源性头痛、鼻源性头痛和牙齿疾病所致的头痛。

3. 全身性疾病

（1）急性感染　如流行性感冒、伤寒、肺炎等发热性疾病。

（2）心血管疾病　如高血压、心力衰竭等。

（3）中毒　如铅、酒精、一氧化碳、有机磷农药、抗胆碱能药物、毒蕈等中毒。

（4）其他　如尿毒症、低血糖、贫血、肺性脑病、月经及绝经期头痛、中暑等。

4. 精神心理疾病　如神经衰弱、焦虑、抑郁等引起。

【发生机制】

颅外各层结构对痛觉均敏感，颅内结构只有血管、脑膜、脑神经（三叉神经、舌咽神经、迷走神经），以及第1、2、3对颈神经对痛觉敏感。各种致病因素通过以下机制产生头痛：①使颅内外血管收缩、扩张及血管受到牵引或伸展。②使脑膜受到刺激或牵拉。③三叉神经、舌咽神经、迷走神经及颈神经受到刺激、挤压或牵拉。④头颈部肌肉收缩。⑤眼、耳、鼻、鼻窦、牙齿等病变疼痛，扩散或反射至头部。⑥理化因素及内分泌紊乱。

【临床表现】

1. 起病情况　急性起病并有发热者常为感染性疾病所致。急剧的头痛，持续不减，并有不同程度的意识障碍而无发热者，提示颅内血管性疾病（如蛛网膜下腔出血）。长期反复发作的头痛或搏动性头痛，多为血管性头痛（如偏头痛）或神经官能症。慢性进行性头痛并有颅内压增高的症状（如呕吐、缓脉等）应注意颅内占位性病变。青壮年慢性头痛，但无颅内压增高，常因焦急、情绪紧张而发生，多为肌收缩性头痛（或称肌紧张性头痛）。

2. 头痛部位　因病因不同，头痛部位可有不同。了解头痛部位是单侧、双侧、前额或枕部、局部或弥散对诊断有重要价值。如偏头痛及丛集性头痛多在一侧；高血压引起的头痛多在额部或整个头部；全身性或颅内感染性疾病的头痛，多为全头痛；蛛网膜下腔出血或流行性脑脊髓膜炎除头痛外尚有颈痛；眼源性头痛为浅表性疼痛且局限于眼眶、前额或颞部；鼻源性或牙源性头痛也多为浅表性疼痛；颅内病变的头痛常为全头痛且较弥散，其头痛部位不一定与病变部位相一致，但疼痛多向病灶同侧放射。

3. 头痛的性质　剧烈疼痛多为三叉神经痛、偏头痛及脑膜刺激性头痛。搏动性头痛多为高血压性、血管性及发热性疾病的头痛。三叉神经痛多呈电击样痛或刺痛。重压感、紧箍感或钳夹样痛多为肌紧张性头痛。爆裂样或斧劈样头痛见于蛛网膜下腔出血。

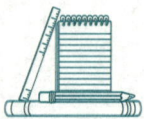

4. 头痛发生与持续的时间　某些头痛可发生在特定时间，如颅内占位性病变往往清晨加剧；鼻窦炎的头痛也常发生于清晨或上午；丛集性头痛常在夜间发生；女性偏头痛常与月经期有关；脑肿瘤的头痛多为持续性，缓解期长短不等。

5. 影响头痛的因素　咳嗽、打喷嚏、摇头、俯身可使颅内压增高性头痛、血管性头痛、颅内感染性头痛及脑肿瘤性头痛加剧；丛集性头痛在直立时可缓解；颈肌急性炎症所致的头痛可因颈部运动而加剧；慢性或职业性颈肌痉挛所致的头痛，可因活动或按摩颈肌而逐渐缓解；偏头痛在应用麦角胺后可缓解。

【伴随症状】

1. 伴脑膜刺激征　常为脑膜受到激惹的征象，见于脑炎、脑膜炎和蛛网膜下腔出血。

2. 伴剧烈呕吐　常为颅内压增高的征象。头痛在呕吐后减轻则见于偏头痛。

3. 伴眩晕　见于小脑肿瘤、椎基底动脉供血不足。

4. 伴发热　常见于全身感染性疾病。

5. 伴视力障碍　可见于青光眼或脑瘤。

6. 慢性进行性头痛伴精神症状　应注意颅内肿瘤。

7. 慢性头痛突然加剧并伴有意识障碍　提示可能发生脑疝。

8. 伴癫痫发作　可见于脑血管畸形、脑肿瘤、颅内寄生虫病。

9. 伴神经功能紊乱症状　可能为神经功能性头痛。

【问诊要点】

1. 起病时间、急缓病程、部位与范围、性质、程度、频度（间歇性、持续性）、激发或缓解因素。

2. 有无失眠、焦虑、剧烈呕吐（是否喷射性）、头晕、眩晕、晕厥、出汗、抽搐、视力障碍、感觉或运动异常、精神异常、意识障碍等相关症状。

3. 有无感染、高血压、动脉硬化、颅脑外伤、肿瘤、精神病、癫痫，以及眼、耳、鼻、齿等部位疾病史。

4. 职业特点，毒物接触史。

5. 诊治经过及效果等。

复习思考

1. 试述头痛的常见病因。

2. 试述头痛的临床表现。

3. 试述头痛的伴随症状及问诊要点。

项目十九　眩晕与晕厥

案例导入

　　患者，男，42岁。患者于2010年11月突然出现眩晕，以后每3～4天发作1次，发作时头晕目眩，视物旋转，不能站立，不能睁目，伴恶心呕吐，3～4小时后逐渐好转，经服西药"镇静剂"效果不显，且发作日渐频繁。至2013年5月，每日发作1～3次，

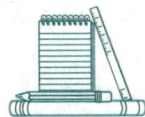

每次持续约 1 小时。

问题：

1. 该患者眩晕有什么特点？

2. 该患者眩晕的病因是什么？

一、眩晕

【概述】

眩晕（vertigo）是患者感到自身或周围环境物体旋转或摇动的一种主观感觉障碍，常伴有客观的平衡障碍，一般无意识障碍。由前庭系统病变引起的眩晕，称为真性眩晕或前庭系统性眩晕；无明确的自身或周围环境物体旋转感，仅有头重脚轻、站立不稳或头昏眼花感觉的，称为一般性眩晕或非前庭系统性眩晕。

【发生机制】

正常的机体平衡与定向功能有赖于前庭系统、视觉与本体觉（合称平衡三联）的协同作用来完成，其中前庭系统尤为重要。前庭系统主要由前庭器、前庭神经、脑干内的前庭核、小脑蚓部、大脑前庭、内侧纵束等部分构成。当前庭系统受到较大刺激或病理性损害时，前庭感觉的刺激与来自肌肉、关节的本体觉和视觉感受器对空间定向的冲动不一致时，就产生运动错觉，即眩晕。同时，由于前庭核通过内侧纵束与动眼神经密切联系，故常伴眼球震颤；由于前庭核通过前庭脊髓束等脊髓前脚相联系，可出现身体向一侧倾倒；由于前庭核与脑干内的血管运动中枢和迷走神经核等相联系，可出现恶心、呕吐等自主神经功能紊乱的表现。

【病因与临床表现】

不同的病因可有不同的表现，因此眩晕按病因可分为周围性眩晕、中枢性眩晕和其他原因的眩晕。

1. 周围性眩晕（耳性眩晕） 是指内耳前庭至前庭神经颅外段之间的病变所引起的眩晕。

（1）梅尼埃病 以发作性眩晕伴耳鸣、听力减退及眼球震颤为主要特点，严重时可伴有恶心、呕吐、面色苍白和出汗。发作多短暂，很少超过 2 周，具有复发性。

（2）迷路炎 多由中耳病变破坏迷路引起，症状同上，检查发现鼓膜穿孔有助于诊断。

（3）内耳药物中毒 常由链霉素、庆大霉素及其同类药物中毒性损害所致，多为渐进性眩晕，伴耳鸣、听力减退，常先有口周及四肢发麻等。

（4）前庭神经炎 多在发热或上呼吸道感染后突然出现眩晕，伴恶心、呕吐，一般无耳鸣、听力减退。持续时间较长，可达 6 周，痊愈后很少复发。

（5）位置性眩晕 患者头部处在一定位置时出现眩晕和眼球震颤，多数不伴耳鸣、听力减退，可见于迷路和中枢病变。

（6）晕动病 常伴恶心、呕吐、面色苍白、出冷汗等，多由乘车、船等使内耳迷路受到机械性刺激所致。

2. 中枢性眩晕（脑性眩晕） 指前庭神经颅内段、前庭神经核及其纤维联系、小脑、大脑等的病变所引起的眩晕。

（1）颅内血管性疾病 多有眩晕、头痛、耳鸣等症状。高血压脑病患者可有恶心呕吐，重者甚至抽搐或昏迷。小脑或脑干出血常以眩晕、头痛、呕吐起病，重者病情进展迅速，很快昏迷。

（2）颅内占位性病变 听神经瘤、小脑肿瘤，除有眩晕外，常有进行性耳鸣和听力下降，

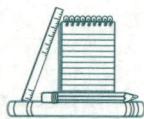

还有头痛、复视、构音不清等表现。

（3）颅内感染性疾病 除神经系统症状外，还有发热等感染症状。

（4）颅内脱髓鞘疾病及变性疾病 如多发性硬化，常以肢体疼痛、感觉异常及无力为首发症状，同时可伴有眩晕、视力障碍及相关的神经系统症状和体征；延髓空洞症则可出现软腭瘫痪、吞咽困难、发音障碍等症状，部分患者可伴有眩晕。

（5）癫痫 部分颞叶癫痫和前庭癫痫患者，可出现眩晕性癫痫发作。

3. 其他原因的眩晕 有些病症可有不同程度的眩晕，但常无真正旋转感，一般不伴听力减退、眼球震颤，少有耳鸣，有原发病的其他表现。

（1）心血管疾病 眩晕的同时还可出现血压、心率、心律的变化，如高血压、房室传导阻滞等。

（2）血液病 除眩晕外，还可出现贫血、出血等表现。

（3）全身中毒性疾病 如尿毒症、严重肝病等，眩晕只是其中的一个伴随症状，还有其他特征性的临床表现。

（4）眼源性疾病 除眩晕外，还表现为视力下降、屈光不正、眼肌麻痹等。

【伴随症状】

1. 伴耳鸣、听力下降 可见于前庭器官疾病、第Ⅷ对脑神经病变及肿瘤。

2. 伴恶心、呕吐 可见于梅尼埃病、晕动病。

3. 伴共济失调 可见于小脑、颅后凹或脑干病变。

4. 伴眼球震颤 可见于脑干病变、梅尼埃病。

【问诊要点】

1. 发作时间、诱因、病程，有无复发性。

2. 有无发热、耳鸣、听力减退、恶心、呕吐、出汗、口周及四肢麻木、视力改变、平衡失调等相关症状。

3. 有无急性感染、中耳炎、颅脑疾病及外伤、心血管疾病、严重肝肾疾病、糖尿病等病史。

4. 有无晕车、晕船及服药史。

二、晕厥

【概述】

晕厥（syncope）是由于一过性广泛脑供血不足所致的短暂意识丧失状态，发作时患者因肌张力消失不能保持正常姿势而倒地。一般为突然发作，迅速恢复，很少有后遗症。

【病因】

1. 血管舒缩障碍 见于单纯性晕厥、直立性低血压、颈动脉窦综合征、排尿性晕厥、咳嗽性晕厥及疼痛性晕厥等。

2. 心源性晕厥 见于严重心律失常、心脏排血受阻及心肌缺血性疾病等，如阵发性心动过速、阵发性心房颤动、病态窦房结综合征、高度房室传导阻滞、主动脉瓣狭窄、先天性心脏病、心绞痛与急性心肌梗死、原发性肥厚型心肌病等，最严重的为阿-斯综合征。

3. 脑源性晕厥 见于脑动脉粥样硬化、短暂性脑缺血发作、偏头痛、无脉症、慢性铅中毒性脑病等。

4. 血液成分异常 见于低血糖、通气过度综合征、重症贫血等。

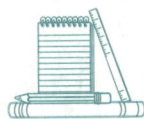

【发生机制与临床表现】

1. 血管舒缩障碍

（1）单纯性晕厥（血管抑制性晕厥）　多见于年轻体弱的女性，发作常有明显诱因（如疼痛、情绪紧张、恐惧、轻微出血、各种穿刺及小手术等），在天气闷热、空气污浊、疲劳、空腹、失眠及妊娠等情况下更易发生。晕厥前期有头晕、眩晕、恶心、上腹不适、面色苍白、肢体发软、坐立不安和焦虑等，持续数分钟，继而突然意识丧失，常伴有血压下降、脉搏微弱，持续数秒或数分钟后可自然苏醒，无后遗症。其发生机制是由于各种刺激通过迷走神经反射，引起短暂的全身血管扩张，回心血量减少，心输出血量减少，血压下降，脑供血不足所致。

（2）直立性低血压（体位性低血压）　表现为体位骤变，主要由卧位或蹲位突然站起时发生晕厥，可见于：①某些长期站立于固定位置及长期卧床者。②服用某些药物，如氯丙嗪、胍乙啶、亚硝酸盐类等；或交感神经切除术后患者。③某些全身性疾病，如脊髓空洞症、多发性神经根炎、脑动脉粥样硬化、急性传染病恢复期、慢性营养不良等。其发生机制可能是由于下肢静脉张力低，血液蓄积于下肢（体位性）、周围血管扩张淤血（服用亚硝酸盐类药物）或血循环反射调节障碍等因素，使回心血量减少，心输出量减少，血压下降，脑供血不足所致。

（3）颈动脉窦综合征　由于颈动脉窦附近病变，如局部动脉硬化、动脉炎、颈动脉窦周围淋巴结炎或淋巴结肿大、肿瘤及瘢痕压迫，或颈动脉窦受刺激，致迷走神经兴奋，心率减慢，心输出量减少，血压下降，致脑供血不足。可表现为发作性晕厥或伴有抽搐。常见的诱因有用手压迫颈动脉窦、突然转头、衣领过紧等。

（4）排尿性晕厥　多见于青年男性，在排尿时或排尿结束时发作，持续1～2分钟，可自行苏醒，无后遗症。其发生机制可能为综合性的，包括自主神经不稳定、体位骤变（夜间起床）、排尿时屏气动作或通过迷走神经反射，致心输出量减少，血压下降，致脑供血不足。

（5）咳嗽性晕厥　见于慢性肺部疾病患者，剧烈咳嗽后发生。其发生机制可能是剧咳时胸腔内压力增加，静脉血回流受阻，心输出量降低，血压下降，导致脑供血不足；亦有认为是由剧烈咳嗽时脑脊液压力迅速升高，对大脑产生震荡作用所致。

（6）其他因素　如剧烈疼痛、下腔静脉综合征（妊娠晚期和腹腔巨大肿物压迫）、食管或纵隔疾病、胸腔疾病、胆绞痛、支气管镜检时，由于血管舒缩功能障碍或迷走神经兴奋，导致晕厥。

2. 心源性晕厥　由于心脏病心搏出量突然减少或心脏停搏，导致脑组织缺氧而发生的晕厥。最严重的为阿－斯综合征，其主要表现是在心搏停止5～10秒出现晕厥，停搏15秒以上可出现抽搐，偶有大小便失禁。

3. 脑源性晕厥　由于脑部血管或主要供应脑部血液的血管发生循环障碍，导致一过性广泛脑供血不足所致。如脑动脉硬化引起血管腔变窄，高血压引起脑动脉痉挛，偏头痛及颈椎病时基底动脉舒缩障碍，各种原因所致的脑动脉微栓塞、动脉炎等病变均可出现晕厥。其中短暂性脑缺血发作可表现为各种神经功能障碍症状，如偏瘫、肢体麻木、语言障碍等。

4. 血液成分异常

（1）低血糖综合征　由于血糖低而影响大脑的能量供应所致。表现为头晕、乏力、饥饿感、恶心、出汗、震颤、神志恍惚、晕厥甚至昏迷。

（2）通气过度综合征　由于情绪紧张或癔症发作时，呼吸急促，通气过度，二氧化碳排出增加，导致呼吸性碱中毒，脑部毛细血管收缩，脑缺氧。表现为头晕、乏力、颜面及四肢发麻、针刺感，并可伴有血钙降低引发的手足搐搦。

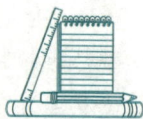

（3）重症贫血　由于血氧低下而在用力时发生晕厥。

【伴随症状】

1. 伴明显的自主神经功能障碍（如面色苍白、出冷汗、恶心、乏力等）者　多见于血管抑制性晕厥或低血糖性晕厥。

2. 伴面色苍白、发绀、呼吸困难　见于急性左心衰竭。

3. 伴心率和心律明显改变　见于心源性晕厥。

4. 伴抽搐者　见于中枢神经系统疾病、心源性晕厥。

5. 伴头痛、呕吐、视听障碍者　提示中枢神经系统疾病。

6. 伴发热、水肿、杵状指者　提示心肺疾病。

7. 伴呼吸深而快、手足发麻、抽搐者　见于通气过度综合征、癔症等。

【问诊要点】

1. 晕厥发生的年龄、性别。

2. 晕厥发生的诱因，与体位的关系，与咳嗽及排尿的关系，与用药的关系。

3. 晕厥发生的速度，发作持续时间，发作时面色、血压及脉搏情况。

4. 晕厥的伴随症状。

5. 有无心、脑血管病史。

6. 既往有无相同发作史及家族史。

复习思考

1. 试述眩晕和晕厥的常见病因。

2. 试述眩晕和晕厥有什么不同。

项目二十　意识障碍

案例导入

　　患者，男，69岁。高血压病史多年，不规律服用降压药物。1天前爬山途中感头痛，呕吐，呕吐物为胃内容物，感左肢无力，摔倒。查体：血压180/100mmHg，嗜睡状，双瞳孔等大等圆，瞳孔直径2mm，左侧肢体肌力3级，左下肢病理征阳性，脑膜刺激征阴性。

　　问题：

　　1. 该患者的主要症状是什么？

　　2. 该患者的病因是什么？

　　3. 本病的问诊要点有哪些？

【概述】

　　意识障碍（disturbance of consciousness）是指人对周围环境及自身状态的识别和觉察能力出现障碍。多由于高级神经中枢功能活动（意识、感觉和运动）受损所引起，可表现为嗜睡、意

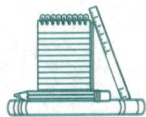

识模糊、昏睡和谵妄，严重的意识障碍为昏迷。

【病因】

1. 急性感染性疾病　如败血症、肺炎、中毒性菌痢、伤寒、斑疹伤寒、恙虫病和颅脑感染（脑炎、脑膜脑炎、脑型疟疾）等。

2. 颅脑非感染性疾病　①脑血管疾病：脑缺血、脑出血、蛛网膜下腔出血、脑栓塞、脑血栓形成、高血压脑病等；②颅脑占位性疾病：脑肿瘤、脑脓肿；③颅脑损伤：颅脑外伤（颅骨骨折、脑挫裂伤）。

3. 内分泌及代谢障碍性疾病　如尿毒症、肝性脑病、肺性脑病、甲状腺危象、甲状腺功能减退症、糖尿病、低血糖、妊娠中毒症等。

4. 水、电解质平衡紊乱　如低钠血症、低氯性碱中毒、高氯性酸中毒等。

5. 外源性中毒　如安眠药、有机磷杀虫药、氰化物、一氧化碳、酒精和吗啡等中毒。

6. 物理性及缺氧性损害　如高温中暑、热射病、触电、急性高原反应等。

【发生机制】

由于脑缺血、缺氧、葡萄糖供给不足、酶代谢异常等因素可引起脑细胞代谢紊乱，从而导致脑网状结构功能损害和脑活动功能减退，均可产生意识障碍。意识有两个组成部分，即意识内容及其"开关"系统。意识内容即大脑皮质的功能活动，包括记忆、思维、定向力和情感，还有通过视、听、语言和复杂运动等与外界保持紧密联系的能力。意识状态的正常取决于大脑半球功能的完整性，急性广泛性大脑半球损害或半球向下移位压迫丘脑或中脑时，则可引起不同程度的意识障碍。意识的"开关"系统包括经典的感觉传导路径（特异性上行投射系统）及脑干网状结构（非特异性上行投射系统）。意识"开关"系统可激活大脑皮质并使之维持一定水平的兴奋性，使机体处于觉醒状态，从而在此基础上产生意识内容。意识"开关"系统不同部位与不同程度的损害，可发生不同程度的意识障碍。

【临床表现】

1. 嗜睡　为最轻的意识障碍，是一种病理性嗜睡。患者陷入持续的睡眠状态，可被唤醒，并能正确回答和做出各种反应，但当刺激去除后很快继续入睡。

2. 意识模糊　是意识水平轻度下降，较嗜睡为深的一种意识障碍。患者能保持简单的精神活动，但对时间、地点、人物的定向能力发生障碍。

3. 昏睡　是接近于人事不省的意识状态。患者处于熟睡状态，不易唤醒。虽在强烈刺激下可被唤醒，但很快又再入睡。醒时答话含糊或答非所问。

4. 谵妄　是一种以兴奋性增高为主的高级神经中枢急性活动失调的状态，临床上可表现为意识模糊、定向力丧失、感觉错乱（幻觉、错觉）、躁动不安、言语混乱等。谵妄可发生于急性感染的发热期间，也可见于某些药物或酒精中毒、代谢障碍（如肝性脑病）、循环障碍等情况。

5. 昏迷　是最严重的意识障碍，表现为意识持续的中断或完全丧失。按其程度可分为三个阶段。

（1）轻度昏迷　意识大部分丧失，无自主运动，对声、光刺激无反应，对疼痛刺激尚可出现痛苦的表情或肢体退缩等防御反应。角膜反射、瞳孔对光反射、眼球运动、吞咽反射等可存在。

（2）中度昏迷　对周围事物及各种刺激均无反应，对剧烈刺激可出现防御反射。角膜反射减弱，瞳孔对光反射迟钝，眼球无运动。

（3）深度昏迷　全身肌肉松弛，对各种刺激全无反应。深、浅反射均消失。

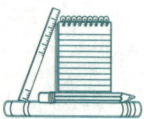

【伴随症状】

1. 伴发热　先发热后意识障碍，可见于重症感染性疾病；先意识障碍后发热，可见于脑出血、蛛网膜下腔出血、巴比妥类药物中毒等。

2. 伴呼吸缓慢　是呼吸中枢受抑制的表现，可见于吗啡类、巴比妥类、有机磷杀虫药等中毒及银环蛇咬伤等。

3. 伴瞳孔散大　可见于颠茄类、酒精、氰化物等中毒，以及癫痫、低血糖状态等。

4. 伴瞳孔缩小　可见于吗啡类、巴比妥类、有机磷杀虫药等中毒。

5. 伴心动过缓　可见于颅内高压症、房室传导阻滞，以及吗啡类、毒蕈等中毒。

6. 伴高血压　可见于高血压脑病、脑血管意外等。

7. 伴低血压　可见于各种原因导致的休克。

8. 伴皮肤黏膜改变　如瘀点、紫癜和瘀斑等，可见于严重感染和出血性疾病；如口唇呈樱桃红色，提示一氧化碳中毒。

9. 伴脑膜刺激征　可见于脑膜炎、蛛网膜下腔出血等。

10. 伴偏瘫　可见于脑出血、脑梗死或颅内占位性病变等。

【问诊要点】

1. 起病时间、发病前后情况、诱因、病程、程度。

2. 有无发热、头痛、呕吐、腹泻、皮肤黏膜出血及感觉与运动障碍等相关伴随症状。

3. 有无急性感染性休克、高血压、动脉硬化、糖尿病、肝肾疾病、肺源性心脏病、癫痫、颅脑外伤、肿瘤等病史。

4. 有无服毒及毒物接触史。

复习思考

1. 试述意识障碍的常见病因。

2. 试述意识障碍的程度及临床表现。

3. 试述意识障碍的伴随症状及问诊要点。

扫一扫，查阅
复习思考题答案

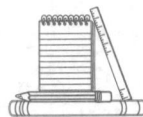

模块二　问　诊

【学习目标】

知识目标

1. 掌握问诊的概念和内容。

2. 熟悉问诊的方法和技巧。

3. 了解问诊的重要性、医德要求和系统问诊的要点。

能力目标

1. 能够运用问诊技巧和方法对患者进行问诊。

2. 能够概括主诉，将采集的病史进行归纳整理、分析判断。

素质目标

具备良好的临床思维和医德素养。

一、问诊的概念及重要性

（一）问诊的概念

问诊是医生通过对患者或相关人员（患者亲属、亲友、知情者等）系统、全面地询问病史，收集资料，并对资料进行综合分析而做出临床判断的一种基本诊断方法。病史的完整性和准确性对疾病的诊断和处理有很大影响，因此问诊是每位医学生必须掌握的基本技能。

（二）问诊的重要性

1. 问诊是医生诊治疾病的第一步，其重要性在于它是建立良好医患关系的重要步骤。正确的方法和良好的问诊技巧，可使患者感到亲切、可信，从而有信心与医师合作，对诊治疾病十分重要。

2. 问诊所获取的资料是疾病诊断的重要依据之一，也为随后对患者进行体格检查和各种诊断性检查的选择提供了最重要的基本资料。特别是在疾病的早期和一些病情复杂而又缺乏典型体征的病例，深入、细致的问诊更为重要。在临床上，有些疾病的诊断仅通过问诊即可基本确定，如感冒、癫痫、心绞痛、疟疾、胆道蛔虫病等。

3. 忽视问诊或问诊不仔细，必然使病史资料残缺不全，病情了解不够详细准确，往往造成临床工作中的漏诊或误诊。

4. 美国精神病学家和内科学教授恩格尔于 1977 年提出了生物 – 心理 – 社会医学模式，要求医生不仅要具有生物医学知识，还要具备人文科学、社会科学等方面的素养，在生物层面的基础上，从心理、社会等多角度了解患者并处理疾病。

（三）问诊的医德要求

1. 在听取患者诉说病情时，必须集中注意力，耐心倾听，显示出认真的态度。

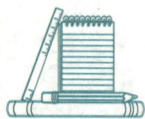

2. 对患者或他人的隐私，不能传播给无关人员，且不能嘲笑或作为他用。

3. 对任何患者一视同仁。

4. 不随意评价，更不能在患者及家属面前轻易指责其他医生。

5. 在问诊的过程中，借助与患者及家属交流沟通的机会，对其进行正确的健康教育和健康指导。健康教育是医生对患者乃至整个社会的义务和责任。

二、问诊的方法与技巧

由于患者缺乏对医院环境、设备及所患疾病的了解，难免出现紧张情绪，因此熟悉掌握并正确运用问诊的方法和技巧极其重要。

1. 问诊对象 尽量直接询问患者，对危重患者或意识障碍的患者可由发病时在场者及了解病情的人代诉；对小儿患者则主要询其父母或最了解病情的人。

2. 组织安排 充分了解整个问诊的项目，不要遗漏；询问者应按项目的顺序系统地询问病史，对交谈的目的、进程、预期结果应做到心中有数，如既往史、个人史、家族史等。

3. 时间顺序 指主诉和现病史中症状或体征出现的先后次序。询问者应问清症状开始的确切时间，并按时间顺序追溯症状的演进过程，可避免遗漏重要的资料。可用以下方式提问，例如："以后怎么样？然后又……"这样在核实所得资料的同时，可以了解病情发展的先后顺序。如有几个症状同时出现，有必要确定其先后顺序。采集病史时不必完全按照症状出现的先后顺序进行，但在口述或书写病历资料时，应按照时间顺序进行，以便更好地反映患者疾病的发生发展过程，从而做出正确的诊断。例如，反复咳嗽、咳痰20余年，加重伴气促1周。患者此次就诊的主诉是出现气促，医生在询问现病史时可能首先围绕气促展开，而在追溯与主诉相关的其他症状时方才了解到患者从20余年前即出现反复咳嗽、咳痰的症状。

4. 过渡语言 指问诊时用于两个项目之间的转换语言，是向患者说明即将讨论的新项目及其理由。例如："我们一直在谈论你今天来看病的目的，现在我想问你过去的病情，以便了解它与你目前的疾病有何关系？""你小时候健康情况如何？"使用这种过渡性语言，患者就不会困惑你为什么要改变话题，以及为什么要询问这些情况。

5. 问诊进度 为了使问诊进展顺利，询问者应注意聆听；不要轻易打断患者讲话，让他有足够的时间回答问题；不要急促地提出一连串的问题，使患者没有时间去考虑答案；如果患者不停地谈论许多与病史无关的问题，则可客气地把患者引导到病史线索上来，如"你的那些问题，我理解，现在请谈谈你当时胸痛的情况。"

6. 问题类型

（1）一般性提问 常用于问诊的开始，用一般的问话获得某一方面的大量资料，让患者像讲故事一样叙述他（她）的病情。如"你今天来，有哪里不舒服？"或者"请告诉我你的一般健康状况吧！"待获得一些信息后，再有侧重地追问一些具体问题。

（2）直接提问 用于收集一些特定的有关细节。如"你何时开始腹痛呢？""你腹痛有多久了？""你的疼痛是持续的还是阵发的？"提出特殊问题要求获得的信息更有针对性。为了系统、有效地获得准确的资料，询问者应遵循从一般到直接的提问进程。以下是从一般到直接提问的例子。

询问者："请告诉我你哪里不舒服？"（一般提问）

患者："近两周，我的胃一直在痛，就在这儿（指痛的地方），在肚脐的上方。"

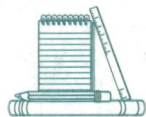

询问者："疼痛像什么样？"（直接提问）

患者："烧灼样。"

询问者："痛在深处，还是在表面？"（直接选择性提问）

患者："深处。"

询问者："痛的部位有变动吗？"（直接提问）

患者："不。"

询问者："哪些情况使疼痛更厉害？"（直接提问）

患者："进食后疼痛加重。"

询问者："哪些情况使疼痛减轻？"（直接提问）

患者："空腹时。"

开始提问时，应避免用直接或选择性问题，这样会限制患者交流信息的范围，使获取必要的资料变得困难。

7. 需要避免的提问方式

（1）使用医学术语发问　提问时医生语言要通俗易懂。避免使用医学术语发问。如对心脏病患者问诊时，可问："你在夜间睡眠时，有无突然憋醒的情况？"而不能问："你有阵发性夜间呼吸困难吗？"不应使用具有特定含义的医学术语，如"端坐呼吸""里急后重""鼻衄""隐血""谵语"等。

（2）暗示或诱导性提问　在询问时，可有目的、有计划地提出一些问题，以引导患者提供正确而有助于诊断的资料。但必须防止暗示性套问或有意识地诱导患者提供符合询问者主观印象所要求的资料。如对右上腹痛的患者，怀疑为胆囊疾病时，不应问："你腹痛时疼痛向右肩放射吗？"这样是错误的，很容易使患者附和，影响病史的可靠性。应变换一种方式提问："腹痛时，疼痛对别的部位有影响吗？"这样获取的病史就比较客观、真实。

（3）责难性提问　患者就诊时往往是痛苦的，若医生在问诊时提出带有责难性的问题，会使患者产生抵触心理，不利于建立良好的医患关系，甚至出现医患矛盾。如"你为什么要吃那么多辛辣的食物呢？"这样的问题往往会让患者感到被责难，故应避免。

（4）连续性提问　医生应避免连续性地提问，如"发热是从什么时候开始的，你自己有测量过体温吗，多少度？"类似这样连续性的发问，可能会导致患者回答不清。

8. 重复提问　有时为了核实资料，需要就同样的问题多次提问，重申要点。但无计划的重复提问可能会挫伤和谐的医患关系和失去患者的信任。

9. 小结和记录　为防止遗漏和遗忘病史，在询问病史时，询问者对患者每一项陈述应做全面而重点的记录、小结。问诊大致结束时，尽可能有重点地重述一下病史给患者听，看患者有无补充或纠正，以提供机会核实患者所述的病情或澄清所获信息。

10. 分清主次，突出重点　患者在陈述病史时，可能主次不分，杂乱无章。因此在问诊过程中，一定要抓住重点，分清主次，对主诉和与本病有关的内容要深入了解，对患者陈述的内容要分析和鉴别。

11. 实事求是，忌主观臆断　有的患者对记忆不清的病史常顺口称"是"；有的患者对自己的病情感到恐惧，可能隐瞒真相或夸大病情、不说实话或自己编造病情，甚至弄虚作假。对此，询问者要以实事求是的科学态度正确分析判断，发现不可靠或含糊不清之处，要从不同角度反复询问，以求获得可靠病史。切忌主观臆断，轻易下"结论"，随便告诉患者患的什么病，但也

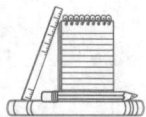

不能轻易对患者持怀疑态度。

12. 鼓励患者提问 问诊时,让患者有机会提问是非常重要的,因为患者常有些疑问需要再解释;同时,也会令患者想起一些在询问者特殊提问前不曾想到的新问题。询问者应明确地给患者机会,鼓励他(她)提问或讨论问题。例如:询问者应对患者说明:"如有疑问或还能提供与现在正在讨论的问题有关的更多信息,就请大胆地谈。"通常是在每个主要项目交谈结束时进行。

13. 恰当地运用评价、鼓励语言 这可促使患者与询问者合作顺利,使患者受到鼓舞而积极提供信息,如"可以理解。""那你真是不容易!"一些通俗的赞扬语,如"你已经戒烟了?有毅力。""你能定期做身体检查,这很好。"但是对于有精神障碍的患者,不可随意用赞扬或鼓励的语言。

14. 其他值得注意的问题

(1)对患者的"隐私"要保密。有关泌尿生殖系统的病史,问诊时声音要低,语言要婉转。

(2)危重患者在进行扼要的询问和重点检查后,应立即进行抢救,待病情好转后再详细地询问病史或做其他检查,以免延误治疗。

(3)其他医疗单位转来的患者的病情介绍或病历摘要应当给予足够重视,但只能作为参考材料,还须亲自询问病史、做体格检查,以作为诊断的依据。

(4)问诊时间要适当掌握,一般不超过40分钟。除了危重患者外,亦不应过于简短,低于10分钟。

(5)问诊结束后,以结束语暗示问诊结束,充分说明询问者的作用、义务;对患者的要求和希望,明确地讲出今后的诊疗计划,包括询问者和患者今后要做的工作,以及预约下一次就诊时间等。

三、问诊内容

问诊的内容包括一般项目、主诉、现病史、既往史、个人史、婚姻史、月经史及生育史、家族史。在病史资料采集的最后,可进行系统回顾,以避免遗漏重要内容。针对每个重点系统询问2~4个症状,如有阳性症状,可针对该系统进一步详细问诊;若此系统无阳性症状,则可以过渡到下一个系统。

1. 一般项目 包括姓名、性别、年龄、籍贯、出生地、民族、婚姻、通信地址、电话号码、工作单位、职业、入院日期、记录日期、病史陈述者、可靠程度等。

2. 主诉 是指患者感觉最痛苦、最明显的症状或(和)体征及其持续时间,也是本次就诊最主要的原因。

主诉应言简意明,用一两句话全面概括,并注明疾病从发生到就诊的时间,如"发热、咳嗽、右胸痛2天""多饮、多食、多尿伴消瘦3年""腹痛、呕吐伴腹泻4小时"等。记录主诉要简明,应尽可能用患者自己描述的症状,如"心悸、气短2年"等,而不是用诊断用语,如"心脏病2年"。对于病程较长、病情较复杂的病例,由于症状、体征较多,或患者诉说太多,不容易简单地将患者所述的主要不适作为主诉,应该结合整个病史,综合分析以归纳出能反映其患病特征的主诉。对于病情不连续的情况,可以灵活掌握,如"发现心脏杂音10年余,心悸、气短1个月"。对于当前无症状,诊断资料和入院目的又十分明确的患者,可以用以下方式记录主诉,如"患白血病3年,复发2周""2周前超声检查提示胆囊结石,要求入院手术

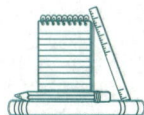

治疗"。

3.现病史　是指疾病自发生至就诊时的全过程。如果是反复发作的慢性病，本次又发作就诊，则应从第一次出现症状开始描述。现病史是病史的主体部分，包括疾病的发生、发展及演变的全过程，是问诊的重点内容。现病史中主要包括以下几方面内容。

（1）起病情况与患病时间　起病情况包括起病的地点、环境、时间（年、月、日）、起病急缓、原因及诱因等。每种疾病的起病或发作都各有特点，详细询问起病情况对诊断疾病具有重要的鉴别作用。患病时间是指从起病到就诊或入院的时间。了解与本次发病有关的病因（如外伤、中毒、感染等）及诱因（如气候变化、环境改变及情绪、起居、饮食失调等），有助于明确诊断与拟定治疗计划。

（2）主要症状的特点　包括症状出现的部位、放射区域、性质、发作频度、持续时间和强度、加重或缓解的因素，了解这些特点对判断疾病所属的系统或器官以及病变的部位、范围和性质很有帮助。如上腹部疼痛多为胃、十二指肠或胰腺的疾病；急性右下腹疼痛则多为阑尾炎症，若为女性还应考虑卵巢或输卵管疾病。对症状的性质也应做出鉴别性询问，如绞痛、隐痛、灼痛、饥饿样疼痛，症状是持续性还是阵发性，发作及缓解时间等。

（3）病情的发展与演变　包括按时间顺序记录患病过程中主要症状的变化或新症状的出现。自患病以来，病情是呈持续性还是间歇性；是进行性加重还是反复发作；如有心绞痛病史的患者本次发作疼痛加重且持续时间较长，则应该考虑急性心肌梗死的可能；吞咽困难症状，如持续存在，并呈进行性加重，则考虑食管癌的可能。

（4）伴随症状　是指在主要症状的基础上又出现了一系列新的其他症状。这些伴随症状常常是鉴别诊断的依据，或提示出现了并发症。如患者主要症状是发热、咳嗽、胸痛，很难诊断具体的疾病，如果在发热之后伴有咳铁锈色痰，则考虑大叶性肺炎的可能。

（5）诊治经过　如患者在本次就诊前曾接受过其他医疗单位诊治，则需询问曾到何处诊治？做过何种检查，其结果如何？初步诊断是什么？接受过哪些治疗？服用过哪些药物？还要询问药物名称、剂量、时间及疗效等。

（6）患病以来的一般情况　包括发病以来患者的精神状态、饮食、睡眠、大小便、体力、体重等情况。这部分内容对全面评估患者病情的轻重和预后，以及采取何种辅助治疗有很大帮助。

示例1

患者于30年前出现反复发作性咳嗽，咳白色黏液痰，在气候变化、受凉及劳累后咳嗽、咳痰加重，偶有脓性痰。病情以冬季为重，常持续2～3个月，天气转暖后症状可缓解，曾在当地医院经过抗炎、止咳、化痰治疗后症状好转。近3年来，症状逐渐加重，常年咳嗽、咳痰，并有乏力，活动后胸闷、气促，不能下地干活，但生活能自理。1周前，受凉后症状加重，咳脓性痰，不能平卧，伴双下肢水肿，生活不能自理，来我院就诊。本次发病以来患者食欲减退，夜间睡眠差，大便正常，小便少，较烦躁。

示例2

患者3天前因淋雨受凉，突然寒战、高热、频频干咳，右下胸刺痛，咳嗽及深呼吸时胸痛加剧，伴头痛及全身酸痛，不思饮食，全身乏力。起病后第3天，咳出少量铁锈色痰，胸痛加剧，高热持续不退。1天前，突然恶心，呕吐胃内容物3次，随之胸闷、气急，全身大汗，体温骤降，一夜未眠。病后未经诊治，3天未大便，小便色黄、量少。

4.既往史　包括患者既往健康状况和过去曾患过的疾病（包括各种传染病），特别是与现病

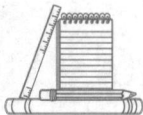

有密切关系的疾病史。如冠状动脉粥样硬化性心脏病患者，应询问是否有高血压、糖尿病等病史。此外，还包括外伤、手术和预防接种史、过敏史（对药物、食物及环境因素）。居住或生活地区的主要传染病和地方病，也应记录于既往史中。记录顺序一般按年、月的先后顺序排列。

5. 个人史 与健康和疾病有关的个人经历。

（1）社会经历 包括出生地、居住地区和居留时间（尤其是疫源地和地方病流行区）、受教育程度、经济生活和业余爱好等。

（2）职业及工作条件 包括工种、劳动环境、对工业毒物的接触情况及时间。

（3）习惯与嗜好 包括起居与卫生习惯、饮食的规律与质量、烟酒嗜好与摄入量等。

（4）冶游史 有无不洁性交，是否患过淋病、尖锐湿疣、下疳等。

6. 婚姻史 包括未婚或已婚、结婚年龄、配偶健康状况、性生活情况、夫妻关系等。

7. 月经史与生育史

（1）月经史 包括初潮年龄、月经周期、经期天数、经血的量和色、经期症状、有无痛经与白带、末次月经日期、闭经日期、绝经年龄等。记录格式如下：

$$初潮年龄 \frac{行经期（天）}{月经周期（天）} 末次月经时间（LMP）或绝经年龄$$

示例：

$$13 \frac{3 \sim 5 天}{25 \sim 30 天} 2017 年 5 月 13 日（或 50 岁）$$

（2）生育史 包括妊娠与生育次数，人工流产或自然流产的次数，有无早产、死产、手术产、产褥感染及计划生育状况等。男性患者应询问有无影响生育的生殖系统疾病。

8. 家族史 指患者家族中有关成员的健康状况，包括双亲的年龄及健康情况（儿科包括祖父母、外祖父母）、配偶的年龄和健康情况、兄弟姐妹的年龄和健康情况、子女的年龄及健康情况。家族中有无与患者同样的疾病，有无与遗传有关的疾病，如白化病、血友病、遗传性球形红细胞增多症、糖尿病、家族性甲状腺功能减退症、精神病等。对已死亡的直系亲属要问明死因与年龄。某些遗传性疾病的家族史还应了解包括父母双方的直系亲属。

9. 系统回顾

（1）呼吸系统 咳嗽的性质、发生和加剧的时间，咳嗽程度、频率与气候变化及体位改变的关系。咳痰的特点、颜色、黏稠度和气味等。咯血的性状、颜色和量。呼吸困难的性质、程度和出现的时间。胸痛的部位、性质，以及与呼吸、咳嗽、体位的关系。有无畏寒、发热、盗汗、食欲不振等。有无与肺结核患者的密切接触史。是否吸烟和吸烟量的多少。

（2）循环系统 心悸发生的时间与诱因。心前区疼痛的性质、程度及出现和持续的时间，有无放射，放射的部位，引起疼痛发作的诱因和缓解方法。呼吸困难出现的诱因和程度，发作时与体力活动和体位的关系。有无咳嗽、咯血等。水肿出现的部位和时间。有无腹水、肝区疼痛、头痛、头晕、晕厥等。既往是否有过类似的症状。有无高血压、动脉硬化、心脏病等。

（3）消化系统 有无口腔疾病、食欲改变、嗳气、反酸、腹胀、腹痛、腹泻及其出现的缓急、程度、持续时间及进展情况。上述症状与食物种类、性质的关系及有无精神因素的影响。呕吐发生的时间、诱因、次数。呕吐物的内容、量、颜色及气味。呕血的量及颜色。腹痛的部位、程度、性质和持续时间，有无规律性，是否向其他部位放射，与饮食、气候及精神因素的

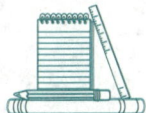

关系，按压后疼痛减轻或加重。排便次数，粪便颜色、性状、量和气味。排便时有无腹痛和里急后重，是否伴有发热与皮肤黏膜黄染。体力、体重的改变，饮食卫生及习惯。有无饮酒嗜好及摄入量等。

（4）泌尿系统　有无排尿困难、尿痛、尿频、尿急。尿量（夜尿量）多少，尿的颜色（洗肉水样或酱油色等）、清浊度，有无尿潴留及尿失禁等。是否有腹痛，疼痛的部位，有无放射痛。既往有无咽炎、高血压、水肿、出血等病史。有无铅、汞等化学毒物中毒史。外生殖器有无溃疡、皮疹，有无性功能障碍。

（5）造血系统　有无乏力、头晕、眼花、耳鸣、烦躁、记忆力减退、心悸、舌痛、吞咽困难、恶心、食欲异常（异嗜症）。皮肤黏膜有无苍白、黄染、出血点、瘀斑、血肿，有无淋巴结、肝、脾肿大，有无骨痛等。营养、消化和吸收情况。有无药物、毒物、放射性物质接触史。

（6）代谢及内分泌系统　有无畏寒、怕热、多汗、乏力、头痛、心悸、食欲异常、烦渴、多尿、水肿等。有无肌肉震颤及痉挛。性格、智力、体格、性器官的发育情况。有无骨骼、甲状腺、体重、皮肤、毛发的改变。有无外伤、手术、产后大出血。

（7）神经精神系统　头痛的部位、性质、时间。有无失眠、嗜睡、记忆力减退、意识障碍、晕厥、痉挛、瘫痪、视力障碍、感觉及运动异常、性格改变、感觉与定向障碍。如疑有精神状态改变，还应了解情绪状态、思维过程、智力、能力、自知力等。

（8）运动系统　有无肢体肌肉麻木、疼痛、痉挛、萎缩等。骨骼发育情况，有无畸形、关节肿痛、运动障碍、外伤、骨折、关节脱位、先天性缺陷等。

四、特殊情况的问诊

对于一些特殊的患者，在询问病史时要结合患者的特殊性进行问诊。

1. 焦虑与抑郁患者　在询问患者时要鼓励其讲出感受，给予宽慰和保证，并注意分寸，如在说"你不用担心，慢慢会好起来的"时，一定要了解患者的主要问题，确定询问的方式，以免适得其反，使患者产生抵触情绪，给医患交流带来困难。抑郁是非常常见且易被忽略的临床问题，医生应给予特别重视。在问诊过程中，医生应多注意患者的情绪变化，了解其对未来、对生活的看法。对于疑诊为抑郁症的患者，应按照精神科的要求进行病史采集。

2. 缄默与忧伤患者　有些患者在问诊过程中一直缄默不语，不主动诉说其痛苦，可能是由于疾病使其失去信心，甚至感到绝望。针对这类患者，医生应充分表达尊重，向患者表明医生能理解其痛苦，与患者建立信任关系，鼓励其诉说痛苦。另外，医生还应注意观察患者的目光、表情、躯体姿势等，寻找诊断线索。有些患者则因为生病而过度伤心、情绪低落，医生应予以安慰，表示理解并耐心等待，必要时减慢问诊速度，给患者平复情绪的时间，待其镇定后再继续问诊。

3. 多话与唠叨患者　对于不停地讲，医生不易插话及提问，常使采集病史不顺利的患者，应注意以下技巧：①提问应限定在主要问题上。②根据初步判断，在患者提供不相关的内容时，巧妙地打断。③让患者稍休息，同时仔细观察患者有无思维奔逸或混乱的情况，如有，应按精神科要求采集病史和做精神检查。④分次进行问诊，告诉患者问诊的内容及时间限制等，但应有礼貌、诚恳地表述，切勿表现得不耐烦而失去患者的信任。

4. 多种症状并存患者　有的患者多种症状并存，医生问及的所有症状似乎都有，但又无侧

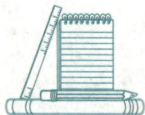

重时，应注意在患者描述的大量症状中抓住关键、把握实质。另一方面，在注意排除器质性疾病的同时，亦考虑患者的症状可能由精神因素引起，一经核实，不必深究，必要时可建议做精神检查。但初学者在判断功能性问题时应特别谨慎。

5. 文化程度低下和语言障碍患者　文化程度低下一般不妨碍患者提供适当的病史，但患者理解力及医学知识贫乏可能影响回答问题及遵从医嘱。问诊时，语言应通俗易懂，减慢提问的速度，注意必要的重复及核实。患者通常对症状的耐受力较强，不易主动表述；对医生的尊重及生疏的环境，使患者通常表现得过分顺从，有时对问题回答"是"，而此时的"是"是一种礼貌和理解的表示，实际上可能并不理解，也不一定是同意或肯定的回答，对此应特别注意。语言不通者，最好找到翻译，并请如实翻译，勿带有倾向性，更不应只是解释或总结。有时通过手势或肢体表达，再加上不熟练的语言交流也可抓住主要问题。

6. 残疾患者　残疾患者在接触和提供病史上较其他人更为困难。除了需要更多的同情、关心和耐心外，还需要花更多的时间收集病史。对听力损害或聋哑的患者，可用简单明了的手势或其他体语交流，必要时可做书面交流。对盲人，应更多安慰，先向患者自我介绍及介绍现场情况，搀扶患者就座，尽量保证患者舒适，这有利于减轻患者的恐惧，获得患者的信任。仔细聆听病史并及时作出语言应答，更能使患者放心与配合。

7. 老年患者　年龄一般不妨碍提供足够的病史，但因体力、视力、听力的减退，部分患者还有反应缓慢或思维障碍，可能对问诊有一定的影响。应注意以下技巧：①先用简单清楚、通俗易懂的一般性问题提问。②减慢问诊进度，使之有足够的时间思索、回忆，必要时做适当的重复。③注意患者的反应，判断其是否听懂，有无思维障碍、精神失常，必要时向家属和朋友收集补充病史。④耐心、仔细地进行系统回顾，以便发现重要线索。⑤仔细询问既往史及用药史，个人史中重点询问个人嗜好、生活习惯改变。⑥注意精神状态、外貌言行、与家庭成员的关系等。

8. 儿童患者　小儿多不能自述病史，需由家长或保育人员代述。其所提供的病史资料是否可靠，与他们观察小儿的能力、接触小儿的密切程度有关，对此应予注意并在病历记录中说明。问病史时应注意态度和蔼，体谅家长因子女患病而出现的焦急心情，认真地对待家长所提供的症状，因家长最了解情况，能早期发现小儿病情的变化。6岁以上的小儿，可让其补充叙述一些病情的细节，但应注意其记忆及表达的准确性。有些患儿由于惧怕住院、打针等而不肯实说病情，在与他们交谈时需仔细观察并全面分析，有助于判断其可靠性。

9. 精神疾病患者　自知力属于自我意识的范畴，是人们对自我心理、生理状态的认识能力，在医学上表示患者对自身疾病的认识能力。对有自知力的精神疾病患者，问诊对象是患者本人。对缺乏自知力的精神疾病患者，其病史应从患者家属或相关人员中获得。由于不是本人的患病经历和感受，且家属对病情的了解程度不同，有时家属会提供大量而又杂乱无章的资料，医生应结合医学知识综合分析，归纳整理后记录。对缺乏自知力患者的交谈、询问与观察，属于精神检查的内容，但有时所获得的资料可以作为其病史的补充。

10. 愤怒与敌意的患者　部分患者因缺乏安全感而对医生产生敌意，甚至表现出愤怒情绪，尤其在一开始问诊时若医生语气较为生硬则更容易发生。若遇到情绪激动的患者，医生一定不能发怒，应采取坦然、不卑不亢的态度，可通过分析患者发怒的原因并作出说明等方法缓解患者的愤怒情绪。问诊过程宜慢不宜快，内容主要为现病史，针对敏感问题要谨慎询问，也可分次进行问诊，避免触怒患者而激发医患矛盾。

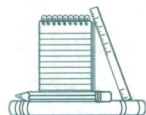

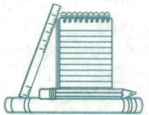

扫一扫，查阅
复习思考题答案

复习思考

1. 简述问诊的含义。

2. 简述问诊的项目及主要内容。

3. 简述主诉的含义。

4. 简述现病史的主要内容。

第二篇　检体诊断

模块三　基本检查法

【学习目标】

知识目标

1. 掌握检体诊断五种基本检查法的规范操作要求。

2. 熟悉五种基本检查法的适用范围、注意事项，五种叩诊音及其分布范围。

3. 了解嗅诊异常气味的临床意义。

能力目标

能正确独立完成五种基本检查法的规范操作。

素质目标

具备严谨认真的工作态度。

　　医师运用自己的感官如眼、耳、鼻、手等，或借助简单的检查工具如听诊器、血压计、体温计、叩诊锤等，客观地了解和评估被检者身体状况的一种最基本的检查方法，称为体格检查（physical examination）。医师对被检者进行全面体格检查后对其健康状况和疾病状态进行临床判断，称为检体诊断（physical diagnosis）。通过体格检查所发现的异常表现称为体征。

表 3-1　体格检查常用的器械

必要器械	备选器械	必要器械	备选器械
听诊器	检耳镜	叩诊锤	胶布
血压计	检鼻镜	检眼镜	纱布垫
体温计	音叉（128Hz、512Hz）	大头针或别针	手套
压舌板	鹅颈灯	软尺、直尺	润滑油
电筒	视力表	棉签	便携血氧脉搏仪

　　体格检查的基本方法有视诊、触诊、叩诊、听诊和嗅诊。要熟练掌握和准确运用体格检查的方法，既需要扎实的医学知识，更需要反复的练习和临床实践。

　　体格检查的注意事项：

　　1. 应以患者为中心，关心、体贴被检者，要有高度的责任感和良好的医德修养。

　　2. 医师应仪表端庄，举止大方，态度诚恳和蔼，着装整洁，剪短指甲。

　　3. 检查环境应安静，室温适宜，光线充足。检查手法要细致、轻柔、规范、准确。

　　4. 检查前应说明体格检查的原因、目的和要求，以便更好地取得被检者的密切配合。检查结束应对被检者的配合与协作表示感谢。

　　5. 为避免交叉感染，检查前医师应洗手或用消毒液擦手，必要时穿隔离衣、戴口罩和手套，

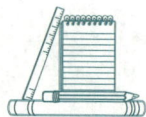

并做好隔离、消毒工作。

6. 医师一般站在被检者右侧，依次充分暴露被检部位，必要时要有第三者在场。

7. 体格检查要按一定顺序进行，避免重复或遗漏，避免反复翻动被检者。通常按一般情况、头、颈、胸、腹、脊柱、四肢、神经系统的顺序进行检查，必要时进行生殖器、肛门和直肠检查。

8. 危重患者体格检查，要打破常规，扼要询问、重点检查后立即进行抢救。待病情好转后，再进行系统、全面的体格检查。

9. 应根据病情变化及时进行复查，以便了解病情的变化，补充或修正诊断，并及时采取相应的医疗措施。

一、视诊

视诊（inspection）是医师用眼睛观察患者全身或者局部表现的一种诊断方法。视诊可用于全身一般状态的检查，如发育、营养、面容与表情、意识状态、体位、姿势、步态等。局部视诊可了解患者身体各部分的改变，如皮肤、黏膜、眼、耳、鼻、口、舌、颈、胸廓、腹部、肌肉、四肢、关节等的外形特点。特殊部位的视诊需要借助某些仪器，如检眼镜、检耳镜、检鼻镜等进行检查。

视诊最好在自然光线下进行，灯光下常不易辨别轻度黄疸、发绀及某些皮疹。侧面射来的光线对观察局部搏动、肿物或脏器的轮廓有帮助。

视诊适用范围广，简便易行，常能提供重要的诊断资料和线索。但医生必须具有细致、敏锐的观察力，扎实的医学知识和丰富的临床经验，才能减少和避免视而不见的现象。只有通过反复的临床实践，全面、深入、细致地观察，才可能发现对确立诊断具有重要意义的临床征象。

二、触诊

触诊（palpation）是医师通过手与被检者体表局部接触时的感觉和（或）被检查者的反应来进行判断的一种方法。触诊可以进一步确定视诊所发现的异常征象，也可以明确视诊所不能确定的体征，如温度、湿度、震颤、压痛，以及包块的位置、大小、硬度、轮廓、移动度等。触诊可用于身体各部位，尤以腹部检查最为重要。手指指腹对触觉较为敏感，掌指关节部掌面的皮肤对震颤较为敏感，手背皮肤对温度较为敏感，因此触诊时多用这些部位。

（一）触诊方法

根据检查目的不同，触诊可分为浅部触诊和深部触诊。

1. 浅部触诊　将一手轻轻平放在被检查部位，利用掌指关节和腕关节的协同配合，轻柔地进行滑动触摸。此法适用于检查体表浅在病变、关节、软组织、浅部动脉、静脉、神经、阴囊和精索等。浅部触诊一般不会引起患者痛苦，或痛苦较轻，也很少引起肌肉紧张，更有利于检查腹部有无抵抗感、压痛、搏动、包块和某些肿大脏器等。腹部浅部触诊可触及的深度约为 1cm。

2. 深部触诊　检查时用单手或双手重叠，由浅入深，逐渐加压以达到深部，以确定深部病变的部位和性质。腹部深部触诊法触及的深度常在 2cm 以上，甚至可达 4～5cm，主要用于检查腹腔病变和脏器情况。根据检查目的和手法的不同又分为以下几种。

（1）深部滑行触诊　嘱被检者张口平静呼吸或与其谈话以转移其注意力，尽量使腹肌松弛。医师以右手并拢的二、三、四指平放在腹壁上，用手指末端逐渐触向腹腔的脏器或包块，在被触及的包块处做上下、左右的滑动触摸。如为肠管或条索状包块，则应做与包块长轴垂直方向的滑动触诊。深部滑行触诊常用于腹腔深部包块和胃肠病变的检查。

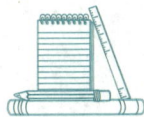

（2）双手触诊　医师将右手置于腹壁被检查部位进行触诊，左手掌置于被检查脏器或包块的后部，左手掌向右手方向托起，使被检查的脏器或包块位于双手之间，并更接近于体表，有利于右手触诊。这种触诊法主要用于肝、脾、肾及腹腔肿物的检查。

（3）深压触诊　医师用一个或两个并拢的手指逐渐深压腹壁被检查部位，用以探测腹腔深在病变的部位或确定腹腔压痛点，如阑尾压痛点、胆囊压痛点等。检查反跳痛时，在手指深压的基础上稍停片刻（2～3秒），迅速将手抬起，若患者感觉疼痛加重或出现痛苦表情，即为反跳痛。

（4）冲击触诊　又称浮沉触诊法。医师以并拢的食、中、无名指指端与腹壁成70°～90°角，置于腹壁拟检查的相应部位，先做数次急速而有力的冲击动作，在冲击时即会出现腹腔脏器或包块在指端浮沉的感觉。这种方法一般适用于有大量腹水而肝、脾或腹腔包块难以触及者。冲击触诊会使患者感到不适，操作时要避免用力过猛。

（二）触诊注意事项

1. 检查前，医师应向被检者讲清检查的目的和需要配合的动作，检查时手要温暖，手法应轻柔。在检查过程中，应随时观察被检者表情。

2. 被检者应采取适当体位。一般取屈膝仰卧位，尽量放松腹肌。检查肝、脾、肾时也可嘱其取侧卧位。

3. 腹部检查前，应嘱被检者先排尿，必要时需排便后检查。

4. 触诊时医师应手脑并用，边触诊边思考。注意病变的部位、特点、毗邻关系，以明确病变的性质和来源。

三、叩诊

叩诊（percussion）是医师用手指叩击身体表面某一部位，使之振动而产生音响，根据振动和音响的特点来判断被检查部位的脏器状态有无异常的体格检查方法。

（一）叩诊方法

根据叩诊的目的和手法的不同，可分为直接叩诊法和间接叩诊法两种。

1. 直接叩诊法　医师右手中间三指并拢，用其掌面直接拍击被检查部位，借助拍击的音响和指下的振动感来判断病变情况的方法。该方法适用于胸部和腹部范围较广泛的病变，如气胸、胸膜粘连或增厚、大量胸水或腹水等。

2. 间接叩诊法　医师以左手中指第二指节紧贴于叩诊部位，其余手指稍微抬起，勿与体表接触；右手各指自然弯曲，以中指指端叩击左手中指末端指关节处或第二节指骨远端。叩击方向应与叩诊部位的体表垂直。叩诊时应以腕关节与掌指关节的运动为主，避免肘关节、肩关节参与运动。叩击动作要短促、灵活、富有弹性，在同一部位可连续叩击2～3次，叩击用力要均匀适中，使产生的音响一致，才能正确判断叩诊音的变化。（图3-1）

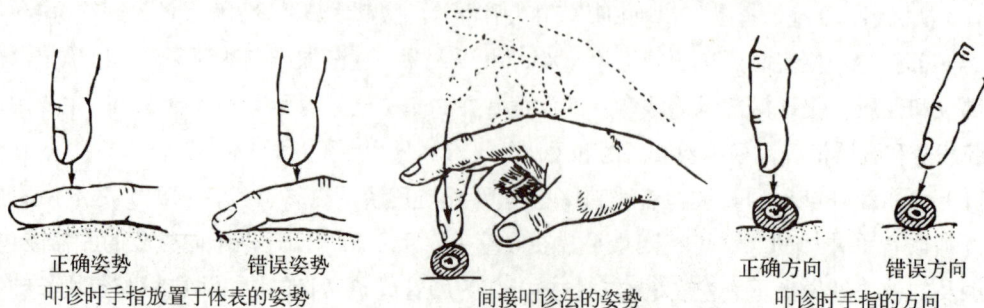

正确姿势　　错误姿势
叩诊时手指放置于体表的姿势

间接叩诊法的姿势

正确方向　　错误方向
叩诊时手指的方向

图3-1　间接叩诊法

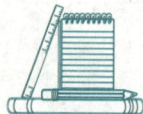

（二）叩诊音

由于被叩击部位组织或器官的致密度、弹性、含气量，以及与体表距离的不同，叩击时会产生不同的音响。根据音响的频率、振幅等，临床上将叩诊音分为清音、浊音、实音、鼓音和过清音五种。

1. 清音 是一种频率为 100 ～ 128Hz，振动持续时间较长，音响不甚一致的非乐音性叩诊音。清音是正常肺部的叩诊音。

2. 浊音 是一种音调较高、音响较弱、振动持续时间较短的非乐音性叩诊音。正常情况下，叩击被少量含气组织覆盖的实质脏器时产生浊音，如叩击心脏或肝脏被肺边缘所覆盖的部分，即心脏或肝脏的相对浊音区。病理情况下，如肺组织含气量减少，如肺炎时，叩诊呈浊音。

3. 实音 是一种音调较浊音更高、音响更弱、振动持续时间更短的非乐音性叩诊音。正常情况下，叩击实质性脏器如心脏、肝脏时出现。病理情况下，可见于大量胸腔积液或肺实变等。

4. 鼓音 是一种和谐的乐音，类似击鼓声。其音响比清音更强，振动持续时间也较长，当叩击含有大量气体的空腔脏器时出现。正常情况下，可见于胃泡区、腹部。病理情况下，可见于气胸、气腹等。

5. 过清音 是一种类乐音，介于鼓音和清音之间，音调较清音低，音响较清音强。过清音是正常成人不会出现的一种病态叩诊音，临床上常见于肺组织含气量增多、弹性减弱时，如肺气肿。

（三）叩诊注意事项

1. 环境应安静；叩诊时应注意对称部位的比较和鉴别。

2. 叩诊部位不同，被检者应采取适当体位。如叩诊胸部时，可取坐位或卧位；叩诊腹部时，常取仰卧位。

3. 叩诊时不仅要注意叩诊音响的变化，还要注意不同病灶的振动感差异。

4. 叩诊操作应规范，用力要均匀适当。叩诊力量要根据不同的检查部位、病变组织性质、范围大小或位置深浅等情况而定。若病灶或检查部位范围小或位置浅，宜采取轻（弱）叩诊，如确定心、肝相对浊音界及叩诊脾界时；若被检查部位范围比较大或位置比较深，则需要用中度力量叩诊，如确定心、肝绝对浊音界；若病灶位置距体表 7cm 左右时，则需用重度（强）力量叩诊。

四、听诊

听诊（auscultation）是医师直接用耳或借助听诊器听取被检者身体内各部活动时发出的声音，来判断正常与否的一种检查方法。

（一）听诊方法

1. 直接听诊法 医师将耳郭直接贴附在被检者体表进行听诊，称直接听诊法。这种方法能听到的体内声音很弱。目前只有在某些特殊或紧急情况下才采用。

2. 间接听诊法 医师借助听诊器进行听诊的一种检查方法。这种方法听诊效果好，应用范围广，除心、肺、腹的听诊外，还用于听取身体其他部位发出的声音，如血管杂音、皮下捻发音、骨折面摩擦音等。

（二）听诊注意事项

1. 听诊环境要安静、温暖、避风。

2. 应根据病情和听诊的需要，嘱被检者采取适当的体位。

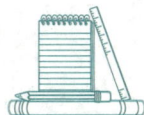

3. 切忌隔着衣服听诊，听诊器体件应直接接触皮肤以获取确切的听诊结果。

4. 要正确使用听诊器。听诊器由耳件、体件和软管三部分组成，其长度应与医师手臂的长度相适应。听诊前检查耳件方向是否向前，佩戴后适当调整其角度，检查硬管和软管管腔是否通畅。体件有膜形和钟形两种，膜形体件适用于听取高调声音，如主动脉瓣关闭不全的舒张期杂音、呼吸音、肠鸣音等；钟形体件适用于听取低调声音，如二尖瓣狭窄的隆隆样舒张期杂音。

5. 听诊时注意力要集中，排除其他声音的干扰。如听诊肺部时要摒除心音的干扰，听诊心音时要摒除呼吸音的干扰，必要时嘱被检者控制呼吸配合听诊。

听诊是临床医师的一项基本功，是诊断许多疾病，尤其是诊断心肺疾病的重要手段，也是体格检查基本方法中的重点和难点，尤其是肺部和心脏的听诊。必须勤学苦练、反复实践，才能达到切实掌握和熟练应用的目的。

五、嗅诊

嗅诊（olfactory examination）是医师运用嗅觉来判断发自患者的异常气味与疾病之间关系的检查方法。异常气味主要来自患者的汗腺、呼吸道、胃肠道、呕吐物、排泄物、脓液、血液等。常见异常气味的临床意义如下：

1. 呼气味   浓烈的酒味见于饮酒后或酒精中毒；刺激性蒜味见于有机磷杀虫药中毒；烂苹果味见于糖尿病酮症酸中毒；氨味见于尿毒症；肝腥味见于肝性脑病。

2. 汗液味   正常人汗液无强烈刺激性气味。酸性汗味见于风湿热或长期服用水杨酸、阿司匹林等解热镇痛药患者；狐臭味见于腋臭患者。

3. 痰液味   正常痰液无特殊气味。血腥味多见于大量咯血的患者；恶臭味提示厌氧菌感染，见于支气管扩张或肺脓肿的患者。

4. 口腔气味   口臭一般见于口腔炎症、胃炎等消化道疾病。

5. 呕吐物味   酸味常见于幽门梗阻或贲门失弛缓症的患者；粪臭味可见于长期剧烈呕吐或肠梗阻的患者。

6. 脓液味   恶臭的脓液可见于气性坏疽。

7. 粪便味   腐败性臭味见于消化不良或胰腺功能不良；腥臭味见于细菌性痢疾；肝腥味见于阿米巴痢疾。

8. 尿液味   浓烈氨味见于膀胱炎。

在临床工作中，嗅诊可迅速提供有重要意义的诊断线索，但必须结合其他检查才能做出正确的诊断。

复习思考

1. 简述触诊的方法有哪些。

2. 简述正常五种叩诊音及其分布位置。

3. 简述常见的异常呼吸气味及其临床意义。

扫一扫，查阅
复习思考题答案

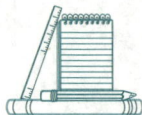

模块四 一般检查

【学习目标】

知识目标

1. 掌握生命体征的检查方法，以及头颈部、锁骨上窝、腋窝、滑车上、腹股沟浅表淋巴结的检查方法。

2. 熟悉一般检查的内容、注意事项及异常体征的临床意义。

3. 了解异常步态、皮疹、皮下结节的临床表现。

能力目标

能独立完成一般检查的规范操作，并正确书写操作记录。能根据一般检查的阳性结果，提供疾病诊断的依据。

素质目标

具备严谨的认真的工作态度与医者仁心的职业素养。

一般检查是对被检者全身状态的概括性观察，是整个体格检查过程中的第一步，常以视诊为主，并配合触诊和听诊等检查方法。一般检查的内容包括性别、年龄、体温、脉搏、呼吸、血压、发育与体型、营养状态、意识状态、面容与表情、体位、姿势、步态、皮肤和淋巴结等。

项目一 全身状态检查

【性别与年龄】

1. 性别 性别不难判断，因为正常人的性征很明显。但某些特殊患者，如真、假两性畸形等，其性别不易准确辨认，需做专科检查或细胞染色体核型分析才能确定。性别与某些疾病的发生有一定关系，如甲状腺疾病、系统性红斑狼疮多见于女性；甲型血友病多见于男性。某些疾病可引起性征改变。

2. 年龄 年龄大小一般通过问诊获得，但在某些特殊情况下，如昏迷、隐瞒年龄时需通过观察皮肤的弹性与光泽、毛发的颜色和分布、面部与颈部皮肤的皱纹、肌肉的状态、牙齿的状态等进行判断。年龄与疾病的发生及预后有密切关系，如佝偻病、麻疹等多发生于幼儿及儿童；结核病、风湿热多发生于青少年；动脉硬化性疾病等多发生于老年人。

【生命体征】

生命体征是评价生命活动存在与否及生命质量的指标，包括体温、脉搏、呼吸、血压，是

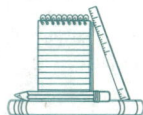

体格检查时必须检查的项目之一。

一、体温

（一）体温测量及正常范围

测量体温（body temperature，T）的常规方法有腋测法、口测法、肛测法。近年来还出现了耳测法和额测法。

1. 腋测法　把腋窝汗液擦干，将体温计水银端置于被检者腋窝深处，嘱被检者用上臂将体温计夹紧，10 分钟后取出读数。正常值为 36 ～ 37℃。此法简便、安全，不易发生交叉感染，为最常用的体温测定方法。

2. 口测法　将消毒后的体温计水银端置于被检者舌下，嘱其紧闭口唇，5 分钟后取出读数。正常值为 36.3 ～ 37.2℃。此法测量结果较为准确，但不能用于婴幼儿及神志不清者。

3. 肛测法　嘱被检者取侧卧位，将肛门体温计水银端涂以润滑剂，徐徐插入肛门，深度达体温计长度的一半，5 分钟后取出读数。正常值为 36.5 ～ 37.7℃。此法测量结果稳定，多用于婴幼儿及神志不清者。

（二）记录方法

将体温测定的结果，按时记录于体温记录单上，并绘制出体温曲线。许多发热性疾病的体温曲线变化有一定的规律性，称为热型，对疾病的诊断有一定意义。

（三）体温测量误差的常见原因

1. 测量前未将体温计的水银柱甩到 35℃以下，致使测量结果高于实际体温。

2. 腋测法时，被检者未将体温计夹紧，致使测得结果低于实际体温，常见于明显消瘦、病情危重、神志不清者。

3. 检测局部有冷热物品刺激，如用温水漱口、局部放置冰袋或热水袋等，可对检测结果造成影响。

二、脉搏

（一）检查方法及正常状态

检查脉搏（pulse，P）主要用触诊，一般选择桡动脉，在某些特殊情况下也可选择肱动脉、股动脉、颈动脉、足背动脉等。医师以食指、中指和无名指指腹平放于被检者桡动脉搏动处，压力大小以清楚触及脉搏为宜，计数 1 分钟，两侧都要触诊以进行对比。在检查脉搏时应注意脉率、脉律、强弱等。

1. 脉率　正常成人在安静、清醒的状态下脉率为 60 ～ 100 次 / 分，女性稍快，老年人偏慢，儿童较快，小于 3 岁的儿童多在 100 次 / 分以上。

2. 脉律　正常人脉律规则。部分正常的儿童、青少年可出现窦性心律不齐，其脉律可随呼吸发生改变，吸气时增快，呼气时减慢。

3. 强弱　脉搏的强弱与心搏量、脉压、外周血管阻力的大小有关。正常人脉搏呈中等强度，每次强度相等。

4. 紧张度　脉搏紧张度与动脉硬化程度有关。动脉硬化者将桡动脉压紧可触及硬而缺乏弹性的条状动脉。

（二）异常脉搏及其临床意义

了解脉波变化有助于心血管疾病的诊断，正常脉由叩击波、潮波、重击波三部分组成。

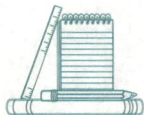

1. 水冲脉 脉搏骤起骤落，犹如潮水涨落。检查时，医师握紧被检者手腕掌面，将其手臂高举过头部，则更明显。这是由于脉压增大所致，主要见于主动脉瓣关闭不全、甲状腺功能亢进症、严重贫血等。

2. 交替脉 是指节律规则而强弱交替的脉搏。一般认为是由左室收缩力强弱交替所致。交替脉是左心衰竭的重要体征之一，常见于高血压心脏病、急性心肌梗死等。

3. 奇脉 是指吸气时脉搏明显减弱或消失，又称吸停脉。奇脉是心脏压塞的重要体征之一，常见于心包积液、缩窄性心包炎。明显的奇脉触诊时即可感知；不明显的奇脉可用血压计检测，吸气时收缩压较呼气时低 10mmHg 以上。

4. 无脉 即脉搏消失。可见于严重休克、多发性大动脉炎。

三、呼吸

（一）检查方法及正常状态

检查呼吸（respiration，R）主要通过观察呼吸运动来实现。呼吸运动是通过膈肌和肋间肌的收缩和舒张来完成的，胸廓随呼吸运动扩大和缩小，从而带动肺的扩张和回缩。正常情况下，吸气为主动运动，吸气时肋间肌回缩，可见胸廓前部肋骨向上、向外移动，膈肌收缩使腹壁隆起；呼气为被动运动，呼气时胸廓前部肋骨向下、向内移动，膈肌舒张，腹壁回缩。

正常男性和儿童的呼吸以膈肌运动为主，胸廓下部和上腹部的动度较大，形成腹式呼吸；女性的呼吸以肋间肌的运动为主，形成胸式呼吸。实际上，正常人两种呼吸运动均不同程度存在。正常成人在静息状态下，呼吸运动稳定而有节律，深浅适度，频率为 12～20 次 / 分，呼吸与脉搏之比为 1:4。新生儿呼吸约为 44 次 / 分，随着年龄的增长而逐渐减慢。

（二）异常呼吸及其临床意义

1. 呼吸频率异常 ①呼吸过速：指呼吸频率超过 20 次 / 分，见于发热、疼痛、贫血、甲状腺功能亢进症、心力衰竭等。②呼吸过缓：指呼吸频率低于 12 次 / 分，见于麻醉剂或镇静剂过量、颅内压增高等。

2. 呼吸深度异常 ①呼吸浅快：见于呼吸肌麻痹、严重肠胀气、腹水，以及肺部疾病如肺炎、胸腔积液、气胸等。②呼吸深快：严重代谢性酸中毒时，机体为排出过多的二氧化碳以调节细胞外液酸碱平衡，可出现深而快的呼吸，见于糖尿病酮症酸中毒、尿毒症等。这种深长的呼吸又称为库斯莫尔（Kussmaul）呼吸。

3. 呼吸节律异常

（1）潮式呼吸 又称陈 - 施（Cheyne-Stokes）呼吸，表现为呼吸由浅慢逐渐变为深快，然后再由深快变为浅慢，随之出现 5～30 秒的呼吸暂停后，又重复上述变化的周期性呼吸（图 4-1）。潮式呼吸周期可长达 30～120 秒。

（2）间停呼吸 又称比奥（Biot）呼吸，表现为有规律的呼吸几次后，突然停止一段时间，又开始呼吸，如此周而复始（图 4-2）。

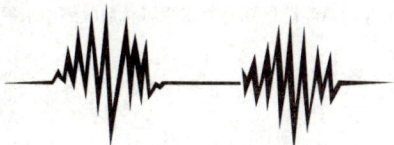

图 4-1 潮式呼吸　　　　　　　　图 4-2 间停呼吸

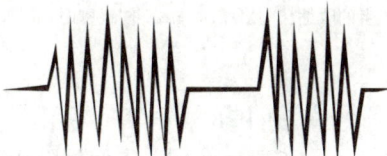

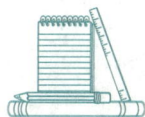

以上两种周期性呼吸节律变化均是由于呼吸中枢的兴奋性降低所致，多发生于中枢神经系统疾病，如脑炎、脑膜炎、颅内压增高，以及某些中毒如糖尿病酮症酸中毒、巴比妥中毒等。间停呼吸较潮式呼吸更为严重，常在临终前发生。部分老年人熟睡时，也可出现潮式呼吸，常为脑动脉硬化的表现。

（3）抑制性呼吸　由胸部发生剧烈疼痛时，吸气相突然中断所致，呼吸运动短暂突然地受到抑制，患者表情痛苦，呼吸较正常浅而快。常见于急性胸膜炎、胸膜恶性肿瘤、肋骨骨折及胸部严重外伤等。

（4）叹息样呼吸　患者常自觉胸闷，表现为在一段正常呼吸节律中插入一次深大呼吸，并常伴有叹息声。多见于神经衰弱、精神紧张或抑郁症。

四、血压

血压（blood pressure，BP）通常指体循环动脉血压，是重要的生命体征。

（一）测量方法

目前广泛采用袖带加压法以血压计测量。血压计有汞柱式、弹簧式和电子血压计，其中以汞柱式血压计或经过验证合格的电子血压计最为常用。

被检者在安静环境下休息5～10分钟，取坐位或仰卧位，被测上肢裸露、伸直并轻度外展，肘部与心脏同一水平，将气袖均匀紧贴皮肤缠于上臂，袖带下缘在肘窝以上约2.5cm处，气袖的中央位于肱动脉表面。医师将听诊器体件置于肱动脉上，向袖带内充气，边充气边听诊，待肱动脉搏动声消失，继续充气使汞柱再升高20～30mmHg后，缓慢放气（2～6mmHg/s），双眼始终平视汞柱凸面的垂直高度，首先听到响亮拍击声时的汞柱数值为收缩压，最终声音消失时的汞柱数值为舒张压。血压至少应测量2次，间隔1～2分钟。如收缩压或舒张压2次读数相差5mmHg以上，应再次测量，以3次测量的平均值作为测量结果。收缩压与舒张压的差值为脉压，舒张压加1/3脉压为平均动脉压。血压记录方式为收缩压/舒张压，单位为毫米汞柱（mmHg），如140/90mmHg。

（二）血压标准

依据《中国高血压防治指南》（2018年修订版），采用下列标准，见表4-1。

表4-1　血压水平的定义和分类

分类	收缩压（mmHg）	舒张压（mmHg）
正常血压	<120	<80
正常高值	120～139	80～89
高血压	≥140	≥90
1级高血压（轻度）	140～159	90～99
2级高血压（中度）	160～179	100～109
3级高血压（重度）	≥180	≥110
单纯收缩期高血压	≥140	<90

注：当患者的收缩压与舒张压分属不同级别时，以较高的分级为准；单纯收缩期高血压也可按照收缩压水平分为1、2、3级。

（三）血压异常的临床意义

1.**高血压**　在安静、清醒、未使用降压药的情况下采用标准测量方法，至少3次非同日血压值达到或超过收缩压140mmHg和（或）舒张压90mmHg，即可诊断为高血压，如果仅收缩

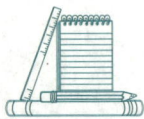

达到标准则称为单纯收缩期高血压。临床上高血压绝大多数为原发性高血压，约5%为继发性高血压，可继发于慢性肾炎、肾动脉狭窄、嗜铬细胞瘤等。

2. 低血压　是指血压低于90/60mmHg。常见于休克、心肌梗死、急性心脏压塞等。另外，还有体质性低血压、体位性低血压。

3. 脉压改变　正常脉压为30～40mmHg。脉压增大≥60mmHg，结合病史，考虑主动脉瓣关闭不全、甲状腺功能亢进症、严重贫血等。脉压＜30mmHg为脉压减小，见于主动脉瓣狭窄、心包积液、严重心力衰竭等。

4. 上、下肢血压差异常　正常双侧上肢血压差为5～10 mmHg，超过此范围则为异常，见于多发性大动脉炎、先天性动脉畸形等。正常下肢血压较上肢血压高20～40mmHg，若下肢血压低于上肢血压应考虑主动脉缩窄或胸腹主动脉型大动脉炎等。

五、发育与体型

（一）发育

发育（development）应通过被检者年龄、智力和体格成长状态（身高、体重、第二性征）之间的关系进行综合评价。发育正常者，其年龄、智力与体格成长状态处于均衡一致。成人发育正常的指标：①头部的长度为身高的1/7～1/8。②两上肢展开后，左右指端的距离与身高基本一致。③胸围为身高的1/2。④坐高等于下肢的长度。机体的发育受种族遗传、内分泌、营养代谢、生活条件、体育锻炼等因素的影响。临床上，病态发育与内分泌的改变密切相关。如在发育成熟前脑垂体前叶功能亢进，可致体格异常高大，称为巨人症；反之，脑垂体功能减退，可致体格异常矮小，称为垂体性侏儒症。如在新生儿期发生甲状腺功能减退，可致体格矮小、智力低下，称为呆小症。

（二）体型

体型（habitus）是身体各部发育的外观表现，包括骨骼、肌肉的生长与脂肪分布的状态等。临床上把正常成人的体型分为以下三种。

1. 正力型（匀称型）　身体各部结构匀称适中，腹上角90°左右。大多数正常人属此体型。

2. 无力型（瘦长型）　体高肌瘦，颈细长，肩窄下垂，胸廓扁平，腹上角小于90°。

3. 超力型（矮胖型）　体格粗壮，颈粗短，肩宽平，胸围大，腹上角大于90°。

六、营养状态

营养状态（state of nutrition）与食物的摄入、消化、吸收和代谢等因素密切相关。营养状态的好坏可作为鉴定健康和疾病程度的标准之一。评价营养状态通常根据皮肤、毛发、皮下脂肪、肌肉的发育情况进行综合判断。最简便的方法是观察皮下脂肪的充实程度。前臂屈侧或上臂伸侧下1/3处为判断脂肪充实程度最方便、最适宜的部位。在一定时间内监测体重的变化也可反映机体的营养状态。

（一）营养状态分级

临床上营养状态一般分为良好、中等、不良三个级别。

1. 良好　黏膜红润，皮肤光泽、弹性良好，皮下脂肪丰满，肌肉结实，指甲、毛发润泽，肋间隙、锁骨上窝深浅适中，肩胛部、股部肌肉丰满。

2. 不良　皮肤、黏膜干燥、弹性减低，肌肉松弛无力，皮下脂肪菲薄，指甲粗糙、无光泽，毛发稀疏，肋间隙、锁骨上窝凹陷，肩胛骨、髂骨嶙峋突出。

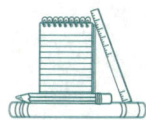

3. 中等　介于以上两者之间。

（二）营养状态异常

1. 营养不良　由于摄食不足或（和）消耗增多引起。体重低于标准体重的10%时或体重指数（BMI）< 18.5 为消瘦。极度消瘦者称恶病质。引起营养不良的常见原因有以下几种。

（1）摄食障碍　见于食管、胃肠道疾病，以及肝、肾、神经系统疾病引起的严重恶心、呕吐等。

（2）消化吸收障碍　见于胃、肠、肝、胆道、胰腺疾病引起的消化液或酶的合成和分泌减少，从而影响消化和吸收。

（3）消耗增多　见于慢性消耗性疾病，如活动性肺结核、恶性肿瘤、内分泌疾病、代谢性疾病等。

2. 肥胖　体内脂肪积聚过多引起体重增加，超过标准体重的20%，或 BMI ≥ 30（WHO 标准）或 ≥ 28（我国标准）为肥胖。按病因可将肥胖分为原发性和继发性两种。

（1）原发性肥胖　也称单纯性肥胖，常有一定的遗传倾向，为摄入热量过多所致，表现为全身脂肪分布均匀，身体各个部位无异常改变。

（2）继发性肥胖　主要为某些内分泌疾病所致，如库欣综合征、甲状腺功能减退症、性腺功能减退症等。

七、意识状态

意识（consciousness）是大脑高级神经中枢功能活动的综合表现，即指人对环境和自身状态的认知与觉察能力。正常人意识清晰，反应敏锐精准，定向力正常，思维合理，语言流畅、准确，表达能力良好。凡能影响大脑功能活动的疾病均可引起不同程度的意识改变，称为意识障碍。意识障碍内容详见"模块一常见症状"。

判断意识状态多采用问诊，通过交谈了解被检者的思维、反应、计算、定向力、情感活动等方面的情况。必要时辅以痛觉试验、角膜反射、瞳孔对光反射等检查，以确定意识障碍的程度。

八、面容与表情

面容（facial features）是指面部呈现的状态；表情（expression）是指表现在面部或姿态上的思想感情。健康人表情自然，神态安怡。疾病可引起患者出现痛苦、忧虑、疲惫的面容与表情。某些疾病还可出现特征性的面容与表情，对疾病的诊断具有重要价值。临床上常见的典型面容改变如下。

1. 急性病容　面色潮红，兴奋不安，鼻翼扇动，口唇疱疹，表情痛苦。见于急性感染性疾病，如肺炎链球菌肺炎、流行性脑脊髓膜炎、疟疾等。

2. 慢性病容　面色晦暗或苍白无华，面容憔悴，目光暗淡。见于慢性消耗性疾病，如恶性肿瘤、严重结核病、肝硬化等。

3. 贫血面容　面色苍白，唇舌色淡，表情疲惫。见于各种原因引起的贫血。

4. 二尖瓣面容　面色晦暗，两颊紫红，口唇轻度发绀。见于风湿性心脏病二尖瓣狭窄（图4-3）。

5. 甲状腺功能亢进面容　面容惊愕，眼裂增宽，眼球突出，目光炯炯，兴奋不安，烦躁易怒。见于甲状腺功能亢进症（图4-4）。

6. 肝病面容　面色灰褐，额部、鼻背、双颊有褐色色素沉着。见于慢性肝脏疾病。

7. 肾病面容　面色苍白，眼睑、颜面浮肿，舌色淡，边缘有齿痕。见于慢性肾脏疾病。

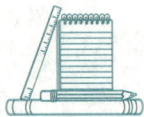

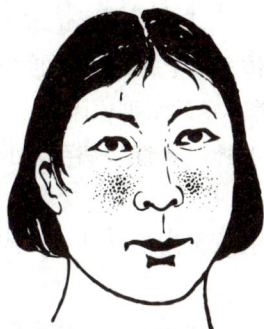

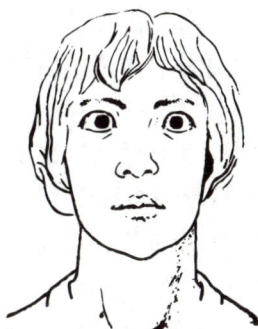

图 4-3　二尖瓣面容　　　　　　　　图 4-4　甲状腺功能亢进症面容

8. 黏液性水肿面容　面色苍白，颜面浮肿，睑厚面宽，目光呆滞，反应迟钝，眉毛、头发稀疏。见于甲状腺功能减退症（图 4-5）。

9. 满月面容　面圆如满月，皮肤发红，常伴痤疮和胡须生长。见于库欣综合征及长期应用糖皮质激素的患者。

10. 肢端肥大症面容　头颅增大，面部变长，下颌增大并向前突出，眉弓及两颧隆起，耳鼻增大，唇舌肥厚。见于肢端肥大症（图 4-6）。

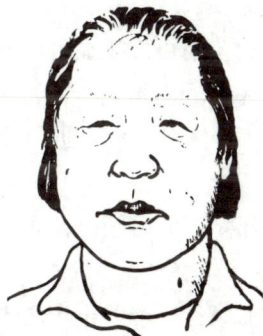

图 4-5　黏液性水肿面容　　　　　　图 4-6　肢端肥大症面容

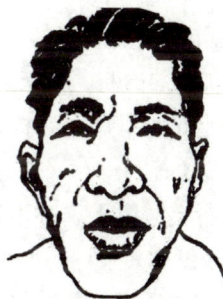

11. 伤寒面容　表情淡漠，反应迟钝，呈无欲状态。见于伤寒、脑炎等。

12. 苦笑面容　发作时牙关紧闭，面肌痉挛，呈苦笑状。见于破伤风。

13. 面具面容　面部无表情，呆板如面具样。见于帕金森病。

九、体位、姿势与步态

（一）体位

体位（position）是指休息状态时身体所处的位置。体位的改变对某些疾病的诊断具有一定的临床意义。临床上常见的体位有以下几种。

1. 自主体位　身体活动自如，不受限制。见于正常人、轻症及疾病早期患者。

2. 被动体位　患者不能随意调整或变换身体的位置，需要别人帮助才能改变体位。见于瘫痪、极度衰弱或意识丧失者。

3. 强迫体位　患者为了减轻疾病的痛苦，被迫采取某种特殊的体位。临床上常见的强迫体位有以下几种。

（1）强迫仰卧位　患者仰卧，双腿蜷曲，以减轻腹部肌肉的紧张。见于急性腹膜炎等。

（2）强迫侧卧位　有胸膜疾病的患者多取患侧卧位，以限制患侧胸廓活动而减轻疼痛，并有利于健侧代偿呼吸。见于一侧胸膜炎、大量胸腔积液等。

（3）强迫俯卧位　患者俯卧，以减轻脊背肌肉的紧张程度。见于脊柱疾病。

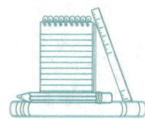

（4）**强迫坐位**　也称端坐呼吸。患者坐于床沿，两手置于膝关节上或扶持床边。此种体位可使横膈下降，增大膈肌活动度，增加肺通气量，减少回心血量，减轻心脏负荷。见于心肺功能不全者。

（5）**强迫蹲位**　患者在活动过程中，感到呼吸困难和心悸，遂停止活动，并采取蹲踞位或膝胸位以缓解症状。见于发绀型先天性心脏病。

（6）**强迫停立位**　患者步行时心前区疼痛突然发作，常被迫立刻站住，并用右手按抚心前部位，待症状稍缓解后才继续行走。见于心绞痛发作者。

（7）**辗转体位**　腹痛发作时，患者辗转反侧，坐卧不安。见于胆石症、胆道蛔虫病、肾绞痛等。

（8）**角弓反张位**　患者因颈及脊背肌肉强直而出现头向后仰，胸腹前凸，背过伸，躯干呈反弓形。见于破伤风、小儿脑膜炎。

（二）姿势

姿势（posture）指举止的状态。健康成人躯干端正，肢体活动灵活适度。正常姿势主要依靠骨骼结构及各部分肌肉的紧张度来保持。健康状况及精神状态对姿势也有一定的影响，如疲劳、情绪低沉时可出现垂肩、弯背、拖拉蹒跚的步态；颈部活动受限提示颈椎病；腹部疼痛时可有躯干制动或弯曲。

（三）步态

步态（gait）指走路时所表现的姿态。当患某些疾病时，步态可发生显著改变，并具有一定的特征性，有助于疾病的诊断。临床上常见的典型异常步态有以下几种。

1. 蹒跚步态　走路时身体左右摇摆似鸭行。见于佝偻病、大骨节病、进行性肌营养不良及先天性双侧髋关节脱位等。

2. 醉酒步态　行走时躯干重心不稳，步态紊乱，身体摇晃，前后倾斜，如醉酒状。见于小脑疾患、酒精中毒及巴比妥中毒。

3. 慌张步态　起步后小步急速趋行，双脚擦地，身体前倾，有难以止步之势。见于帕金森病。（图4-7）

4. 共济失调步态　起步时一脚高抬，骤然垂落，且双目向下注视，两脚间距很宽，以防身体倾斜，闭目时则不能保持平衡。见于脊髓疾病。

5. 跨阈步态　由于踝部肌腱、肌肉弛缓，患足下垂，行走时必须抬高下肢才能起步。见于腓总神经麻痹出现足下垂的患者。（图4-7）

6. 剪刀步态　由于双下肢肌张力增高，尤其是伸肌和内收肌张力明显增高，导致移步时下肢内收过度，两腿交叉呈剪刀状。见于脑性瘫痪及截瘫患者。（图4-7）

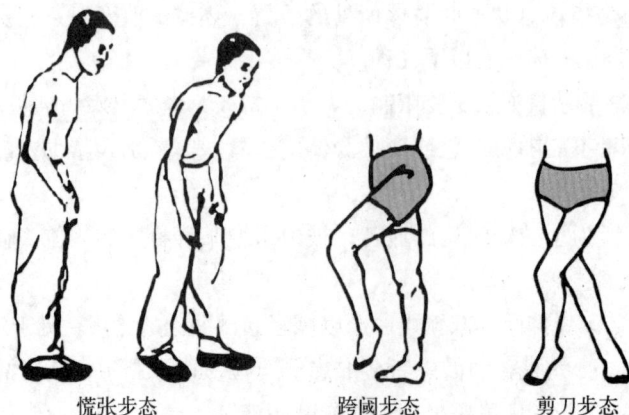

慌张步态　　　　　跨阈步态　　　　剪刀步态

图4-7　异常步态

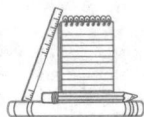

项目二 皮肤检查

皮肤检查一般通过视诊进行，有时尚需配合触诊。检查时应在良好的自然光线下进行。

一、颜色

皮肤颜色除与种族、遗传有关外，还与毛细血管的分布、血液的充盈度、色素量的多少、皮下脂肪的厚薄等有关。临床上常见的皮肤颜色异常如下。

1. 苍白 皮肤黏膜苍白可由贫血、末梢毛细血管痉挛或充盈不足引起，如寒冷、休克、主动脉瓣关闭不全等。只有四肢末端苍白者，可能与局部动脉痉挛或阻塞有关，如雷诺病、血栓闭塞性脉管炎等。

2. 发红 皮肤发红与毛细血管扩张充血、血流加速、血量增加及红细胞增多有关。生理情况下见于运动、饮酒后；病理情况下见于发热性疾病（肺炎链球菌肺炎、猩红热等）、阿托品及一氧化碳中毒等。皮肤持久性发红见于库欣综合征、真性红细胞增多症。

3. 发绀 皮肤黏膜呈青紫色，常出现在口唇、面颊、耳郭及肢端。见于血液中还原血红蛋白增多或异常血红蛋白血症。

4. 黄染 皮肤黏膜发黄称为黄染。主要见于黄疸。

5. 色素沉着 由于表皮基底层的黑色素增多，引起部分或全身皮肤色泽加深，称为色素沉着。正常人身体的外露部分，以及乳头、腋窝、生殖器官、肛门周围等处皮肤色素较深。如果这些部位的色素明显加深，或其他部位出现色素沉着，则为病理征象。常见于慢性肾上腺皮质功能减退、肝硬化、肝癌晚期及使用某些药物，如砷剂、抗肿瘤药物等。妊娠妇女面部、额部可出现棕褐色对称性色素斑，称为妊娠斑。老年人全身或面部也可出现散在的色素斑片，称为老年斑。

6. 色素脱失 当酪氨酸酶缺乏致体内酪氨酸不能转化为多巴而形成黑色素时，即可发生色素脱失。临床上常见的色素脱失有白癜风、黏膜白斑和白化病。

（1）白癜风 为大小不等的多形性色素脱失斑片，可逐渐扩大，但进展缓慢，无自觉症状，亦不引起生理功能改变。常见于白癜风患者。

（2）黏膜白斑 多为圆形或椭圆形色素脱失斑片，面积一般不大，常发生在口腔黏膜及女性外阴部，有发生癌变的可能。

（3）白化病 属于遗传疾病，是由于先天性酪氨酸酶合成障碍，致使全身皮肤和毛发色素脱失。头发可呈浅黄色或金黄色。

二、湿度

皮肤湿度主要与汗腺分泌功能有关。在气温高、湿度大的环境中，出汗增多是生理调节性反应。病理性出汗增多见于风湿病、结核病、布鲁氏菌病、甲状腺功能亢进症、佝偻病等。夜间睡后出汗称为盗汗，多见于结核病。手脚皮肤发凉而大汗淋漓称为冷汗，见于休克、虚脱。皮肤少汗或无汗，见于维生素A缺乏症、脱水、甲状腺功能减退症、硬皮病等。

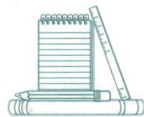

三、弹性

皮肤弹性与年龄、营养状态、皮下脂肪、组织间隙所含液体量有关。儿童与青年人皮肤紧张富有弹性；老年人皮肤组织萎缩，皮下脂肪减少，弹性减退。检查皮肤弹性时，医师用食指和拇指将被检者手背或前臂内侧皮肤提起，松手后如皮肤皱褶迅速平复为弹性正常；如皮肤皱褶平复缓慢为弹性减弱，见于长期消耗性疾病或严重脱水患者。

四、皮疹

皮疹多为全身性疾病的表现之一，种类很多，常见于传染病、皮肤病、药物及其他物质的过敏反应等。检查时应仔细观察其初现部位、出疹顺序、分布部位、形态、大小、颜色、平坦或隆起、压之是否退色、持续及消退的时间、有无瘙痒及脱屑等。临床上常见的皮疹如下。

1. 斑疹　表现为局部皮肤发红，一般不隆起皮面。见于斑疹伤寒、丹毒、风湿性多形性红斑等。

2. 丘疹　除局部颜色改变外，病灶凸出皮肤表面。见于药疹、麻疹、湿疹等。

3. 斑丘疹　在丘疹周围有皮肤发红的底盘，称为斑丘疹。见于风疹、猩红热、药疹等。

4. 玫瑰疹　为一种直径为 2～3mm 的鲜红色圆形斑疹，由病灶周围血管扩张所致。检查时手指按压可使皮疹颜色消退，松开时又复出现，多出现于胸腹部。为伤寒、副伤寒的特征性皮疹。

5. 荨麻疹　为稍隆起皮肤表面的苍白色或红色的局限性水肿，大小不等，形态各异，常伴有剧痒，为速发性皮肤变态反应所致。见于各种异性蛋白性食物或药物过敏。

五、脱屑

正常皮肤由于表层不断角化和更新，经常有少量脱屑，但一般不易察觉。病理状态下可见大量皮肤脱屑，如米糠样脱屑常见于麻疹，片状脱屑常见于猩红热，银白色鳞状脱屑常见于银屑病。

六、皮下出血

皮下出血根据其直径大小及伴随症状可分为：①瘀点：直径小于2mm。②紫癜：直径为3～5mm。③瘀斑：直径大于5mm。④血肿：片状出血并伴有皮肤显著隆起。小的瘀点应注意与红色的皮疹或小红痣相鉴别。皮疹在受压时一般可退色或消失，瘀点和小红痣受压时不退色，且小红痣在触诊时可感到稍高于皮肤表面，表面光亮。皮下出血常见于血液系统疾病、重症感染、某些血管损害性疾病、毒物或药物中毒等。

七、蜘蛛痣与肝掌

蜘蛛痣是皮肤小动脉末端分支扩张所形成的血管痣，形似蜘蛛（图4-8）。多出现于上腔静脉分布的区域内，如面、颈、上臂、手背、前胸和肩部等处，其大小不等。检查时用棉签或铅笔尖压迫蜘蛛痣的中心，其辐射状的小血管网立即消退，解除压力再次出现。一般认为，蜘蛛痣的出现与肝脏对雌激素的灭活作用减弱有关。常见于急、慢性肝炎或肝硬化。健康妇女在妊娠期间也可出现。慢性肝病患者手掌的大、小鱼际处常发红，加压后退色，称为肝掌。肝掌的发生机制与蜘蛛痣相同。

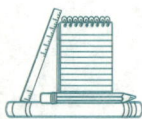

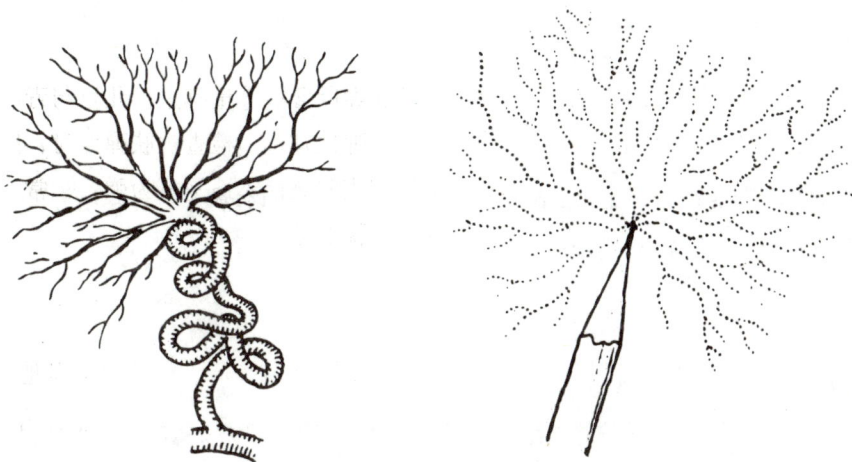

图 4-8　蜘蛛痣

八、水肿

水肿是指皮下组织的细胞内及组织间隙液体积聚过多。检查方法可采用视诊和触诊相结合的方式进行。根据水肿的轻重，可分为轻、中、重三度。

1. 轻度　水肿仅见于眼睑、眶下软组织、胫骨前、踝部皮下组织，指压后组织轻度下陷，平复较快。

2. 中度　全身组织均见明显水肿，指压后出现明显的组织下陷，平复缓慢。

3. 重度　全身组织严重水肿，身体低位皮肤绷紧发亮，甚至有液体渗出，常伴有胸腔积液、腹腔积液，外阴部亦可见严重水肿。

九、毛发

毛发的颜色可因种族而异，其多少、分布、颜色可因性别、年龄而不同，亦受遗传、营养状况、精神状态影响。一般男性体毛较多，阴毛呈菱形；女性体毛较少，阴毛呈倒三角形。中年以后因为毛发根部的血运和细胞代谢减退，头发可逐渐减少或色素脱失，形成秃顶或白发。病理情况下，毛发增多见于一些内分泌疾病，如库欣综合征及长期使用肾上腺皮质激素者；毛发脱落见于脂溢性皮炎、甲状腺功能减退症、垂体功能减退症、使用某些抗癌药物（如环磷酰胺）等。

十、皮下结节

正常人无皮下结节，出现结节时应注意其部位、数目、大小、硬度、部位、活动度及有无压痛。①风湿结节：位于关节、骨隆突附近，圆形、质硬、无压痛的皮下结节，其数目不多，大小不等（直径为 0.5～2.0cm），见于风湿热、类风湿关节炎等疾病。②欧氏（Osler）小结：在指尖、足趾、大小鱼际处，呈蓝色或粉红色，有压痛，见于感染性心内膜炎。③痛风结节：一般以耳郭、跖趾、指（趾）关节及掌指关节等部位多见，为大小不一（直径为 0.2～2.0cm）的黄白色结节，是痛风的特征性病变。

十一、瘢痕

瘢痕是指皮肤外伤或病变愈合后结缔组织增生形成的斑块。

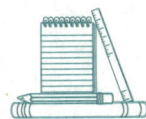

项目三　淋巴结检查

一般体格检查只能检查身体各部的表浅淋巴结。正常淋巴结较小，直径为 0.2 ～ 0.5cm，质地柔软，表面光滑，不易触及，无压痛，与毗邻组织无粘连。

一、表浅淋巴结分布

（一）头颈部

1. 耳前、耳后淋巴结　耳前淋巴结位于耳屏前方；耳后淋巴结亦称乳突淋巴结，位于耳后乳突表面、胸锁乳突肌止点处。

2. 枕淋巴结　位于枕部皮下，斜方肌起点与胸锁乳突肌止点之间。

3. 下颌下淋巴结　位于下颌下腺附近，在下颌角与颏部中间位置处。

4. 颏下淋巴结　位于颏下三角内，下颌舌骨肌表面，两侧下颌骨前端中点后方。

5. 颈前、颈后淋巴结　颈前淋巴结位于胸锁乳突肌表面及下颌角处；颈后淋巴结位于斜方肌前缘。

6. 锁骨上淋巴结　位于锁骨与胸锁乳突肌所形成的夹角处。（图 4-9）

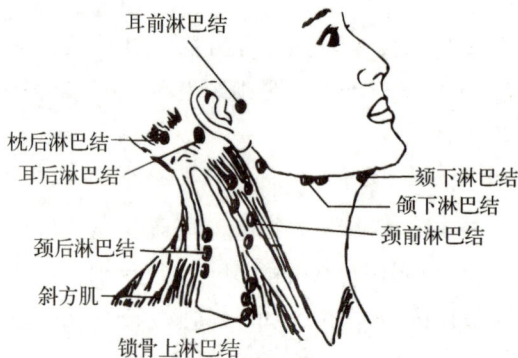

图 4-9　颈部淋巴结群

（二）上肢部

1. 腋窝淋巴结　分为五群：①外侧淋巴结群：位于腋窝外侧壁。②胸肌淋巴结群：位于胸大肌下缘深部。③肩胛下淋巴结群：位于腋窝后皱襞深部。④中央淋巴结群：位于腋窝内侧壁近肋骨及前锯肌处。⑤腋尖淋巴结群：位于腋窝顶部。

2. 滑车上淋巴结　位于上臂内侧，内上髁上方 3 ～ 4cm 处，肱二头肌与肱三头肌之间的间沟内。

（三）下肢部

1. 腹股沟淋巴结　位于腹股沟韧带下方股三角内，分为上、下两群。

2. 腘窝淋巴结　位于小隐静脉和腘静脉的汇合处。

二、检查方法及顺序

检查淋巴结时应按顺序进行，以免遗漏。一般顺序为耳前、耳后、枕部、下颌下、颏下、颈前、颈后、锁骨上、腋窝、滑车上、腹股沟、腘窝。检查的方法为视诊和触诊。视诊主要观

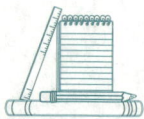

察局部征象；触诊是检查淋巴结的主要方法。

检查颈部淋巴结时，医师可站在被检者前面或背后，手指紧贴检查部位，由浅入深进行滑动触诊，嘱被检者头稍低或偏向检查侧，以使皮肤或肌肉松弛，便于触诊。检查锁骨上淋巴结时，让被检者取坐位或卧位，头部稍向前屈，医师用双手进行触诊，以左手触诊右侧，以右手触诊左侧，由浅部逐渐触摸至锁骨后深部。检查腋窝淋巴结时，医师用手扶住被检者前臂并稍外展，以右手检查左侧，左手检查右侧，触诊由浅及深，按腋尖群、中央群、胸肌群、肩胛下群和外侧群的顺序进行。检查滑车上淋巴结时，以左（右）手扶托被检者左（右）前臂，以右（左）手向滑车上由浅入深进行触摸。

发现淋巴结肿大时，应注意其部位、大小、数目、压痛、硬度、活动度及有无粘连，局部皮肤有无红肿、瘢痕、瘘管等，同时注意寻找引起淋巴结肿大的原发病灶。

三、淋巴结肿大的病因及临床表现

（一）局限性淋巴结肿大

1. 非特异性淋巴结炎 由引流区域的急、慢性炎症引起。急性炎症时，肿大的淋巴结柔软，有压痛，表面光滑，无粘连，肿大至一定程度即停止；慢性炎症时，肿大的淋巴结较硬，最终可缩小或消退。

2. 单纯性淋巴结炎 为淋巴结本身的急性炎症。肿大的淋巴结有疼痛，中等硬度，有触痛。常发生于颈部淋巴结。

3. 淋巴结结核 肿大的淋巴结常发生在颈部血管周围，呈多发性，大小不等，质地稍硬，可相互粘连或与周围组织粘连。如组织发生干酪性坏死，可触及波动感。晚期破溃后形成瘘管，愈合后可形成不规则瘢痕。

4. 恶性肿瘤淋巴结转移 肿大的淋巴结质地坚硬，或有橡皮样感，表面光滑或有突起，一般无压痛，与周围组织粘连而不易推动。胸部肿瘤如肺癌可向右侧锁骨上或腋窝淋巴结转移；胃癌、食管癌多向左侧锁骨上淋巴结转移。

（二）全身性淋巴结肿大

1. 感染性疾病 病毒感染见于传染性单核细胞增多症、艾滋病等；细菌感染见于布鲁氏菌病、血行播散性肺结核、麻风病；其他如钩端螺旋体病、黑热病、丝虫病等。

2. 非感染性疾病 见于急慢性白血病、淋巴瘤、恶性组织细胞病、系统性红斑狼疮、干燥综合征等。

复习思考

1. 名词解释：水冲脉、奇脉、潮式呼吸、间停呼吸、急性病容、端坐呼吸、瘀点、紫癜。
2. 简述潮式呼吸与间停呼吸的临床意义。
3. 何谓蜘蛛痣？简述其临床意义。
4. 简述淋巴结肿大的临床意义。

扫一扫，查阅
复习思考题答案

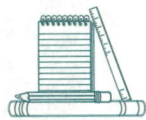

模块五　头部检查

【学习目标】

知识目标

1. 掌握瞳孔、咽部及扁桃体的检查方法及异常体征的临床意义。

2. 熟悉头部检查的内容、正常状态及常见异常体征的临床意义。

3. 了解头颅异常、腮腺肿大的临床意义。

能力目标

能够独立完成头部检查,准确判断其状态并记录检查结果。

素质目标

具备科学严谨的态度及对患者的爱伤意识。

头部及其器官是人体重要的外形特征之一,是检查者最先和最容易见到的部分,应进行全面的视诊、触诊。

一、头发、头皮与头颅

(一)头发与头皮

头发的检查要注意颜色、疏密度、脱发的类型与特点。头发的颜色、曲直、疏密度可因种族、遗传、年龄而不同。脱发可由疾病引起,如斑秃、甲状腺功能减退症、伤寒等;也可由物理、化学因素引起,如放射治疗和抗癌药物治疗等。

检查头皮时需拨开头发,观察头皮的颜色、头皮屑,有无头癣、疖痈、血肿、外伤及瘢痕等。

(二)头颅

视诊应注意头颅大小、外形变化及有无异常活动。触诊时用双手仔细触摸头颅的每一个部位,了解其外形、有无压痛及异常隆起。头颅的大小以头围来衡量,用软尺经眉间到颅后枕骨粗隆绕头一周来测量。头围在发育阶段的变化为:新生儿头围约34cm,出生后前半年增长8cm,后半年增长3cm,第2年增长2cm,第3~4年约增长1.5cm,4~10岁共增长1.5cm,到18岁可达53cm或以上,以后基本无变化。矢状缝和其他颅缝大多在出生后6个月内逐渐骨化。骨化过早会影响颅脑发育。

头颅的大小异常或畸形往往是一些疾病的典型体征。

1. 小颅　小儿囟门多在12~18个月内闭合,如过早闭合可形成小颅畸形,常同时伴有智力发育障碍。

2. 巨颅　额、顶、颞及枕部膨大呈圆形,相比之下颜面很小,伴颈部静脉充盈。由于颅内

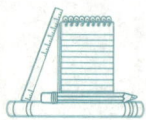

压增高，压迫眼球，形成双目下视、巩膜外露的特殊表情，称落日现象，见于脑积水（图5-1）。

3. 尖颅 亦称塔颅。头顶部尖突高起，造成颜面的比例异常，是由于矢状缝与冠状缝过早闭合所致。见于先天性疾病尖颅并指（趾）畸形，即Apert综合征（图5-1）。

4. 方颅 前额左右突出，头顶平坦呈方形。见于小儿佝偻病或先天性梅毒（图5-1）。

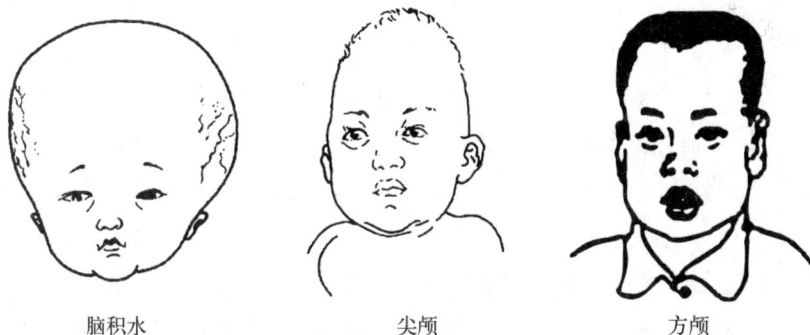

脑积水　　　　　尖颅　　　　　方颅

图5-1 头颅畸形

5. 变形颅 发生于中年人，其特征为颅骨增大变形，同时伴有长骨的骨质增厚与弯曲。见于变形性骨炎（Paget病）。

头部的运动异常，一般视诊即可发现。头部活动受限，见于颈椎病。头部不随意颤动，见于帕金森病（Parkinson's disease）。与颈动脉搏动节律一致的点头运动，称De Musset征，见于严重主动脉瓣关闭不全。

二、颜面及其器官

（一）眼

1. 眉毛 正常人的眉毛疏密不完全相同，一般内侧与中间部分较浓密，外侧部分较稀疏。外1/3眉毛过于稀疏或脱落，见于黏液性水肿、麻风病、脑垂体前叶功能减退症等。

2. 眼睑

（1）睑内翻 是由于瘢痕收缩使睑缘向内翻转所致，见于沙眼。

（2）眼睑闭合障碍 双侧眼睑闭合障碍可见于甲状腺功能亢进症；单侧眼睑闭合障碍见于面神经麻痹。

（3）上睑下垂 双侧上睑下垂见于先天性上睑下垂、重症肌无力；单侧上睑下垂提示动眼神经麻痹，见于蛛网膜下腔出血、脑炎、白喉、脑脓肿等。

（4）眼睑水肿 眼睑皮下组织疏松，轻度或初发水肿常在眼睑表现出来，临床常见于肾炎、慢性肝病、营养不良等。

3. 泪囊 嘱被检者向上看，医师用双手拇指轻压患者双眼内眦下方，观察有无分泌物或泪液溢出。慢性泪囊炎可有黏液脓性分泌物流出。

4. 结膜 分为睑结膜、穹隆结膜、球结膜三部分。检查上睑结膜时需将眼睑翻转。翻转要领：嘱被检者向下看，医师用食指和拇指捏住上睑中外1/3交界处的边缘，轻轻向前下方牵拉，并以食指向下压迫睑板上缘，与拇指配合将睑缘向上捻转即可。检查时动作要轻柔。

结膜常见的异常改变：①充血，见于结膜炎、角膜炎。②颗粒与滤泡，见于沙眼。③苍白，见于贫血。④发黄，见于黄疸。⑤出现散在的出血点，见于感染性心内膜炎。⑥大片的结膜下出血，见于高血压、动脉硬化。

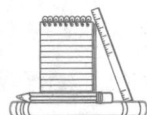

5. 巩膜　巩膜不透明，呈瓷白色。发生黄疸时，巩膜较其他黏膜更先出现黄染而容易被发现。中年以后可在内眦部出现黄色斑块，为脂肪沉着，呈不均匀分布，应注意与黄疸相鉴别。血液中其他黄色色素成分（如胡萝卜素、阿的平等）增多时，也可引起皮肤黏膜黄染，应注意鉴别。

6. 角膜　角膜表面具有丰富的感觉神经末梢，其感觉十分灵敏。检查时用斜照光更易观察其透明度，注意有无云翳、白斑、溃疡、软化及新生血管等。云翳与白斑如发生在角膜的瞳孔部位，可引起不同程度的视力障碍；角膜周边的血管增生，可能为严重沙眼所致；角膜软化见于婴幼儿营养不良、维生素 A 缺乏等；Kayser-Fleischer 环见于肝豆状核变性（Wilson 病），是铜代谢障碍的结果，检查时发现在角膜边缘出现黄色或棕褐色色素环，环的外缘较清晰，内缘较模糊。

7. 虹膜　虹膜是眼球葡萄膜的最前部分，中央的圆形孔洞即瞳孔，通过虹膜内的瞳孔括约肌与扩大肌可调节瞳孔的大小。正常虹膜纹理近瞳孔部分呈放射状排列，周边呈环形排列。虹膜纹理模糊或消失，见于虹膜炎、水肿和萎缩。虹膜形态异常或有裂孔，见于虹膜后粘连、外伤、先天性虹膜缺损等。

8. 瞳孔　检查时应注意瞳孔的大小、形状，双侧是否等圆等大，对光反射和调节反射是否正常。

（1）瞳孔的形状与大小　正常为圆形，直径为 3～4mm，双侧等大等圆。引起瞳孔大小改变的因素很多。生理情况下，青少年瞳孔较大，兴奋或在暗处瞳孔扩大；婴幼儿和老年人瞳孔较小，在光亮处瞳孔较小。病理情况下，瞳孔扩大见于外伤、颈交感神经刺激、视神经萎缩、青光眼绝对期、药物（阿托品、可卡因）影响等。瞳孔缩小见于虹膜炎、中毒（有机磷杀虫药、毒蕈）、药物（毛果芸香碱、吗啡、氯丙嗪）影响等。双侧瞳孔散大并伴有对光反射消失为濒死状态的表现。双侧瞳孔大小不等常提示有颅内病变，如脑外伤、脑肿瘤、中枢神经梅毒、脑疝等。瞳孔形状也可因疾病而变化，如青光眼或眼内肿瘤时，瞳孔可呈椭圆形；虹膜粘连时，瞳孔形状可不规则。

（2）对光反射　包括直接对光反射和间接对光反射。检查时嘱被检者注视正前方，光源从侧方照入瞳孔，观察其动态反应。正常人用手电筒直接照射一侧瞳孔，该侧瞳孔立即缩小，移开光源后瞳孔迅速复原，称直接对光反射。用手隔开两眼（挡住光线），用手电筒照射一侧瞳孔时，对侧瞳孔也立即缩小，移开光线后瞳孔扩大，称间接对光反射。对光反射迟钝或消失，见于昏迷患者。

（3）集合反射　嘱被检者注视 1m 以外的目标（通常是检查者的食指尖），然后将目标逐渐移近眼球（距眼球 5～10cm），正常人此时可见双眼内聚，瞳孔缩小，称集合反射。动眼神经受损时，集合反射和调节反射均消失。

9. 眼球　检查时注意眼球的外形和运动。

（1）眼球突出　双侧眼球突出见于甲状腺功能亢进症。甲亢患者除突眼外还有以下眼征：①斯特尔沃格（Stellwag）征：瞬目（眨眼）减少。②约弗洛伊（Joffroy）征：上视时无额纹出现。③莫比乌斯（Mobius）征：双眼集合反射减弱。④格雷夫斯（Von Graefe）征：眼球下转时上睑不能相应下垂。单侧眼球突出，多由于局部炎症或眶内占位性病变引起，偶见于颅内病变。

（2）眼球凹陷　双侧眼球凹陷见于严重脱水；单侧眼球凹陷见于霍纳（Horner）综合征和眶尖骨折。

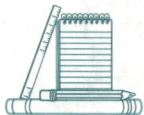

知识链接

霍纳（Horner）综合征

由一侧脑干或颈交感神经受损，导致瞳孔扩大肌瘫痪、睑板肌麻痹等引起。表现为同侧上眼睑下垂，眼球内陷，瞳孔缩小，同侧结膜充血及面部无汗。

（3）眼球运动　医师将目标物（棉签或手指尖）置于被检者眼前 30～40cm 处，嘱被检者头部固定，眼球随目标方向移动，一般按左侧→左上→左下，右侧→右上→右下的顺序进行。每一方向的运动由双眼的一对配偶肌支配，若某一方向运动受限，提示该对配偶肌功能障碍，并伴有复视。

双侧眼球发生一系列有规律的快速往返运动，称为眼球震颤。检查时嘱被检者眼球随医师手指所示方向（水平和垂直方向）运动数次，观察是否出现震颤。自发的眼球震颤见于耳源性眩晕、小脑疾患、视力严重低下等。

（4）眼内压　检查眼内压可采用触诊法和眼压计测量法。触诊法虽然不够准确，但简便易行，有临床应用价值。检查时，嘱被检者向下看（不能闭眼），医师两手食指放在上睑的眉弓和睑板上缘之间，其他手指放在额部和颊部，用两手食指交替轻压眼球的赤道部，借助指尖感觉眼球波动的抗力来判断其软硬度。眼内压增高见于颅内压增高、青光眼；眼内压降低见于眼球萎缩、严重脱水。

（二）耳

耳是听觉和平衡器官，分外耳、中耳、内耳三个部分。

1. 外耳

（1）耳郭　注意其外形、大小、位置、对称性，有无发育畸形、外伤瘢痕、红肿及结节等。耳郭红肿伴有局部发热、疼痛，见于感染。痛风患者可在耳郭上触及痛性小结节，为尿酸盐沉积所致。触诊和牵拉耳郭引起疼痛，提示炎症。

（2）外耳道　注意皮肤是否正常，有无溢液。有黄色液体流出并有痒痛者为外耳道炎。外耳道内有局部红肿、疼痛，并有耳郭牵拉痛应考虑疖肿。有脓液流出并有全身症状，考虑急性中耳炎。有血液或脑脊液流出，考虑颅底骨折。对耳鸣患者应注意是否存在耵聍、外耳道瘢痕狭窄或异物堵塞。

2. 中耳　观察鼓膜是否穿孔及穿孔位置；如有溢脓并有恶臭，可能为表皮样瘤。

3. 乳突　外壳由骨密质组成，内腔为大小不等的骨松质小房，乳突内腔与中耳道相连。化脓性中耳炎引流不畅时可蔓延为乳突炎，检查时可发现耳郭后方皮肤红肿，乳突明显压痛，有时可见瘘管，严重时可继发耳源性脑脓肿或脑膜炎。

4. 听力　检查方法有粗略法和精确法两种。检查时可先用粗略法了解被检者的听力情况。①粗略法：在静室内嘱被检者闭目坐于椅子上，用手指堵塞非受检耳，医师持机械手表或以拇指与食指互相摩擦，自 1m 以外逐渐移近被检查耳部，直到被检者听到声音为止，测量距离。用同样方法检测另一耳。正常人一般在 1m 处可听到机械表声或捻指声。②精确法：使用规定频率的音叉或电测听设备进行一系列较精确的测试，对明确诊断更有价值。听力减退见于耳道有耵聍或异物、听神经损害、中耳炎、局部或全身血管硬化、耳硬化等。

（三）鼻

1. 鼻的外形　检查时以视诊为主，注意鼻部皮肤颜色和外形的改变。①酒渣鼻：鼻尖和鼻

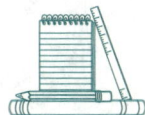

翼处皮肤发红，并有毛细血管扩张和组织肥厚。②蛙状鼻：鼻腔完全堵塞，鼻梁宽平如蛙状，见于肥大的鼻息肉患者。③鞍鼻：由于鼻骨破坏，鼻梁塌陷所致，见于鼻骨骨折、鼻骨发育不良、先天性梅毒等。④蝶形红斑：鼻梁部皮肤出现红色斑块，病损处高起皮面并向两侧面颊部扩展，见于系统性红斑狼疮。⑤鼻翼扇动：吸气时鼻孔张大，呼气时鼻孔回缩，为呼吸困难的表现。

2. 鼻中隔   正常人的鼻中隔大多稍有偏曲，很少完全正中。如有明显的偏曲，并引起呼吸障碍时，称为鼻中隔偏曲。严重的高位偏曲可压迫鼻甲，产生神经性头痛，也可因偏曲部骨质刺激黏膜而引起出血。鼻中隔出现孔洞，称为鼻中隔穿孔；患者可听到鼻腔中有哨声；用小型手电筒照射一侧鼻孔，可见对侧鼻孔有亮光透入；多为鼻腔慢性炎症、外伤等引起。

3. 鼻出血   检查时注意是单侧还是双侧。单侧出血，见于外伤、鼻腔感染、局部血管损伤、鼻咽癌、鼻中隔偏曲等。双侧出血则多由全身性疾病引起，如血液系统疾病（血小板减少性紫癜、再生障碍性贫血、白血病、血友病）、高血压、肝脏疾病、某些发热性传染病（流行性出血热、伤寒）、维生素C或维生素K缺乏等。

4. 鼻腔分泌物   鼻腔黏膜受到各种刺激时会产生过多的分泌物。清稀无色的分泌物见于卡他性炎症，多为病毒感染；黏稠发黄或发绿的分泌物见于鼻或鼻窦的化脓性炎症，多为细菌感染。

5. 鼻翼扇动   见于呼吸困难严重者，如高热性疾病、哮喘发作时等。

6. 鼻窦   为鼻腔周围含气的骨质空腔，共四对（图5-2），皆有窦口与鼻腔相通。当鼻窦引流不畅时容易发生炎症。鼻窦炎时表现为鼻塞、流涕、头痛、鼻窦压痛。

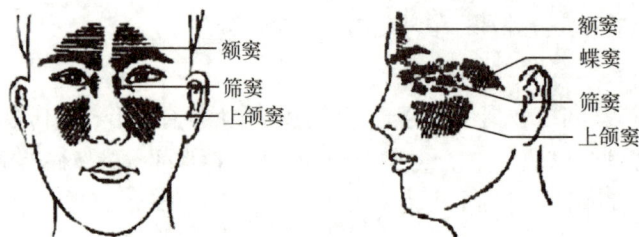

额窦
筛窦
上颌窦

额窦
蝶窦
筛窦
上颌窦

图5-2   鼻窦位置示意图

各鼻窦区压痛的检查方法如下。

（1）上颌窦   医师双手固定于被检者的两侧耳后，两拇指分别置于左右颧部，向后按压，询问有无压痛，比较两侧压痛有无区别。

（2）额窦   检查者一手扶持被检者枕部，将另一手拇指或食指置于眼眶上缘内侧，用力向后、向上按压；或用双手固定头部，两拇指分别置于左右眼眶上缘内侧，用力向后、向上按压，询问有无压痛，比较两侧压痛有无区别。

（3）筛窦   检查者双手固定于被检者的两侧耳后，两拇指分别置于鼻根部与眼内眦之间，向后方按压，询问有无压痛。

（4）蝶窦   因解剖位置较深，不能在体表进行检查。

（四）口

口的检查包括口唇、口腔内器官和组织，以及口腔气味等。

1. 口唇   口唇的毛细血管十分丰富，健康人口唇红润光泽。口唇苍白见于贫血、虚脱等。口唇颜色深红见于急性发热性疾病。口唇呈樱桃红色见于一氧化碳中毒。口唇发绀见于心力衰竭、呼吸衰竭等。口唇干燥并有皲裂，见于严重脱水。口唇疱疹为口唇黏膜与皮肤交界处出现

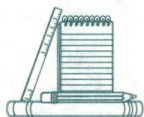

成簇的半透明小水疱，多为单纯疱疹病毒感染所致，常见于大叶性肺炎、感冒、流行性脑脊髓膜炎等。口唇突然发生非感染性、无痛性肿胀，见于血管神经性水肿。口角糜烂见于核黄素缺乏。口唇肥厚增大见于黏液性水肿、肢端肥大症、呆小病等。口角歪斜见于面神经瘫痪、脑血管意外。

2. 口腔黏膜 检查口腔黏膜应在充分的自然光线下进行，也可用手电筒照明。正常人口腔黏膜光洁，呈粉红色。出现蓝黑色色素沉着多见于原发性肾上腺皮质功能减退症（Addison 病）。口腔黏膜出现大小不等的出血点或瘀斑，见于各种出血性疾病或维生素 C 缺乏等。若在相当于第二磨牙的颊黏膜处出现针头大小的白色斑点，称为麻疹黏膜斑（Koplik spots），为麻疹的早期特征。口腔黏膜溃疡可见于慢性复发性口疮。雪口病（鹅口疮）为白念珠菌感染，多见于衰弱的患儿或老年患者，以及长期使用广谱抗生素或抗癌药的患者。

3.牙 应注意有无龋齿、残根、缺齿、义齿等。若发现牙齿疾患应按下列格式标明所在部位。

上

	8	7	6	5	4	3	2	1	1	2	3	4	5	6	7	8	
右																	左
	8	7	6	5	4	3	2	1	1	2	3	4	5	6	7	8	

下

其中 1 为中切牙，2 为侧切牙，3 为尖牙，4 为第一前磨牙，5 为第二前磨牙，6 为第一磨牙，7 为第二磨牙，8 为第三磨牙。

正常牙齿呈瓷白色。牙齿呈黄褐色，称斑釉牙，为长期饮用含氟量过高的水所致。如中切牙切缘呈月牙形凹陷且牙间隙分离过宽，称为哈钦森（Hutchinson）齿，为先天性梅毒的重要体征之一。单纯性牙间隙过宽，见于肢端肥大症。

4.牙龈 正常牙龈呈粉红色，质地坚韧且与牙颈部紧密贴合，压迫时无出血及溢脓。牙龈缘出血常为口腔内局部因素引起，如牙石等，也可由全身性疾病（如维生素 C 缺乏症、肝脏疾病、血液系统疾病等）所致。牙龈水肿见于慢性牙周炎。牙龈经挤压后有脓液溢出，见于慢性牙周炎、牙龈瘘管等。牙龈的游离缘出现蓝灰色点线，称为铅线，是铅中毒的特征。

5.舌 正常人舌质淡红，覆有薄白苔，舌体柔软，伸舌居中，活动自如，无震颤。

（1）干燥舌 明显的干燥舌见于鼻部疾患、使用阿托品或放射治疗后；严重的干燥舌可见舌体缩小并有纵沟，见于严重脱水患者。

（2）舌体增大 见于黏液性水肿、肢端肥大症等。

（3）草莓舌 舌乳头肿胀、发红似草莓，见于猩红热或长期发热患者。

（4）地图舌 舌面上出现黄色上皮细胞堆积而成的隆起部分，状如地图，见于核黄素缺乏。

（5）牛肉舌 舌面绛红如生牛肉，见于糙皮病（烟酸缺乏）。

（6）镜面舌 亦称光滑舌，舌乳头萎缩，舌体变小，舌面光滑呈粉红色或红色，见于缺铁性贫血、恶性贫血、慢性萎缩性胃炎。

（7）毛舌 也称黑舌，舌面敷有黑色或黄褐色毛，是由于丝状乳头缠绕了真菌丝及其上皮细胞角化形成，见于久病衰弱或长期使用广谱抗生素的患者。

（8）运动异常 震颤见于甲状腺功能亢进症；偏斜见于舌下神经麻痹。

6.咽部及扁桃体 咽部可分为鼻咽、口咽、喉咽三部分。咽部检查一般指口咽部检查。

（1）检查方法 被检者取坐位，头略后仰，口张大并发"啊"音，此时医师用压舌板在舌前 2/3 与舌后 1/3 交界处迅速下压，在照明的配合下即可观察软腭、悬雍垂、软腭弓、扁桃体及咽后壁的情况。

（2）临床意义　若咽部黏膜充血、红肿，分泌物增多，多见于急性咽炎。若咽部黏膜充血，表面粗糙，淋巴滤泡呈簇状增生，见于慢性咽炎。扁桃体发炎时，扁桃体充血、肿大，在扁桃体隐窝内有黄白色分泌物或渗出物形成的苔状假膜，很易剥离，应与白喉的假膜相鉴别。

扁桃体肿大一般分为三度：肿大不超过腭咽弓者为Ⅰ度；超过腭咽弓者为Ⅱ度；达到或超过咽后壁中线者为Ⅲ度。（图 5-3）

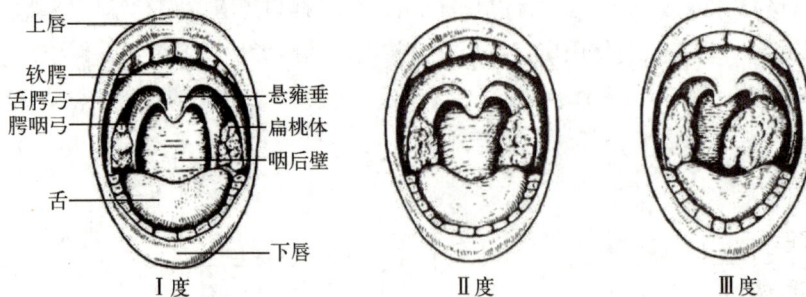

图 5-3　扁桃体位置及其肿大分度示意图

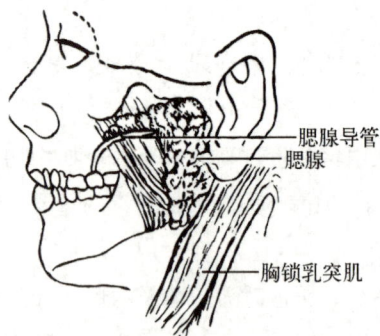

图 5-4　腮腺及腮腺导管位置
示意图

7. 口腔气味　健康人口腔无特殊气味。如有特殊难闻气味，称为口臭，可由口腔局部、胃肠道或其他全身性疾病引起。牙槽脓肿为腥臭味；牙龈出血为血腥味。其他疾病引起的特殊气味见"模块三嗅诊"的相关内容。

8. 腮腺　位于耳屏、下颌角、颧弓所构成的三角区内。正常腮腺体薄而软，触诊时摸不出腺体轮廓。腮腺导管位于颧骨下 1.5cm 处，横过咀嚼肌表面，开口相当于上颌第二磨牙相对的颊黏膜上（图 5-4）。检查时要注意导管口有无分泌物。腮腺肿大时，可见到以耳垂为中心的隆起，并可触及边缘不明显的包块。

腮腺肿大见于以下几种情况。

（1）急性流行性腮腺炎　腮腺迅速肿大，先为单侧，继而累及对侧。检查时有压痛，腮腺导管口可见红肿，挤压无脓性分泌物流出。急性期可累及胰腺、睾丸或卵巢。

（2）急性化脓性腮腺炎　多为单侧，表面皮肤红肿，有压痛，在导管口处加压后有脓性分泌物流出。常发生于抵抗力低下的重症患者，如胃肠道术后及口腔卫生不良者。

（3）腮腺肿瘤　多形性腮腺肿瘤质韧，呈结节状，边界清楚，可移动。恶性肿瘤质硬，有痛感，发展速度快，与周围组织有粘连，可伴有面瘫。

复习思考

1. 名词解释：麻疹黏膜斑、草莓舌、镜面舌。
2. 简述瞳孔的正常状态及其大小改变的临床意义。
3. 简述扁桃体肿大的临床意义及分度。

扫一扫，查阅
复习思考题答案

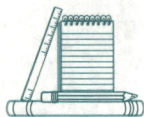

模块六 颈部检查

【学习目标】

知识目标

1. 掌握甲状腺、气管的检查方法及异常体征的临床意义。

2. 熟悉颈部检查的内容，颈静脉怒张的概念及临床意义，颈动脉搏动增强的临床意义。

3. 了解颈部包块检查的注意事项。

能力目标

掌握颈部检查的专业技能；能够准确识别并评估颈部异常状况。

素质目标

具备细致入微的观察力和良好的沟通技巧。

颈部检查时被检者最好取舒适坐位，解开内衣，暴露颈部和肩部，在平静、自然的状态下进行。检查手法应轻柔，疑有颈椎疾患时更应注意。

一、颈部的外形、分区与运动

1. 颈部外形 正常人颈部直立，两侧对称。男性甲状软骨比较突出，女性则平坦不显露，转头时可见胸锁乳突肌突起。检查时嘱被检者头稍后仰，更易观察颈部有无包块、瘢痕，两侧是否对称。正常人在静坐时颈部血管不显露。

2. 颈部分区 为描述和标记颈部病变的部位，根据解剖结构，可将颈部两侧各分为两个三角区域，即颈前三角和颈后三角。颈前三角为胸锁乳突肌内缘、下颌骨下缘与前正中线之间的区域；颈后三角为胸锁乳突肌后缘、锁骨上缘与斜方肌前缘之间的区域。

3. 颈部运动 正常人坐位时颈部直立，伸屈、转动自如。常见的运动异常：①头不能抬起：见于严重消耗性疾病的晚期、重症肌无力、进行性肌萎缩等。②斜颈：头部向一侧偏斜，称为斜颈。见于颈肌外伤、瘢痕收缩、先天性颈肌挛缩。③颈部运动受限并伴有疼痛：可见于软组织炎症、颈肌扭伤、肥大性脊柱炎、颈椎结核或肿瘤。④颈部强直：为脑膜刺激征的表现之一。见于各种脑膜炎、蛛网膜下腔出血等。

二、颈部皮肤与包块

1. 颈部皮肤 注意有无蜘蛛痣、感染（疖、痈、结核）、瘢痕、瘘管、神经性皮炎等。

2. 颈部包块 检查时应注意其部位、数目、大小、质地、活动度、有无压痛、与邻近器官的关系等。淋巴结肿大时，若质地不硬，有轻度压痛，可能为非特异性淋巴结炎；若质地较硬，且伴有纵隔、胸腔或腹腔病变的症状或体征，应考虑恶性肿瘤淋巴结转移的可能；若为全

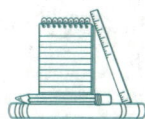

身性、无痛性淋巴结肿大，则多见于血液系统疾病；若包块弹性大，又无全身症状，可能为囊肿。

三、颈部血管

1. 颈静脉　正常人立位或坐位时，颈外静脉常不显露。平卧位时可稍见颈外静脉充盈，但充盈的水平仅限于锁骨上缘至下颌角距离的下 2/3 以内。若在坐位或半坐位（身体呈 45°角）时颈静脉明显充盈、怒张，或卧位时充盈度超过正常水平，称为颈静脉怒张，提示颈静脉压升高，见于右心衰竭、缩窄性心包炎、心包积液、上腔静脉阻塞综合征等。颈静脉搏动可见于三尖瓣关闭不全等。平卧位时若看不到颈静脉充盈，提示低血容量状态。

2. 颈动脉　正常人颈部动脉的搏动，只在剧烈活动后心搏出量增加时可见，且很微弱。若在安静状态下出现颈动脉明显搏动，则多见于主动脉瓣关闭不全、甲状腺功能亢进症、严重贫血、高血压等。因颈动脉和颈静脉都可能发生搏动，且部位相近，应注意鉴别。一般静脉搏动柔和，范围弥散，触诊时无搏动感；而动脉搏动比较强劲，为膨胀性，搏动感明显。

3. 颈部血管听诊　如在颈部大血管区听到血管性杂音，应考虑颈动脉或椎动脉狭窄。若在锁骨上窝处听到杂音，则可能为锁骨下动脉狭窄。若在右锁骨上窝处听到低调、柔和、连续性哼鸣，则可能是颈静脉血流快速流入上腔静脉口径较宽的球部时产生的，属生理性静脉血管音，用手指压迫颈静脉后即可消失。

四、甲状腺

甲状腺位于甲状软骨下方，紧贴在气管两侧（图 6-1）。其正常重量为 15～25g，表面光滑，质地柔软，不易触及。

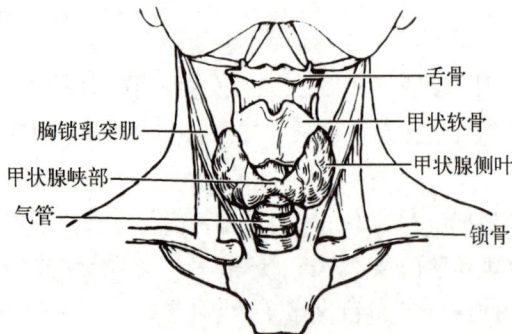

图 6-1　甲状腺位置示意图

（一）检查方法

1. 视诊　观察甲状腺的大小和对称性。正常人甲状腺外观不明显，女性在青春发育期可略增大。检查时让被检者做吞咽动作，可见甲状腺随吞咽动作而向上移动。若不易辨认，再嘱被检者两手放于枕后，头向后仰，此时观察即较明显。

2. 触诊　触诊比视诊更能明确甲状腺的轮廓和病变性质。触诊时应注意其大小、质地、表面是否光滑，有无结节、压痛、震颤等。

（1）甲状腺峡部　位于环状软骨下方第 2～4 气管环前面。医师站于被检者前面以拇指或站于被检者后面以食指从胸骨上切迹向上触摸，可感到气管前软组织。嘱被检者做吞咽动作，可感到此软组织在手指下滑动，判断有无增大和肿块。

（2）甲状腺侧叶　①前面触诊：医师以一手拇指施压于被检者一侧甲状软骨，将气管推向对侧，以另一手食、中指在对侧胸锁乳突肌后缘向前推挤甲状腺侧叶，拇指在胸锁乳突肌前缘触诊，配合吞咽动作，重复检查，可触及被推挤的甲状腺（图 6-2）。以同样的方法检查另一侧甲状腺。②后面触诊：医师以一手食、中指施压于被检者一侧甲状软骨，将气管推向对侧，以另一手拇指在对侧胸锁乳突肌后缘向前推挤甲状腺侧叶，食、中指在胸锁乳突肌前缘触诊，配合吞咽动作，重复检查（图 6-2）。以同样的方法检查另一侧甲状腺。

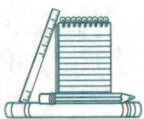

后面触诊甲状腺 前面触诊甲状腺

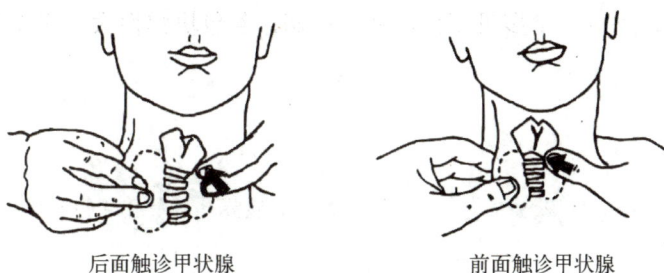

图 6-2 甲状腺触诊示意图

3. 听诊 当甲状腺肿大时，用钟形听诊器直接放在肿大的甲状腺上，若能听到低调、连续的静脉"嗡鸣"音，对诊断甲状腺功能亢进症很有帮助。

甲状腺肿大可分为三度：不能看出肿大但能触及者为Ⅰ度；既能看到肿大又能触及，但在胸锁乳突肌以内者为Ⅱ度；肿大超过胸锁乳突肌外缘者为Ⅲ度。

（二）甲状腺肿大的临床意义

1. 甲状腺功能亢进症 肿大的腺体质地柔软，触诊可有震颤，听诊有血管杂音。

2. 单纯性甲状腺肿 甲状腺肿大显著，可为弥漫性，亦可为结节性，不伴有甲状腺功能亢进症的表现。

3. 甲状腺癌 触诊时包块不规则，质硬，可有结节感，固定，不易推动。

4. 慢性淋巴细胞性甲状腺炎（桥本甲状腺炎） 肿大呈弥漫性或结节性，注意与甲状腺癌相鉴别。

5. 甲状腺腺瘤 生长缓慢，多为单发，呈圆形或椭圆形，质地较硬，表面光滑，无压痛。

五、气管

正常人气管位于颈前正中部。检查时嘱被检者取舒适坐位或仰卧位，使颈部处于自然直立状态，医师将食指与无名指分别置于两侧胸锁关节上，将中指于气管上，观察中指是否在食指与无名指中间，或以中指置于气管与两侧胸锁乳突肌之间的间隙，根据两侧间隙是否等宽来判断气管有无偏移。临床上可以根据气管的偏移方向来判断病变的性质。如大量胸腔积液、积气、纵隔肿瘤、单侧甲状腺肿大时可将气管推向健侧；肺不张、肺硬化、胸膜粘连等可将气管拉向患侧。

主动脉弓动脉瘤时，由于心脏收缩时瘤体膨大将气管压向后下，故每随心脏搏动可以触及气管向下牵动，称为 Oliver 征。

复习思考

1. 简述颈静脉怒张的概念及临床意义。

2. 如何触诊甲状腺，其肿大时如何分度？

3. 简述气管移位的临床意义。

扫一扫，查阅
复习思考题答案

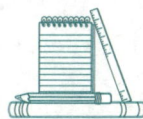

模块七 胸部检查

【学习目标】

知识目标

1. 掌握胸壁、胸廓、乳房、肺与胸膜、心脏、血管检查的内容、方法、顺序、重要体征及其临床意义。

2. 熟悉胸部的体表标志，呼吸、循环系统常见疾病的主要症状与体征。

3. 了解胸部体格检查的注意事项。

能力目标

具备独立完成胸部检查的能力，包括操作、记录、分析和应对。

素质目标

具备严谨认真的工作态度。严格遵守医疗伦理和隐私保护原则，尊重患者的隐私权和自主权。

案例导入

患者，男，30岁，农民。右侧胸痛伴低热2周，呼吸困难1周。患者2周前受凉后出现右侧胸痛，深吸气时加重，伴轻咳，无痰，自觉低热，无咯血、呼吸困难，服用"头孢菌素"5天，无效。1周来自觉胸闷，活动后感气急，体力下降，食欲尚可，大小便正常，睡眠稍差。既往体健。

查体：T 37.5℃，P 76次/分，R 24次/分，BP 120/80mmHg。神志清楚，自主体位，浅表淋巴结未触及。胸部体检见右侧胸廓饱满，触觉语颤减弱，右侧第8肋以下叩诊实音，呼吸音减弱。心率76次/分，律齐。腹软，肝脾未触及。四肢、脊柱无异常。

问题：

1. 该患者有哪些异常体征？

2. 引起其胸廓饱满的病因有哪些？

胸部是指颈部以下、腹部以上的区域。胸廓由12个胸椎和12对肋骨、锁骨及胸骨组成。胸部检查的内容主要包括胸壁、胸廓、乳房、纵隔、支气管、肺、胸膜、心脏、血管和淋巴结等。

项目一 胸部的体表标志

为标记正常胸廓内各脏器的轮廓和位置、体格检查时异常体征的部位和范围，常需借助胸廓上的一些自然标志（如骨骼、凹陷）和人工划定的垂直线及分区，来反映和记录胸廓内脏器

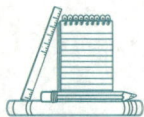

各部分的异常变化在体表的投影。

一、骨骼标志

1. 胸骨上切迹 位于胸骨柄的上方。正常气管位于切迹正中。

2. 胸骨柄 为胸骨上端一六角形的骨块，上部两侧与左右锁骨的胸骨端相连，下方与胸骨体相连。

3. 胸骨角 又称 Louis 角。由胸骨柄与胸骨体的连接处向前突起形成。其两侧分别与左右第2肋软骨相连，为计数肋骨和肋间隙的重要标志。其相当于支气管分叉、心房上缘、上下纵隔交界和第4或第5胸椎水平。

4. 肋骨和肋间隙 肋骨共12对。其中第1～7肋骨与各自的肋软骨相连；第8～10肋骨与3个联合在一起的肋软骨连接后，再与胸骨相连，构成胸廓的骨性支架；第11～12肋骨为浮肋，不与胸骨相连。肋间隙为两个肋骨之间的空隙，用以标记病变的水平位置。第1肋骨下的间隙为第1肋间隙，第2肋骨下的间隙为第2肋间隙，以此类推。

5. 脊柱棘突 为后正中线的标志。位于颈根部的第7颈椎棘突最为突出，其下为胸椎的起点，为计数胸椎的标志。

6. 肩胛下角（左右） 肩胛骨最下端，直立位，两上肢自然下垂时，肩胛下角平对第7或第8肋间隙水平，或相当于第8胸椎的水平，可作为后胸部计数肋骨和椎骨的标志（图7-1）。

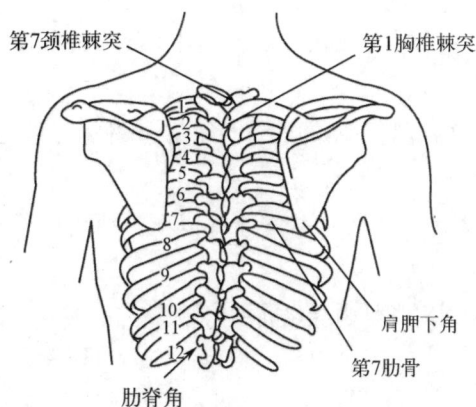

图 7-1 胸部后面体表标志

二、垂直线性标志

1. 前正中线（胸骨中线） 通过胸骨正中的垂直线。

2. 锁骨中线（左右） 通过锁骨的肩峰端与胸骨端两者中点的垂直线，即通过锁骨中点向下的垂直线。正常男性和儿童此线常通过乳头。

3. 腋前线（左右） 通过腋窝前皱襞的垂直线。

4. 腋后线（左右） 通过腋窝后皱襞的垂直线。

5. 腋中线（左右） 通过腋窝顶端于腋前线和腋后线之间向下的垂直线。

6. 肩胛线（左右） 两臂自然下垂时，通过肩胛下角的垂直线。

7. 后正中线 通过椎骨棘突的垂直线，即脊柱中线。（图7-2、图7-3、图7-4）

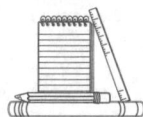

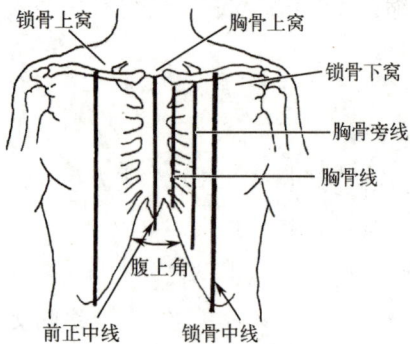

图 7-2　胸部前面自然
凹陷及分区

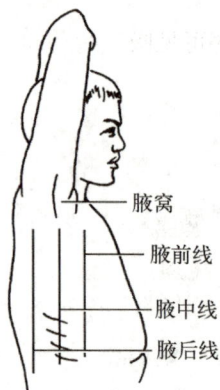

图 7-3　胸部侧面自然
凹陷及分区

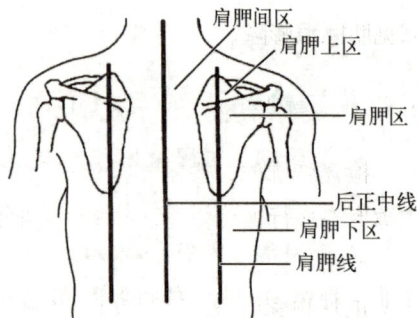

图 7-4　胸部后面自然
凹陷及分区

三、自然陷窝与解剖区域

1. 自然陷窝

（1）胸骨上窝　胸骨柄上方的凹陷部，正常时气管位于其后正中。

（2）锁骨上窝（左右）　锁骨上方的凹陷部，相当于两肺上叶肺尖的上部。

（3）锁骨下窝（左右）　锁骨下方至第 3 肋骨下缘的凹陷部，相当于两肺上叶肺尖的下部。

（4）腋窝（左右）　上肢内上缘与胸壁相连的凹陷部。

2. 背部分区

（1）肩胛上区（左右）　肩胛冈以上的区域，其外上界为斜方肌的上缘，相当于两肺上叶肺尖的下部。

（2）肩胛下区（左右）　两肩胛下角的连线与第 12 胸椎水平线之间的区域，后正中线将其分为左右两部分。

（3）肩胛区　肩胛冈以下，两肩胛下角连线以上，两肩胛骨内缘以外，腋后线以后的区域。

（4）肩胛间区（左右）　两肩胛骨内缘之间的区域，后正中线将其分为左右两部分。

项目二　胸壁、胸廓与乳房检查

一、胸壁检查

1. 胸壁静脉　对于显露、充盈或曲张的静脉应检查血流方向进行鉴别。上腔静脉阻塞时，静脉血流方向自上而下；下腔静脉阻塞时，血流方向则自下而上。

2. 皮下气肿　指胸部皮下组织有气体积存。正常胸壁无皮下气肿。以手按压存在皮下气肿的皮肤，可出现捻发感或握雪感。用听诊器体件按压皮下气肿部位时，可听到类似捻动头发的声音。胸部皮下气肿多见于肺、气管、胸膜损伤或病变，气体自病变部位逸出，积存于皮下所致，偶见于胸壁皮肤产气杆菌感染。

3. 胸壁压痛　正常胸壁无压痛。胸壁压痛见于肋间神经炎、肋软骨炎、胸壁软组织炎、肋骨骨折等。急性白血病患者，常有胸骨压痛和叩击痛。

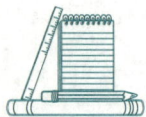

4. 肋间隙回缩或膨隆 呼吸道阻塞可见吸气时肋间隙回缩；大量胸腔积液、气胸等呼气时可见肋间隙膨隆。

二、胸廓检查

检查胸廓时，患者取坐位或立位，暴露胸廓，平静呼吸。检查者从前、后、左、右对患者胸廓形态进行视诊检查，必要时可配合触诊，要注意两侧对比观察。

（一）正常胸廓

正常胸廓两侧大致对称，呈椭圆形，两肩平齐。成人胸廓前后径小于左右径，前后径与左右径之比为1：1.5。小儿和老年人胸廓前后径略小于或等于左右径。

（二）异常胸廓

1. 桶状胸 胸廓的前后径与左右径几乎相等，呈圆桶状，肋间隙增宽且饱满。常见于严重慢性阻塞性肺疾病患者，亦可见于老年人或矮胖体型者。

2. 扁平胸 胸廓的前后径小于左右径的一半或以上，呈扁平状。常见于瘦长体型者，也可见于慢性消耗性疾病，如肺结核等。

3. 佝偻病胸 为佝偻病所致的胸廓改变，多见于儿童。若胸廓的前后径略长于左右径，其上下距离较短，胸骨下端向前突起，胸廓前侧壁肋骨凹陷，称为鸡胸。若胸骨剑突处显著内陷，形似漏斗，称为漏斗胸。沿胸骨两侧各肋软骨与肋骨交界处隆起，形似串珠状，称为佝偻病串珠。下胸部前面的肋骨外翻，沿膈附着的部位胸壁向内凹陷形成沟状带，称为肋膈沟。

4. 胸廓一侧或局限性变形 胸廓一侧隆起多见于该侧大量胸腔积液、大量胸腔积气等。胸廓一侧凹陷见于该侧肺广泛纤维化、广泛胸膜肥厚粘连、肺不张等。胸廓局部隆起见于心脏扩大、心包积液、主动脉瘤、胸壁肿瘤及肋软骨炎等。胸廓局部凹陷见于局限性肺不张等。

5. 脊柱畸形引起的胸廓改变 表现为脊柱前凸、后凸或侧凸等。主要由胸椎病变造成，严重畸形可引起呼吸、循环功能障碍。常见于胸椎先天发育畸形、胸椎结核、胸椎肿瘤、胸椎外伤等。（图7-5）

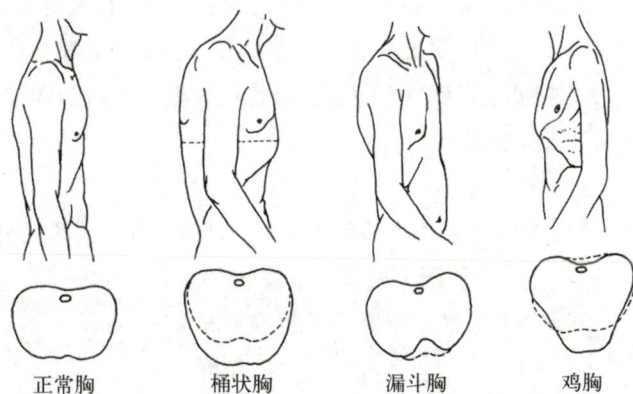

正常胸　　桶状胸　　漏斗胸　　鸡胸

图7-5　异常胸廓

三、乳房检查

正常情况下，成年男性及儿童乳房一般不明显，乳头位置大约位于锁骨中线第4肋间隙。女性乳房在青春期逐渐增大，呈半球形，乳头也逐渐长大呈圆柱形。检查乳房时患者要充分暴露胸部，被检查者取坐位或仰卧位。一般先做视诊，再做触诊。

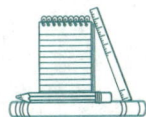

知识链接

　　正常乳房呈模糊的颗粒感和柔韧感。皮下脂肪组织的多寡可影响乳房触诊的感觉。青年人乳房柔软，质地均匀一致，老年人则多呈纤维感和结节感。乳房由腺体组织的小叶所组成，当触及小叶时，切勿误认为肿块。月经期乳房小叶充血，乳房有紧张感，月经后充血迅即消退。妊娠期乳房增大并有柔韧感，而哺乳期则呈结节感。

（一）视诊

　　检查时注意观察双侧乳房的位置、大小、形态、对称性及乳房皮肤有无溃疡、瘢痕、色素沉着、水肿、过度角化等。必要时可嘱被检查者采取前倾位观察，此时乳房下垂，如有乳房病变并与胸肌粘连，则可出现局部凹陷。同时，还需观察双侧乳头是否对称、有无移位和回缩、有无分泌物；观察乳房淋巴引流的重要区域（腋窝、锁骨上窝）有无包块、红肿、溃疡等。

　　1. 对称性　正常女性坐位时两侧乳房基本对称。一侧乳房明显增大见于先天畸形、囊肿形成、炎症或肿瘤等。一侧乳房明显缩小，则多为发育不全。

　　2. 皮肤改变　注意乳房皮肤有无红、肿、溃疡、皮疹、凹陷、色素沉着、瘢痕。乳房皮肤出现红、肿、热、痛，常提示局部炎症；乳房皮肤呈深红色，不伴热痛，常提示乳腺癌累及浅表淋巴管引起的癌性淋巴管炎。乳房水肿使毛囊和毛囊开口变得明显可见，见于乳腺癌和炎症。癌肿引起的水肿为癌细胞浸润阻塞皮肤淋巴管所致，称为淋巴水肿。此时，因毛囊及毛囊孔明显下陷，故局部皮肤外观呈"橘皮"或"猪皮"样。炎症水肿由于炎症刺激使毛细血管通透性增加，血浆渗出血管外，进入细胞间隙，常伴有皮肤发红。乳房皮肤回缩可由外伤、炎症或恶性肿瘤引起。外伤或炎症使局部脂肪坏死、纤维细胞增生、受累区域表层和深层间悬韧带纤维缩短，如无确切的急性乳腺炎或外伤病史，常提示恶性肿瘤。皮肤回缩常为早期乳腺癌的表现。检查时应请患者双手上举过头或两手叉腰，背部后伸，使乳房悬韧带拉紧，有助于在早期发现乳房皮肤回缩。

　　3. 乳头状态　注意乳头的位置、大小、对称性、颜色、分泌物及有无乳头内陷。乳头回缩，如自幼发生则为发育异常；如为近期发生则可能为癌变或炎症。非哺乳期乳头出现分泌物，提示乳腺导管有病变，分泌物可呈浆液性，黄色、绿色或血性。出血最常见于乳管内良性乳头状瘤，但也见于乳腺癌及乳管炎患者。

（二）触诊

　　为了检查和记录方便，常以乳头为中心作一水平线和垂直线，将乳房分为1（外上）、2（外下）、3（内下）、4（内上），4个象限（见图7-6）。检查时被检查者取坐位，先双臂下垂，然后双臂高举超过头部或双手叉腰再行检查。当仰卧位检查时，可垫以小枕头抬高肩部，使乳房能较对称地位于胸壁上，以便于进行详细检查。检查左侧乳房时，按顺时针方向，即外上、外下、内下、内上、乳头的顺序进行。用同样的方式按逆时针方向检查右侧乳房。触诊时，检查者手指平置，压力适中（以能触及肋骨而不引起疼痛为宜），手指掌面应做圆周运动或来回滑动。先触诊健侧，后触诊患侧。触诊时应注意以下事项。

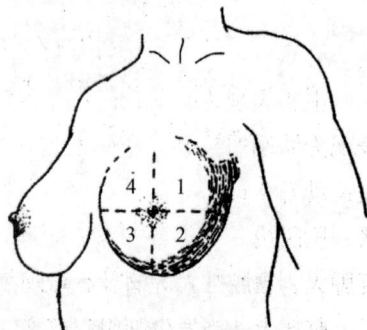

图7-6　乳房病变的定位与分区

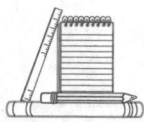

1. 硬度与弹性 正常乳房触诊时有弹性，可有颗粒感和柔韧感，且随不同年龄和性生殖周期而异。青年人乳房柔软，质地均匀一致；中年人可触及乳腺小叶；老年人触诊乳房有纤维结节感。乳房由乳腺小叶组成，触诊时不可把乳腺小叶误诊为肿块。月经期乳房小叶充血，乳房有紧绷感。妊娠期乳房增大并有柔韧感，而哺乳期则呈结节感。乳房硬度增加，弹性减弱，多见于乳房炎症和肿瘤。

2. 压痛 乳房局部出现压痛多见于炎症、月经前和乳腺囊性增生；恶性病变较少出现压痛。

3. 包块 触及包块时应注意其部位、大小、外形、质地、硬度、压痛、活动度、边界、与周围组织有无粘连等。

乳房触诊后，还应仔细触诊腋窝、锁骨上窝及颈部的淋巴结有无肿大或其他异常，因此处常为乳房炎症或恶性肿瘤扩散和转移的部位。

（三）常见异常改变及其临床意义

1. 男性乳房异常 乳房增大常见于内分泌紊乱，如使用雌激素、肾上腺皮质功能亢进症及肝硬化等。

2. 女性乳房异常 ①乳房包块，初起为硬结，继之红、肿、热、痛，甚至出现波动感，局限于某一象限，伴寒战、发热等全身中毒症状，提示为急性乳腺炎，常见于哺乳期妇女。②乳房包块，凹凸不平，质地坚硬，不易推动，表面皮肤呈"橘皮"或"猪皮"样，或形成溃疡，易出血，有恶臭，提示为乳腺癌，多见于中年以上妇女，晚期多有腋窝淋巴结转移。③一侧或双侧乳房多个囊性包块，与周围乳腺组织分界清楚，提示为乳腺囊性增生症（慢性囊性乳腺病）。④乳房单个质韧包块，位于外上象限，边界清楚，表面光滑，活动度大，提示为乳房纤维瘤。⑤乳房乳晕区单个直径数毫米大小的包块，伴乳头血性（亦可为暗棕色）溢液，提示为乳管内乳头状瘤。⑥非哺乳期乳头流出清淡乳汁，多伴有闭经、不育，提示为催乳素瘤。⑦在腋窝与腹股沟连线上出现多个乳头或乳房，称为副乳，为发育过程中退化不全所致。

项目三 肺和胸膜检查

检查胸部时被检查者一般采取坐位或仰卧位，充分暴露胸部。室内环境安静，光线良好，舒适温暖，应避免因寒冷诱发肌颤而造成视诊不满意或听诊音被干扰。肺和胸膜的检查包括视、触、叩、听四个部分。

一、视诊

1. 呼吸运动 健康人在静息状态下呼吸运动稳定而有节律。正常男性和儿童以腹式呼吸为主，主要表现为膈肌运动，即胸廓下部及上腹部的动度较大。正常女性以胸式呼吸为主，主要表现为肋间肌运动。实际上这两种呼吸运动均不同程度地同时存在。某些疾病可使胸、腹式呼吸运动发生改变。胸式呼吸减弱而腹式呼吸增强，可见于肋间神经痛、肋骨骨折、肺炎、肺不张、胸膜炎、气胸等；腹式呼吸减弱而胸式呼吸增强，可见于大量腹腔积液、腹膜炎、肝脾极度肿大、腹腔巨大肿瘤及妊娠晚期等。

临床上，当发生肺组织实变、肺气肿、肺肿瘤、肺空洞、胸腔积液、气胸、胸膜增厚或粘连时，呼吸运动减弱或消失；发生代偿性肺气肿、酸中毒大呼吸时，呼吸运动增强。

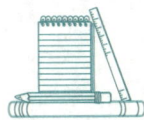

当上呼吸道部分阻塞时，气流不能顺利进入肺，吸气时呼吸肌收缩，胸腔内负压增加，出现胸骨上窝、锁骨上窝及肋间隙凹陷，称为"三凹征"。因吸气时间延长，又称为吸气性呼吸困难，多见于气管异物、气管肿瘤等。当下呼吸道部分阻塞时，气流呼出不畅，出现呼气费力，可引起肋间隙膨隆。因呼气时间延长，又称为呼气性呼吸困难，多见于支气管哮喘、阻塞性肺气肿。

2. 呼吸频率、深度及节律　详见"模块四一般检查"。

二、触诊

（一）胸廓扩张度

呼吸时，胸廓随之扩大和回缩，有一定运动度，即胸廓扩张度。正常情况下两侧胸廓扩张度一致。前胸廓扩张度的测定：检查者两手置于胸廓下方的前侧部，左右拇指分别沿两侧肋缘指向剑突，拇指尖在前正中线两侧对称部位，手掌和伸展的手指置于前侧胸壁（图7-7）。后胸廓扩张度的测定：将两手平置于患者背部，约当第10肋骨水平，拇指与后正中线平行，并将两侧皮肤向中线轻推。嘱患者深呼吸，观察比较两手的动度是否一致。若一侧胸廓扩张受限，见于大量胸腔积液、气胸、胸膜增厚和肺不张等。

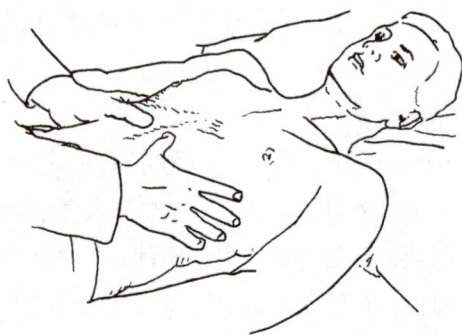

图7-7　胸廓扩张度的检查方法

（二）语音震颤

被检查者发自声门的语音产生声波振动，沿气管、支气管及肺泡传至胸壁引起振动，可用手感知，又称为触觉语颤。

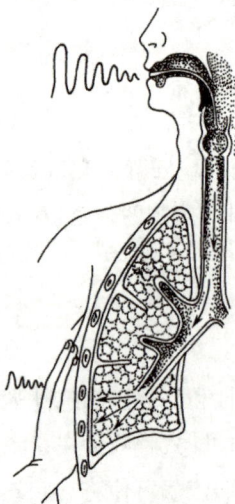

图7-8　语音震颤检查示意图

1. 检查方法　检查者以双手掌掌面或尺侧缘轻放于被检查者胸廓两侧对称部位，嘱其用同等的强度重复发低调长音"yi"，此时检查者手掌可有振动感。检查顺序为自上到下，由前到后，双手交叉，左右对比。通过比较两侧相应部位语音震颤的强弱，可判断胸内病变的性质（图7-8）。

2. 生理变化　语音震颤的强度受发音的强弱、音调的高低、胸壁的厚薄、邻近组织及器官等情况的影响，故正常人胸部的语音震颤与年龄、性别、体型及部位有关。成人较儿童强；男性较女性强；瘦者较胖者强；前胸上部较下部强；后背下部较上部强，肩胛间区较强；右胸上部较左胸上部强。

3. 病理情况　影响语音震颤强弱的主要因素有气管与支气管是否通畅、肺组织的密度、胸膜腔的病变、胸壁传导是否良好等。

（1）语音震颤增强　①肺实变：肺泡内有炎症细胞浸润，而肺组织实变使语颤传导良好，如大叶性肺炎实变期、肺梗死、压迫性肺不张等。②巨大空腔：肺内有接近胸壁的巨大空腔，且与支气管相通，声波在空腔中产生共鸣；若空腔周围有炎症细胞浸润或与胸壁粘连，更有利于声波传导，如肺结核空洞、肺脓肿等。

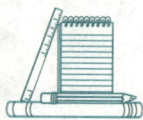

（2）语音震颤减弱或消失　①支气管阻塞：声波传导受阻，如阻塞性肺不张。②肺泡内含气量增多：传导声波的能力降低，如肺气肿及支气管哮喘发作时。③胸壁与肺组织距离加大：如胸腔积液或气胸、严重胸膜肥厚、胸壁皮下气肿等。

（三）胸膜摩擦感

正常胸膜光滑，胸膜腔内有少量浆液起润滑作用，呼吸时不产生摩擦感。当胸膜发生炎症时，沉着其上的纤维蛋白使胸膜表面粗糙，呼吸时两层胸膜互相摩擦，触诊有似皮革相互摩擦的感觉，称为胸膜摩擦感。胸膜的任何部位均可出现胸膜摩擦感，但在腋中线第5～7肋间隙最易触及，呼气和吸气时均可出现，但吸气末更为明显。

三、叩诊

（一）叩诊方法及注意事项

胸部叩诊的方法有间接叩诊法和直接叩诊法两种，其中以间接叩诊法最为常用。被检查者可取坐位或卧位，首先检查前胸，胸部挺直，板指平贴在肋间与肋骨平行，从锁骨上窝开始，沿锁骨中线、腋前线自第1肋间隙自上至下逐一肋间隙进行叩诊。其次检查侧胸壁，嘱被检查者上肢举起抱枕部，自腋窝开始沿腋中线、腋后线叩诊，向下检查至肋缘。最后检查背部，被检查者稍向前低头，两手抱肩或抱肘，上身略向前倾，尽可能使肩胛骨移向外侧方。叩诊自肺尖开始，沿肩胛线逐一肋间隙向下检查，直至肺底膈活动范围被确定为止。叩诊肩胛间区时，板指与脊柱平行，至肩胛下角以下，板指仍需平贴于肋间并与肋骨平行。叩诊时应自上而下，由前向后，两侧对比。叩击力量要均等，轻重需适宜。

（二）正常叩诊音分布

正常胸部叩诊呈清音，由于受多种因素影响，存在生理性差异。如肺上叶的体积较下叶小，含气量较少，且上胸部肌肉较厚，故前胸上部较下部叩诊音相对稍浊。因右肺上叶较左肺上叶小，且惯用右手者右侧胸大肌较左侧为厚，故右肺上部叩诊音亦相对稍浊。背部肌肉、骨骼层次较多，故背部叩诊音较前胸部稍浊。右侧腋下部因受肝的影响叩诊音稍浊。左侧腋前线下方有胃泡存在，叩诊呈鼓音，又称为胃泡鼓音区。心脏和肝脏被肺覆盖的区域呈浊音。心脏和肝脏未被肺覆盖的区域呈实音。（图7-9）

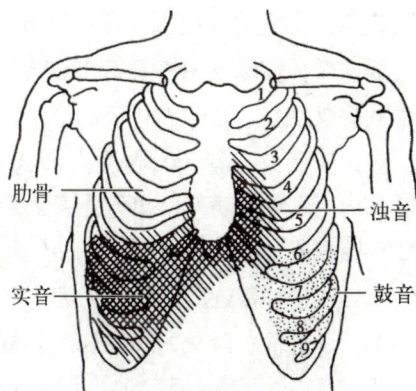

图7-9　正常前胸部叩诊音

（三）肺界的叩诊

1.肺上界　即肺尖的宽度。自斜方肌前缘的中央部开始向外叩诊，直至清音变为浊音，标记该点。然后再从上述中点向内叩诊，至清音变为浊音，再标记该点。两点间的距离即为肺尖的宽度，正常为4～6cm。因右肺尖位置较低，且右侧肩胛带的肌肉较发达，故右侧较左侧稍窄。肺上界变窄或叩诊呈浊音，常见于肺结核所致的肺尖浸润、肺纤维化及肺萎缩。肺上界变宽，则常见于慢性阻塞性肺疾病。

2.肺下界　通常在两侧锁骨中线、腋中线和肩胛线上叩诊。正常人在上述三条线上，肺下界分别为第6、第8和第10肋间隙，两侧肺下界大致相同。叩诊时，嘱被检查者平静呼吸，从肺野的清音区开始，前胸部从锁骨中线第2肋间隙开始，沿右侧锁骨中线叩诊时，由清音变为浊音时为肝上界，由浊音变为实音时为肺下界。后胸部从肩胛线上第8肋间隙开始，向下叩至实音点即为肺下界。肺下界可因体型、发育的不同而异，如矮胖者肺下界可上移1肋间隙，瘦

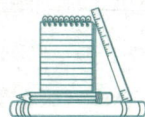

长者则可下移1肋间隙。病理情况下，肺下界下移见于慢性阻塞性肺疾病、腹腔脏器下垂等；肺下界上移见于阻塞性肺不张、肺萎缩、胸腔积液及腹腔内压力升高所致的膈肌上抬（如腹腔积液、鼓肠、气腹、腹腔巨大肿瘤及肝脾肿大等）。

3. 肺下界移动度　即相当于呼吸时膈的移动范围。首先在被检查者平静呼吸时，于肩胛线上叩出肺下界，然后嘱被检查者在深吸气后屏住呼吸，沿该线继续再向下叩诊，由清音变为浊音时，以笔做标记；当被检查者恢复平静呼吸后，同样先于肩胛线上叩出平静呼吸时的肺下界，再嘱其做深呼气并屏住呼吸，然后再由下向上叩诊，直至浊音变为清音时，以笔做标记，两个标记间的距离为肺下界移动度。正常人肺下界移动度为6～8cm。肺下界移动度减弱见于肺组织弹性消失（如慢性阻塞性肺疾病等）、肺组织萎缩（如肺不张、肺纤维化等）、肺炎及肺水肿。当胸腔大量积液、积气及胸膜广泛增厚粘连时，肺下界及其移动度不能叩出。膈神经麻痹者，肺下界移动度亦消失。

知识链接

正常肺前界相当于心脏的绝对浊音界。右肺前界相当于胸骨线的位置。左肺前界则相当于胸骨旁线自第4～6肋间隙的位置。当心脏扩大、心肌肥厚、心包积液、主动脉瘤、支气管肺门淋巴结明显肿大时，可使左、右两肺前界间的浊音区扩大；反之，慢性阻塞性肺疾病时则可使其缩小。

（四）胸部异常叩诊音

正常肺部清音区，若出现浊音、实音、过清音或鼓音时，称为异常叩诊音，提示肺、胸膜、膈或胸壁有病理改变。异常叩诊音的性质和范围取决于病变的大小、性质及病变部位的深浅。一般病变部位深度距体表5cm以上，或直径小于3cm，或有少量胸腔积液时，常不能分辨出叩诊音的改变。

1. 浊音或实音　①肺部大面积含气量减少，如肺炎、肺不张、肺梗死及重度肺水肿等。②肺内不含气的病变，如肺肿瘤、未液化的肺脓肿、肺包虫病或肺孢子虫病等。③胸膜腔病变，如胸腔积液、胸膜增厚。④胸壁疾病，如胸壁水肿、胸壁肿瘤等。

2. 鼓音　接近胸壁的肺内大空腔，其直径大于3～4cm时，病变区叩诊呈鼓音，如肺结核空洞、肺肿瘤、液化的肺脓肿或肺囊肿等。气胸时病侧呈鼓音。若张力性气胸或空洞巨大、位置浅表且内壁光滑，叩诊时表现为兼有金属性回响的鼓音，称为空瓮音。

3. 过清音　由于肺泡含气量增加而弹力减弱所致，见于慢性阻塞性肺疾病。

知识链接

在肺泡壁松弛、肺泡含气量减少的情况下，如肺不张、肺炎充血期或消散期、肺水肿等，局部叩诊时可呈现一种兼有浊音和鼓音特点的混合性叩诊音，称为浊鼓音。

四、听诊

肺部听诊时，被检查者取坐位或卧位。听诊一般从肺尖开始，自上而下，分别检查前胸部、侧胸部和背部。听诊前胸部应沿锁骨中线和腋前线；听诊侧胸部应沿腋中线和腋后线；听诊背部应沿肩胛线，自上至下逐一肋间隙进行，而且要在上下、左右对称的部位进行对比。嘱被检

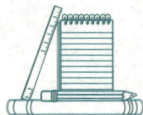

查者微张口做均匀呼吸，必要时做深呼吸或咳嗽后听诊，有利于察觉呼吸音及附加音的改变。

正常人呼吸时，气流进出呼吸道及肺泡，发生湍流引起振动而产生音响，在体表可闻及，即为呼吸音。

（一）正常呼吸音

1.气管呼吸音 是空气进出气管所发出的声音，粗糙、响亮且调高，吸气与呼气时间几乎相等，于胸外气管上面可以听到。因为不说明临床上任何问题，一般不予评价。

2.支气管呼吸音 是吸入的气流在声门、气管及主支气管形成湍流（旋涡）所产生的声音，类似将舌抬高呼气时所发出的"ha"音。吸气是主动运动，声门增宽，气流通过较快；呼气是被动运动，声门变窄，气流通过较慢。故呼气时相长于吸气时相，呼气音强于吸气音。正常人于喉部、胸骨上窝、背部第6、7颈椎及第1、2胸椎附近均可听到支气管呼吸音。

3.肺泡呼吸音 吸气时，气流经过支气管进入肺泡，冲击肺泡壁，使肺泡壁由松弛变为紧张；呼气时，肺泡壁由紧张变为松弛。肺泡壁弹性的变化和气流产生的振动，形成肺泡呼吸音。此音类似上牙咬住下唇，吸气时发出的"fu"音。吸气时音响较强，音调较高，时相较长；呼气时音响较弱，音调较低，时相较短。除支气管呼吸音及支气管肺泡呼吸音分布区域外，肺部的其余部位均可听到肺泡呼吸音。

正常人肺泡呼吸音的强弱与性别、年龄、呼吸的深浅、肺组织弹性的大小及胸壁的厚薄等有关。男性肺泡呼吸音较女性为强，因男性呼吸运动的力量较强，且胸壁皮下脂肪较少。儿童的肺泡呼吸音较老年人强，因儿童的胸壁较薄且肺泡富有弹性，而老年人的肺泡弹性则较差。肺泡组织较多，胸壁肌肉较薄的部位，如乳房下部及肩胛下部肺泡呼吸音最强，其次为腋窝下部，而肺尖及肺下缘区域则较弱。

4.支气管肺泡呼吸音 该呼吸音兼有支气管呼吸音和肺泡呼吸音二者的特点，故亦称混合性呼吸音。吸气时相与呼气时相大致相等。其吸气音近似肺泡吸气音，但音响较强，音调较高；呼气音近似支气管呼气音，但音响较弱，音调较低。正常人在胸骨两侧第1、2肋间隙，肩胛间区第3、4胸椎水平，以及肺尖前后部可以听到支气管肺泡呼吸音。（图7-10）

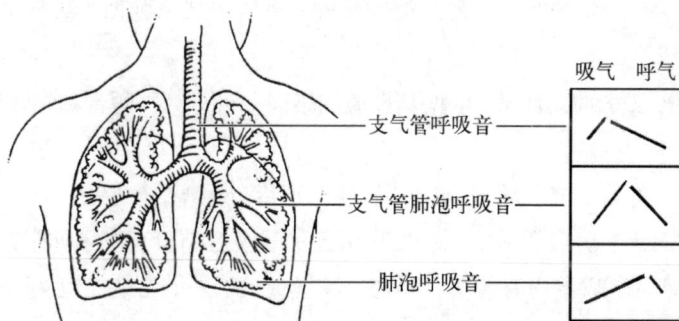

图7-10 三种正常呼吸音的分布及特点

（二）异常呼吸音

1.异常肺泡呼吸音

（1）**肺泡呼吸音减弱或消失** 其原因与进入肺泡的空气量减少、气流速度减慢及呼吸音传导障碍有关，可出现于双侧、单侧或局部。常见原因有：①全身衰竭，呼吸无力。②胸廓活动受限，如胸痛、肋软骨骨化、肋骨切除等。③呼吸肌疾病，如重症肌无力、膈肌瘫痪和膈肌升高等。④支气管阻塞，如慢性阻塞性肺疾病、支气管狭窄等。⑤肺部疾患，如肺炎早期、肺纤维化等。⑥胸膜疾病，如气胸、胸腔积液、胸膜肥厚等。⑦腹部疾病，如大量腹水、腹腔内巨大

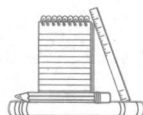

肿瘤等。

（2）肺泡呼吸音增强　双侧肺泡呼吸音增强，为呼吸运动及通气功能增强，使进入肺泡的空气量增多和（或）进入肺泡的气流速度加快所致。见于运动后、发热、贫血及代谢性酸中毒等。一侧肺或胸膜疾病，健侧代偿性肺泡呼吸音增强。

（3）呼气音延长　肺泡呼吸音的呼气音明显延长，是由下呼吸道狭窄或部分阻塞，使呼气阻力增加；或肺泡壁弹性减弱，使呼气驱动力下降所致。见于支气管哮喘、支气管炎和慢性阻塞性肺疾病等。

（4）断续性呼吸音　又称齿轮性呼吸音。肺内局部炎症或支气管狭窄，使空气不能均匀地进入肺泡而引起断续性呼吸音。常见于肺结核和肺炎等。当寒冷、疼痛和精神紧张时，亦可听到断续性肌肉收缩的附加音，但此音与呼吸运动无关，应予鉴别。

（5）粗糙性呼吸音　为黏膜轻度水肿或炎症细胞浸润造成支气管腔不光滑或狭窄，使气流进出不畅所形成的粗糙呼吸音。见于支气管或肺部炎症的早期。

2.异常支气管呼吸音　凡在肺泡呼吸音听诊区域内听到支气管呼吸音，即为异常支气管呼吸音，或称管样呼吸音。

（1）肺组织实变　支气管呼吸音通过致密的实变部位，由于传导良好，在胸壁易于听到。实变范围愈大、愈浅，其声音愈强，反之则弱。见于大叶性肺炎实变期、肺梗死等。

（2）肺内大空洞　当肺内空洞较大与支气管相通，且其周围肺组织又有实变时，音响在空洞内产生共鸣，加之实变组织传导良好，故可在胸壁听到支气管呼吸音。见于肺脓肿、肺结核空洞等。

（3）压迫性肺不张　当肺组织受压，肺膨胀不全，组织变致密，传导良好，在积液的上方可听到较弱的支气管呼吸音。见于胸腔积液等。

3.异常支气管肺泡呼吸音　在正常肺泡呼吸音听诊区域内听到支气管肺泡呼吸音，称为异常支气管肺泡呼吸音。其产生机制是：①实变部位较深，被正常肺组织遮盖。②实变范围较小，且与正常肺组织相互掺杂存在。见于支气管肺炎、大叶性肺炎早期、肺结核、胸腔积液上方肺膨胀不全区域。

（三）啰音

啰音是指呼吸音以外的附加音。依据其性质的不同，可分为干啰音和湿啰音两种。

1.干啰音

（1）发生机制　气管、支气管及细支气管狭窄或部分阻塞，气流通过时，产生湍流或黏稠分泌物振动所产生的音响。病理基础：①炎症引起的呼吸道黏膜充血、肿胀，黏稠分泌物增多。②支气管平滑肌痉挛。③管腔内有包块、异物。④管壁被管外淋巴结或包块压迫。（图7-11）

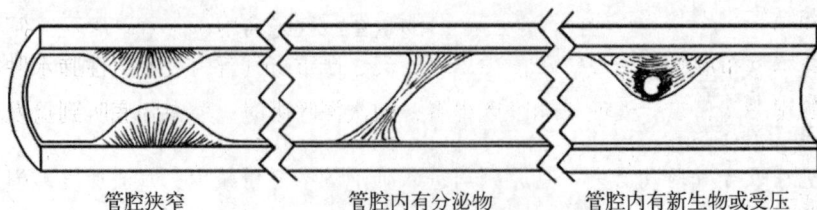

| 管腔狭窄 | 管腔内有分泌物 | 管腔内有新生物或受压 |

图7-11　干啰音的发生机制

（2）分类　根据其音调高低可分为两种：①低调干啰音：又称鼾音，音调低而响亮，类似熟睡时的鼾声，发生于气管或主支气管。②高调干啰音：又称哨笛音，音调高，似乐音，根据其

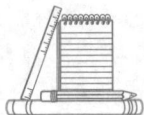

性质常被描述为哮鸣音、飞箭音、咝咝音等，多发生于较小支气管或细支气管。两侧广泛的细小支气管强烈痉挛导致管腔狭窄，通常出现哮鸣音。

（3）听诊特点　①吸气与呼气时均可听到，但在呼气末明显，持续时间较长。②不稳定，强度、性质、部位和数量易发生改变。③同一机体可同时听到两种干啰音。

（4）临床意义　出现干啰音提示气管、支气管病变。局限性干啰音，部位较固定者，常见于支气管内膜结核、支气管肺癌、纵隔肿瘤等；双侧肺部弥漫性干啰音，尤其是哮鸣音，常见于支气管哮喘、慢性支气管炎、急性左心衰竭、支气管肺炎等；发生在主支气管以上大气道的干啰音，有时不用听诊器亦可听到，谓之喘鸣。

2. 湿啰音

（1）发生机制　①呼吸过程中，气体通过气管、支气管及细支气管腔内的稀薄分泌物（如渗出液、痰液、血液及脓液等）形成的水泡破裂所产生的声音，故又称水泡音。②小支气管、细支气管管壁及肺泡因分泌物黏着而陷闭，吸气时突然被冲开，重新充气所产生的爆裂音。

（2）分类　①粗湿啰音：又称大水泡音，产生于气管、主支气管或空洞内，于吸气早期出现。②中湿啰音：又称中水泡音，产生于中等口径的支气管，多发生于吸气中期。③细湿啰音：又称小水泡音，产生于小支气管和细支气管，多出现于吸气晚期。④捻发音：为一种极细而均匀一致的湿啰音，似在耳边用手捻搓一束头发所发出的声音，故称捻发音，多于吸气末出现。（图7-12）

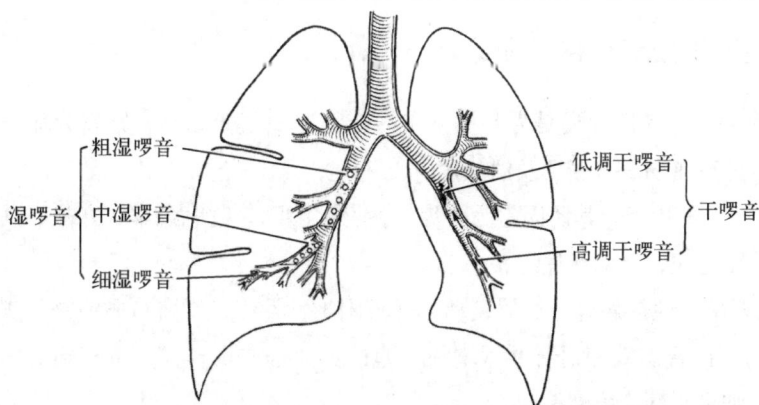

图7-12　啰音的发生部位

（3）听诊特点　①吸气与呼气时均可听到，但以吸气末明显，断续而短暂，一次连续多个出现。②部位较恒定，性质不易改变。③同一机体可同时听到两种以上的水泡音，咳嗽后可增多、减轻或消失。

（4）临床意义　出现湿啰音提示气管、支气管、肺实质有病变。局限性湿啰音，多见于大叶性肺炎、肺结核、支气管扩张、肺脓肿、肺癌等；两侧肺底的湿啰音，多见于肺淤血、支气管肺炎等；两肺满布湿啰音，多见于慢性支气管炎、严重支气管肺炎、急性肺水肿等；捻发音是一种特殊的湿啰音，老年人或长期卧床患者，初次深呼吸时，可在肺底听到捻发音，经数次呼吸后消失，无临床意义；病理情况下，在细支气管和肺泡充血或炎症时可听到捻发音，见于肺炎早期、肺淤血早期等；昏迷或濒死患者因无力排出呼吸道分泌物，可于气管处听及粗湿啰音，有时不用听诊器亦可听到，谓之痰鸣。

（四）语音共振

语音共振的发生机制与语音震颤基本相同。

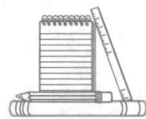

嘱被检查者用一般的声音强度重复发"yi"长音，喉部发音产生的振动经气管、支气管、肺泡传至胸壁，用听诊器便可听到。正常情况下，在气管和大支气管附近语言共振较强且清楚，在肺底则较弱。

语音共振改变的临床意义与语音震颤基本相同，但较语音震颤更为灵敏。语音共振减弱多见于胸腔积液、支气管阻塞、胸膜增厚、慢性阻塞性肺疾病等。某些病理变化可使语音共振增强或性质发生变化：①支气管语音：语音共振增强且更加清晰，见于肺实变。②胸语音：语音共振比支气管语音更强、更响亮、更清晰，见于大范围的肺实变，且有时出现在支气管语音之前。③羊鸣音：似羊叫声，可在中等量积液上方肺受到压迫的区域或肺实变伴有少量积液的部位听到。④耳语音：即被检查者用耳语声调发"yi"时，正常在肺泡呼吸音的听诊部位仅听到极微弱的声音；耳语音增强且字音清晰者，称胸耳语音，常见于肺实变。

（五）胸膜摩擦音

正常胸膜表面光滑，胸膜腔内有微量液体存在，故呼吸时胸膜脏层和壁层之间相互摩擦并无声响产生。当胸膜发生炎症或纤维素渗出时，脏层和壁层胸膜随呼吸运动而相互摩擦，便可出现胸膜摩擦音。这种声音颇似用一手掩耳，以另一手指在其手背上摩擦时所听到的声音，吸气或呼气时均可听到，但一般在吸气末或呼气初较为明显，屏气时即消失。胸膜摩擦音最易听到的部位是前下侧胸壁，即呼吸运动最大的部位。胸膜摩擦音可随体位的改变而消失或复现，常见于纤维素性胸膜炎、肺梗死、胸膜肿瘤及尿毒症等患者。

五、常见呼吸系统疾病的症状和体征

1. 大叶性肺炎　大叶性肺炎是大叶性分布的肺脏炎性病变。其病原菌为肺炎链球菌。病理改变分为三期，即充血期、实变期及消散期。

【症状】多见于青壮年。其诱因常为受凉、疲劳、酗酒。起病急骤，寒战、高热，常呈稽留热，咳嗽，咳铁锈色痰，患侧胸痛。

【体征】患者呈急性热病容，鼻翼扇动，呼吸困难，发绀，常有口唇疱疹。实变期，病变局部呼吸动度减弱，语音震颤和语音共振增强，叩诊为浊音或实音，并可听到支气管呼吸音。如病变累及胸膜，则可听到胸膜摩擦音。

2. 慢性阻塞性肺疾病　慢性阻塞性肺疾病是气道、肺实质及肺血管的慢性非特异性炎症。晚期常发展为肺动脉高压和慢性肺源性心脏病。其病因复杂，多与长期吸烟、反复呼吸道感染、长期接触有害烟雾粉尘、大气污染、气候因素，以及呼吸道局部防御、免疫功能降低和自主神经功能失调等有关。

【症状】主要表现为慢性咳嗽、咳痰及呼吸困难，冬季加剧，晨间咳嗽加重伴咳白色黏液或浆液性泡沫痰，量不多；当合并感染时，痰量多且呈脓性。患者常觉胸闷，气短，活动时明显，并随病情进展而逐渐加重。

【体征】早期可无明显体征。随病情加重可见胸廓呈桶状，肋间隙增宽，呼吸动度减弱，语音共振减弱。双肺叩诊呈过清音，肺下界下降，移动度变小。肺泡呼吸音减弱，呼气相延长。双肺底可听到湿啰音，咳嗽后可减少或消失。啰音的量与部位常不恒定。心浊音界缩小或消失，肝浊音界下移。

3. 支气管哮喘　支气管哮喘是以变态反应为主的慢性气道炎症性疾病。这种炎症使患者对各种激发因子具有气道高反应性，并引起气道广泛可逆性阻塞。

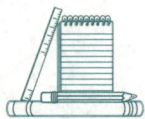

【症状】多在幼年或青年发病，反复发作，发病常有季节性。发作前常有过敏原接触史，或鼻痒、喷嚏、流涕或干咳等黏膜过敏先兆，继之出现呼气性呼吸困难或发作性胸闷、咳嗽。历时数小时，甚至数日，咳出较多稀薄痰液后，气促减轻，发作缓解。

【体征】缓解期患者无明显体征。发作时出现严重呼气性呼吸困难，患者被迫端坐，呼吸辅助肌参与呼吸。严重者大汗淋漓并伴发绀，胸廓胀满，呈吸气位，呼吸动度变小，语音共振减弱，叩诊呈过清音，两肺满布干啰音。反复发作者可并发慢性阻塞性肺疾病，出现相应症状、体征。

4.胸腔积液　胸膜腔的脏层和壁层胸膜之间积聚的液体，称为胸腔积液。胸腔积液的性质按其病因的不同可分为渗出液和漏出液两种。胸膜炎、风湿病变、肿瘤等引起的常为渗出液；心力衰竭、低蛋白血症等引起的常为漏出液。

【症状】少量炎性积液以纤维素渗出为主的常有刺激性干咳，患侧胸痛，吸气时加重，常喜患侧卧位以减少呼吸动度，减轻疼痛。当积液增多时，胸膜脏层与壁层分开，胸痛可减轻或消失。胸腔积液大于 500mL 时，常表现为气短、胸闷；大量积液时因纵隔脏器受压而出现心悸、呼吸困难，甚至端坐呼吸、发绀。患者常还有其他基础病的表现。

【体征】少量积液者，常无明显体征，或仅见患侧胸廓呼吸动度减弱。中至大量积液时，可见呼吸浅快，患侧呼吸运动受限，肋间隙饱满，心尖搏动向健侧移位。气管移向健侧，语音震颤减弱或消失。积液区可叩得浊音。积液区呼吸音和语音共振减弱或消失。积液区上方有时可听到支气管呼吸音。

5.气胸　气胸指空气进入胸膜腔，可分为自发性气胸（由慢性阻塞性肺疾病、肺结核，或肺表面胸膜下肺大疱导致胸膜脏层破裂，使肺和支气管内气体进入胸膜腔而形成）、人工气胸（用人工方法将过滤的空气注入胸膜腔以诊治疾病）及外伤性气胸（胸部外伤引起）三种。

【症状】诱因常为持重物、屏气、剧烈运动或咳嗽。患者突感一侧胸痛，进行性呼吸困难，不能平卧或被迫健侧卧位。可有咳嗽，无痰或少痰。大量张力性气胸者还可有表情紧张、烦躁不安、大汗淋漓、脉速、虚脱、发绀，甚至呼吸衰竭。

【体征】少量气胸者常无明显体征。积气量较多时，患侧胸廓饱满，肋间隙变宽，呼吸动度减弱，语音震颤减弱或消失，患侧叩诊呈鼓音，患侧呼吸音减弱或消失，语音共振减弱或消失；还可见气管、心脏移向健侧。右侧气胸时，肝浊音界下移。

肺与胸膜常见病变的体征见表 7-1。

表 7-1　肺与胸膜常见病变的体征

疾病	视诊		触诊		叩诊	听诊		
	胸廓	呼吸动度	气管位置	语音震颤		呼吸音	啰音	语音共振
肺实变	对称	患侧减弱	居中	患侧增强	浊音或实音	支气管呼吸音	湿啰音	患侧增强
慢性阻塞性肺疾病	桶状	双侧减弱	居中	双侧减弱	过清音	减弱	多无	减弱
肺不张	患侧平坦	患侧减弱	移向患侧	减弱或消失	浊音	减弱或消失	无	减弱
支气管哮喘	对称	双侧减弱	居中	双侧减弱	过清音	呼吸音延长	哮鸣音	减弱
胸腔积液	患侧饱满	患侧减弱	移向健侧	减弱或消失	浊音	减弱或消失	无	减弱或消失
气胸	患侧饱满	患侧减弱或消失	移向健侧	减弱或消失	鼓音	减弱或消失	无	减弱或消失

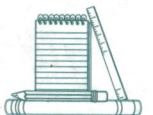

项目四　心脏血管检查

　　心脏在胸腔中纵隔内，位于胸骨和第 2 ～ 6 肋软骨后方，第 5 ～ 8 胸椎前方，上方与大血管相连，下方为膈。其 2/3 居前正中线左侧，1/3 居前正中线右侧，心尖位于左前下方。

　　心脏检查是心血管疾病的诊断基础。细致准确的心脏检查对于判断有无心脏病，以及心脏病的病因、性质、部位和程度均有重要意义。尽管在现代医学诊断手段高度发展的今天，心脏的视诊、触诊、叩诊、听诊方法仍然是每个医师必须掌握的基本检查方法。

一、视诊

　　心前区视诊时，被检查者取仰卧位，检查者站在被检查者右侧，视线与胸廓同高或与搏动点呈切线位置，观察心前区外形、心尖搏动及其他搏动。

　　1. 胸廓畸形　正常人胸廓两侧基本对称。

　　（1）心前区隆起　胸骨下段及胸骨左缘第 3、4、5 肋骨与肋间的局部隆起，为儿童时期心脏增大，尤其是右心室肥厚挤压胸廓，影响胸廓正常发育所致。见于先天性心脏病，如法洛四联症、肺动脉瓣狭窄等；少数情况见于儿童期风湿性心瓣膜病二尖瓣狭窄所致的右心室肥大，或伴有大量心包积液的儿童慢性心包炎。

　　（2）鸡胸、漏斗胸、脊柱畸形　严重畸形可能引起心脏位置偏移或提示某种心脏病的可能。

　　2. 心尖搏动　心尖主要由左心室构成，心脏收缩时，心尖向前冲击心前区左前下方胸壁，使相应部位肋间组织向外搏动，称为心尖搏动。

　　（1）正常心尖搏动　位于左侧第 5 肋间锁骨中线内侧 0.5 ～ 1.0cm 处，搏动范围的直径为 2.0 ～ 2.5cm。由于胸壁肥厚、肺气肿或女性乳房遮盖等影响，可使相当一部分正常人见不到心尖搏动。观察心尖搏动时，需注意其位置、强度、范围有无异常。

　　（2）影响心尖搏动位置的因素

　　1）生理因素：①体位的影响：仰卧位时，心尖搏动可因膈肌较高而稍上移；左侧卧位时，心尖搏动可向左移 2.0 ～ 3.0cm；右侧卧位时，心尖搏动可向右移 1.0 ～ 2.5cm。②体型的影响：小儿、妊娠、矮胖体型者横膈位置较高，心脏常呈横位，心尖搏动向外上移位，可在左侧第 4 肋间锁骨中线外；瘦长体型者横膈下移，心脏呈垂直位，心尖搏动可位于左侧第 6 肋间。

　　2）病理因素：①心脏疾病：左心室增大时，心尖搏动向左下移位，常见于主动脉瓣关闭不全；右心室增大时，因左心室被推向左后方，心尖搏动向左移位，常见于二尖瓣狭窄；先天性右位心时，心尖搏动位于右侧与正常心尖搏动相对应的部位。②胸部疾病：一侧胸腔积液或气胸时，心尖搏动移向健侧；一侧肺不张、胸膜粘连时，心尖搏动移向患侧；如侧卧位时，心尖搏动无移位，提示有心包、纵隔、胸膜粘连的可能；胸膜病变或脊柱畸形也可影响心尖搏动的位置。③腹部疾病：大量腹水或腹腔巨大肿瘤使横膈抬高，心脏呈横位，导致心尖搏动位置上移。

　　（3）心尖搏动强弱及范围的改变

　　1）生理情况：胸壁肥厚、乳房悬垂或肋间窄者，心尖搏动较弱且范围小；胸壁菲薄或肋间隙较宽者，心尖搏动相应增强且范围大；剧烈运动或精神紧张时，心尖搏动增强。

　　2）病理情况：心肌收缩力增加可使心尖搏动增强，如发热、严重贫血、甲状腺功能亢进症

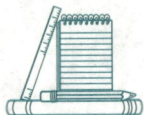

及左心室肥厚；心尖搏动减弱甚至消失见于扩张型心肌病、急性心肌梗死、心包积液、缩窄性心包炎、肺气肿、左侧大量胸腔积液及气胸等。

（4）**负性心尖搏动** 正常心脏收缩时，心尖搏动向外凸起。心脏收缩时心尖搏动内陷，称负性心尖搏动。见于粘连性心包炎或心包与周围组织广泛粘连时；亦可见于重度右心室肥厚引起心脏顺钟向转位，使左心室向后移位时。

3. 心前区搏动

（1）**胸骨左缘第 2 肋间搏动** 多见于肺动脉扩张或肺动脉高压，也可见于少数正常青年人（特别是瘦长体型者）在体力活动或情绪激动时。

（2）**胸骨右缘第 2 肋间搏动** 多见于主动脉弓动脉瘤或升主动脉扩张。

（3）**胸骨左缘第 3、4 肋间搏动** 为右心室持久的压力负荷增加所致的右心室肥厚征象，多见于先天性心脏病所致的右心室肥厚，如房间隔缺损等。

（4）**剑突下搏动** 可由右心室收缩期搏动产生，见于肺源性心脏病伴右心室肥大；也可由腹主动脉搏动产生，见于腹主动脉瘤。鉴别搏动来自右心室或腹主动脉的方法有两种：①嘱患者深吸气，搏动增强则为右心室搏动，减弱则为腹主动脉搏动。②用两三个手指平放，从患者剑突下向上压入前胸壁后方，搏动冲击手指末端，吸气时增强，则为右心室搏动；搏动冲击手指掌面，吸气时减弱，则为腹主动脉搏动。另外，消瘦者在剑突下亦可见到正常的腹主动脉搏动或右心室搏动。

二、触诊

心脏触诊内容包括心尖搏动、心前区搏动、震颤、心包摩擦感。触诊方法是检查者先用右手全手掌置于心前区，然后逐渐缩小至用手掌尺侧（小鱼际）或食指、中指及无名指指腹并拢进行局部触诊，必要时也可单指指腹触诊。

1. **心尖搏动及心前区搏动** 触诊除进一步确定心尖搏动的位置外，还可判断有无心尖或心前区的抬举性搏动。心尖区抬举性搏动是指心尖区徐缓、有力的搏动，可使手指尖端抬起且持续至第二心音开始，同时心尖搏动范围也增大，见于左心室肥厚。而胸骨左下缘收缩期抬举性搏动是右心室肥厚的可靠指征。对视诊所发现的心前区其他异常搏动也可运用触诊进一步确定或鉴别。另外，心尖搏动的触诊对于复杂的心律失常患者结合听诊以确定第一、第二心音，或收缩期、舒张期也有重要价值。

2. **震颤** 震颤是触诊时手掌感到的一种细微的震动感，与用手在猫喉部摸到的呼吸震颤相似，故也称猫喘。触诊时使用手掌尺侧小鱼际或手指指腹。心脏震颤为器质性心血管疾病的特征性体征之一。

震颤的发生机制是血液经狭窄的口径或向异常的方向流动时形成湍流（旋涡），使心瓣膜、心腔壁或血管壁发生振动而出现震颤。瓣膜狭窄程度越重，血流速度越快，压力越大，震颤越强，但过度狭窄则震颤消失。

一般情况下，震颤见于某些先天性心血管病或狭窄性瓣膜病变，而瓣膜关闭不全时，则较少有震颤，仅在房室瓣重度关闭不全时可触及震颤。除右心（三尖瓣及肺动脉瓣）所产生的震颤外，震颤在深呼气后较易触及。临床上凡触及震颤，均可认为心脏有器质性病变。触诊有震颤者，多数可闻及响亮的杂音。根据震颤出现的时期，可分为收缩期震颤、舒张期震颤和连续性震颤三种。其出现的部位与临床意义见表 7–2。

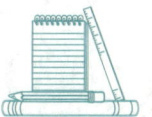

表 7-2   心前区震颤的部位及临床意义

部位	时相	临床意义
胸骨右缘第 2 肋间	收缩期	主动脉瓣狭窄
胸骨左缘第 2 肋间	收缩期	肺动脉瓣狭窄
胸骨左缘第 3、4 肋间	收缩期	室间隔缺损
胸骨左缘第 2 肋间	连续性	动脉导管未闭
心尖区	舒张期	二尖瓣狭窄
心尖区	收缩期	重度二尖瓣关闭不全

3. 心包摩擦感   正常情况下心包腔内有少量液体，以润滑壁层和脏层心包膜。心包膜发生炎症时，纤维素渗出致心包膜表面粗糙，心脏搏动时粗糙的脏壁两层心包膜摩擦产生的震动在心前区或胸骨左缘第 3、4 肋间触及，即为心包摩擦感。收缩期与舒张期均可触及心包摩擦感，以收缩期、前倾体位、深呼气末更为明显。心包腔内渗液增多，将脏壁两层心包膜隔开后，心包摩擦感消失。

三、叩诊

心脏叩诊的目的在于确定心界大小、形状。心脏的浊音界包括绝对浊音界和相对浊音界。心脏左、右缘被肺覆盖，叩诊呈相对浊音，而不被肺覆盖的部分叩诊呈绝对浊音。通常心界是指心脏的相对浊音界，反映心脏的实际大小。

1. 叩诊方法及顺序   心界的叩诊采用间接叩诊法，被检查者一般取仰卧位，板指与肋间平行；如采取坐位，板指与所测定的心脏边缘平行（即与肋间垂直）。测定左侧的心浊音界用轻叩诊法较为准确，而右侧叩诊宜使用较重的叩诊法。叩诊时板指每次移动距离不宜过大，并在发现声音由清变浊时，需进一步往返叩诊几次，以免得出的心界范围小于实际大小。通常是先叩左界，后叩右界。叩左界时，从心尖搏动外 2～3cm 处开始，由外向内进行叩诊，叩诊音由清音变为浊音即为心界外缘，再依次上移一个肋间叩诊，直至第 2 肋间；叩右界时，先叩出锁骨中线上的肝上界，然后在上一肋间开始由外向内，逐一肋间向上叩诊，直至第 2 肋间。标记各肋间叩得的浊音界，并测量其与前正中线的垂直距离。

2. 正常心浊音界   正常心左界自第 2 肋间起向外逐渐形成一内凹弧形，直至第 5 肋间；正常心右界各肋间几乎与胸骨右缘一致，仅在第 4 肋间处稍超过胸骨右缘。正常人心脏左、右相对浊音界与前正中线的平均距离见表 7-3。以前正中线至心浊音界的垂直距离（cm）表示正常成人心相对浊音界，并标出前正中线与左锁骨中线的垂直距离。

表 7-3   正常成人心脏相对浊音界

右心界（cm）	肋间	左心界（cm）
2～3	Ⅱ	2～3
2～3	Ⅲ	3.5～4.5
3～4	Ⅳ	5～6
	Ⅴ	7～9

注：左锁骨中线距胸骨中线为 8～10cm。

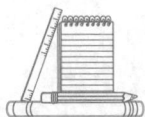

　　心界各部分的组成：①心左界：第2肋间处相当于肺动脉段，第3肋间为左心房的左心耳，第4、5肋间为左心室。其中血管与左心交接处向内凹陷，为心腰。②心右界：第2肋间相当于上腔静脉和升主动脉，第3肋间以下为右心房。（图7-13）

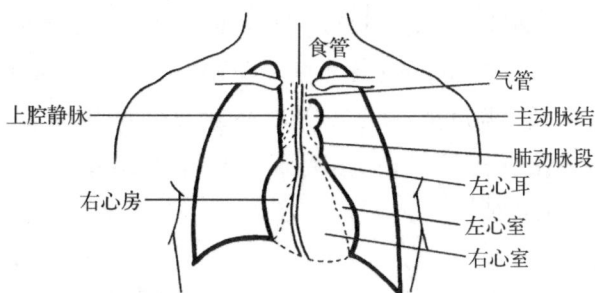

图7-13　心脏左右心界构成示意图

　　3. 心浊音界改变及其临床意义　心浊音界的大小、形态、位置，受心脏本身因素和心脏以外因素的影响。

　　（1）心脏本身因素

　　1）左心室增大：心脏左界向左下扩大，心腰部加深，使心浊音界外形似靴形（靴形心）。常见于主动脉瓣关闭不全、高血压心脏病等，又称为主动脉型心。（图7-14）

　　2）左心房与肺动脉段扩大：可使心腰部饱满或膨出，使心浊音界如梨形（梨形心）。常见于二尖瓣狭窄，故又称二尖瓣型心。（图7-15）

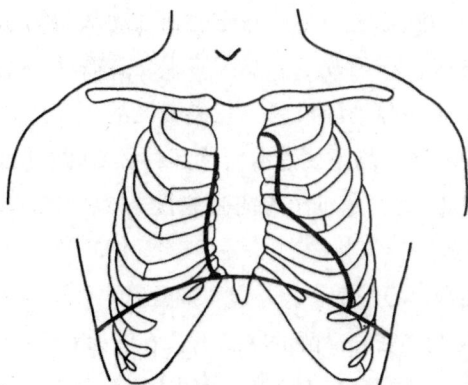

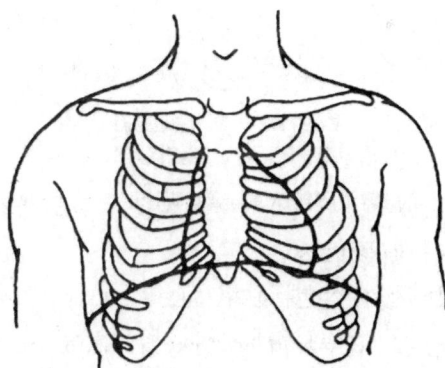

图7-14　主动脉瓣关闭不全的心浊音界（靴形心）　　图7-15　二尖瓣狭窄的心浊音界（梨形心）

　　3）右心室增大：轻度增大时绝对浊音界增大，相对浊音界无明显改变；显著增大时心界向左、右两侧增大。常见于肺源性心脏病、房间隔缺损等。

　　4）主动脉扩张：胸骨右缘第1、2肋间浊音界增宽，常伴收缩期搏动。常见于升主动脉瘤等。

　　5）心包积液：心界向两侧扩大，相对、绝对浊音界几乎相同。心浊音界的外形随体位改变，坐位时心浊音界呈三角形烧瓶状；平卧位时心底部浊音界扩大，为心包积液特征性体征之一。

　　（2）心脏以外因素　①一侧大量胸腔积液或气胸时可使心界向健侧移位，而在患侧叩不出。②一侧胸膜增厚或肺不张时可使心界向病侧移位。③大量腹水或腹腔巨大肿瘤等可使横膈抬高，

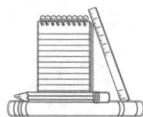

心脏呈横位，心脏左、右界均扩大。④肺气肿时心脏浊音界变小或叩不出。⑤肺浸润、肺实变、肺部肿瘤或纵隔淋巴结肿大时，因心脏浊音区与病变浊音区连在一起，致心脏浊音界无法叩出。

四、听诊

心脏听诊是心脏检体诊断中最重要但较难掌握的方法。听诊时，被检查者多取卧位或坐位。二尖瓣狭窄者可取左侧卧位，主动脉瓣关闭不全者宜取坐位且上半身前倾。听诊时钟形体件轻放在胸前皮肤，适用于听低音调声音，如二尖瓣狭窄的舒张期隆隆样杂音；膜形体件需紧贴皮肤，能滤过部分低音调声音，适用于听高音调声音，如主动脉瓣关闭不全的舒张期叹气样杂音。注意进行心脏听诊时不能隔着衣服。

（一）心脏瓣膜听诊区

心脏各瓣膜关闭与开放时产生的声音，沿血流方向传导到前胸壁体表最易听清楚的部位，称为心脏瓣膜听诊区。值得注意的是，心脏各瓣膜听诊区与其瓣膜口在胸壁上的投影并不完全一致（图 7-16）。心脏有 4 个瓣膜，通常有 5 个瓣膜听诊区，分别为：①二尖瓣区：位于心尖搏动最强点，也称心尖区。②肺动脉瓣区：位于胸骨左缘第 2 肋间。③主动脉瓣区：位于胸骨右缘第 2 肋间。④主动脉瓣第二听诊区：位于胸骨左缘第 3 肋间，又称 Erb 区。⑤三尖瓣区：在胸骨下端左缘，即胸骨左缘第 4、5 肋间。

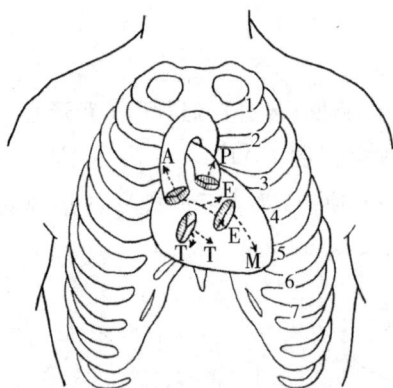

M：二尖瓣区；A：主动脉瓣区；E：主动脉瓣第二听诊区；P：肺动脉瓣区；T：三尖瓣区。

图 7-16　心脏瓣膜解剖部位与瓣膜听诊区

（二）听诊顺序

听诊时可由二尖瓣区开始，沿逆时针方向进行：二尖瓣区→肺动脉瓣区→主动脉瓣区→主动脉瓣第二听诊区→三尖瓣区；亦可按二尖瓣区→主动脉瓣区→主动脉瓣第二听诊区→肺动脉瓣区→三尖瓣区的顺序进行。无论按照哪种顺序，均不要遗漏听诊，必要时需听颈部、左腋下或背部，以便全面了解心脏情况。

（三）听诊内容

心脏听诊内容包括心率、心律、心音、额外心音、心脏杂音及心包摩擦音。

1. 心率　心率是指每分钟心搏的次数。正常成人在安静清醒的状态下，心率为 60～100 次/分，老年人偏慢，女性稍快，儿童较快，3 岁以内的儿童多在 100 次/分以上。

（1）心动过速　成人心率超过 100 次/分，婴幼儿心率超过 150 次/分，称为心动过速。生理状况下见于情绪紧张、剧烈运动等；病理状态下见于发热、休克、严重贫血、心力衰竭、心肌炎、甲状腺功能亢进症和使用肾上腺素、阿托品等。

（2）心动过缓　成人心率低于 60 次/分，称为心动过缓。生理状况下见于身体十分健壮者，如运动员；病理状态下见于颅内压升高、胆汁淤积性黄疸、甲状腺功能减退症、高钾血症和使用强心苷、奎尼丁、β 受体阻滞剂等。心率低于 40 次/分，提示病态窦房结综合征或房室传导阻滞。

2. 心律　心律是指心脏跳动的节律。正常成人心脏跳动的节律是规整的。

（1）窦性心律不齐　表现为吸气时心率增快，呼气时心率减慢，屏气时均匀。一般无临床意义，可见于部分健康的儿童及青少年。

（2）期前收缩　是指在原来规则的心律基础上，心脏异位起搏点提前发出激动，引起一次心脏收缩，其后有一较长的间歇（代偿间歇），使基本的心律发生了改变。根据异位起搏点的不

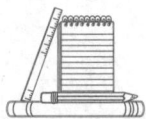

同，可分为室性、房性和交界性，临床上以室性期前收缩最常见。根据早搏发生的频率可分为频发（≥5次/分）与偶发（<5次/分）。期前收缩规律出现，可形成联律，每隔一个正常的心脏搏动出现一次期前收缩，称为二联律；每隔二个正常的心脏搏动出现一次期前收缩，或每隔一个正常心脏搏动出现二次期前收缩，称为三联律。室性期前收缩呈二联律或三联律，常见于洋地黄中毒或心肌病变。

（3）心房颤动 心房颤动是有序规则的心房电活动丧失，代之以无序快速的颤动波。其听诊特点：①心律绝对不规则。②第一心音强弱不等。③脉搏短绌，即心率大于脉率。心房颤动临床上常见于二尖瓣狭窄、冠状动脉粥样硬化性心脏病、甲状腺功能亢进症、高血压等。

3. 心音

（1）正常心音 按其在每个心动周期中出现的先后顺序，依次命名为第一心音（S_1）、第二心音（S_2）、第三心音（S_3）和第四心音（S_4）。用听诊器听诊，通常只能听到第一和第二心音，在儿童和青少年中有时可听到第三心音。第四心音一般听不到，如听到第四心音，属病理性。

1）第一心音：出现在心室的等容收缩期，它的出现标志着心室收缩期的开始。①产生机制：第一心音主要是由二尖瓣和三尖瓣关闭产生的振动形成。②最响部位：第一心音在心前区各部分均可听到，但在心尖部最响。③与心尖搏动的关系：第一心音与心尖搏动同时出现。④听诊特点：第一心音音调较低，强度较响，持续时间较长，约0.1秒。

2）第二心音：出现在心室的等容舒张期，它的出现标志着心室舒张期的开始。第二心音有两个主要部分，即主动脉瓣部分（A_2）和肺动脉瓣部分（P_2）。通常 A_2 在主动脉瓣区最清楚，P_2 在肺动脉瓣区最清楚。一般情况下，青少年 $P_2 > A_2$，成年人 $P_2 = A_2$，老年人 $P_2 < A_2$。①产生机制：第二心音主要是由主动脉瓣和肺动脉瓣关闭产生的振动形成。②最响部位：第二心音在心前区各部均可听到，但在心底部最响。③与心尖搏动的关系：第二心音在心尖搏动之后出现。④听诊特点：与第一心音相比，第二心音音调较高，强度较弱，持续的时间较短，约0.08秒。

3）第三心音：有时在第二心音之后（自第二心音开始后0.12~0.18秒）还可听到一个短而弱的声音，称为第三心音。它是由于在心室的快速充盈期末，血流自心房急速流入心室，冲击心室壁，使心室壁、房室瓣、腱索、乳头肌突然紧张、振动所致。第三心音的听诊特点是音调低钝而重浊，强度弱，持续时间短，约0.04秒。通常在心尖部或其内上方听得较清楚，左侧卧位、呼气末或运动后心率由快逐渐减慢时更为明显。见于部分健康的儿童和青少年。

4）第四心音：出现在心室舒张末期，第一心音前0.1秒（收缩期前）。主要是由于心房肌在克服心室舒张末压用力收缩时使房室瓣及其相关结构，如瓣膜、瓣环、腱索、乳头肌突然紧张振动所产生。正常情况下，不能被人耳听到，如能闻及则通常为病理性，可在心尖部及其内侧听到。

心脏听诊最基本的技能是判定第一心音和第二心音，并以此来判定心脏杂音或额外心音所处的心动周期时相。第一心音和第二心音的区别见表7-4。

表7-4 第一心音和第二心音的区别

鉴别要点	第一心音	第二心音
最响部位	心尖部	心底部
音调	较低	较高
强度	较强	较弱
持续时间	较长，0.1秒	较短，0.08秒
与心尖搏动的关系	同时出现	在其后出现

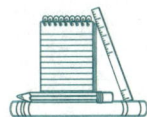

（2）心音改变及其临床意义

1）心音强度改变：第一、第二心音同时增强见于胸壁薄或心脏活动增强时，如劳动、情绪激动、严重贫血等；同时减弱见于肥胖、胸壁水肿、左侧胸腔大量积液、肺气肿、心肌炎、心肌病、心肌梗死、心功能不全、休克、心包积液等。

第一心音强度的改变：①第一心音增强：见于二尖瓣狭窄、高热、贫血、甲状腺功能亢进症等。二尖瓣狭窄时，由于心室充盈减慢、减少，以致在心室开始收缩时二尖瓣位置低垂，同时由于心室充盈减少，使心室收缩时左室内压上升加速和收缩时间缩短，造成瓣膜关闭振动幅度大，因而第一心音亢进。但是，二尖瓣狭窄如果伴有严重的瓣叶纤维化或钙化，使瓣叶增厚、僵硬，瓣膜活动明显受限，则第一心音反而减弱。②第一心音减弱：见于二尖瓣关闭不全、心肌炎、心肌病、心肌梗死、心力衰竭等。二尖瓣关闭不全时，由于左心室舒张期过度充盈，使二尖瓣漂浮，以致心室收缩前二尖瓣位置较高，关闭时振幅较小，第一心音减弱。③第一心音强弱不等：常见于心房颤动和完全性房室传导阻滞。心房颤动时，当两次心搏相近时第一心音增强，相距远时第一心音减弱。完全性房室传导阻滞时，心房和心室的搏动各不相关，出现完全性房室分离，心房和心室各自保持自己的节律，当心房、心室同时收缩时，则第一心音极强，称"大炮音"。

第二心音强度的改变：①第二心音增强：主动脉瓣区第二心音增强，见于高血压、动脉粥样硬化等；肺动脉瓣区第二心音增强，见于肺动脉高压、二尖瓣狭窄等。②第二心音减弱：主动脉瓣区第二心音减弱，见于主动脉瓣狭窄伴关闭不全；肺动脉瓣区第二心音减弱，见于肺动脉瓣狭窄伴关闭不全。

2）心音性质改变：心肌有严重病变时，第一心音失去其原有的特征且明显减弱，与同时减弱的第二心音极为相似，形成"单音律"。当心率增快时，收缩期与舒张期的时限几乎相等，听诊类似钟摆声，故称"钟摆律"，又称"胎心率"，提示病情严重，常见于大面积急性心肌梗死、重症心肌炎等。

3）心音分裂：正常人心室收缩时，构成第一心音的两个主要成分二尖瓣与三尖瓣的关闭并不同步，二尖瓣关闭早于三尖瓣关闭 0.02 ～ 0.03 秒。心室舒张时，构成第二心音的两个主要成分主动脉瓣与肺动脉瓣的关闭也不同步，主动脉瓣关闭早于肺动脉瓣关闭约 0.03 秒。当时间差小于 0.03 秒时，人耳是分辨不出来的，故听诊时为一个声音。如两个瓣膜关闭的时间差大于0.03 秒，听诊时即可听到两个声音，称为心音分裂。

第一心音分裂：当左、右心室收缩明显不同步时，第一心音的两个成分相距 0.03 秒以上，可出现第一心音分裂，在心尖或胸骨左下缘听诊明显。常见于完全性右束支传导阻滞、肺动脉高压等，因右心室收缩明显晚于左心室，故三尖瓣关闭明显晚于二尖瓣。

第二心音分裂：临床上较常见。①生理性分裂：多见于青少年。由于深吸气时胸腔负压增加，右心回心血量增加，右室排血时间延长，使肺动脉瓣关闭明显晚于主动脉瓣造成。②通常分裂：是临床上最常见的第二心音分裂，常见于二尖瓣狭窄伴肺动脉高压、肺动脉瓣狭窄、完全性右束支传导阻滞（右室排血时间延长）等使右室排血时间延长的疾病。③固定分裂：是指第二心音分裂不受呼吸时相的影响，第二心音分裂的两个成分时距较固定。见于先天性心脏病房间隔缺损。房间隔缺损时，虽然呼气时右心房回心血量减少，但由于存在左房向右房的血液分流，右心血流仍然增加，排血时间延长，肺动脉瓣关闭明显延迟，致第二心音分裂；吸气时，右心房回心血量增加，右心房压力暂时性增高，同时造成左向右分流稍减，抵消了吸气导致的

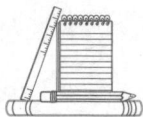

右心血量增加，因此第二心音分裂的时距较固定。④反常分裂：又称逆分裂，是指主动脉瓣关闭迟于肺动脉瓣，常见于完全性左束支传导阻滞、主动脉瓣狭窄、重度高血压等。（图7-17）

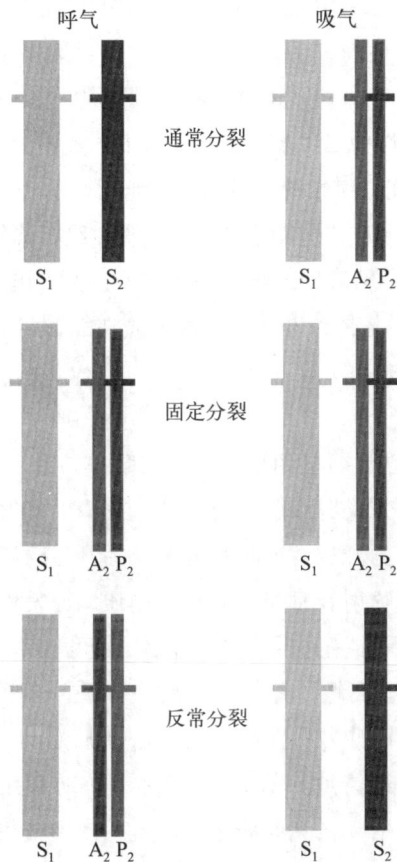

S$_1$第一心音；S$_2$第二心音；A$_2$第二心音主动脉瓣部分；P$_2$第二心音肺动脉瓣部分。

图7-17 第二心音分裂示意图

4. 额外心音 是指在正常的第一、第二心音之外听到的病理性附加心音，与心脏杂音不同；分为舒张期额外心音、收缩期额外心音和医源性额外音。

（1）舒张期额外心音

1）奔马律：发生在舒张期的额外心音与第一、第二心音形成的三音心律，多伴有心率增快，类似马奔跑时的蹄声，故称奔马律。奔马律是心肌严重损害的体征。按出现的时间可分为三种。

①舒张早期奔马律：最常见，是病理性第三心音，又称第三心音奔马律。第三心音奔马律是由于心室舒张期负荷过重，心肌张力减低与顺应性减退，以致心室舒张时，血液充盈心室，引起室壁振动形成的。它与生理性第三心音的主要区别是后者见于健康人，尤其是儿童和青少年，在心率不快时易发现。第三心音与第二心音的间距短于第一心音与第二心音的间距，左侧卧位及呼气末明显，且在坐位或立位时第三心音可消失。舒张早期奔马律的出现，提示有严重器质性心脏病，如心力衰竭、急性心肌梗死、重症心肌炎、扩张型心肌病等。

②舒张晚期奔马律：又称收缩期前奔马律或房性奔马律，发生在第四心音出现时，为增强的第四心音。其是由于心室舒张末期压力增高或顺应性减退，以致心房为克服心室的充盈阻力而加强收缩所产生的异常心房音。常见于阻力负荷过重引起心室肥厚的心脏病，如高血压心脏病、肥厚型心肌病、主动脉瓣狭窄等。

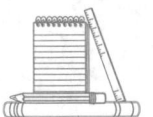

③重叠型奔马律：为舒张早期和晚期奔马律在舒张中期重叠出现引起。如两种奔马律同时出现而无重叠，则听诊为 4 个心音，称舒张期四音律。常见于心肌病、心力衰竭等。

2）开瓣音：又称二尖瓣开放拍击音，见于二尖瓣狭窄且瓣膜尚柔软时。舒张早期血液自高压力的左房迅速流入左室，弹性尚好的瓣叶迅速开放后突然停止产生的振动形成。音调高、历时短、响亮、清脆的拍击样声音，称开瓣音，在心尖内侧听诊较清楚。开瓣音的存在是二尖瓣瓣叶弹性尚好的间接证据，可作为二尖瓣分离术适应证的重要参考指标。

3）心包叩击音：舒张早期心室快速充盈时，由于增厚的心包阻碍心室舒张，致心室在舒张过程中骤然停止，使室壁振动形成心包叩击音，在胸骨左缘听诊较清楚。见于缩窄性心包炎。

4）肿瘤扑落音：见于心房黏液瘤。出现在第二心音后 0.08 ～ 0.12 秒，在心尖部或胸骨左缘第 3、4 肋间听诊较清楚，可随体位改变。为黏液瘤在舒张期随血流进入左室，碰撞房、室壁和瓣膜，瘤蒂柄突然拉紧产生振动所致。

（2）收缩期额外心音

1）收缩早期喷射音：又称收缩早期喀喇音，在第一心音后 0.05 ～ 0.07 秒出现，在心底部听诊较清楚。主要由于扩大的主动脉或肺动脉在心室射血时动脉壁振动，或在主、肺动脉阻力增高的情况下，半月瓣瓣叶用力开启，或狭窄的瓣叶在开启时突然受限产生振动所致。在心底部听诊较清楚。肺动脉收缩期喷射音常见于肺动脉高压、原发性肺动脉扩张、轻度肺动脉瓣狭窄等；主动脉收缩期喷射音常见于高血压、主动脉瘤、轻度主动脉瓣狭窄等。

2）收缩中、晚期喀喇音：高调、短促、清脆，如关门落锁的"Ka-Ta"样声音。在第一心音后 0.08 秒出现称为收缩中期喀喇音，在第一心音后 0.08 秒以上出现称为收缩晚期喀喇音。其在心尖及其稍内侧听诊最清楚。见于二尖瓣脱垂，二尖瓣在收缩中、晚期脱入左房，引起瓣叶及腱索突然振动产生。由于二尖瓣脱垂可能造成二尖瓣关闭不全，因而部分二尖瓣脱垂患者可同时伴有收缩晚期杂音。收缩中、晚期喀喇音合并收缩晚期杂音合称为二尖瓣脱垂综合征。

（3）医源性额外心音　由于心血管病治疗技术的发展，人工器材置入心脏，可导致额外心音。常见的医源性额外音有两种：①人工瓣膜音，为植入人工瓣膜所致。②人工起搏音，为植入心脏起搏器所致。

5. 心脏杂音　是指除心音与额外心音外，在心脏收缩或舒张过程中的异常声音。

（1）杂音的产生机制　正常血液呈层流状态，不发出声音。当血流加速、心脏血管结构异常、血液黏度改变时，可使层流变为湍流（漩涡）而振动心壁、大血管壁及瓣膜腱索，产生杂音。其具体机制如下。（图 7-18）

1）血流加速：血流速度越快，就越容易产生漩涡，杂音也越响。如剧烈运动、严重贫血、高热、甲状腺功能亢进症等。

2）瓣膜口狭窄：血流通过狭窄处会产生湍流而形成杂音，是形成杂音的常见原因。如二尖瓣狭窄、主动脉瓣狭窄、肺动脉瓣狭窄、先天性主动脉缩窄等。

3）瓣膜关闭不全：心脏瓣膜由于器质性病变（畸形、粘连或穿孔等）形成的关闭不全，或心腔扩大导致的相对性关闭不全，血液反流经过关闭不全的部位会产生漩涡而出现杂音。如主动脉瓣关闭不全、二尖瓣关闭不全、肺动脉瓣关闭不全、二尖瓣脱垂等。

4）异常血流通道：如房间隔缺损、室间隔缺损、动脉导管未闭等，血流经过这些异常通道时会形成漩涡而产生杂音。

5）心腔结构异常：如心室内乳头肌、腱索断裂的残端漂浮等。

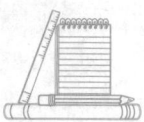

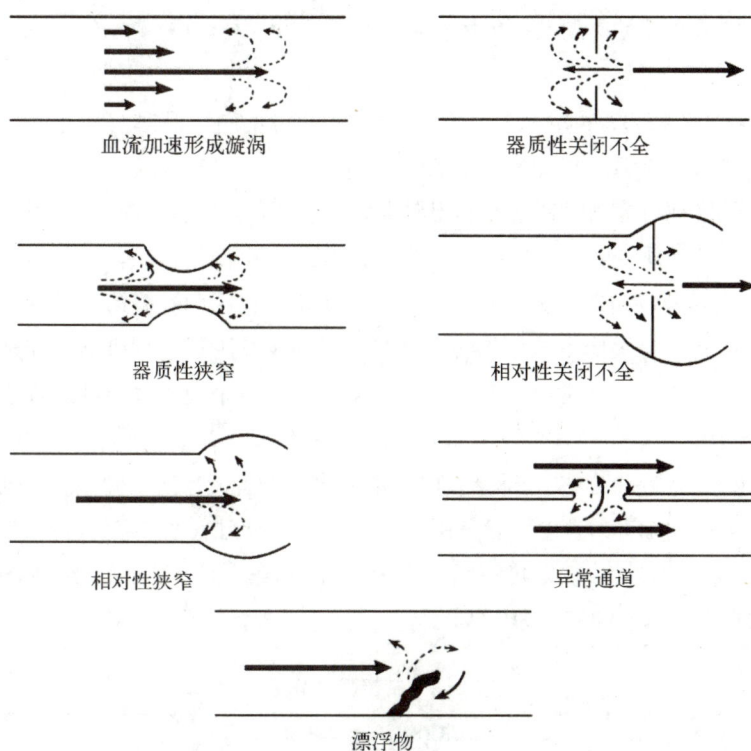

图 7-18 心脏杂音产生机制示意图

6）大血管瘤样扩张：如升主动脉瘤等。

（2）心脏杂音的听诊要点　杂音的听诊应注意其出现的时期、最响部位、性质、传导方向、强度与形态，以及与体位、呼吸和运动的关系。

1）最响部位：杂音最响部位常与病变部位有关。一般情况下，杂音在某瓣膜听诊区最响，则提示该瓣膜有病变。例如：杂音在心尖部位最响，提示二尖瓣病变；杂音在主动脉瓣区最响，提示主动脉瓣病变。心脏瓣膜以外的病变亦有不同的听诊部位，如室间隔缺损的杂音在胸骨左缘第 3 肋间最响，房间隔缺损的杂音在胸骨左缘第 2 肋间最响，动脉导管未闭的杂音在胸骨左缘第 2 肋间及其附近最响。

2）传导方向：杂音可以较局限，也可以向远处传导。杂音传导常沿着产生杂音的血流方向传导。较局限的杂音，例如：二尖瓣狭窄的舒张期杂音局限于心尖区；肺动脉瓣狭窄的收缩期杂音局限于胸骨左缘第 2 肋间。向远处传导的杂音，例如：二尖瓣关闭不全的收缩期杂音在心尖部最响，向左腋下及左肩胛下角处传导；主动脉瓣关闭不全的舒张期杂音，在主动脉瓣第二听诊区最响，向心尖部传导；主动脉瓣狭窄的收缩期杂音，在主动脉瓣区最响，向上传导至颈部。一般来说，杂音传导越远，声音越弱，但性质不变。因此，在心前区两个部位听到同性质、同时期的杂音时，哪一听诊区最响，则提示该听诊区为病变区；若移动听诊部位杂音逐渐减弱，而移近另一听诊区时杂音又增强，但性质不同，则应考虑两个瓣膜或部位均有病变。

3）出现的时期：按照杂音在心动周期中出现的时间可分为收缩期杂音（systolic murmur，SM）、舒张期杂音（diastolic murmur，DM）和连续性杂音（continuous murmur，CM）和双期杂音（biphase murmur，BM）。出现在第一心音和第二心音之间的杂音，称为收缩期杂音；出现在第二心音与下一心动周期第一心音之间的杂音，称为舒张期杂音；连续出现在收缩期与舒张期的杂音，称为连续性杂音；收缩期与舒张期均出现但不连续的杂音，称为双期杂音。应特别注意连续性杂音和双期杂音的鉴别。一般认为，收缩期杂音可能是功能性或器质性的，而舒张期

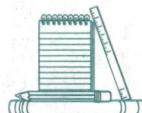

杂音和连续性杂音均是器质性的。还可按杂音出现的早晚、持续时间的长短，分为早期、中期、晚期和全期杂音。

4）性质：杂音的频率不同，表现出的音色与音调也不同。根据杂音音色可分为吹风样杂音、隆隆样（雷鸣样）杂音、机器声样杂音、喷射样杂音、叹气样杂音、乐音样杂音和鸟鸣样杂音等。根据杂音音调可分为柔和杂音和粗糙杂音。病变性质不同，杂音的性质也不同。因此，临床上可根据杂音的性质判断病变的性质。例如：心尖区舒张期隆隆样杂音，提示二尖瓣狭窄；心尖区粗糙的吹风样全收缩期杂音，提示二尖瓣关闭不全；主动脉瓣第二听诊区舒张期叹气样杂音，主要见于主动脉瓣关闭不全；胸骨左缘第2肋间及其附近连续机器声样杂音，主要见于动脉导管未闭；乐音样杂音，常见于感染性心内膜炎。一般来说，功能性杂音音调较柔和，器质性杂音音调较粗糙。

5）强度与形态：杂音的强度，即杂音响亮的程度；杂音的形态，即杂音的强度在心动周期中的变化规律。收缩期杂音的强度一般采用Levine六级分级法（表7-5）。舒张期杂音的强度也可参照此标准，或分为轻、中、重度三级。六级杂音分类法的记录方法：听到的杂音级别为分子，总的分级级数为分母。如响度为3级的杂音，记为3/6级杂音。

表7-5　杂音强度分级

级别	响度	听诊特点	震颤
1	最轻	很弱，需在安静环境下仔细听诊才能听到，易被忽略	无
2	轻度	较易听到，杂音柔和	无
3	中度	明显的杂音，较响亮	无或可能有
4	响亮	杂音响亮	有
5	很响	杂音很强，向周围及背部传导	明显
6	最响	杂音极响、震耳，听诊器稍离开胸壁也能听到	强烈

一般2级及以下的收缩期杂音多为功能性的，无病理意义；3级及以上的收缩期杂音多为器质性的，有病理意义。杂音的强度不一定与病变的严重程度成正比。病变较重时，杂音可较弱；相反，病变较轻时，杂音也可能较强。

常见的杂音形态（心音图记录）有5种：①递增型杂音：杂音由弱逐渐增强，如二尖瓣狭窄的舒张期隆隆样杂音。②递减型杂音：杂音由较强逐渐减弱，如主动脉瓣关闭不全时的舒张期叹气样杂音。③递增-递减型杂音：又称菱形杂音，杂音由弱转强，再由强转弱，如主动脉瓣狭窄时的收缩期杂音。④连续型杂音：杂音由收缩期开始，逐渐增强，高峰在第二心音处，舒张期开始渐减，直到下一心动周期的第一心音前消失，如动脉导管未闭的连续性杂音。⑤一贯型杂音：杂音强度大体保持一致，如二尖瓣关闭不全的收缩期杂音。

6）与体位、呼吸和运动的关系

①体位：二尖瓣狭窄的舒张期隆隆样杂音在左侧卧位时明显；主动脉瓣关闭不全的舒张期叹气样杂音在前倾坐位时更清楚；二尖瓣、三尖瓣、肺动脉瓣关闭不全的杂音在仰卧位时较清楚。

②呼吸：深吸气时，胸腔负压增加，回心血量增多，右心室排血量增加，从而使与右心相关的杂音增强，如三尖瓣或肺动脉瓣狭窄与关闭不全。深吸气后紧闭声门，用力做呼气动作（Valsalva动作）时，胸腔内压增高，回心血量减少，经瓣膜产生的杂音一般可减轻，而梗阻性肥厚型心肌病的杂音则增强。

③运动：运动后心率增快，心搏增强，在一定范围内可使杂音增强。

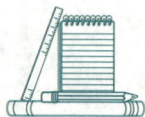

（3）杂音的临床意义 根据杂音产生的部位有无器质性病变，可分为器质性杂音和功能性杂音；根据杂音的临床意义又可分为病理性杂音和生理性杂音。器质性杂音指杂音产生的部位有器质性病变，而功能性杂音包括生理性杂音、全身性疾病导致的血流动力学改变（如甲状腺功能亢进症引起的血流加速）产生的杂音及瓣膜相对狭窄或关闭不全产生的杂音。功能性杂音又可称为相对性杂音，由心腔、大血管扩张导致的瓣膜相对狭窄或关闭不全产生，瓣膜本身无器质性病变。生理性与病理性收缩期杂音的鉴别见表7-6。

表7-6　生理性与病理性收缩期杂音的鉴别

鉴别要点	生理性	病理性
年龄	儿童、青少年多见	不定
部位	肺动脉瓣区和（或）心尖区	不定
性质	柔和，吹风样	粗糙，吹风样，常呈高调
持续时间	短促	较长，多为全收缩期
强度	≤ 2/6 级	常 ≥ 3/6 级
震颤	无	3/6 级以上常伴有震颤
传导	局限	沿血流方向传导较远
心脏大小	正常	有心房或心室增大

1）收缩期杂音

①二尖瓣区：功能性杂音，多见于运动、发热、贫血、妊娠及甲状腺功能亢进症等。杂音柔和，吹风样，强度在2/6级或以下，时间短，较局限。左心室增大引起的二尖瓣相对性关闭不全、高血压心脏病、冠心病、贫血性心脏病和扩张型心肌病等，杂音性质较粗糙，吹风样，强度（2～3）/6级，持续时间长，有一定传导。器质性杂音，见于风湿性二尖瓣关闭不全、二尖瓣脱垂综合征等。杂音粗糙，吹风样，高调、响亮，强度在3/6级以上，时限长，可占据全收缩期，甚至遮盖第一心音，并向左腋下传导。

②主动脉瓣区：功能性杂音见于升主动脉扩张，如高血压、主动脉粥样硬化等。杂音柔和，常伴有主动脉瓣区第二心音亢进。器质性杂音见于各种病因的主动脉瓣狭窄。杂音为喷射性收缩中期杂音，响亮且粗糙，递增-递减型，并向颈部传导，常伴有震颤及主动脉瓣区第二心音减弱。

③肺动脉瓣区：功能性杂音常见于儿童及青少年。杂音柔和，吹风样，强度在2/6级以下，持续时间短。病理情况下的功能性杂音见于肺淤血及肺动脉扩张产生的相对性肺动脉瓣狭窄。杂音较响，伴肺动脉瓣区第二心音亢进，见于二尖瓣狭窄、先天性心脏病房间隔缺损等。器质性杂音见于肺动脉瓣狭窄。杂音为典型的收缩中期杂音，呈喷射性，粗糙，强度在3/6级以上，常伴震颤及肺动脉瓣区第二心音减弱。

④三尖瓣区：功能性杂音见于右心室扩大引起的三尖瓣相对性关闭不全，如二尖瓣狭窄、肺源性心脏病。杂音为吹风样，柔和，吸气时增强，强度在3/6级以下。器质性杂音极少见。

⑤其他部位：功能性杂音见于部分青少年，在胸骨左缘第2、3、4肋间可闻及生理性杂音，主要是由于左或右心室将血液排入主或肺动脉时产生的紊乱血流所致，杂音柔和，无传导，强度一般为（1～2）/6级，平卧位吸气时清楚，坐位时减轻或消失。器质性杂音常在胸骨左缘第3、4肋间出现响亮而粗糙的收缩期杂音伴震颤，见于室间隔缺损或梗阻性肥厚型心肌病。

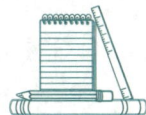

2）舒张期杂音

①二尖瓣区：功能性杂音主要见于中、重度主动脉瓣关闭不全所致的二尖瓣开放不良时出现的相对性二尖瓣狭窄引起的舒张期杂音，称为舒张中期隆隆样杂音（Austin-Flint murmur）。不伴有第一心音亢进或开瓣音，主要由于舒张期从主动脉反流至左心室的血液将二尖瓣前叶冲起，二尖瓣基本处于半关闭状态，呈现相对狭窄而产生。应注意与器质性二尖瓣狭窄引起的杂音相鉴别。器质性杂音主要见于风湿性二尖瓣狭窄，在心尖部闻及，出现于舒张中晚期，低调，隆隆样，递增型，不传导，左侧卧位呼气末较清楚，常伴第一心音亢进、二尖瓣开瓣音及舒张期震颤。

②主动脉瓣区：主要为各种原因引起的主动脉瓣关闭不全所致的器质性杂音，为舒张早期递减型，柔和，叹气样，可向胸骨左缘及心尖部传导，在主动脉瓣第二听诊区较清楚，前倾、坐位、深呼气末屏气更易听到。常见原因为风湿性心瓣膜病或先天性心脏病主动脉瓣关闭不全、特发性主动脉瓣脱垂、梅毒性升主动脉炎和马方综合征所致的主动脉瓣关闭不全。

③肺动脉瓣区：多为功能性杂音，器质性病变引起的极少。肺动脉扩张导致的相对性肺动脉瓣关闭不全的杂音，称为格斯杂音（Graham Steell 杂音）。杂音为递减型，柔和，吹风样，吸气末增强，较局限，多伴肺动脉瓣区第二心音增强。常见于二尖瓣狭窄伴明显肺动脉高压。

④三尖瓣区：杂音局限于胸骨左缘第 4、5 肋间，低调，隆隆样，深吸气末增强。见于三尖瓣狭窄。三尖瓣狭窄极少见。

3）连续性杂音：多见于先天性心脏病动脉导管未闭。杂音在胸骨左缘第 2 肋间稍外侧闻及，粗糙，响亮，似机器转动声，持续于整个收缩期与舒张期，掩盖第二心音，常伴震颤。此外，先天性心脏病主、肺动脉间隔缺损、冠状动 - 静脉瘘、冠状动脉瘤破裂等也可出现连续性杂音。

知识链接

　　杂音的听取对心血管病的诊断与鉴别诊断有重要价值。但是，有杂音不一定有心脏病，有心脏病也可无杂音。生理性杂音必须符合的条件：局限于收缩期、心脏无增大、杂音柔和、吹风样、无震颤。

---

6. 心包摩擦音　生物或理化因素引起的纤维蛋白沉积，使光滑的脏层与壁层心包膜变得粗糙，在心脏搏动时产生摩擦而出现的声音，即为心包摩擦音。该音为粗糙、高调、类似纸张摩擦的声音，在心前区或胸骨左缘第 3、4 肋间最清楚，坐位前倾或呼气末更明显，与呼吸无关，屏气时仍存在。见于各种感染性心包炎，也可见于急性心肌梗死、尿毒症、心包原发性或继发性肿瘤和系统性红斑狼疮等非感染性情况。当心包积液达到一定量后，心包摩擦音即可消失。

五、血管检查

　　血管检查是心血管检查的重要组成部分。许多疾病可使血管发生改变或经血管反映出来。血管检查可为疾病的诊断提供很有价值的资料。

1. 血管杂音

（1）静脉杂音　由于静脉压力低，不易出现涡流，故杂音一般不明显。临床较有意义的有颈静脉营营声，在颈根部近锁骨处，甚至在锁骨下，尤其右侧可出现低调、柔和、连续性杂音，坐位及站立位明显，为颈静脉血液快速回流入上腔静脉所致。以手指压迫颈静脉暂时中断血流，杂音可消失，为无害性杂音。肝硬化门静脉高压引起腹壁静脉曲张时，可在脐周或上腹部闻及

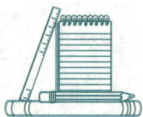

连续性静脉营营声。

（2）动脉杂音　多见于周围动脉、肺动脉和冠状动脉。甲状腺功能亢进症可在甲状腺侧叶闻及连续性杂音，提示局部血流丰富；多发性大动脉炎的狭窄病变部位可闻及收缩期杂音；肾动脉狭窄时，在上腹部或腰背部可闻及收缩期杂音；肺内动－静脉瘘时，在胸部相应部位有连续性杂音；外周动－静脉瘘时则在病变部位出现连续性杂音；冠状动－静脉瘘时可在胸骨中下段出现较表浅而柔和的连续性杂音或双期杂音。

2. 周围血管征　脉压增大，除可触及水冲脉外，还有以下体征。

（1）枪击音　在外周较大动脉表面，如股动脉、肱动脉，轻放听诊器体件靠近心端时可闻及与心跳一致的短促如射枪的"嗒——、嗒——"音，称为枪击音。

（2）杜氏双重杂音　以听诊器钟形体件稍加压力于股动脉，可闻及收缩期与舒张期双期吹风样杂音。

（3）毛细血管搏动征　以玻片轻压患者口唇黏膜，或用手指轻压患者指甲末端，使局部发白，如发白的局部边缘随心脏收缩和舒张发生有规律的红、白交替现象，即为毛细血管搏动征。

凡体检时发现上述体征及水冲脉可统称为周围血管征阳性，主要见于主动脉瓣关闭不全、甲状腺功能亢进症和严重贫血等。

六、常见循环系统疾病的症状和体征

1. 二尖瓣狭窄　二尖瓣狭窄是我国常见的心脏瓣膜病，主要病因是风湿性心脏病反复发作后遗留的慢性心脏瓣膜损害，还见于老年人瓣膜钙化所致的心脏瓣膜病变和先天性心脏病等。主要病理改变为二尖瓣瓣叶交界处发生炎症、水肿、相互粘连及融合，瓣口面积减少，左心房舒张期排血受阻，左心房压增高，左心房增大和肺淤血，继而肺动脉高压，右心室负荷增加，出现右心室肥厚与扩张，最后导致右心衰竭。

【症状】初为劳力性呼吸困难，随着病情发展可出现夜间阵发性呼吸困难、端坐呼吸。咳嗽多于活动或夜间睡眠时发生，劳累时加重，多为干咳、咯血，甚至发生急性肺水肿，咳大量粉红色泡沫样痰。

【体征】

（1）视诊　二尖瓣面容；因右心室增大，心尖搏动向左移位；若儿童期即有二尖瓣狭窄，心前区可有隆起。

（2）触诊　心尖区常有舒张期震颤；右心室肥大时，心尖搏动左移，且胸骨左下缘或剑突下可触及右心室收缩期抬举样搏动。

（3）叩诊　轻度二尖瓣狭窄时心浊音界无异常；中度以上二尖瓣狭窄因肺动脉段及左心房增大，胸骨左缘第2、3肋间心浊音界向左扩大，心腰正常，呈梨形心。

（4）听诊　最重要的体征为心尖区低调、隆隆样、舒张中晚期杂音，呈递增型，左侧卧位时更明显；心尖区 S_1 亢进；部分患者可闻及二尖瓣开放拍击音（开瓣音），提示瓣膜弹性及活动度尚好；P_2 亢进和分裂；若肺动脉扩张，肺动脉瓣区闻及格斯杂音（Graham Steell 杂音）。

2. 二尖瓣关闭不全　分为急性与慢性两种类型。急性的病因常为感染或缺血坏死致腱索断裂或乳头肌坏死引起。慢性的病因可为风湿性、二尖瓣脱垂、冠心病乳头肌功能失调、老年性二尖瓣退行性变等。由于二尖瓣关闭不全，收缩期左心室射出的部分血液反流到左心房，使左心房充盈度和压力均增加，导致左心房扩张，也因左心房流入左心室的血量较正常增多，致使左心室肥厚和扩大。持续的严重过度负荷，导致左心室功能衰竭，左心室舒张末压和左心房压

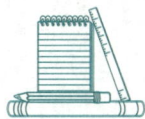

明显上升，出现肺淤血，最终发生肺动脉高压和右心衰竭。

【症状】慢性二尖瓣关闭不全早期无明显自觉症状，一旦出现明显症状，多有不可逆的心功能损害。表现为心悸、咳嗽、劳力性呼吸困难、疲乏无力等。

【体征】

（1）视诊　左心室增大时，心尖搏动向左下移位。

（2）触诊　心尖搏动有力，可呈抬举性。

（3）叩诊　心浊音界向左下扩大。

（4）听诊　心尖区可闻及响亮、粗糙、音调较高的 3/6 级以上全收缩期吹风样杂音，向左腋下和左肩胛下区传导；S_1 常减弱；P_2 可亢进和分裂。

3. 主动脉瓣狭窄　主动脉瓣狭窄的主要病因有风湿性、先天性及老年性主动脉瓣钙化等。主动脉瓣狭窄使左心室排血明显受阻，产生左心室肥厚，左心房后负荷增加，最终导致左心室功能衰竭。同时，由于左心室射血负荷增加，冠状动脉血流减少，并因左心室壁肥厚使心肌耗氧量增加，引起心肌缺血而产生心绞痛和左心衰竭。又因心排血量减低和（或）心律失常，导致大脑供血不足而出现眩晕、昏厥及心脏性猝死。

【症状】轻度狭窄患者可无症状。中、重度狭窄者，常见呼吸困难、心绞痛和晕厥，即典型的主动脉瓣狭窄三联征。

【体征】

（1）视诊　心尖搏动增强，位置正常或稍向左下移位。

（2）触诊　心尖搏动有力，呈抬举性。胸骨右缘第 2 肋间可触及收缩期震颤。

（3）叩诊　心浊音界正常或稍向左下扩大。

（4）听诊　在胸骨右缘第 2 肋间可闻及 3/6 级以上收缩期粗糙喷射性杂音，呈递增 – 递减型，向颈部传导；主动脉瓣区 S_2 减弱及逆分裂；心尖区有时可闻及 S_4。

4. 主动脉瓣关闭不全　主动脉瓣关闭不全可由风湿性与非风湿性病因（如先天性、瓣膜脱垂、感染性心内膜炎等）引起。主动脉瓣关闭不全时左心室舒张末期容量增加，左心室心搏血量增加，使左心室出现代偿性肥厚和扩张，进而引起左心衰竭。左心室心肌肥厚致心肌耗氧量增多，加上主动脉舒张压显著降低，引起冠状动脉供血不足，心肌缺血，产生心绞痛。主动脉瓣关闭不全可引起脉压增大，出现周围血管征。

【症状】主要症状为心悸、心前区不适、头部搏动感、体位性头晕等。存在心肌缺血时可出现心绞痛。病变后期有劳力性呼吸困难。

【体征】

（1）视诊　心尖搏动向左下移位；部分重度关闭不全者颈动脉搏动明显，并可随心搏出现点头运动。

（2）触诊　心尖搏动向左下移位，呈抬举样搏动，有水冲脉及毛细血管搏动征。

（3）叩诊　心界向左下扩大，心腰加深，心浊音界轮廓似靴形。

（4）听诊　主动脉瓣第二听诊区可闻及叹气样舒张期杂音，呈递减型，向胸骨左下方和心尖区传导，前倾坐位最易听清楚；主动脉瓣区 S_2 减弱。重度反流者有相对性二尖瓣狭窄，心尖区出现柔和低调的舒张中、晚期隆隆样杂音（Austin–Flint 杂音）。周围大血管可听到枪击音和杜氏双重杂音。

5. 心包积液　心包积液指由于感染性（如结核、病毒等）或非感染性疾病（如风湿热、肿

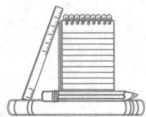

瘤转移、出血、尿毒症等）引起心包腔内积聚过多液体，包括液性、浆液纤维蛋白性、脓性和血性等。病理生理改变取决于积液的量与积液速度。由于心包腔内压力增高致使心脏舒张受阻，静脉回流受影响，心室充盈量及排血量均随之降低。大量心包积液或急性心包积液量较大时可以出现急性心脏压塞而危及生命。

【症状】胸闷、心悸、呼吸困难、腹胀、水肿，以及原发病的症状。如结核病的低热、盗汗，化脓性感染的畏寒、高热等。严重的心脏压塞还可出现休克。

【体征】

（1）视诊　心前区饱满，心尖搏动明显减弱甚至消失。

（2）触诊　心尖搏动弱而不易触及，如能明确触及则在心相对浊音界内侧。

（3）叩诊　心浊音界向两侧扩大，且随体位改变。

（4）听诊　早期少量心包积液可闻及心包摩擦音，积液量增多后心包摩擦音消失。心率较快，心音弱而远。

6. 心力衰竭　心力衰竭是指在静脉回流无器质性障碍的情况下，由于心肌收缩力下降，引起心排血量减少，而不能满足机体代谢需要的一种综合征。临床上以肺和（或）体循环淤血及组织灌注不足为特征，又称充血性心力衰竭。心力衰竭的病因可分为心肌本身病变和心室负荷过重两大类。前者如心肌缺血、心肌坏死或心肌炎症；后者又可分为阻力负荷过重（如高血压、主动脉瓣狭窄等）和容量负荷过重（如二尖瓣或主动脉瓣关闭不全等）。心力衰竭的发生除基本病因外，常有诱发因素促使其发病或使其在原有基础上病情加重，如感染、心律失常、钠盐摄入过多、输液过多和（或）过快、过度劳累等。

【症状】

（1）左心衰竭　患者有乏力、进行性劳力性呼吸困难、夜间阵发性呼吸困难、端坐呼吸、咳嗽、泡沫痰，少数出现咯血。

（2）右心衰竭　患者出现腹胀、少尿、食欲不振，甚至恶心呕吐。

【体征】

（1）左心衰竭　主要为肺淤血的体征。

1）视诊：有不同程度的呼吸急促，轻微发绀，高枕卧位或端坐体位。急性肺水肿时，可出现咳大量粉红色泡沫样痰，呼吸窘迫，大汗淋漓。

2）触诊：严重者可出现交替脉。

3）叩诊：除原发性心脏病体征外，通常无特殊发现。

4）听诊：心率增快，心尖区及其内侧可闻及舒张期奔马律，P_2 亢进。单侧或双侧肺底可有细小湿啰音；急性肺水肿时，双肺满布湿啰音和哮鸣音。

（2）右心衰竭　主要是体循环淤血的体征。

1）视诊：颈静脉怒张，可有周围性发绀，水肿。

2）触诊：可触及不同程度的肝肿大并有压痛，肝颈静脉回流征阳性。下肢或腰骶部等下垂部位凹陷性水肿，严重者可有全身水肿。

3）叩诊：可有胸腔积液（右侧多见）与腹腔积液体征。

4）听诊：由于右心室扩大，可在三尖瓣区闻及三尖瓣相对关闭不全的收缩期吹风样杂音及右心室舒张期奔马律。

除上述症状、体征外，尚有原发性心脏病变体征。常见的循环系统病变的体征见表 7-7。

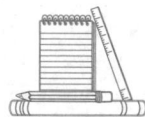

表 7-7　常见循环系统病变体征

病变	视诊	触诊	叩诊	听诊
二尖瓣狭窄	二尖瓣面容，心尖搏动向左移位，中心性发绀	心尖搏动向左移，心尖部可触及舒张期震颤，右心室肥大时可有剑突下抬举性搏动	心浊音界早期向左，后再向右扩大，心腰部膨出，心浊音界呈梨形	心尖部 S_1 亢进，心尖部较局限的隆隆样舒张中晚期杂音，可伴开瓣音，P_2 亢进及分裂，肺动脉瓣区格斯杂音（Graham Steell 杂音），三尖瓣区收缩期杂音
二尖瓣关闭不全	心尖搏动向左下移位	心尖搏动向左下移位，搏动有力，呈抬举性，重者可触及收缩期震颤	心浊音界向左下扩大，后期亦可向右扩大	心尖部 3/6 级或以上粗糙的吹风样全收缩期杂音，范围广泛，常向左腋下及左肩胛下角传导，可掩盖 S_1，P_2 亢进及分裂，心尖部 S_1 减弱
主动脉瓣狭窄	心尖搏动向左下移位	心尖搏动局限，主动脉瓣区可触及收缩期震颤，脉搏细弱	心浊音界向左下扩大	主动脉瓣区粗糙、响亮的收缩期杂音，向颈部传导，可有 A_2 减弱、S_2 逆分裂，心尖部 S_1 减弱
主动脉瓣关闭不全	心尖搏动向左下移位，颈动脉搏动明显，并可随心脏收缩出现点头运动	心尖部搏动弥散，呈抬举性，向左下移位，有水冲脉	心浊音界向左下扩大，心腰明显凹陷，心浊音界呈靴形	主动脉瓣第二听诊区叹气样递减型舒张期杂音，向心尖部传导，心尖部可有柔和的吹风样舒张期杂音，可有动脉枪击音及杜氏双重杂音，心尖部 S_1 减弱
心包积液	心前区饱满，颈静脉怒张，心尖搏动减弱或消失	心尖搏动弱且不易触及，脉搏快而弱，奇脉，肝颈静脉回流征阳性	心浊音界向两侧扩大，并可随体位改变而变化，坐位时呈烧瓶样	心音遥远，心率增快，少量积液时可听到心包摩擦音

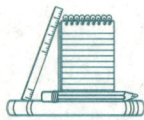

复习思考

1. 乳腺癌时乳房检查可有哪些发现？

2. 简述干、湿啰音的发生机制、听诊特点和临床意义。

3. 慢性阻塞性肺疾病患者在胸部视、触、叩、听检查可有何发现？

4. 简述心脏杂音的产生机制及听诊要点。

5. 心脏瓣膜听诊区有哪些，其听诊顺序是什么？

6. 简述主动脉瓣关闭不全心脏体格检查的特点。

7. 周围血管征包括哪些体征，其临床意义是什么？

8. 试述第一心音和第二心音的区别。

模块八 腹部检查

【学习目标】

知识目标

1. 掌握腹部视诊、触诊、叩诊、听诊的正确检查方法及腹壁静脉曲张、腹膜刺激征、腹部包块、肝肿大、墨菲征、脾肿大、肝区叩击痛、肾区叩击痛、移动性浊音、肠鸣音减弱或消失等常见阳性体征的临床意义。

2. 熟悉腹部常用体表标志及分区，以及腹部检查各项内容的正常状态。

3. 了解腹部检查中发现的其他体征及其临床意义。

能力目标

1. 能够正确运用腹部基本检查方法和腹部各器官具体检查的操作方法对患者进行全身性及针对性体格检查。

2. 能够发现患者腹部阳性体征，并根据阳性体征进行临床鉴别诊断。

素质目标

1. 具备严肃谨慎、实事求是的工作态度。

2. 具备医者仁心、全心全意为人民服务的高尚医德。

腹部介于胸部与骨盆之间。腹部范围，体表前面上界为两肋弓下缘及剑突，下界为两侧腹股沟韧带和耻骨联合，前面及侧面为腹壁，后面为脊柱及腰肌；内部则上起横膈，下至骨盆。腹部包含腹壁、腹膜腔和腹腔脏器等内容。腹部检查以触诊为主，同时辅以视诊、叩诊、听诊。为防止检查方法相互影响，通常检查顺序为视诊、听诊、触诊、叩诊，但仍以视诊、触诊、叩诊、听诊的顺序记录。腹部触诊中又以脏器触诊最为重要。腹部触诊较难掌握，尤其是肝、脾触诊。

一、腹部体表标志及分区

（一）体表标志

为了准确描记腹部脏器及病变的位置和范围，常需要借助腹部体表的天然标志。如肋弓下缘常用于腹部分区及肝脾测量；腹上角（胸骨下角）用于判断体型及肝脏测量；脐为腹部四区分法及腰椎穿刺的标志；髂前上棘为腹部九区分法标志及常用骨髓穿刺部位；腹直肌外缘为手术切口位置和胆囊定位点；腹中线（腹白线）为四区分法的垂直线，此处易有白线疝；腹股沟韧带为寻找股动、静脉的标志；肋脊角为检查肾脏叩击痛的位置。（图8-1）

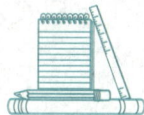

（二）腹部分区

借助腹部天然标志及若干人为画线可将腹部划分为几个区域。目前常用的分区方法有四区法、九区法和七区法。

1. 四区法　通过脐画一条水平线与一条垂直线，将腹部分为四区，即右上腹部、右下腹部、左上腹部和左下腹部。

2. 九区法　由两条水平线和两条垂直线将腹部分为"井"字形的九区，上面的水平线为两侧肋弓下缘连线，下面的水平线为两侧髂前上棘连线，通过左、右髂前上棘至腹中线连线的中点画两条垂直线。四线相交将腹部分为九区，分别是左、右上腹部（季肋部），左、右侧腹部（腰部），左、右侧下腹（髂窝部）及上腹部、中腹部（脐部）和下腹部（图8-2）。各区的主要脏器分布如下。

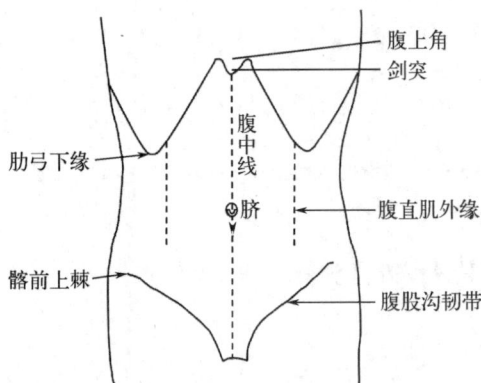

图 8-1　腹部常用体表标志

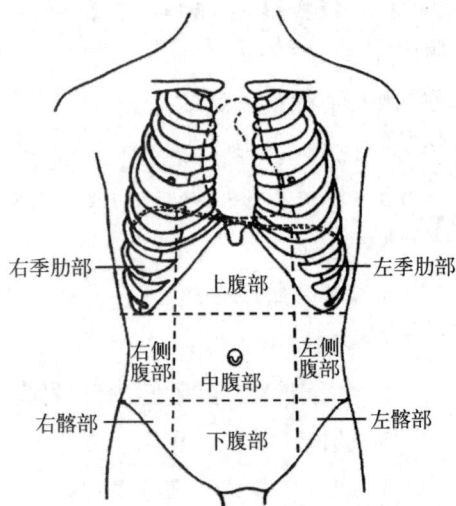

图 8-2　腹部九区法示意图

（1）左上腹部（左季肋部）　脾、胃、结肠脾曲、胰尾、左肾上部、左肾上腺。

（2）左侧腹部（左腰部）　降结肠、空肠或回肠、左肾下部。

（3）左下腹部（左髂部）　乙状结肠、女性左侧卵巢及输卵管、男性左侧精索。

（4）右上腹部（右季肋部）　肝右叶、胆囊、结肠肝曲、右肾上部、右肾上腺。

（5）右侧腹部（右腰部）　升结肠、空肠、部分十二指肠、右肾下部。

（6）右下腹部（右髂部）　盲肠、阑尾、回肠下端、淋巴结、女性右侧卵巢及输卵管、男性右侧精索。

（7）上腹部　胃、肝左叶、十二指肠、胰头和胰体、横结肠、腹主动脉、大网膜。

（8）中腹部（脐部）　十二指肠下部、空肠及回肠、下垂的胃或横结肠、输尿管、腹主动脉、肠系膜及淋巴结、大网膜。

（9）下腹部　回肠、乙状结肠、输尿管、胀大的膀胱、增大的子宫。

二、视诊

腹部视诊时，应嘱被检者排空膀胱，取低枕仰卧位，在温度适宜、光线充足而柔和的环境下，充分暴露腹部（应遮盖身体其他部位），但时间不宜过长。检查者立于被检查者右侧，按自上而下的顺序做全面观察。

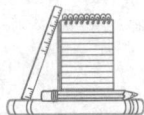

腹部视诊的主要内容有腹部外形、呼吸运动、腹壁静脉、胃肠型和蠕动波，以及腹壁其他情况等。

（一）腹部外形

1. 正常状态 正常成年人腹部平坦，即平卧时前腹壁大致处于肋缘至耻骨联合平面或略低凹；肥胖者及小儿（尤其餐后）则腹部饱满，即腹前壁稍高于肋缘及耻骨平面，呈圆形；老年人及消瘦者则腹部低平，即腹前壁稍低于肋缘及耻骨平面。这些都属于正常状态。

2. 腹部膨隆 仰卧时前腹壁明显高于肋缘至耻骨联合水平，外观呈凸起状。

（1）全腹膨隆 ①生理状况：如肥胖、妊娠。②腹腔积液：当腹腔内有大量积液时，平卧位时腹壁松弛，液体下沉于腹腔两侧，致腹部呈扁而宽的蛙腹状。常见于肝硬化门静脉高压症、心力衰竭、缩窄性心包炎、腹膜转移癌（肝癌、卵巢癌多见）、肾病综合征、胰源性腹水或结核性腹膜炎等。当腹膜有炎症或肿瘤浸润时，腹肌紧张，腹部常呈尖凸形，称为尖腹。③腹内积气：腹内积气可使腹部呈球形，两侧腰部膨出不明显，变动体位时其形状无明显改变，包括胃肠道积气和气腹两种。前者见于各种原因引起的肠梗阻或肠麻痹；后者则见于胃肠穿孔（常伴有腹膜炎）或治疗性人工气腹。④腹内巨大包块：如巨大卵巢囊肿、畸胎瘤等。

（2）局部膨隆 多因单一脏器肿大，腹内炎性包块、胃肠胀气、肿瘤和疝等引起。如上腹部膨隆常见于肝左叶肿大、胃癌、胃扩张（如幽门梗阻、胃扭转）等。右上腹膨隆常见于肝肿大（肿瘤、脓肿、淤血等）、胆囊肿大及结肠肝曲肿瘤。左上腹膨隆常见于脾肿大、结肠脾曲肿瘤或巨结肠。下腹部膨隆常见于子宫增大（妊娠、子宫肌瘤等）、尿潴留。右下腹膨隆常见于回盲部结核或肿瘤、克罗恩病及阑尾周围脓肿等。左下腹膨隆常见于降结肠及乙状结肠肿瘤、干结粪块。

3. 腹部凹陷 仰卧时，前腹壁明显低于肋缘至耻骨联合的水平面。

（1）全腹凹陷 见于极度消瘦和严重脱水者。恶病质患者前腹壁凹陷几乎贴近脊柱，肋弓、髂前上棘和耻骨联合显露，腹外形如舟状，称舟状腹。见于慢性消耗性疾病晚期、恶性肿瘤、神经性厌食、糖尿病等患者。

（2）局部凹陷 多因手术后腹壁瘢痕收缩所致，立位或加大腹压时凹陷更明显。但白线疝患者取卧位时切口可见凹陷，而立位或加大腹压时，局部反而膨出。吸气性呼吸困难时可出现上腹部明显凹陷。

（二）呼吸运动

1. 正常状态 正常成年男性及小儿以腹式呼吸为主，而成年女性则以胸式呼吸为主。

2. 腹式呼吸改变 腹式呼吸减弱或消失常见于急性腹膜炎、膈肌麻痹、大量腹水、急性腹痛、腹腔内巨大肿物或妊娠等。腹式呼吸增强临床不多见，可见于癔症或胸腔疾病（积气、积液等）。

（三）腹壁静脉

1. 正常状态 正常人腹壁皮下静脉一般不显露，较瘦或皮肤白皙的人隐约可见，皮肤薄而松弛的老年人腹壁静脉可显露，但较直，无迂曲，仍属正常。腹壁静脉正常血流方向为脐水平线以上部位自下向上经胸壁静脉和腋静脉进入上腔静脉；脐水平以下部位则自上向下经大隐静脉进入下腔静脉。

2. 腹壁静脉曲张（或扩张） 腹壁静脉曲张是指由于上、下腔静脉回流受阻或门静脉高压而致侧支循环形成，腹壁静脉则明显显露且迂曲变粗。

（1）检查腹壁静脉血流方向 选择一段没有分支的腹壁静脉，检查者将食指与中指并拢压

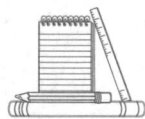

在该静脉上，再将其中一手指紧压不动，另一手指紧压静脉向外滑动，将该段静脉内血液挤出，至一定距离放松该手指，观察该段静脉是否快速充盈。若挤空的静脉快速充盈，血流方向则是由松开手指端向紧压手指端。反之，无充盈，血流方向则是由紧压手指端向松开手指端（见图8-3）。

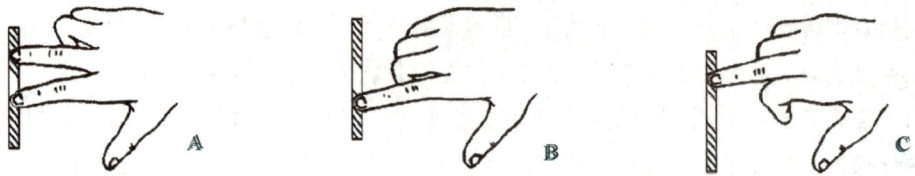

A. 食、中指压迫静脉后移动；B. 放开中指；C. 放开食指。

图8-3　检查腹壁静脉血流方向手法示意图

（2）辨别腹壁静脉曲张的来源　①肝硬化门静脉高压症：可见曲张的腹壁静脉以脐为中心向四周放射，呈水母头状，血流方向与正常的血流方向一致，常可听到静脉血管杂音。②下腔静脉阻塞：曲张的静脉分布在腹壁两侧，脐以下的腹壁浅静脉血流方向转向上方。③上腔静脉阻塞：曲张的静脉分布在腹壁两侧，脐以上的腹壁或胸壁的浅静脉曲张血流方向均转向下方。

（四）胃肠型和蠕动波

腹壁表面凸显出胃和肠的轮廓，称为胃型或肠型。胃肠蠕动时在腹壁形成的推进性隆起，称蠕动波。正常人腹部一般看不到胃肠型和蠕动波，腹壁菲薄或松弛的经产妇、老年人、极度消瘦者可能见到。

胃肠型和蠕动波多见于胃肠道梗阻。胃梗阻（幽门梗阻）时，可见到胃型和胃蠕动波，若胃蠕动波自左肋缘下开始，缓慢地向右推进，到达右腹直肌下（幽门区）消失，为正蠕动波。有时也可见到自右向左的逆蠕动波。肠梗阻时，可看到肠型和肠蠕动波。小肠梗阻所致的蠕动波多见于脐部。严重梗阻时，胀大的肠袢呈管状隆起，横行排列于腹中部，组成多层梯形肠型，并可观察到明显的肠蠕动波，方向不一致。如发生肠麻痹，则肠蠕动波消失。

（五）腹壁其他情况

1. 皮疹　不同形态的皮疹可提示不同的疾病。药物过敏、麻疹、猩红热、斑疹伤寒等可出现充血性或出血性皮疹。带状疱疹可见一侧腹部或腰部出现沿脊神经走行分布的疱疹，但一般不超过正中线。

2. 色素　腹股沟及系腰带部位的皮肤皱褶处有褐色素沉着，见于肾上腺皮质功能减退症。左腰部皮肤因血液自腹膜后间隙渗到侧腹壁的皮下而呈蓝色（Grey-Turner征），见于重症急性胰腺炎。腹腔内大出血致脐周或下腹壁皮肤发蓝（Cullen征），见于异位妊娠破裂、重症急性胰腺炎等。腹部和腰部不规则的斑片状色素沉着，见于多发性神经纤维瘤。

3. 腹纹　多分布于下腹部。白纹见于肥胖者和分娩后的妇女（妊娠纹），为腹壁真皮结缔组织断裂所致；妊娠纹呈淡蓝色或粉红色，见于孕妇的下腹部和髂部。紫纹为皮质醇增多症的表现，除下腹部和臀部可见外，还可在股外侧和肩背部见到。

4. 瘢痕　腹部瘢痕多为外伤、手术或皮肤感染的遗迹，特别是某些特定部位的手术瘢痕，常提示患者的手术史，对疾病的诊断和鉴别有帮助。

5. 疝　腹部疝是腹腔内容物（如肠或系膜等）通过腹壁或骨盆壁的间隙、薄弱部分或缺损向体表突出而形成的。脐疝多见于婴幼儿，也可见于经产妇或大量腹水患者；白线疝见于先天

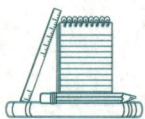

性腹直肌两侧闭合不良者；切口疝见于手术瘢痕愈合不良者；股疝位于腹股沟韧带中部，多见于女性；腹股沟斜疝多发生于男性，位于腹股沟区或下降至阴囊，可随体位变化出现或消失，若出现嵌顿则可引起急性腹痛。

6. 脐部　一般情况下脐部清洁干燥。脐炎时，脐凹处有浆液性或脓性分泌物，有臭味。脐尿管未闭时，脐凹处有水样分泌物，有尿臊味。脐部有癌变时，脐部溃疡坚硬、固定而凸出。

7. 上腹部搏动　可见于正常人较瘦者，多由腹主动脉搏动传导引起。腹主动脉瘤、肝血管瘤可见明显上腹部搏动。二尖瓣狭窄所致右心室增大，亦可见上腹部搏动。

三、触诊

触诊为腹部检查的重要方法，对腹部疾病的诊断有重要作用。触诊可以验证视诊所见，还可为腹部叩诊、听诊提示重点。

（一）触诊方法与注意事项

在触诊腹部时，被检查者取仰卧位，头垫低枕，双手放于躯干两侧，双腿屈起并稍分开，使腹肌松弛，并做平静腹式呼吸。一般自左下腹开始，以逆时针方向检查，最后触诊脐部，但若有明确病变部位，应先触诊正常部位，逐渐移向病变部位。腹部触诊时，"模块三基本检查法"中提到的五种触诊法都能用到。

检查者应站立于被检查者右侧，手要温暖，指甲剪短，以全手掌置于腹壁上，让患者适应片刻，并感受腹肌紧张度。触诊同时还应密切观察被检查者的表情与反应，并与被检查者交谈，转移其注意力，以保证检查顺利进行。

（二）检查内容

1. 腹壁紧张度　正常人腹壁柔软，触诊有一定张力，但无抵抗力。若检查者手温过凉或因被检查者不习惯触摸或怕痒而发笑，致腹肌自主性痉挛，称"肌卫增强"，在适当诱导或转移注意力后可消失，不属异常。

（1）腹壁紧张度增加　某些病理情况可使全腹或局部腹肌紧张度增加。

1）全腹腹壁紧张度增加：①腹部饱满：触诊腹壁肌张力增大，但无肌痉挛，无压痛，见于肠胀气、气腹、大量腹水等。②揉面感（柔韧感）：腹壁柔韧而有抵抗力，不易压陷，类似揉面的柔韧感，见于结核性腹膜炎或其他损伤性腹膜炎、癌性腹膜炎（癌转移至腹膜）。③板状腹：腹膜受强烈刺激而引起腹肌痉挛，腹壁高度紧张，甚至强直，硬如木板，常见于急性胃肠穿孔或脏器破裂所致的急性弥漫性腹膜炎。

2）局部腹壁紧张度增加：常因腹腔内某一脏器炎症波及腹膜而引起。如左上腹肌紧张常见于急性胰腺炎，右上腹肌紧张常见于急性胆囊炎，右下腹肌紧张常见于急性阑尾炎。

（2）腹壁紧张度减低

1）全腹腹壁紧张度减低或消失：全腹腹壁紧张度减低，腹壁松软无力，失去弹性，见于慢性消耗性疾病、大量放腹水后、经产妇、老年体弱或重度脱水者；腹壁紧张度消失见于脊髓损伤所致的腹肌瘫痪和重症肌无力。

2）局部腹壁紧张度减低：不多见，多因局部的腹肌瘫痪或缺陷所致。

2. 压痛及反跳痛　正常腹部无压痛及反跳痛。检查者由浅入深按压被检查者腹壁而出现疼痛，称压痛。出现压痛后手指在原处稍停片刻，使压痛趋于稳定，再将手迅速抬起，如此时被检查者腹痛骤然加剧，并出现呻吟或痛苦表情，称为反跳痛。

（1）压痛　常由腹壁或腹腔内的病变引起。腹壁病变疼痛比较表浅。腹腔内的病变，如脏

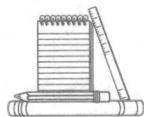

器的炎症、淤血、肿瘤、破裂、扭转，以及腹膜受到各种刺激等，均可引起压痛。压痛有定位诊断价值，压痛部位常反映病变所在部位。

腹部常见压痛部位及压痛点：右上腹压痛提示肝胆等病变；上腹部压痛提示胃、十二指肠等病变；左上腹部压痛提示脾、胰等病变；右下腹部压痛提示升结肠、女性右侧输卵管或卵巢等病变；下腹部压痛提示盆腔疾病，如膀胱、子宫及附件的疾病；胆囊点压痛位于右锁骨中线与肋缘交界处，见于胆囊炎；麦氏（Mc Burney）点压痛位于脐与右髂前上棘连线的中、外 1/3 交界处，见于阑尾炎；第 10 肋前端的季肋点，腹直肌外缘脐水平线以上的上输尿管点，两髂前上棘连线与通过耻骨结节作垂线相交的中输尿管点，第 12 肋骨下缘与脊柱外缘相交点（肋脊点），第 12 肋骨下缘与腰肌外缘相交点（肋腰点），以上各点压痛，见于泌尿系统感染或结石。

（2）反跳痛　提示病变已累及壁腹膜。病变未累及壁腹膜时，仅有压痛而无反跳痛。壁腹膜受刺激越强烈，反跳痛越明显，腹肌越痉挛，越紧张。

当腹部同时存在压痛、反跳痛、腹肌紧张，称为腹膜刺激征，是急性腹膜炎的重要体征。

3. 脏器触诊

（1）肝脏触诊　主要用于了解肝脏下缘的位置和肝脏的质地、表面、边缘及搏动等。触诊时，被检查者取仰卧位，双下肢屈曲，放松腹壁，并做较深的腹式呼吸。检查者站于被检查者右侧，用单手或双手触诊。

单手触诊法：检查者右手四指并拢，掌指关节伸直，与肋缘平行置于右锁骨中线延长线和前正中线上，自脐水平以下开始触诊，分别触诊肝缘并测量其与肋缘或剑突根部的距离（以厘米表示）。当被检查者呼气时手指随腹壁下陷逐渐压向腹深部，吸气时手指随腹壁隆起而抬起并向前上迎触下移的肝缘，但手指不能离开腹壁而保持稍加压。如此反复进行，手指逐渐向肋缘移动（每次移动幅度不超过 1cm），直至触到肝缘或肋缘为止。

双手触诊法：为较常用的触诊方法。检查者右手位置同单手触诊法，左手托住被检查者右背部第 12 肋骨与髂嵴之间脊柱旁肌肉的外侧，拇指张开置于肋部，左手向上推，以固定肝脏及限制右下胸扩张（图 8-4）。触诊时需注意：主要以食指前端桡侧接触肝脏，而非指尖端；遇腹肌发达者，右手应置于腹直肌外缘稍向外，否则肝缘易被掩盖；应密切配合呼吸动作，且吸气时手指上抬速度慢于腹壁的抬起速度，这样才可能触到肝缘；对疑似肝脏巨大的患者，应从髂前上棘水平开始触诊；遇腹水患者，应用冲击触诊法。

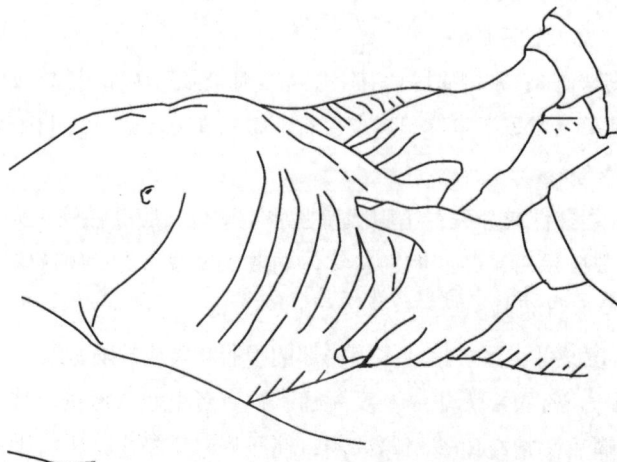

图 8-4　肝脏双手触诊法

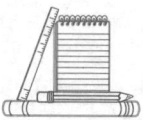

1）大小：正常成人的肝脏，一般在肋缘下触不到。腹壁松软或体瘦者，于深吸气时可在肋弓下触及肝下缘，但不超过 1cm；在剑突下可触及肝下缘，但一般不超过 3cm；在腹上角较锐的瘦高者剑突根部下可达 5cm，但不能超过剑突根部至脐距离的中、上 1/3 交界处。如触及肝下缘超过正常范围应考虑肝肿大或肝下移。可用叩诊肝界的方法来鉴别两者，如肝上界降低，但肝上下径正常，则为肝下移；如肝上界正常或升高则提示肝肿大。肝下移，肝脏质地柔软，表面光滑，无压痛，常见于内脏下垂、肺气肿或右侧胸腔大量积液（致膈肌下降）。肝肿大可分为弥漫性及局限性。弥漫性肿大见于肝炎、肝淤血、脂肪肝、肝硬化早期、白血病、血吸虫病、华支睾吸虫病等。局限性肿大见于肝脓肿、肝肿瘤及肝囊肿（包括肝包囊虫病）等。当右心衰竭引起肝淤血肿大时，用手压迫肝脏可使颈静脉怒张更明显，称为肝颈静脉回流征阳性。

检查者用手压迫被检查者右上腹肝脏部位，若颈静脉充盈更加明显，称为肝颈静脉回流征阳性，提示静脉压增高，见于右心衰竭、缩窄性心包炎、大量心包积液及上腔静脉阻塞综合征，其中以右心衰竭最为常见。正常人在按压开始时可出现一过性颈静脉轻度充盈，而在右心排血障碍伴体静脉淤血时，颈静脉充盈为持续性。

2）质地：肝脏质地一般分为质软、质韧和质硬三级。正常肝脏质地柔软，如触口唇；慢性肝炎及肝淤血时质韧，如触鼻尖；肝硬化、肝癌时质硬，如触前额。肝脓肿或囊肿有液体时，呈囊性感，大而表浅者可能触到波动感。

3）表面状态和边缘：正常肝脏表面光滑，边缘整齐，且厚薄一致。肝边缘圆钝，常见于脂肪肝或肝淤血。肝脏表面不光滑，呈不均匀的结节状，边缘不整齐且厚薄不一致，见于肝癌、多囊肝和肝棘球蚴病。肝脏表面呈大块状隆起者，见于巨块型肝癌或肝脓肿。肝脏表面呈分叶状似香蕉者，见于肝梅毒。

4）压痛：正常肝脏无压痛。当肝包膜有炎性反应或因肝肿大受到牵拉时，肝脏有压痛。轻度弥漫性压痛见于肝炎、肝淤血等；局限性剧烈压痛见于较表浅的肝脓肿。

5）搏动：正常肝脏及因炎症、肿瘤等原因引起的肝肿大并不伴有搏动。如果触到肝脏搏动，应注意其为单向性还是扩张性。单向性常为传导性搏动，是因肝脏传导其下方的腹主动脉的搏动，故置于肝表面上的手有被向上推动的感觉。扩张性搏动由三尖瓣关闭不全引起。三尖瓣关闭不全时，右心室的收缩搏动通过右心房、下腔静脉传导至肝脏，引起肝脏自身的搏动，故将两手掌放于肝脏表面可感到两手向两侧推开。

6）肝区摩擦感：检查者将右手掌面轻贴于肝区，让被检查者做腹式呼吸。正常时无摩擦感。肝周围炎时，因有纤维素性渗出物使肝表面和邻近的腹膜变得粗糙，二者相互摩擦就会产生震动而被触知，即为肝区摩擦感。

7）肝震颤：正常肝脏无震颤。此检查需用浮沉触诊法。当手压下时，如感到一种微细的震动感，即为肝震颤，见于肝包虫病。

（2）脾脏触诊　正常情况下脾脏不能触及。脾脏明显肿大而位置又较表浅时，用右手单手触诊即可。若肿大的脾位置较深，应用双手触诊法。检查方法：被检查者仰卧，两腿稍屈曲，检查者左手绕过被检查者腹前方，手掌置于其左胸下部第 9～11 肋处，试将其脾从后向前托起，右手掌平放于腹部，与肋弓大致垂直，配合腹式呼吸，将手指弯曲轻压腹壁至深处后再向前抬起，并逐渐向肋弓运动，直至触到脾缘或左肋缘。当脾轻度肿大而仰卧位不易触及时，可嘱被检查者取右侧卧位，右下肢伸直，左下肢屈曲，此时用双手触诊法更易触到。正常脾脏肋下不能触及。当内脏下垂或左侧胸腔积液、积气时，膈下降，可使脾向下移位。除此以外，能触到脾则提示脾肿大。触及脾脏时，应注意其大小、质地、表面情况、有无压痛及摩擦感等。

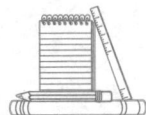

脾肿大的测量多采用三线测量法（图8-5），以厘米（cm）表示。第Ⅰ线测量指左锁骨中线与左肋缘交点至脾下缘的距离。脾脏轻度肿大时仅做第Ⅰ线测量。第Ⅱ线测量指左锁骨中线与左肋缘交点至脾脏最远点的距离。第Ⅲ线测量指脾右缘与前正中线的距离。如脾脏高度向右增大越过正中线，则测量脾右缘至正中线的最大距离，以"+"表示；未超过正中线，则测量脾右缘与正中线的最短距离，以"-"表示。测量明显肿大的脾脏时，应加测第Ⅱ线和第Ⅲ线。

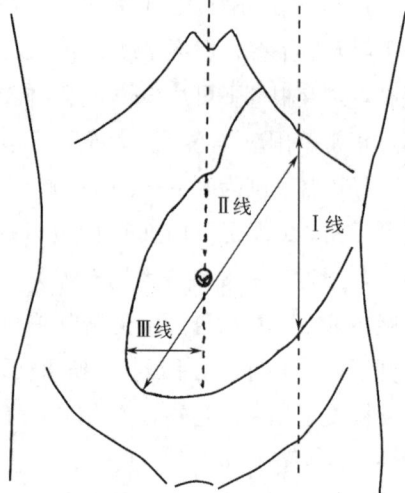

临床上常将脾肿大分为轻度、中度、高度三度。深吸气时，脾缘不超过肋下2cm为轻度肿大，常见于急性或慢性肝炎、血行播散性肺结核、伤寒、急性疟疾、感染性心内膜炎和败血症等，一般质地柔软。超过2cm，在脐水平线以上，为中度肿大，常见于肝硬化、系统性

图8-5　脾肿大测量法

红斑狼疮、慢性髓细胞性白血病、淋巴瘤、慢性溶血性黄疸、疟疾后遗症等，质地一般较硬。超过脐水平线或前正中线则为高度肿大，又称巨脾。巨脾且表面光滑者，见于慢性粒细胞白血病、黑热病、慢性疟疾和骨髓纤维化等；表面不平滑而有结节者，见于淋巴肉瘤和恶性组织细胞病。脾表面有囊性肿物则见于脾囊肿。脾压痛见于脾脓肿、脾周围炎和脾梗死等，后两者脾脏触诊时还有摩擦感。

（3）胆囊触诊　可用单手滑行触诊法或钩指触诊法进行。

正常胆囊不能触及。胆囊肿大时，可在右肋下腹直肌外缘触及一梨形、卵圆形或布袋形包块，张力较高，并随呼吸上下移动，质地因病变性质而不一。临床上胆囊肿大的常见原因有：①急性胆囊炎，胆囊肿大呈囊性感，并有明显压痛。②由于胆总管阻塞，大量胆汁潴留，使胆囊肿大也呈囊性感，一般无压痛，见于胆总管结石、壶腹周围癌及胰头癌。胰头癌使胆囊显著肿大，黄疸进行性加深，但无压痛，无发热，称库瓦西耶征（Courvoisier sign）阳性。③胆囊肿大，有实体感，见于胆囊结石或胆囊癌。

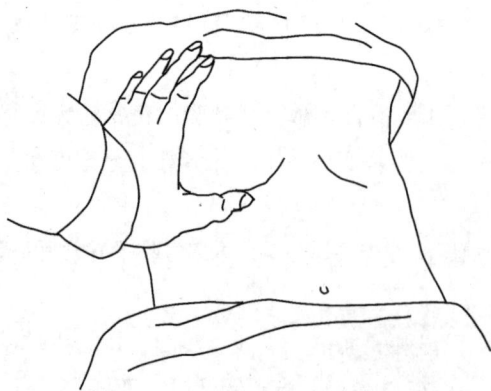

若胆囊虽有炎症，但肿大未到肋缘以下，单手触诊不能触及胆囊，此时需进行胆囊触痛检查。检查者以左手掌平放于被检查者右肋弓缘处，用拇指指腹钩压右肋下部胆囊点处，再嘱患者缓慢深吸气。在吸气过程中，发炎的胆囊下移时碰到用力按压的拇指，可引起疼痛，即为胆囊触痛。若因剧烈疼痛而致吸气终止（不敢继续吸气），称墨菲（Murphy）征阳性（图8-6）。胆囊触痛和墨菲征阳性常提示急性胆囊炎。

图8-6　Murphy征检查法

（4）肾脏触诊　一般用双手触诊法。可先嘱被检查者取平卧位，两腿屈曲并做较深呼吸。检查者立于被检查者右侧，先触诊右肾，将左手掌托于其右腰部并向上推起，右手掌平放在右上腹部，手指稍横向平行于右肋缘，在被检查者深吸气末双手夹触肾脏。依前法双手再触诊左肾，但左手需越过被检查者前方而托住左腰部。若触及部分钝圆光滑的脏器，可能是肾下极。若双手间能握住略呈蚕豆状外形的脏器，而被检查者有酸痛或类似恶心的不适感，则表明触及肾脏大部分。如卧位未触及肾，可让被检查者取站立位，

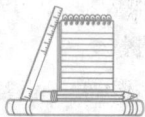

两手前后联合进行触诊，较易触到肾脏。

正常人肾脏一般不易触及，偶可触及右肾下极。肾下垂、游走肾、肾脏代偿性增大及身材瘦长者，肾脏较易触及。深吸气时若能触及 1/2 以上的肾，为肾下垂。肾下垂应注意与肝、脾肿大相鉴别。若肾下垂明显且能在腹腔移动，称为游走肾。肾脏肿大见于肾肿瘤、肾盂积水或积脓、多囊肾等。肾肿瘤表面不平，质地坚硬。肾盂积水或积脓时，肾的质地柔软且有弹性，偶有波动感。多囊肾，肾脏则呈不规则增大，有囊性感。

（5）膀胱触诊　常用单手滑行触诊法。被检查者仰卧屈膝，检查者用右手自脐开始由上向下触摸，感觉是否触及包块并详察其性质。正常膀胱空虚时，不易触到。若在下腹中部耻骨上缘触及扁圆形或圆形包块，触之囊性感，不能用手推移，按压时憋胀，有尿意。膀胱胀大多见于尿道梗阻（前列腺肥大或前列腺癌）、脊髓病（截瘫）所致的尿潴留，也见于昏迷患者、腰椎或骶椎麻醉后、手术后局部疼痛患者积尿所致，通常在排尿或导尿后缩小或消失。借此可将膀胱胀大与妊娠子宫、卵巢囊肿及直肠肿物等相鉴别。但长期尿潴留易致膀胱慢性炎症，导尿后膀胱仍不能完全回缩。

（6）胰腺触诊　正常胰腺柔软，位置较深，故不能触及。若在上腹部相当于第 1、2 腰椎处触及质硬而无移动性的横行条索状肿块，应考虑为慢性胰腺炎；如呈坚硬块状，表面不光滑似有结节，则可能为胰腺癌。在左上腹部或上腹部肝缘下触及囊性肿块，且表面光滑，位置固定，无压痛，多为胰腺假性囊肿。因胰腺与胃位置关系紧密，故此处肿物常需与胃壁上肿物鉴别。

4. 腹部包块　腹部包块常见于肿大或异位的脏器、炎性包块、囊肿、肿大淋巴结，以及良恶性肿瘤、胃内结石、肠内粪块等，应注意鉴别。首先要将正常脏器与病理性包块区别开来。

（1）正常腹部可触到的脏器　正常人特别是体型较瘦者，一些腹腔脏器可以被触及，应注意与病理性包块相鉴别。腹部常可触及的正常脏器：右肾下极、腹直肌肌腹及腱划、第 4～5 腰椎椎体、乙状结肠（左下腹腹股沟处可触及平滑、稍硬、无压痛、腊肠样粗的圆筒状物，有粪块潴留时，呈粗条索状）、横结肠（上腹部可触及一活动的腊肠样粗细的横行条索）、盲肠（右下腹麦氏点内侧稍上部位触及表面光滑、无压痛的圆柱状盲端）、充盈的膀胱（耻骨联合上缘触及扁圆形或圆形的囊性物，排尿后消失）、子宫（妊娠 12 周后，可在耻骨联合上方触及）。

（2）异常包块　除上述脏器外，在腹部触及的包块多为异常包块。触诊异常包块时需从以下几点进行触诊。

1）部位：某一部位的包块常来源于该部位的脏器。如右上腹部包块常与肝和胆有关；上腹中部的包块常为胃或胰腺的病变；两侧腹部的包块常见于结肠的肿瘤；腹股沟韧带上方的肿块可来自卵巢及其他盆腔器官。

2）大小：凡触及包块，均应准确测量其长（上下径）、宽（左右径）和厚（前后径），并以厘米表示，以便动态观察。为了形象化，也可以用公认的实物大小作比，如蚕豆、核桃、鸡蛋、拳头等。

3）形态：应注意包块形状如何，轮廓是否清楚，表面是否光滑，边缘是否规则，有无切迹等。如在右上腹触到边缘光滑的卵圆形物，应考虑为胆囊肿大；左肋缘下触及有明显切迹的包块应考虑脾肿大。

4）质地：包块质地可分为软、韧、硬三度。若其质地坚硬多见于肿瘤，如胃癌、肝癌；质地韧或中等硬，见于炎性或结核浸润性包块，如回盲部结核等；质地柔软，常见于囊肿、脓肿，如卵巢囊肿、多囊肾等。

5）压痛：炎性包块有明显压痛，如右上腹肝肿大且有压痛，多见于肝炎、肝脓肿等；右下腹的包块压痛明显，常为阑尾脓肿、肠结核等。肿瘤压痛反而轻微或不明显。

6）移动度：若包块随呼吸而上下移动，多为肝、胆囊、脾、胃、横结肠、肾或其肿物。肝、

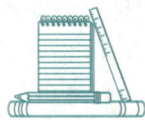

胆囊及带蒂的肿物、游走的脏器移动度大。局部炎性包块或脓肿、腹腔后壁的肿瘤一般不移动。

7）搏动：若在腹部见到或触到搏动性包块，应考虑腹主动脉瘤或主动脉旁的包块传导了主动脉的搏动。前者为膨胀性搏动（向四面扩散），后者为传导性搏动（单方向传导）。

8）来源：即异常包块来自腹壁还是腹腔内。腹壁紧张度试验是鉴别异常包块来源的主要方法：患者仰卧，双下肢伸直，先放松腹肌观察包块突出程度，再嘱患者用力屏气并做仰卧起坐或双腿悬空抬起使腹肌紧张，若此时包块消失或不明显，提示包块位于腹腔内；若包块突出更明显，则提示包块位于腹壁。

腹部触及异常包块，还应注意鉴别包块性质是良性还是恶性。良性包块触诊多界限清楚、表面光滑、边缘规整、移动度大、质地柔软或韧，多见于良性肿瘤、炎性包块和空腔性梗阻。良性肿瘤一般无压痛，炎性包块和空腔性梗阻可有压痛。恶性包块多见于恶性肿瘤，触诊包块呈实质性，形态不规则，表面凹凸不平，质地坚硬，活动受限。

5. 液波震颤   腹腔内有大量游离液体时，用手叩击腹部，可感到腹腔内液体波动的感觉，称为液波震颤，又称波动感。检查时被检查者平卧，检查者以一手掌面贴于被检查者一侧腹壁，另一手四指并拢屈曲，用指端叩击对侧腹壁（或以指端冲击式触诊），若贴于腹壁的手掌有被液体波动冲击的感觉，即为波动感。为防止腹壁本身的震动传至对侧腹壁，可让助手将手掌尺侧缘压于脐部腹中线上，阻止腹壁震动的传导（图 8-7）。此方法仅适于检查大量腹水，即腹腔内游离液体需在 3000mL 以上才能查出，且不如移动性浊音敏感。大量腹水常见于肝硬化、原发性肝癌、急性腹膜炎、右心衰竭等。

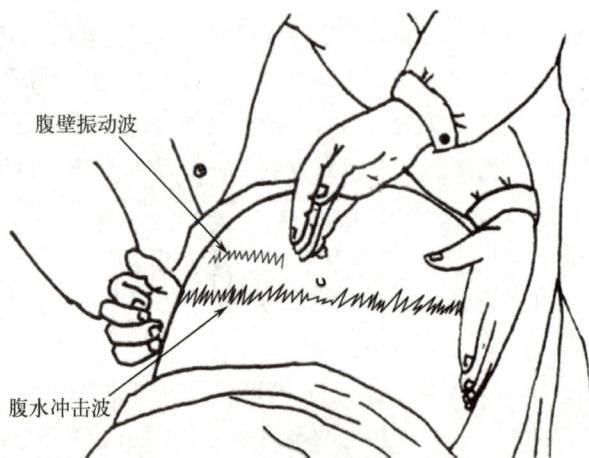

图 8-7   液波震颤检查方法

6. 振水音   振水音是指胃内液体与气体相互撞击而发出的声音。被检查者仰卧，检查者将耳贴近于或将听诊器置于上腹部腹壁，用手指连续冲击上腹部，仔细辨听有无气液撞击的声音。正常人在饮进多量液体或进餐后可有振水音；若在空腹或餐后 6～8 小时以上仍有振水音，常提示幽门梗阻或胃扩张等。

四、叩诊

腹部叩诊的目的在于了解某些脏器的大小和叩痛，腹腔内有无积气、积液和包块，胃肠道充气状况，胃与膀胱的扩大程度等。腹部叩诊一般多采用间接叩诊法。

（一）腹部叩诊音

正常情况下，腹部大部分区域的叩诊音呈鼓音，肝、脾、增大的膀胱和子宫占据的部位及

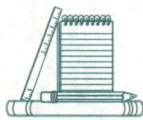

两侧腹部近腰肌处叩诊呈浊音或实音。若肝、脾或其他脏器极度肿大、腹腔内肿瘤或大量腹水时，鼓音区范围会缩小，病变部位则出现浊音或实音。若胃肠高度胀气和胃肠穿孔致气腹时，鼓音区范围明显增大，甚至鼓音出现在不应有的部位（如肝浊音界内）。

（二）肝及胆囊叩诊

通过叩诊肝及胆囊可明确肝脏的界限、肝区及胆囊有无叩击痛。

1. 肝脏的界限　叩诊肝上界时，通常是沿右锁骨中线、右腋中线和右肩胛线，由肺区向下叩向肝区。当清音变为浊音时，即为肝上界。此处相当于被肺遮盖的肝顶部，又称为肝相对浊音界。正常肝上界在右锁骨中线上第5肋间，右腋中线上第7肋间，右肩胛线上第10肋间。继续向下叩1～2肋间，则浊音变为实音，此处肝脏不被肺遮盖，而直接贴近胸壁，称为肝绝对浊音界。再继续向下叩，若实音变为鼓音，即为肝下界。叩肝下界也可由腹部鼓音区沿右锁骨中线或前正中线向上叩，鼓音变为浊音处即是。正常肝下界在右锁骨中线上右季肋下缘，右腋中线上第10肋骨水平。矮胖体型者肝上、下界均可高一个肋间，瘦长体型者则均低一个肋间。一般叩得的肝下界比触得的肝下缘高1～2cm，若肝缘明显增厚，则两项结果较为接近。肝脏叩诊可大致确定肝脏大小。正常成人在右锁骨中线上肝上、下界距离为9～11cm。

肝浊音界扩大见于肝癌、肝脓肿、肝炎、肝淤血和多囊肝等；肝浊音界缩小见于肝硬化、急性重型肝炎和胃肠胀气等；肝浊音界消失代之以鼓音者，多见于急性胃肠穿孔；肝浊音界向上移位，见于右肺纤维化、右下肺不张及气腹、鼓肠等；肝浊音界向下移位，见于肺气肿、右侧张力性气胸等。膈下脓肿时，因肝下移、膈升高，肝浊音区会扩大，但肝脏实际并未增大。

2. 肝区及胆囊叩击痛　检查者将左手掌平放于被检查者右季肋部，右手握拳以适当力量叩击左手背。正常人无疼痛或轻度疼痛。肝区或胆囊区出现较明显的疼痛，称为肝区叩击痛或胆囊叩击痛。肝区叩击痛见于肝炎、肝脓肿、肝癌和肝内胆管结石等。因胆囊位置深且被肝遮盖，叩诊不能检查其大小，只能检查胆囊区有无叩击痛。胆囊区叩击痛为胆囊炎的重要体征。

（三）胃泡鼓音区及脾脏叩诊

在左前胸下部有一呈半月形的鼓音区，称为胃泡鼓音区（Traube space），为胃底穹隆部含气所致。其上界为肺下缘及横膈，下界为肋弓，右界为肝左缘，左界为脾。正常情况下该鼓音区可叩及（除非在饱餐后），但其大小受胃泡含气量的多少和周围器官组织病变的影响。若此区明显缩小或消失，见于急性胃扩张、脾肿大、左侧胸腔积液、心包积液、肝左叶肿大及溺水患者。

脾脏叩诊通常在脾触诊不满意或在左肋下触及很小的脾缘而又需了解脾脏大小时进行。脾脏叩诊常采用轻叩法，在左腋中线上进行。正常可在左腋中线上第9～11肋间叩及脾浊音，其长为4～7cm，不超过腋前线。脾浊音区增大见于脾肿大；脾浊音区缩小见于左侧气胸、胃扩张、鼓肠等。

（四）移动性浊音

腹腔内有较多液体存留时，因重力作用，液体常积聚在腹腔低处，故此处叩诊呈浊音。被检查者先取仰卧位，腹中部因肠管内有气体，而在液面浮起，叩诊呈鼓音；两侧腹部因腹水积存，叩诊呈浊音。检查者自腹中部脐水平面开始向被检者左侧叩诊，发现浊音时，将板指固定在腹浊音处不动，嘱被检查者向右侧卧，此时再度叩诊，腹部浊音变为鼓音，表示浊音移动。然后用同样方法向右侧叩诊，叩出浊音后嘱患者左侧卧位，核实浊音是否移动。此种因体位不同而出现浊音区变化的现象，称为移动性浊音。当腹腔内游离腹水在1000mL以上时，即可叩出移动性浊音。若少量腹水时，被检查者取肘膝位，使脐部处于最低部位，从侧腹部向脐部叩

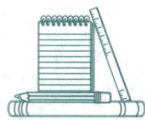

诊，出现鼓音变为浊音，提示有腹水的可能。腹水常见于肝硬化、急性腹膜炎、肾炎和心力衰竭等。

（五）肋脊角叩痛

被检查者取坐位或侧卧位，检查者用左手掌平放在被检查者肋脊角处（肾区），右手握拳用适当力量叩击左手手背。正常时肋脊角处（肾区）无叩击痛。若肾区有叩击痛常见于肾炎、肾盂肾炎、肾结石、肾结核及肾周围炎等。

（六）膀胱叩诊

可在耻骨联合上方自上而下进行膀胱叩诊。膀胱空虚时，常叩不出膀胱的轮廓。膀胱有尿液充盈时，可在耻骨上方叩出圆形浊音区。妊娠期子宫增大、子宫肌瘤或卵巢囊肿时，叩诊该部位也可呈浊音，应进行鉴别。可嘱被检查者排尿或导尿后复查，若浊音变为鼓音，则是尿潴留所致的膀胱增大。大量腹水时，耻骨上方叩诊也可呈浊音，但此区的弧形上缘凹向脐部；而膀胱胀大时，浊音区的弧形上缘凸向脐部。

五、听诊

腹部听诊时，应将听诊器体件置于腹壁上，按一定顺序，全面地听诊腹部各个分区，尤其是上腹部、脐部、右下腹部及肝、脾各区。对妊娠5个月以上的妇女还需在脐下方听诊胎心音。

（一）肠鸣音

肠蠕动时，肠内气体和液体随之流动，会产生一种断断续续的咕噜声（或气过水声），称为肠鸣音。通常在右下腹部听诊肠鸣音。正常情况下，肠鸣音每分钟4～5次，其声响和音调变异较大，餐后或饥饿时明显，休息时较弱。

肠蠕动增强时，肠鸣音每分钟可达10次以上，若音调不特别高亢，称肠鸣音活跃，见于急性胃肠炎、服泻药后和胃肠道大出血等；若肠鸣音每分钟达10次以上且音调高亢、响亮，呈金属音，称肠鸣音亢进，见于机械性肠梗阻。若肠梗阻持续存在，肠壁肌肉劳损，肠壁蠕动减弱，肠鸣音亦减弱，或数分钟才听到一次，称肠鸣音减弱，见于老年性便秘、腹膜炎、电解质紊乱（低血钾）及胃肠动力低下等。若持续听诊3～5分钟仍未听到肠鸣音，用手指轻叩或搔弹腹部仍无肠鸣音，称肠鸣音消失，见于急性腹膜炎或麻痹性肠梗阻。

（二）血管杂音

正常腹部无血管杂音。腹部血管杂音听诊对诊断某些疾病有一定帮助，故不能忽视。血管杂音可分为动脉性杂音和静脉性杂音。

1. 动脉性杂音　常在腹中部或腹部两侧。若腹中部闻及收缩期喷射性血管杂音，提示腹主动脉瘤或腹主动脉狭窄。前者可触及搏动性包块；后者则搏动减弱，下肢血压低于上肢，甚至足背动脉搏动消失。若在左、右上腹部闻及收缩期吹风样血管杂音，提示肾动脉狭窄，可见于年轻的高血压患者。若下腹两侧闻及收缩期吹风样血管杂音，则考虑髂动脉狭窄。

2. 静脉性杂音　常在脐周或上腹部闻及连续的潺潺声，提示肝硬化引起门静脉高压，可见腹壁有以脐为中心的放射状静脉曲张。

（三）摩擦音

若全腹膜或局部腹膜出现纤维渗出性炎症，深呼吸时，可在腹壁相应部位听到脏器与腹膜摩擦而产生的摩擦音。见于纤维渗出性腹膜炎、脾梗死、脾周围炎、肝周围炎或胆囊炎累及局部腹膜等。严重时触诊亦有摩擦感。

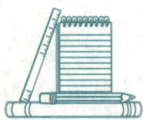

六、腹部常见病变的体征

腹部的常见疾病有很多，其中消化性溃疡、急性胰腺炎、肝硬化、急性阑尾炎、肠梗阻、急性胆囊炎、急性腹膜炎等较为多见。其体征见表8-1。

1. 消化性溃疡

【症状】慢性发作性上腹痛是消化性溃疡的主要症状。

（1）部位　胃溃疡的疼痛多在上腹部正中或偏左；十二指肠溃疡则位于上腹部偏右或脐周。如溃疡较深或位于胃、十二指肠球部后壁时，疼痛常放射至腰背部。

（2）性质　疼痛的性质不一，常为持续性钝痛，如胀痛、灼痛、饥饿样不适等。急性发作时亦可有剧痛，如绞痛或刀割样痛。每次持续时间一般为 1～2 小时或 3～4 小时。

（3）节律和季节性　消化性溃疡的疼痛与进餐有一定关系。胃溃疡的疼痛多在餐后 1～2 小时出现，至下一餐前消失，即进餐→疼痛→缓解。十二指肠溃疡的疼痛则多在餐后 3～4 小时出现，持续至下次进餐后缓解，即疼痛→进餐→缓解，故又称空腹痛，也可出现夜间痛。十二指肠溃疡疼痛时服制酸药或稍进食物可获缓解。溃疡的好发季节为秋末冬初或冬春之交，与寒冷有明显关系。此外，过度紧张、劳累、焦虑、忧郁、生冷饮食及烟酒等均可诱致疼痛发作。

（4）慢性反复发作　溃疡愈合后极易复发，可每年定期发作，因此上腹痛屡愈屡发，延续数年甚至数十年，每次发作数周至数月不等。其他伴随症状有餐后腹胀、反酸、嗳气、流涎、恶心、呕吐、食欲不振、便秘、体重下降等。

【体征】患者多数体型瘦长、腹上角锐。溃疡活动期上腹部常有压痛点，与疼痛部位一致，并可在背部第 10～12 胸椎段有椎旁压痛，胃溃疡偏左侧，十二指肠偏右侧；缓解期则不明显。后壁溃疡穿孔可有明显背部压痛；出血时可见皮肤及结膜苍白。

2. 急性胰腺炎

【症状】腹痛是其最主要的症状。在饱餐、脂餐或饮酒后诱发，中上腹出现阵发性或持续性的钝痛、刀割样痛或绞痛，可向腰背部呈带状放射，弯腰抱膝时疼痛减轻，进食时加重。水肿型疼痛持续 3～5 天；出血型疼痛持续时间较久。可有频繁恶心、呕吐，呕吐物为食物和胆汁，呕吐后腹痛不减轻，同时有腹胀。还可有发热、水电解质及酸碱平衡紊乱。重症还可出现休克、急性呼吸衰竭和胰性脑病。

【体征】轻症有上腹压痛，可有腹胀和肠鸣音减少，但无肌紧张和反跳痛。重症可出现急性腹膜炎体征，腹肌紧张，全腹显著压痛和反跳痛，有明显腹胀，肠鸣音减弱或消失。两侧腹部皮肤可呈青紫色（Grey-Turner 征阳性），脐周皮肤可呈青紫色（Cullen 征阳性）。

3. 肝硬化

【症状】

（1）代偿期肝硬化症状不明显，可有食欲不振、消化不良、腹胀、恶心、大便不规则等消化系统症状及乏力、头晕、消瘦等全身症状。

（2）失代偿期上述症状加重，并可出现水肿、腹水、黄疸、皮肤黏膜充血、发热、肝昏迷、无尿等。

【体征】肝硬化患者面色灰暗，缺少光泽，皮肤、巩膜多有黄疸，在面部、颈部、上胸部可见毛细血管扩张或蜘蛛痣，手掌大小鱼际及末端指腹发红，即肝掌，男性患者乳房发育、压痛。肝脏先肿大后缩小，质地变硬，表面不光滑。脾脏轻度至中度肿大，下肢可出现浮肿。失代偿期患者可出现皮下出血、腹水和腹壁静脉曲张的肝功能障碍及门静脉高压表现。

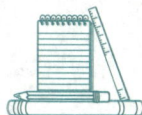

4. 急性阑尾炎

【症状】转移性右下腹疼痛是其最大特点。早期为上腹痛或脐周围痛（内脏神经传导之疼痛），数小时后，炎症累及浆膜，刺激壁腹膜而出现定位清楚的右下腹痛。在病程早期，常伴有恶心、呕吐、便秘；儿童常有腹泻；部分患者自觉轻度发热。

【体征】早期阑尾炎可不出现右下腹压痛，而是在上腹部或脐周围有位置不定的压痛。起病数小时后，右下腹麦氏点（阑尾点）有显著而固定的压痛和反跳痛，这是诊断阑尾炎的重要依据。阑尾炎进展至坏死、穿孔后，右下腹压痛和反跳痛更为明显，伴有局部腹壁紧张。形成阑尾周围脓肿时，可触及压痛明显的包块。阑尾炎时直肠指诊可有明显的局部触痛。

5. 肠梗阻

【症状】肠梗阻的典型症状为"胀、痛、吐、闭"。机械性肠梗阻时，患者有剧烈的阵发性绞痛。小肠梗阻时腹痛的程度较大，常伴有呕吐。早期为反射性呕吐，吐出物为发病前所进食物；以后呕吐则按梗阻部位的高低而有所不同。高位梗阻者呕吐发生早，次数多。如高位小肠梗阻（十二指肠和上段空肠），早期即频繁呕吐胃液、十二指肠液、胰液及胆汁，呕吐量大。低位小肠梗阻呕吐出现较晚，先吐胃液和胆汁，以后吐出小肠内容物，棕黄色，有时带粪臭味。肠道气体和液体的积聚引起腹胀，以上腹部和中腹部最为明显。完全性肠梗阻患者除早期可排出大肠内积存的少量气体和粪便外，一般均无排气排便；晚期伴有腹腔感染时可有畏寒、发热等症状。麻痹性肠梗阻主要表现为腹胀及胀痛感，但不发生绞痛，严重时可有呕吐。

【体征】肠梗阻时患者呈重症病容，痛苦表情，脱水貌，呼吸急促，脉搏增快，甚至休克。腹部膨胀，腹壁紧张，有压痛，绞窄性肠梗阻时有反跳痛；机械性肠梗阻时可见肠型及蠕动波，听诊肠鸣音明显亢进，呈高调金属音；麻痹性肠梗阻时肠鸣音减弱或消失。

表 8-1　常见腹部病变体征

疾病	视诊	触诊	叩诊	听诊
肝硬化	肝病面容，面色灰暗，皮肤、巩膜黄染，可见蜘蛛痣和肝掌，晚期可见腹部隆起，呈蛙腹，可有脐疝，腹壁静脉曲张，腹式呼吸减弱或消失	早期肝肿大，晚期肝缩小，质地变硬，表面不光滑，脾脏轻至中度肿大	肝浊音界缩小，有移动性浊音，大量腹水时可有液波震颤	晚期可闻及静脉性血管杂音
急性阑尾炎	急性病容，表情痛苦	右下腹阑尾点局限压痛、反跳痛，腹肌紧张，有时右下腹可触及一压痛性包块		肠鸣音减弱或消失
肠梗阻	呈痛苦重病面容，腹式呼吸减弱，腹部膨胀，机械性肠梗阻可见到肠型和蠕动波	有腹肌紧张和压痛，绞窄性肠梗阻患者还可出现反跳痛	有渗液时可出现移动性浊音	机械性肠梗阻患者肠鸣音亢进；麻痹性肠梗阻患者肠鸣音减弱或消失
急性胆囊炎	急性病容，表情痛苦	右上腹肌紧张，墨菲（Murphy）征阳性，有时可触及一囊性包块	胆囊区可有叩击痛	
急性腹膜炎	急性病容，表情痛苦，强迫仰卧位，双下肢屈曲，呼吸浅快，腹式呼吸减弱或消失，腹部膨隆	腹肌紧张，腹部压痛和反跳痛，重者呈板状腹	鼓音，可有移动性浊音，叩诊肝浊音界缩小或消失	肠鸣音减弱或消失

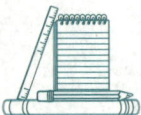

复习思考

1. 试述腹部视诊的内容。

2. 试述腹部包块的触诊要点。

3. 试述肝脏触诊的检查方法。

4. 试述移动性浊音及其临床意义。

扫一扫，查阅
复习思考题答案

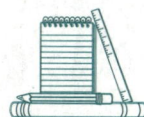

模块九　生殖器、肛门、直肠检查

【学习目标】

知识目标

1. 掌握生殖器、肛门及直肠检查的体位。

2. 熟悉生殖器、肛门及直肠检查内容的正常表现、异常改变（阳性体征）及其临床意义。

3. 了解生殖器、肛门及直肠的检查方法。

能力目标

1. 能够正确运用不同体位对患者进行生殖器、肛门及直肠的针对性体格检查。

2. 能够发现患者生殖器、肛门及直肠的阳性体征，并根据阳性体征进行临床鉴别诊断。

素质目标

1. 具备吃苦耐劳的工作精神。

2. 具备医者仁心、全心全意为人民服务的高尚医德。

一、男性生殖器检查

男性生殖器包括阴茎、阴囊、前列腺和精囊等。阴囊内有睾丸、附睾及精索等。检查时应让患者充分暴露下身，双下肢取外展位，视诊与触诊相结合。先检查外生殖器（阴茎及阴囊），后检查内生殖器（前列腺及精囊）。

（一）阴茎

阴茎（penis）为前端膨大的圆柱体，由 3 个海绵体构成。

1. 包皮　阴茎的皮肤在阴茎前向内翻转覆盖于阴茎表面，称为包皮（prepuce）。成年人包皮不应掩盖尿道口，翻起包皮后应露出阴茎头。若翻起后仍不能露出尿道外口或阴茎头，称为包茎（phimosis），见于先天性包皮口狭窄或炎症、外伤后粘连。若包皮长度超过阴茎头，但翻起后能露出尿道外口或阴茎头，称包皮过长（redundant prepuce）。包皮过长或包茎易引起尿道外口或阴茎头感染、嵌顿；污垢在阴茎颈部易于残留，常被视为阴茎癌的重要致病因素。

2. 阴茎头与阴茎颈　阴茎前端膨大部分称为阴茎头（glans penis），俗称龟头。在阴茎头、颈交界部位有一环形浅沟，称为阴茎颈（neck of penis）或阴茎头冠（corona of glans penis）。检查时应将包皮上翻暴露全部阴茎头及阴茎颈，观察其表面的色泽，有无充血、水肿、分泌物及结节等（图 9-1）。正常阴茎头红润、光滑。如有硬结并伴有暗红色溃疡、易出血，或呈菜花状，应考虑阴茎癌的可能性。阴茎颈部发现单个椭圆形质硬溃疡，称为下疳（chancre），愈后留有瘢痕，此征对诊断梅毒有重要价值。阴茎头部如出现淡红色小丘疹融合成蕈样，呈乳头状，应考虑为尖锐湿疣。

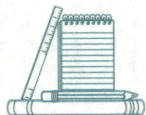

3. 尿道口　检查尿道口时医生用食指和拇指，轻轻挤压龟头使尿道口张开（图9-2）。正常尿道口黏膜红润、清洁，无分泌物。尿道口红肿、附着分泌物或有溃疡，且有触痛，多见于尿道炎。尿道口狭窄见于先天性畸形或炎症粘连。注意有无尿道口异位，尿道口位于阴茎腹面，称为尿道下裂。

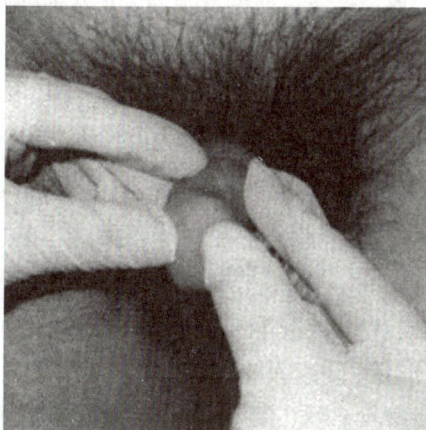

图9-1　阴茎头与阴茎颈检查　　　　　图9-2　尿道口检查

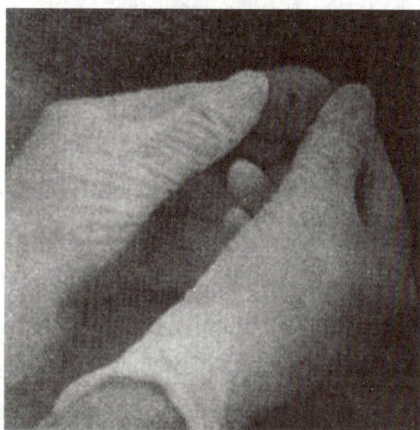

4. 阴茎大小　正常成人阴茎未勃起时长7～10cm。成人阴茎过小，见于垂体、性腺功能不全患者；儿童期阴茎过大呈成人型，见于性早熟，如促性腺激素过早分泌。假性性早熟见于睾丸间质细胞瘤患者。

（二）阴囊、精索、睾丸和附睾

1. 阴囊　阴囊（scrotum）为腹壁的延续部分。正常阴囊皮色深暗，多皱褶。阴囊中间有一隔膜将其分为左右两个囊腔，每个囊腔内含有精索、睾丸及附睾。检查时，患者取立位或仰卧位，两腿分开，医生两手拇指置于阴囊前面，其余手指放在阴囊后面，双手拇指上下滑动触诊，进行对比（图9-3）。

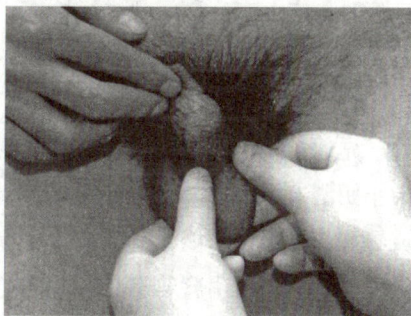

图9-3　阴囊触诊

阴囊皮肤增厚、暗红色、糜烂，有渗出，伴有瘙痒，多为阴囊湿疹（scrotum eczema）。阴囊水肿多为全身性水肿的一部分，也可由炎症、下腔静脉阻塞、过敏反应等所致。阴囊皮肤粗厚，如象皮样，称为阴囊象皮肿（scrotum chyloderma），多由丝虫病引起。阴囊肿大时可根据透光试验区别阴囊肿大是否由积液引起。透光试验：用不透光的纸片卷成筒状，一端置于肿大的阴囊表面，将手电筒置于对侧照射，如阴囊被照亮，呈半透明橙红色为阳性，见于睾丸鞘膜积液；不透明则为阴性，提示为阴囊疝或睾丸肿瘤。

2. 精索　精索为柔软的条索状圆形结构，自腹股沟管外口延续至附睾上端，由输精管、动静脉血管、神经、淋巴管等组成，无挤压痛。如伴有局部皮肤红肿时，多为精索急性炎症；呈串珠状肿胀，见于输精管结核；沿精索触到类似蚯蚓的团状条索时，则为精索静脉曲张。

3. 睾丸　睾丸左右各一，呈扁椭圆形，正常表面光滑柔韧。检查时应两侧对比，注意大小、形状、硬度、有无压痛等。在阴囊中未触及睾丸，可能是隐睾，隐睾以一侧多见；外伤或炎症，如流行性腮腺炎、淋病等可引起睾丸急性肿痛；一侧睾丸肿大、坚硬并有结节，应考虑睾丸肿瘤或白血病细胞浸润；睾丸过小，多见于肥胖性生殖无能症等。

4. 附睾　附睾位于睾丸后外侧，上端膨大，下端细小，是贮存和促进精子成熟的器官。急

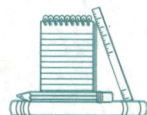

性附睾炎时，附睾肿胀；慢性附睾炎时，附睾肿大且有压痛，触诊可触及结节。附睾结核时，附睾肿胀，可触及结节状硬块，一般无挤压痛，常伴有输精管增粗，呈串珠状；晚期的结核病灶可与阴囊皮肤粘连，破溃后形成经久不愈的瘘管。

（三）前列腺

前列腺位于膀胱下方，耻骨联合后约2cm处，形似栗子，质韧有弹性。正常前列腺中间有一浅沟，称中间沟，分左右两叶，每叶约拇指指腹大小，表面光滑，包绕在尿道根部。腺体的排泄管开口于尿道内，距肛门约4cm。

检查时患者取肘膝位。医生食指戴指套，涂适量润滑油，徐徐插入肛门内，大约在一个半指节的深处，向腹侧触诊。中间沟消失，表面光滑有韧性，无压痛及粘连，多见于老年人的良性前列腺肥大。前列腺增大且有明显压痛，多见于急性前列腺炎。腺体增大，表面凹凸不平，质硬无压痛者，多为前列腺癌。前列腺触诊时可同时做前列腺按摩留取前列腺液做化验检查。

（四）精囊

精囊位于前列腺外上方，正常时肛诊一般不易触及精囊，如可触及视为异常。精囊呈条索状肿胀并有触压痛，多为炎症所致；精囊表面呈结节状，多因结核引起；质硬肿大应考虑癌变。精囊病变常继发于前列腺疾病，如炎症波及、结核扩散和前列腺癌的侵犯。

二、女性生殖器检查

一般情况下不做常规检查，如全身性疾病疑有局部表现时可做外生殖器检查；疑有妇产科疾病时，应由妇产科医师进行检查。检查时患者应排空膀胱，暴露下身，仰卧于检查台上，两腿外展、屈膝，医生戴无菌手套进行检查。女性生殖器包括内外两部分，检查顺序与方法如下。

（一）外生殖器

先通过视诊，观察阴阜，性成熟后皮肤有阴毛，阴毛的多少及分布，阴蒂的大小、长短，大小阴唇有无畸形、水肿、炎症、湿疹、白斑、溃疡、赘生物、损伤等情况。如阴毛明显稀少或缺如，见于性功能减退症或希恩综合征等；阴毛明显增多，见于肾上腺皮质功能亢进症或多囊卵巢综合征；阴唇若有红肿、疼痛，常见于炎症；局部色素脱失见于白斑症；若有结节、溃烂应考虑癌变的可能。

（二）内生殖器

1. 阴道和子宫颈　阴道为生殖通道。检查时，医师用拇、食指分开两侧小阴唇。正常阴道黏膜呈浅红色，柔软，光滑。检查时应注意其紧张度，有无瘢痕、肿块、分泌物、出血等。正常子宫颈表面光滑，妊娠时质软、呈紫色。检查时应注意宫颈有无充血、糜烂、肥大及息肉。

2. 子宫、输卵管和卵巢　子宫位于骨盆腔中央，触诊应以双合诊法进行检查（图9-4）。产后妇女子宫增大，触之较韧，光滑，无压痛。子宫体积匀称性增大见于妊娠；非匀称性增大见于各种肿瘤。正常情况下，输卵管表面光滑，质韧无压痛。卵巢表面光滑、质软，多用双合诊检查（图9-5），一般触不清输卵管，而卵巢偶能触及。如果扪及增厚的组织或有压痛的肿块，往往表示输卵管、卵巢、子宫旁组织有异常。

三、肛门与直肠检查

肛门和直肠检查通常采用视诊和触诊，方法简便，能发现许多重要临床体征，不应忽视，以免造成漏诊。

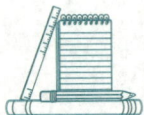

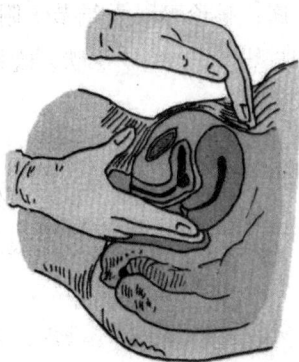

图 9-4　双合诊检查子宫　　　　　图 9-5　双合诊检查附件

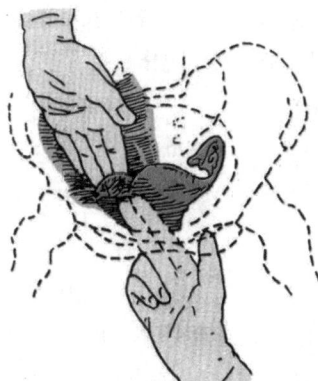

（一）常用体位

1. 左侧卧位　患者左侧卧位，左腿伸直，右腿向腹部屈曲，医生位于患者的背面检查（图 9-6）。此体位适用于女性及衰弱患者。

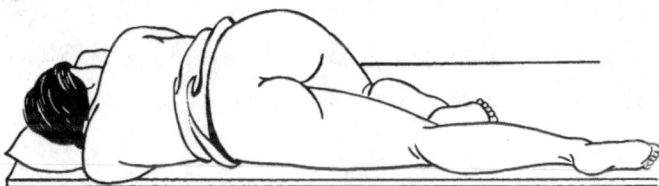

图 9-6　左侧卧位

2. 肘膝位　患者两肘关节屈曲置于床上，使胸部俯于床面，两膝关节屈曲呈直角跪于检查床上（图 9-7）。此种体位最常用，适用于检查前列腺、精囊及乙状结肠镜检查。

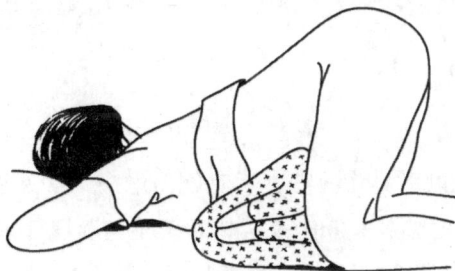

图 9-7　膝胸位（肘膝位）

3. 仰卧位或截石位　患者仰卧，臀部垫高，两腿屈曲、抬高并外展。适用于重症体弱患者或膀胱直肠窝的检查，也可进行直肠双合诊以检查盆腔疾病。

（二）视诊

用手分开患者臀部，观察肛门及周围皮肤颜色及皱褶。正常肛周皮肤颜色较深，皱褶呈放射状。观察肛门周围有无脓血、黏液、肛裂、外痔、瘘管口或脓肿等。

1. 肛门闭锁与狭窄　肛门闭锁与狭窄常见于新生儿先天畸形，也可见于外伤、手术或感染引起。

2. 肛门瘢痕与红肿　肛门周围瘢痕，多见于外伤或术后；肛门周围有红肿及压痛，常为肛门周围炎症或脓肿。

3. 肛裂　是肛管下段深达皮肤全层的纵行及梭形裂口。患者自觉排便时疼痛，排出的粪便周围常附有少许鲜血。检查时肛门常可见裂口，触诊时有明显触压痛。

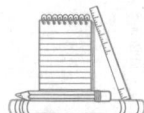

4. 痔　是直肠下端黏膜下或肛管边缘皮下的静脉丛扩大和曲张所形成的静脉团。多见于成年人，常有便血、痔块脱出、疼痛或肛周瘙痒。临床上根据其发生部位分为内痔、外痔、混合痔三种。

5. 肛门直肠瘘　简称肛瘘，是肛周的肉芽肿性管道，由内口、瘘管和外口三部分组成。检查时可见肛门周围皮肤有瘘管开口，有时有脓性分泌物流出，在直肠或肛管内可见瘘管的内口或伴有硬结。

6. 直肠脱垂　又称脱肛，指肛管、直肠或乙状结肠下端的肠壁部分或全层向外翻而脱出于肛门外。检查时让患者下蹲，屏气做排便动作时肛门外可见紫红色球状突出物，此即直肠部分脱垂（直肠黏膜脱垂）；若突出物呈椭圆形块状物，表面有环形皱襞，即为直肠完全脱垂（直肠壁全层脱垂）。

（三）触诊

肛门或直肠的触诊称为肛诊或直肠指诊。患者可采取肘膝位、左侧卧位或仰卧位等。直肠指诊时，医生右手食指戴好手套（或指套），涂上适量润滑油。将探查的食指先在肛门口轻轻按摩，待肛门括约肌适应放松后，再将探查手指徐徐插入肛门、直肠内（图9-8）。先检查肛门及括约肌的紧张度，再检查肛管及直肠内壁。注意有无压痛，黏膜是否光滑，有无肿块及波动感。必要时配合进行双合诊。

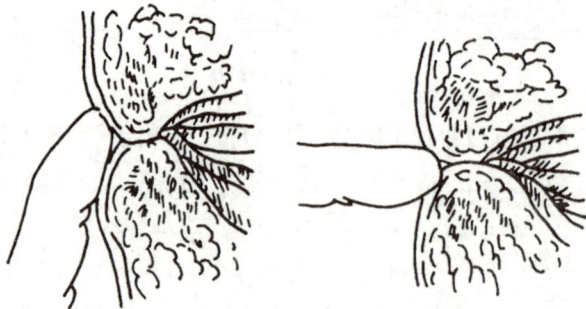

图 9-8　直肠指诊

直肠指诊时应注意有无以下异常改变：①有剧烈触痛，常见于肛裂及感染。②触痛伴有波动感，见于肛门、直肠周围脓肿。③触及柔软、表面光滑且有弹性的包块，常为直肠息肉。④触及坚硬、表面凹凸不平的肿物，则考虑为直肠癌。⑤检查完毕，如指套上带有黏液、脓液或血液，应取其涂片镜检或做细菌学检查。

复习思考

1. 试述前列腺检查的方法和临床意义。
2. 简述肛门与直肠检查的常用体位。
3. 试述直肠指诊检查的临床意义。

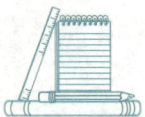

模块十　脊柱与四肢检查

扫一扫，查阅
本模块 PPT、
视频等数字资源

【学习目标】

知识目标

1. 掌握脊柱及四肢、关节的检查方法。

2. 熟悉脊柱及四肢、关节常见疾病的临床表现。

3. 了解脊柱及四肢、关节的正常功能和活动度。

能力目标

能完成脊柱及四肢、关节的检查，并判断检查结果、分析临床意义。

素质目标

具备良好的人文关怀精神和严谨细致的工作态度。

项目一　脊柱检查

脊柱是支撑体重和维持躯体各种姿势的重要支柱，是躯体活动的枢纽。脊柱病变时表现为局部疼痛、姿势或形态异常，以及活动度受限等。检查脊柱时患者可取站立位或坐位，应注意其弯曲度、活动范围及有无畸形、压痛和叩痛等。

一、脊柱弯曲度

（一）生理性弯曲

正常人直立时，从侧面观察脊柱有 4 个生理弯曲：颈段稍向前凸，胸段稍向后凸，腰椎明显向前凸，骶椎则明显向后凸。让患者取站立位或坐位，从后面观察脊柱有无侧弯。轻度侧弯时，检查者用食、中指或拇指沿脊椎的棘突以适当压力向下划压，划压后皮肤出现一条红色充血痕，以此痕为标准，观察脊柱有无侧弯。正常人脊柱无侧弯。

（二）病理性弯曲

1. 颈椎变形　颈部检查需观察自然姿势有无异常，如患者立位时有无侧偏、前屈、过度后伸和僵硬感。颈侧偏见于先天性斜颈，患者头向一侧倾斜，患侧胸锁乳突肌隆起。

2. 脊柱后凸　脊柱后凸又称为"驼背"，多发生于胸段脊柱。脊柱后凸时前胸凹陷，头颈部前倾。脊柱胸段后凸原因甚多，表现也不完全相同，常见病因有以下几种。

（1）佝偻病　坐位时胸段明显均匀性后凸，仰卧位时弯曲可消失。多在儿童期发病。

（2）脊柱结核　病变常在胸椎下段及腰段。常伴有全身其他脏器结核病变，如肺结核等。多在青少年时期发病。

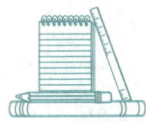

（3）强直性脊柱炎　脊柱胸段成弧形后凸，常有脊柱强直性固定，仰卧位时不能伸直。多见于成年人。

（4）脊椎退行性病变　椎间盘退行性萎缩，骨质退行性变，胸椎椎体被压缩，造成胸椎明显后凸，形成驼背。多见于老年人。

（5）其他　如外伤导致脊椎压缩性骨折，造成脊柱后凸。

3.脊柱前凸　脊柱前凸多发生在腰椎。患者腹部明显向前突出，臀部明显向后突出，多见于晚期妊娠、大量腹水、腹腔巨大肿瘤、髋关节结核及先天性髋关节后脱位等。

4.脊柱侧凸　脊柱侧凸严重时可出现肩部及骨盆畸形。根据侧凸发生的部位不同，分为胸段侧凸、腰段侧凸及胸腰段联合侧凸；根据侧凸的性质，分为姿势性侧凸和器质性侧凸两种。姿势性侧凸见于儿童发育期坐立姿势不良、椎间盘突出症及脊髓灰质炎后遗症等，改变体位可使侧凸消失。器质性侧凸时改变体位不能使侧凸得到纠正，见于先天性脊柱发育不全、肌肉麻痹、营养不良、慢性胸膜肥厚、胸膜粘连及肩部或胸廓畸形等。

二、脊柱活动度

（一）正常活动度

正常脊柱有一定的活动度，但各部位的活动范围明显不同。颈椎段和腰椎段的活动范围最大，胸椎段活动范围最小，骶椎和尾椎已融合，几乎不能活动。检查脊柱活动度时，应让患者做前屈、后伸、侧弯、旋转等动作，以观察脊柱的活动情况及有无变形。已有脊柱外伤，可疑骨折或关节脱位时，应避免脊柱活动，防止损伤脊髓。颈段、胸段、腰段及全脊椎的活动范围参考值见表10-1。

表10-1　颈、胸、腰椎及全脊椎活动范围

	前屈	后伸	侧弯（左右）	旋转度（一侧）
颈椎	$35° \sim 45°$	$35° \sim 45°$	$45°$	$60° \sim 80°$
胸椎	$30°$	$20°$	$20°$	$35°$
腰椎	$75° \sim 90°$	$30°$	$20° \sim 35°$	$30°$
全脊柱	$128°$	$125°$	$73.5°$	$115°$

注：由于年龄、运动训练及脊柱结构差异等因素，脊柱活动范围存在较大的个体差异。

（二）活动受限

检查脊柱颈段活动度时，医生固定患者肩部，嘱患者做前屈、后仰、侧弯及左右旋转。颈及软组织有病变时，活动常不能达到以上范围，否则有疼痛感，严重时可出现僵直。脊柱活动受限见于软组织损伤、骨质增生、骨质破坏、椎间盘突出及脊柱骨折或脱位。

三、脊柱压痛与叩击痛

（一）压痛

脊柱压痛的检查方法是嘱患者取端坐位，身体稍向前倾。检查者以右手拇指从枕骨粗隆开始自上而下逐个按压脊椎棘突及椎旁肌肉。正常时每个棘突及椎旁肌肉均无压痛。如有压痛，提示压痛部位可能有病变，并以第7颈椎棘突为标志计数病变椎体的位置。胸、腰椎病变，如结核、椎间盘突出、外伤或骨折，均在相应脊椎棘突部位有压痛；若椎旁肌肉有压痛，常为腰

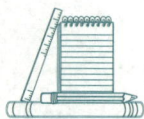

背肌纤维组织炎或劳损。

（二）叩击痛

1. 直接叩击法 即用中指或叩诊锤垂直叩击各椎体棘突，多用于检查胸椎及腰椎。

2. 间接叩击法 嘱患者取坐位，医生将左手掌置于其头部，右手半握拳以小鱼际肌部叩击左手手背，了解患者脊柱各部位有无疼痛。正常人脊柱无叩击痛。脊柱叩击痛常见于脊柱结核、脊椎骨折及椎间盘突出等。叩击痛出现的部位多为病变部位。

项目二 四肢与关节检查

四肢（four limbs）及关节（arthrosis）的检查通常运用视诊与触诊，两者相互配合，特殊情况下采用叩诊和听诊。四肢检查除观察大体形态和长度外，应以关节检查为主。

一、上肢

嘱患者双上肢向前，手掌并拢，目测比较长度，或用尺带测量肩峰至桡骨茎突的距离。正常情况下双上肢等长，若有先天性短肢畸形、骨折、关节脱位则长度不一。

1. 肩关节 正常人双肩对称，呈弧形，活动无受限。如肩关节弧形轮廓消失，肩峰突出，呈"方肩"，见丁肩关节脱位或三角肌萎缩（图10-1）。两侧肩关节一高一低，颈短耸肩，见于先天性高肩胛症及脊柱侧弯。锁骨骨折，远端下垂，使该侧肩下垂，肩部突出畸形如戴肩章样，见于外伤性肩锁关节脱位，锁骨外端过度上翘所致。

2. 肘关节 正常人双侧肘关节对称，伸直时轻度外翻5°～15°。异常形态见于肱骨外上髁骨折、脱位时肘内翻及肘外翻；肘关节肿胀时肘部凹陷变浅或消失；肘关节脱位或骨折时肘后三角形态异常。

方肩畸形 →

图 10-1 方肩

3. 腕关节及手 正常人手掌与前臂在同一直线上，指关节可伸直、屈曲或紧握成拳。

（1）局部肿胀与隆起 腕关节可因外伤、关节炎、关节结核而肿胀。腕关节背侧或旁侧局部隆起见于腱鞘囊肿；腕关节背侧肿胀见于腕肌腱腱鞘炎或软组织损伤。

（2）梭形关节 是指间关节增生、肿胀，呈梭状畸形，为双侧对称性病变。早期局部有红肿及疼痛，晚期明显强直、活动受限，手腕及手指向尺侧偏斜（图10-2）。见于类风湿关节炎。

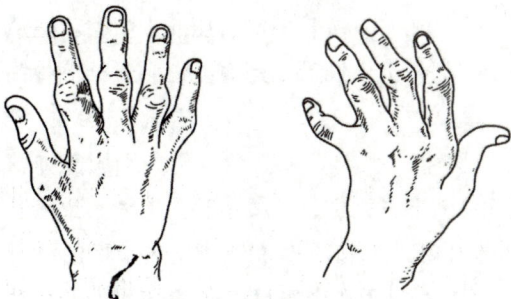

图 10-2 梭形关节

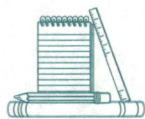

（3）爪形手 手指呈鸟爪样变形。见于尺神经损伤、进行性肌萎缩、脊髓空洞症和麻风病等。

（4）杵状指（趾） 手指或足趾末端指节增宽、变厚，指甲从根部到末端拱形隆起呈杵状（图10-3）。其发生机制可能与肢体末端慢性缺氧、代谢障碍及中毒性损害有关。缺氧时末端肢体毛细血管增生、扩张，因血流丰富，导致末端软组织增生膨大。杵状指（趾）常见于：①呼吸系统疾病，如支气管扩张等。②某些心血管疾病，

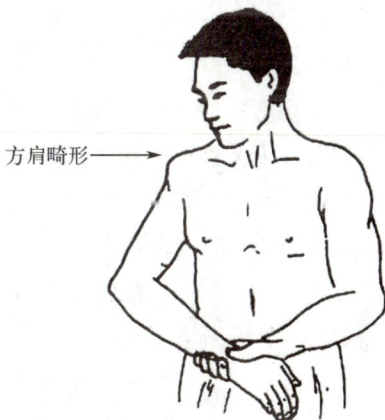

如发绀型先天性心脏病等。③营养障碍性疾病，如肝硬化等。

（5）匙状甲　又称反甲，其特点为指甲中央凹陷，边缘翘起，指甲变薄，表面粗糙有条纹（图10-4）。常见于缺铁性贫血和高原病，偶见于风湿热及甲癣。

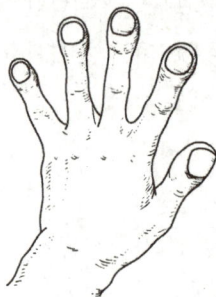

图10-3　杵状指

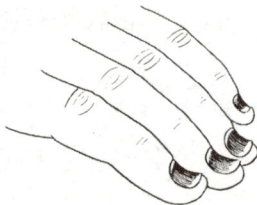

图10-4　匙状甲

二、下肢

检查患者下肢时要充分暴露臀、大腿、膝、小腿、踝和足，双侧对比，观察双下肢的长度是否一致、外形是否对称，有无静脉曲张和肿胀，有无出血点、皮肤溃疡、色素沉着等。

1. 髋关节

（1）步态　由髋关节疾患引起的异常步态主要有：①跛行：见于髋关节结核、暂时性滑膜炎、股骨头无菌性坏死等。②鸭步：见于先天性双侧髋关节脱位、髋内翻和小儿麻痹症所致的双侧臀中、小肌麻痹。③呆步：见于髋关节强直、化脓性髋关节炎。

（2）畸形　患者取仰卧位，双下肢伸直，使髂前上棘连线与躯干正中线保持垂直，腰部放松，腰椎平贴于床面，观察关节有无内收、外展、旋转畸形。如果有，多为髋关节脱位、股骨干及股骨头骨折错位等。

（3）肿胀及皮肤皱襞　腹股沟异常饱满，提示髋关节肿胀；髋关节病变时臀肌萎缩；臀部皱褶不对称，提示一侧髋关节脱位。

（4）肿块、窦道、瘢痕　注意髋关节周围皮肤有无肿块、窦道及瘢痕。髋关节结核时常有以上改变。

2. 膝关节

（1）膝关节畸形　①膝外翻（genu valgum）：令患者暴露双膝关节，站立位及平卧位进行检查。正常人双腿并拢直立时，双侧股骨内髁及双侧胫骨内踝可同时接触，如两踝距离增宽，小腿向外偏斜，双下肢呈"X"状，称"X形腿"，见于佝偻病（图10-5）。②膝内翻（genu varum）：直立时，患者双侧股骨内髁间距增大，小腿向内偏斜，膝关节向内形成角度，双下肢形成"O"状，称"O形腿"，见于佝偻病（图10-6）。

（2）压痛　膝关节发炎时，双膝眼处压痛；髌骨软骨炎时，髌骨两侧有压痛；膝关节间隙压痛，提示半月板损伤；一侧副韧带损伤，压痛点多在韧带上下两端的附着处；胫骨结节骨骺炎时，压痛点位于髌韧带在胫骨的止点。

（3）浮髌试验　患者取仰卧位，下肢伸直放松，医生一手拇指和其余手指分别固定在膝关节上方两侧，另一手拇指和其余手指分别固定在膝关节下方两侧，使关节腔内液体不致来回流动而影响浮力，然后用一手食指将髌骨连续垂直按压数次，按下时有髌骨与关节面的碰触感，松开时有髌骨浮起感，即为浮髌试验阳性（图10-7），提示有中等量（50mL）以上的关节积液。

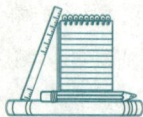

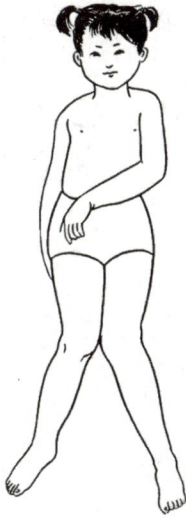
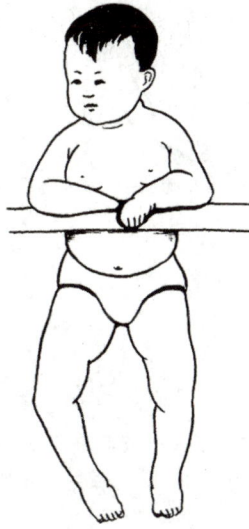

图 10-5　膝外翻　　　　　　　　　图 10-6　膝内翻

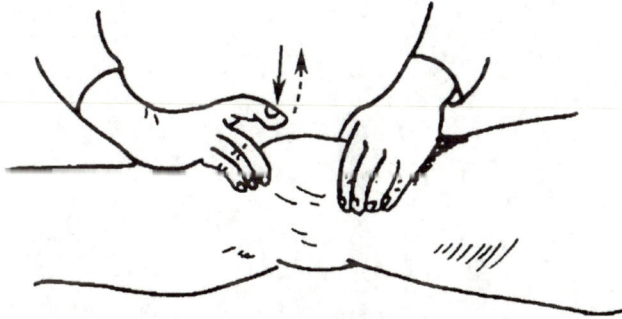

图 10-7　浮髌试验

三、踝关节与足

检查踝关节与足时，一般让患者取站立或坐位；有时需患者步行，以观察步态。

1. 肿胀

（1）匀称性肿胀：正常踝关节两侧可见内外踝轮廓，跟腱两侧各有一凹陷区。踝关节背伸时，可见伸肌肌腱在皮下走行。踝关节肿胀时以上结构均消失，见于踝关节扭伤、结核、化脓性关节炎及类风湿关节炎。

（2）局限性肿胀：足背或内、外踝下方局限性肿胀，见于腱鞘炎或腱鞘囊肿；跟骨结节处肿胀见于跟腱周围炎；第二、三跖趾关节背侧或跖骨干局限性肿胀，可能为跖骨头无菌性坏死或骨折；足趾皮肤变冷、肿胀，呈乌黑色，见于缺血性坏死。

2. 局限性隆起　足背部骨性隆起可见于外伤、骨质增生或先天性异常；内外踝明显突出，见于胫腓关节分离、内外踝骨折；踝关节前方隆起，见于距骨头骨质增生。

3. 足部畸形　正常人膝关节固定时，足掌可向内、外翻30°。若足掌部活动受限，呈固定性内翻、内收畸形，称为足内翻；若足掌部呈固定外翻、外展畸形，称为足外翻。足内翻或足外翻多见于先天性畸形、脊髓灰质炎后遗症。足部的常见畸形还有扁平足、马蹄足、弓形足等。（图 10-8）

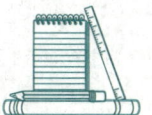

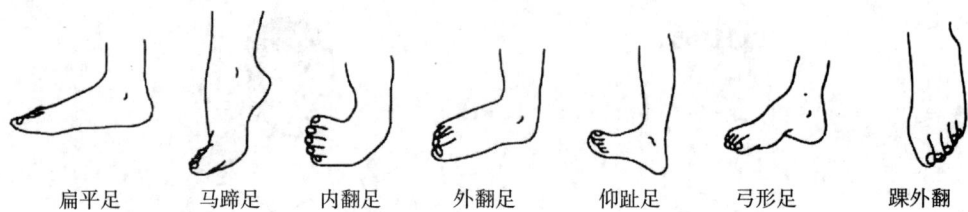

扁平足　马蹄足　内翻足　外翻足　仰趾足　弓形足　踝外翻

图 10-8　足部常见畸形

扫一扫，查阅
复习思考题答案

复习思考

1. 试述脊柱间接叩击法的检查方法和临床意义。

2. 试述杵状指和匙状甲的临床特点和临床意义。

3. 试述浮髌试验的检查方法和临床意义。

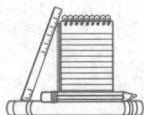

模块十一 神经系统检查

【学习目标】

知识目标

1. 掌握神经系统检查的内容及方法。

2. 熟悉神经系统疾病的临床表现及临床意义。

3. 了解神经系统检查的注意事项。

能力目标

能独立完成神经系统疾病患者的诊查。

素质目标

具备良好的职业素养及严谨认真的工作态度。

一、脑神经检查

脑神经（cranial nerve）共 12 对，常用罗马数字标记。检查时应按顺序进行，同时注意双侧对比。

（一）嗅神经（Ⅰ）

嗅神经检查常用人们熟识的物质（如食醋、酒精等）放于患者鼻前，嘱其闭目，压闭一侧鼻孔，让患者辨别嗅到的各种气味，然后换另一侧。据此判断患者的一侧或双侧嗅觉状态。嗅觉功能障碍如已排除鼻黏膜病变，常见于同侧嗅神经损害。

（二）视神经（Ⅱ）

视神经检查包括视力、视野和眼底检查。

（三）动眼（Ⅲ）、滑车（Ⅳ）、展神经（Ⅵ）

动眼神经、滑车神经和展神经共同支配眼球运动，合称眼球运动神经，可同时检查。检查时需注意眼裂外观、眼球运动、瞳孔大小和形状，以及对光反射、调节反射等（详见"模块五头部检查"）。

检查时，如发现患者眼球运动向内、向上及向下活动受限，以及上睑下垂、调节反射消失均提示动眼神经麻痹；如患者眼球向下及向外运动减弱，提示滑车神经损害；如患者眼球向外转动障碍则为展神经受损。患者瞳孔对光反射、调节反射异常，提示动眼神经或视神经受损。

（四）三叉神经（Ⅴ）

三叉神经属于混合性神经，其感觉神经纤维分布于面部皮肤、眼、鼻、口腔黏膜，运动神经纤维支配咀嚼肌、颞肌和翼状内外肌。

1. 面部感觉 检查面部感觉时分别在三个分支体表分布区以针刺检查痛觉、棉絮检查触觉

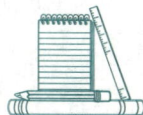

和盛有冷或热水的试管检查温度觉，注意仔细观察被检者的反应，双侧对比。

2. 运动功能   检查者双手触按患者颞肌、咀嚼肌，嘱患者做咀嚼动作，对比双侧肌力强弱；再嘱患者做张口运动或露齿，以上下门齿中缝为标准，观察张口时下颌有无偏斜。当一侧三叉神经运动纤维受损时，病侧咀嚼肌肌力减弱或出现萎缩，张口时由于翼状肌瘫痪，下颌偏向病侧。

（五）面神经（Ⅶ）

面神经主要支配面部表情肌和分管舌前 2/3 味觉。

1. 运动功能   检查面部表情肌时，首先观察双侧额纹、眼裂、鼻唇沟和口角是否对称。然后嘱患者做皱额、闭眼、露齿、微笑、鼓腮或吹口哨等动作。面神经周围性麻痹时，病侧额纹减少、眼裂增大、鼻唇沟变浅，不能皱额、闭眼，微笑或露齿时口角歪向健侧，鼓腮及吹口哨时病侧漏气；面神经中枢性麻痹时，皱额、闭眼无明显影响，只出现病灶对侧下半部面部表情肌瘫痪。

2. 味觉检查   用棉签将少量不同味感的溶液（糖水、盐水等）涂于一侧舌前 2/3 处，测试味觉。面神经损害者舌前 2/3 味觉丧失。

（六）前庭蜗神经（Ⅷ）

前庭蜗神经又称位听神经，包括前庭及耳蜗两种感觉神经。

1. 听力检查   为了测定耳蜗神经的功能（详见模块五）。

2. 前庭功能检查   询问患者有无眩晕、平衡障碍。检查患者有无自发性眼球震颤时可通过外耳道灌注冷、热水试验或旋转试验，观察其有无前庭功能障碍所致的眼球震颤反应减弱或消失。

（七）舌咽（Ⅸ）、迷走神经（Ⅹ）

1. 运动功能   检查时注意患者有无声音嘶哑、鼻音或完全失音，是否呛咳，有无吞咽困难。嘱患者张口发"啊"音，当一侧神经受损时，该侧软腭上抬减弱，悬雍垂偏向健侧；双侧神经麻痹时，悬雍垂虽居中，但双侧软腭上抬受限，甚至完全不能上抬。

2. 咽反射   用压舌板轻触左侧或右侧咽后壁，正常者可出现咽部肌肉收缩和舌后缩，并有恶心反应。有神经损害者患侧反射迟钝或消失。

3. 感觉功能   可用棉签轻触两侧软腭和咽后壁，观察患者反应，询问感觉。另外，舌后 1/3 的味觉减退为舌咽神经损害，检查方法同面神经。

（八）副神经（Ⅺ）

副神经支配胸锁乳突肌及斜方肌。检查时注意患者肌肉有无萎缩，嘱其做耸肩及转头运动时，检查者应给予一定的阻力，比较双侧肌力。副神经受损时，头不能转向对侧，耸肩无力或不能耸肩，同侧胸锁乳突肌及斜方肌萎缩。

（九）舌下神经（Ⅻ）

检查舌下神经时嘱患者伸舌，注意观察其有无伸舌偏斜、舌肌萎缩及肌束颤动。单侧舌下神经麻痹时，伸舌舌尖偏向病侧；双侧舌下神经麻痹时，不能伸舌。

二、运动功能检查

运动功能检查包括随意运动、不随意运动和共济运动的检查。运动是指在运动神经支配下的骨骼肌的活动，包括随意运动和不随意运动。随意运动是指受意识支配的运动，由锥体系司理；不随意运动是随意肌不自主收缩所发生的一些无目的的异常运动，由锥体外系和小脑司理。

（一）肌力

肌力（muscle strength）是指肢体随意运动时肌肉的收缩力。检查肌力时，可采用主动法和被动法。主动法是让受检者做主动运动，观察其肢体活动状况；被动法是让患者做肢体伸屈动

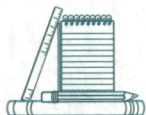

作，检查者从相反方向给予阻力，测试患者对阻力的克服力量，并注意两侧比较。

肌力一般采用 0 ～ 5 级的六级分级法。

0 级：完全瘫痪，测不到肌肉收缩。

1 级：仅测到肌肉收缩，但不能产生动作。

2 级：肢体在床面上能水平移动，但不能抵抗自身重力，即不能抬离床面。

3 级：肢体能抬离床面，但不能克服阻力。

4 级：肢体能做克服阻力动作，但不完全。

5 级：正常肌力。

不同程度的肌力减退可分别称为完全性瘫痪和不完全性瘫痪（轻瘫）。不同部位或不同组合的瘫痪可分别命名为：①单瘫：单一肢体瘫痪，多见于脊髓灰质炎。②偏瘫：一侧肢体（上、下肢）瘫痪，常伴有同侧脑神经损害，多见于颅内病变或脑卒中炎。③交叉性偏瘫：一侧肢体瘫痪及对侧脑神经损害，多见于脑干病变炎。④截瘫：双侧下肢瘫痪，由脊髓横贯性损伤所致，见于脊髓外伤、炎症等。

（二）肌张力

肌张力（muscle tone）是指静息状态下肌肉的紧张度和被动运动时遇到的阻力。检查者根据触摸肌肉的硬度，以及伸屈其肢体时感知的阻力来判断。

1. 肌张力增高　触摸肌肉，坚实感，伸屈肢体时阻力增加，可表现为：①痉挛状态：在被动伸屈肢体时，起始阻力大，终末阻力突然减弱，称为"折刀现象"，为锥体束损害的表现。②"铅管样"强直：做被动运动时各个方向的阻力增加是均匀一致的，为锥体外系损害的表现。

2. 肌张力降低　肌肉松软，伸屈肢体时阻力降低，关节运动范围扩大，见于下运动神经元病变（如周围神经炎、脊髓前角灰质炎等）、小脑病变和肌源性病变等。

（三）不随意运动

不随意运动（involuntary movement）又称不自主运动，是指患者在意识清楚的情况下，随意肌不自主收缩所产生的一些无目的的异常动作，多为锥体外系损害的表现。

1. 震颤（tremor）　指躯体某部分有节律、不自主地抖动，可分为：①静止性震颤（static tremor）：静止时表现明显，而在运动时减轻，睡眠时消失，常伴肌张力增高，见于震颤麻痹。②意向性震颤（intentional tremor）：又称动作性震颤，震颤在休息时消失，动作时出现，愈近目的物时愈明显，见于小脑疾病。

2. 舞蹈症（chorea）　为面部肌肉及肢体的快速、不规则、无目的、不对称的不自主运动。表现为做鬼脸、转颈、耸肩、手指间断性伸曲、摆手和伸臂等舞蹈样动作，睡眠时可减轻或消失，多见于儿童期脑风湿病变等。

3. 手足徐动症（athetosis）　为手指或足趾的一种缓慢、持续的伸展扭曲动作。见于脑性瘫痪、肝豆状核变性和脑基底节变性。

（四）共济运动

机体任一动作的完成均依赖于某组肌群协调一致的运动，称共济运动（coordination）。正常运动的完成主要靠小脑来协调肌肉活动、维持平衡和帮助控制姿势，同时也需要运动系统的正常肌力，前庭神经系统的平衡功能，眼睛、头、身体动作的协调，以及感觉系统对位置的感觉共同参与作用。这些部位的任何损伤均可出现共济失调（ataxia）。

1. 指鼻试验（finger-to-nose test）　嘱患者先以食指接触距其前方 0.5m 检查者的食指，再以食指触及自己的鼻尖，由慢到快，先睁眼后闭眼，反复进行。小脑病变时同侧指鼻不准；如

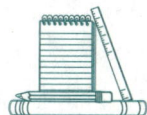

睁眼时指鼻准确，闭眼时出现障碍则为感觉性共济失调。

2. 跟膝胫试验（heel-knee-shin test） 嘱患者仰卧，上抬一侧下肢，将足跟置于另一下肢膝盖下端，再沿胫骨前缘向下移动，先睁眼后闭眼，重复进行。小脑损害时，动作不稳；感觉性共济失调者闭眼时足跟难以寻到膝盖。

3. 其他 ①快速轮替动作（rapid alternating movements）：嘱患者伸直手掌并以前臂做快速旋前、旋后动作，共济失调者动作缓慢、不协调。②闭目难立征（Romberg test）：嘱患者足跟并拢站立并闭目，双手向前平伸，先睁眼后闭眼，观察姿势平衡。若出现身体摇晃或倾斜则为阳性，提示小脑病变；如睁眼时能站稳，而闭眼时站立不稳，则为感觉性共济失调。

三、感觉功能检查

受检者必须意识清楚，检查前取得受检者充分配合。检查时嘱受检者闭目，避免暗示性提问，必要时重复进行。

（一）浅感觉检查

1. 痛觉（pain sensation） 用针尖轻刺受检者皮肤，询问受检者是否疼痛。痛觉障碍见于脊髓丘脑侧束损害。

2. 触觉（touch sensation） 用棉签轻触受检者的皮肤或黏膜，询问有无感觉。触觉障碍见于脊髓丘脑前束和后索损害。

3. 温度觉 用盛有热水（40~50℃）或冷水（5~10℃）的玻璃试管交替接触受检者皮肤，嘱受检者辨别冷、热感。温度觉障碍见于脊髓丘脑侧束损害。

（二）深感觉检查

1. 运动觉（motor sense） 嘱受检者闭目，轻轻夹住受检者的手指或足趾两侧，向上或下移动，令受检者根据感觉说出"向上"或"向下"。运动觉障碍见于脊髓后索损害。

2. 位置觉（position sense） 将受检者的肢体摆成某一姿势，请受检者描述该姿势或用对侧肢体模仿。位置觉障碍见于脊髓后索损害。

3. 振动觉（vibratory sense） 用振动着的音叉（128Hz）柄置于骨突起处，询问有无振动感觉。振动觉有障碍见于脊髓后索损害。

（三）复合感觉检查

复合感觉是大脑综合分析的结果，也称皮质感觉。

1. 皮肤定位觉（topesthesia） 检查者以手指或棉签轻触受检者皮肤某处，让受检者指出被触部位。该功能障碍见于大脑皮质病变。

2. 两点辨别觉（two point discrimination） 以钝脚分规轻轻刺激皮肤上的两点，检测受检者辨别两点的能力。当触觉正常而两点辨别觉障碍时提示额叶病变。

3. 实体觉（stereognosis） 嘱受检者用单手触摸熟悉的物体，如钢笔、钥匙等，并说出物体的名称。该功能障碍见于大脑皮质病变。

4. 体表图形觉（graphesthesia） 用钝物在受检者的皮肤上画简单图形或写简单的字，询问其能否识别，需双侧对照。该功能障碍见于丘脑水平以上病变。

四、神经反射检查

神经反射由反射弧完成。反射弧包括感受器、传入神经元、中枢、传出神经元和效应器。反射包括生理反射和病理反射。

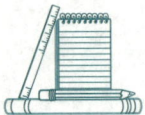

（一）生理反射

1. 浅反射（superficial reflex）　系刺激皮肤、黏膜或角膜等引起的反射。

（1）**角膜反射**（corneal reflex）　用棉签毛轻触受检者角膜。正常时受检者眼睑迅速闭合，称直接角膜反射；刺激一侧，对侧眼睑也闭合，称间接角膜反射。直接、间接反射消失，见于患侧三叉神经病变；直接反射消失，间接反射存在，见于患侧面神经瘫痪；角膜反射完全消失见于深昏迷患者。

（2）**腹壁反射**（abdominal reflex）　用钝头竹签由外向内分别沿肋缘下、脐水平及腹股沟上，轻划两侧腹壁皮肤（图11-1）。上、中、下腹壁反射消失，分别见于胸髓7～8节、9～10节、11～12节损害；腹壁反射均消失见于昏迷和急性腹膜炎患者；一侧反射消失见于同侧锥体束损害。肥胖者、老年人及经产妇由于腹壁过于松弛也会出现腹壁反射减弱或消失。

（3）**提睾反射**（cremasteric reflex）　用竹签由下向上轻划股内侧上方皮肤，可引起同侧提睾肌收缩，睾丸上提。双侧反射消失为腰髓1～2节损害；一侧反射减弱或消失见于锥体束损害；局部病变如腹股沟疝、阴囊水肿等也可影响提睾反射（图11-1）。

（4）**跖反射**（plantar reflex）　用钝头竹签轻划足底外侧，由足跟向前至近小趾关节处转向踇趾侧（图11-2），正常表现为足趾向跖面屈曲（即巴宾斯基征阴性）。反射消失为骶髓1～2节损害。

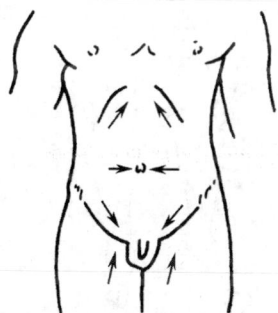

图11-1　腹壁反射及提睾反射

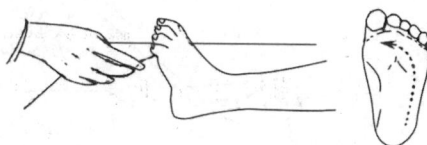

图11-2　跖反射检查法

（5）**肛门反射**（anal reflex）　用大头针轻划肛门周围皮肤，可引起肛门外括约肌收缩。反射障碍为骶髓4～5节、锥体束或肛尾神经损害。

2. 深反射　刺激骨膜、肌腱经深部感受器完成的反射，称深反射。

（1）**肱二头肌反射**（biceps tendon reflex）　受检者前臂屈曲，检查者以左拇指置于受检者肘部肱二头肌肌腱上，然后右手持叩诊锤叩击左手拇指，可使肱二头肌收缩，前臂快速屈曲（图11-3）。反射中枢在颈髓5～6节。

（2）**肱三头肌反射**（triceps tendon reflex）　受检者外展前臂，半屈肘关节，检查者用左手托住其前臂，右手用叩诊锤直接叩击鹰嘴上方的肱三头肌肌腱，可使肱三头肌收缩，引起前臂伸展（图11-4）。反射中枢在颈髓6～7节。

（3）**桡骨膜反射**（radial periosteal reflex）　受检者前臂置于半屈半旋前位，检查者以左手托

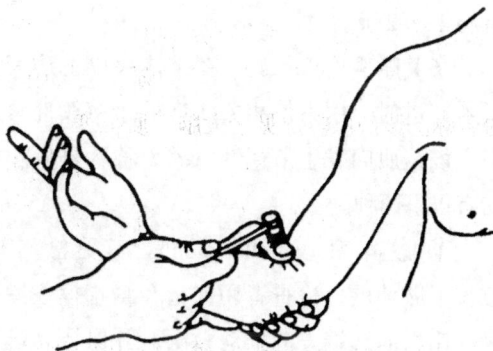

图11-3　肱二头肌反射检查法

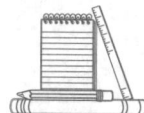

住其前臂，并使腕关节自然下垂，随即以叩诊锤叩击桡骨茎突，可引起肱桡肌收缩，发生屈肘和前臂旋前动作（图 11-5）。反射中枢在颈髓 5～6 节。

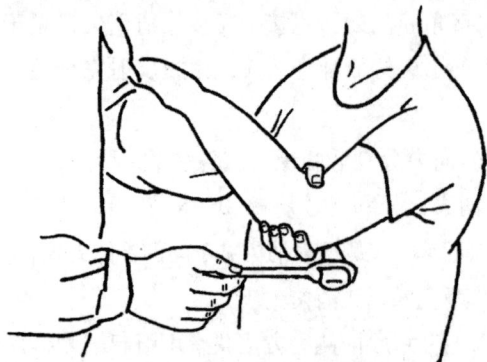

图 11-4 肱三头肌反射检查法

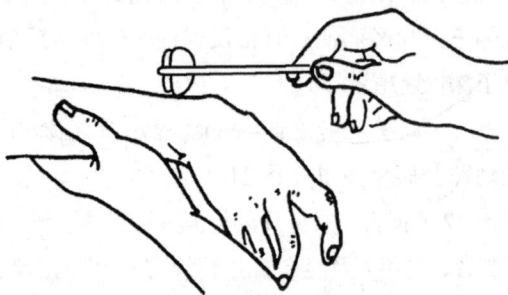

图 11-5 桡骨膜反射检查法

（4）膝反射（patellar tendon reflex） 坐位检查时，受检者小腿完全放松下垂与大腿成直角；卧位检查时受检者仰卧，检查者以左手托起其膝关节使之屈曲，用右手持叩诊锤叩击髌骨下方股四头肌肌腱，可引起小腿伸展（图 11-6）。反射中枢在腰髓 2～4 节。

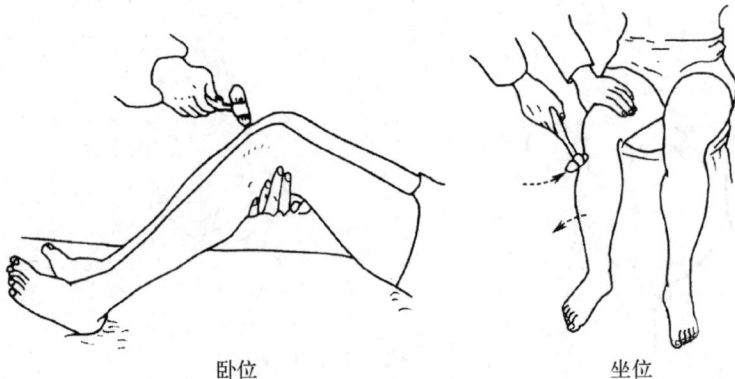

卧位　　　　　　　　　　　坐位

图 11-6 膝反射检查法

（5）跟腱反射（achilles tendon reflex） 又称踝反射（ankle reflex）。患者仰卧，髋及膝关节屈曲，下肢取外旋外展位。检查者左手将受检者足部背屈成直角，以叩诊锤叩击跟腱，可引起腓肠肌收缩，足向跖面屈曲（图 11-7）。反射中枢在骶髓 1～2 节。

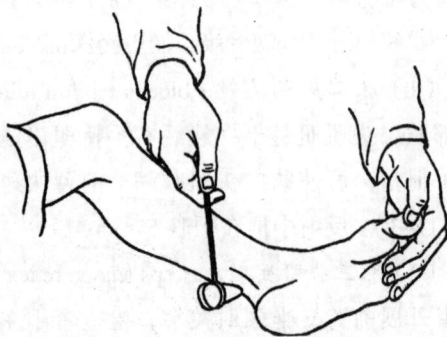

（6）阵挛（clonus） 在锥体束以上病变，深反射亢进时，用力使相关肌肉处于持续性紧张状态，该组肌肉发生节律性收缩，称为阵挛。常见的有以下两种。

① 髌阵挛（patellar clonus） 受检者仰卧位，下肢伸展，检查者用拇指和食指捏住髌骨上

图 11-7 跟腱反射检查法

缘，用力向远端方向推动数次，并保持一定的推力，如股四头肌节律性收缩，髌骨上下快速运动（图 11-8），称为髌阵挛。见于腰髓 2～4 节以上损害。

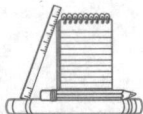

② 踝阵挛（ankle clonus）　受检者仰卧，检查者左手托住受检者腘窝部，使髋、膝关节放松并稍屈曲，右手持受检者足底前端，急速用力使其踝关节背屈，并保持适当推力，如足部出现交替性屈伸动作，即为踝阵挛（图 11-9）。见于骶髓 1～2 节以上损害。

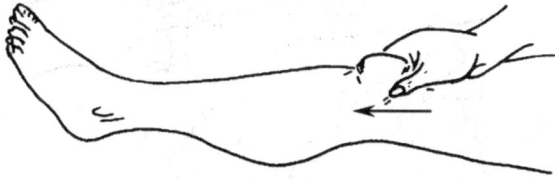

图 11-8　髌阵挛检查法

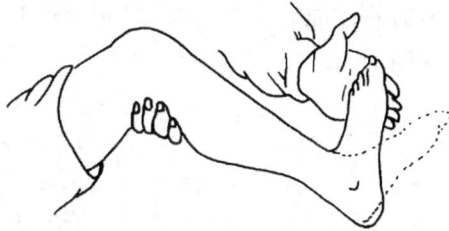

图 11-9　踝阵挛检查法

（二）病理反射

锥体束受损时，大脑失去对脑干和脊髓的抑制作用而出现的异常反射。1 岁半以内的婴幼儿由于神经系统尚未发育完善，也可出现这种反射，不属于病理性。

1. 巴宾斯基（Babinski）征　用竹签沿受检者足底外侧缘，由后向前划至小趾近跟部并转向内侧，阳性反应为踇趾背屈，余趾呈扇形展开（图 11-10）。

2. 奥本海姆（Oppenheim）征　检查者用拇指及食指沿受检者胫骨前缘用力由上向下滑压，阳性表现同巴宾斯基征（图 11-10）。

3. 戈登（Gordon）征　检查时用手以一定力量捏压腓肠肌，阳性表现同巴宾斯基征（图 11-10）。

4. 查多克（Chaddock）征　用钝头竹签划外踝下方及足背外缘（图 11-10），阳性表现同巴宾斯基征。

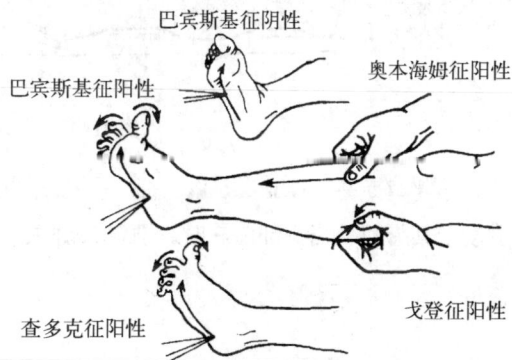

图 11-10　几种锥体束征检查法

以上 4 种体征临床意义相同，其中巴宾斯基征是最典型的病理反射。

5. 霍夫曼（Hoffmann）征　通常认为是病理反射，但也有认为是深反射亢进的表现，反射中枢在颈髓 7 节～胸髓 1 节。检查者左手持受检者腕部，然后以右手中指与食指夹住受检者中指并稍向上提，使腕部处于轻度过伸位。以拇指迅速弹刮受检者的中指指甲，引起其余四指掌屈，为阳性反应（图 11-11）。

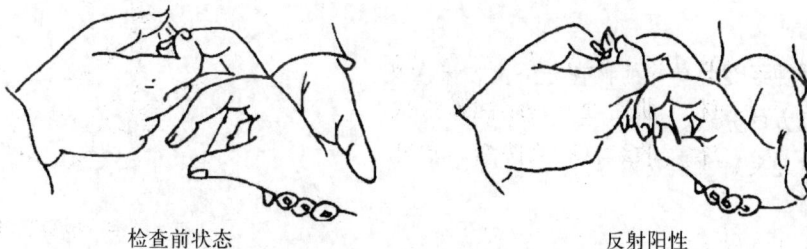

检查前状态

反射阳性

图 11-11　霍夫曼征检查法

（三）脑膜刺激征

脑膜刺激征为脑膜受激惹的体征，见于脑膜炎、蛛网膜下腔出血和颅内压增高等。

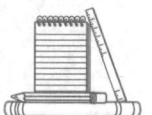

1. 颈强直　嘱受检者仰卧，下肢伸直。检查者用手托其枕部，做被动屈颈动作。如被动屈颈检查时感觉到抵抗力增强，即为颈部阻力增高或颈强直。在除外颈椎或颈部肌肉局部病变后，即可认为脑膜刺激征阳性。

2. 凯尔尼格（Kernig）征　受检者仰卧，一侧下肢髋、膝关节屈曲成直角，检查者将受检者小腿抬高伸膝。正常人膝关节可伸达135°以上。如伸膝受阻，且伴疼痛与屈肌痉挛，则为阳性。（图11-12）

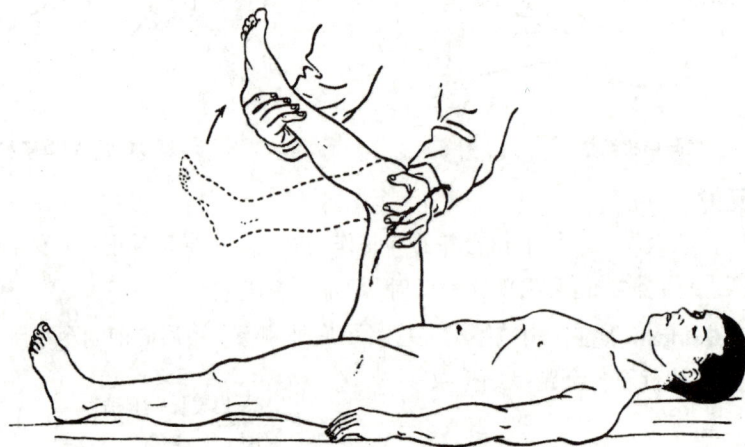

图 11-12　凯尔尼格征检查法

3. 布鲁津斯基（Brudzinski）征　受检者仰卧，下肢伸直，检查者一手托起受检者枕部，另一手按于其胸前。当头部前屈时，双髋与膝关节同时屈曲，为阳性。（图11-13）

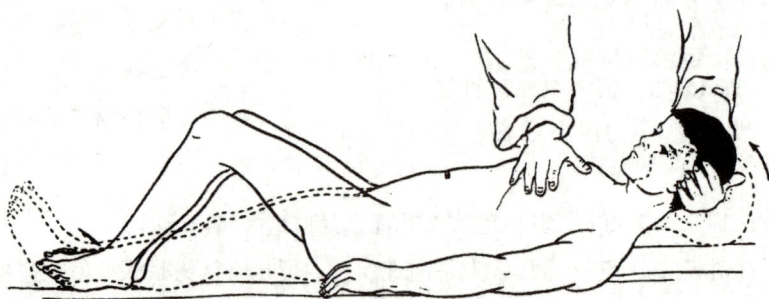

图 11-13　布鲁津斯基征检查法

扫一扫，查阅
复习思考题答案

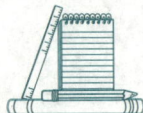

复习思考

1. 试述面神经运动功能的检查方法及临床意义。
2. 试述肌力的分级。
3. 试述神经反射的检查内容。

模块十二 全身体格检查

【学习目标】

知识目标

1. 掌握全身体格检查的基本要求及基本项目。

2. 熟悉特殊情况体格检查的方法。

3. 了解重点体格检查的思路。

能力目标

能对不同体位、不同病情患者进行合理的体格检查。

素质目标

具备良好的人文关怀意识和严谨细致的工作态度。

一、全身体格检查的基本要求

全身体格检查（complete physical examination）是指医生对受检者进行全面、系统、有序的体格检查，是临床医生必备的基本功。为保证检查内容全面系统、顺序合理流畅，应该注意以下基本要求。

1. 检查的内容务求全面系统。

2. 检查的顺序应是从头到脚分段进行。

3. 遵循全身检查的内容和顺序，同时允许根据具体受检者和医生的情况，酌情对个别检查顺序进行适当调整。

4. 体格检查还要注意具体操作的灵活性。

5. 全身体格检查的顺序

（1）卧位患者 一般情况和生命体征→头颈部→前、侧胸部（心、肺）→（受检者取坐位）后背部（包括肺、脊柱、肾区、骶部）→（受检者取仰卧位）腹部→上肢、下肢→肛门、直肠→外生殖器→神经系统（最后受检者取站立位）。

（2）坐位患者 一般情况和生命体征→上肢→头颈部→后背部（包括肺、脊柱、肾区、骶部）→（受检者取仰卧位）前胸部、侧胸部（心、肺）→腹部→下肢→肛门、直肠→外生殖器→神经系统（最后受检者取站立位）。

6. 强调边查边想，正确评价；边查边问，核实补充。

7. 检查过程中与受检者适当交流，不仅可以融洽医患关系，而且可以补充病史资料。

8. 掌握检查的进度和时间，一般应尽量在 40 分钟内完成。

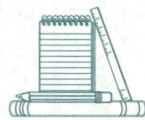

二、全身体格检查的基本项目

检查的基本项目根据上述要求拟定，遵循这一基本内容和逻辑顺序，有利于医学生养成良好的职业习惯和行为规范。这些看似机械、繁琐的项目是全身筛查必不可少的，也有利于完成住院病历规定的各项要求。由于各项检查手法已在前面器官系统检查中讲述，此处不再赘述。医学生按此条目学习，经过反复实践，可以熟能生巧，应用自如，面对具体情况也能根据临床工作要求合理取舍。

（一）一般检查及生命体征

1. 准备和清点器械
2. 自我介绍（姓名、职称，并进行简短交谈以融洽医患关系）
3. 观察发育、营养、面容、表情和意识等一般状态
4. 受检者在场时当面洗手
5. 测量体温（腋温，10分钟）
6. 触诊桡动脉，至少30秒
7. 用双手同时触诊双侧桡动脉，检查其对称性
8. 计数呼吸频率，至少30秒
9. 测右上肢血压2次（取平均值）

（二）头颈部

10. 观察头部外形、毛发分布、异常运动等
11. 触诊头颅
12. 视诊双眼及眉毛
13. 分别检查左右眼的近视力（用近视力表）
14. 检查下睑结膜、球结膜和巩膜，检查泪囊
15. 翻转上睑，检查上睑、球结膜和巩膜
16. 检查面神经运动功能（皱额、闭目）
17. 检查眼球运动（检查六个方向运动）
18. 检查瞳孔直接对光反射、间接对光反射
19. 检查集合反射
20. 观察并触诊双侧外耳及耳后区
21. 触诊颞颌关节及其运动
22. 分别检查双耳听力（摩擦手指）
23. 观察及触诊外鼻
24. 观察鼻前庭、鼻中隔
25. 检查左右鼻道通气状态
26. 检查上颌窦、额窦、筛窦，有无肿胀、压痛、叩痛等
27. 观察口唇、牙、上腭、舌质和舌苔
28. 借助压舌板检查颊黏膜、牙、牙龈、口底、口咽部、悬雍垂及扁桃体
29. 检查舌下神经（伸舌）
30. 检查面神经运动功能（露齿、鼓腮或吹口哨）
31. 检查三叉神经运动支（触双侧咀嚼肌，或以手对抗张口动作）

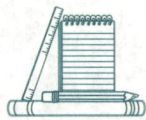

32. 检查三叉神经感觉支（上、中、下三支）

33. 暴露颈部，观察颈部外形和皮肤、颈静脉充盈和颈动脉搏动情况

34. 分别触诊左、右颈动脉

35. 触诊颈部淋巴结（耳前、耳后、枕后、下颌下、颏下、颈前、颈后、锁骨上）

36. 触诊甲状软骨、甲状腺峡部（配合吞咽）、甲状腺侧叶（配合吞咽）

37. 听诊颈部（甲状腺、血管）杂音

38. 触诊气管位置

39. 检查颈椎屈曲及左右活动情况

40. 检查副神经（耸肩及对抗头部旋转）

（三）前、侧胸部

41. 暴露胸部，观察胸部外形、对称性、皮肤和呼吸运动等

42. 分别触诊左、右侧乳房（四个象限及乳头）

43. 用右手触诊左侧腋窝淋巴结

44. 用左手触诊右侧腋窝淋巴结

45. 触诊胸壁弹性，有无压痛

46. 检查双侧呼吸动度

47. 检查双侧语音震颤

48. 检查有无胸膜摩擦感

49. 叩诊双侧肺尖

50. 叩诊双侧前胸和侧胸

51. 听诊双侧肺尖

52. 听诊双侧前胸和侧胸

53. 检查双侧语音共振

54. 观察心尖、心前区搏动（沿切线方向观察）

55. 触诊心尖搏动（两步法）

56. 触诊心前区

57. 叩诊心脏相对浊音界

58. 听诊二尖瓣区（频率、节律、心音、额外心音、杂音、心包摩擦音）

59. 听诊肺动脉瓣区、主动脉瓣区、主动脉瓣第二听诊区、三尖瓣区（心音、杂音、摩擦音）

（上述心脏听诊，先用膜形体件，再酌情用钟形体件补充）

（四）背部

60. 请受检者坐起，充分暴露背部，观察脊柱、胸廓外形及呼吸运动

61. 检查胸廓活动度及其对称性

62. 检查双侧语音震颤

63. 检查有无胸膜摩擦感

64. 请受检者双上肢交叉抱肘，叩诊双侧后胸部

65. 叩诊双侧肺下界及肺下界移动度（肩胛线）

66. 听诊双侧后胸部

67. 听诊有无胸膜摩擦音

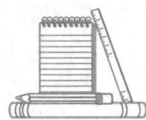

68. 检查双侧语音共振
69. 触诊脊柱有无畸形、压痛
70. 用直接、间接叩诊法检查脊柱有无叩击痛
71. 检查双侧肋脊点和肋腰点有无压痛
72. 检查双侧肾区有无叩击痛

（五）腹部

73. 正确暴露腹部，请受检者屈膝，放松腹肌，双上肢置于躯干两侧
74. 观察腹部外形、对称性、皮肤、脐及腹式呼吸等
75. 听诊肠鸣音及腹部有无血管杂音
76. 叩诊全腹
77. 叩诊肝上、下界
78. 检查肝脏有无叩击痛
79. 检查移动性浊音（经脐平面先左后右）
80. 叩诊膀胱
81. 浅触诊全腹部（自左下腹开始，逆时针方向）
82. 深触诊全腹部（自左下腹开始，逆时针方向）
83. 训练患者做加深的腹式呼吸 2～3 次，在右锁骨中线上单手法触诊肝脏
84. 在右锁骨中线上双手法触诊肝脏
85. 在前正中线上双手法触诊肝脏
86. 检查肝颈静脉回流征
87. 检查胆囊点有无压痛
88. 双手法触诊脾脏，如未能触及脾脏，嘱受检者右侧卧位，再触诊脾脏
89. 双手法触诊双侧肾脏，检查肾脏、各输尿管压痛点有无压痛
90. 单手法触诊膀胱
91. 检查腹部触觉（或痛觉）和腹壁反射

（六）上肢

92. 正确暴露双上肢，观察上肢皮肤、关节等
93. 观察双手及指甲
94. 触诊指间关节和掌指关节
95. 检查指关节运动
96. 检查上肢远端肌力
97. 触诊腕关节，检查腕关节运动
98. 触诊双肘鹰嘴和肱骨髁状突
99. 触诊滑车上淋巴结
100. 检查肘关节运动
101. 检查屈肘、伸肘的肌力
102. 正确暴露肩部，视诊肩部外形
103. 触诊肩关节及其周围
104. 检查肩关节运动
105. 检查上肢触觉（或痛觉）

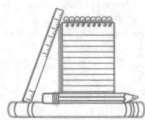

106. 检查肱二头肌反射

107. 检查肱三头肌反射

108. 检查桡骨骨膜反射

109. 检查霍夫曼征

（七）下肢

110. 正确暴露下肢，观察双下肢外形、皮肤、趾甲等

111. 触诊腹股沟区有无肿块、疝等

112. 触诊腹股沟淋巴结横组

113. 触诊腹股沟淋巴结纵组

114. 触诊股动脉搏动，必要时听诊

115. 检查髋关节屈曲、内旋、外旋运动

116. 检查双下肢近端肌力（屈髋）

117. 触诊膝关节，检查浮髌试验

118. 检查膝关节屈曲运动

119. 触诊踝关节及跟腱

120. 检查有无凹陷性水肿。

121. 触诊双足背动脉

122. 检查踝关节背屈、跖屈运动及踝关节内翻、外翻运动

123. 检查双足背屈、跖屈肌力

124. 检查屈趾、伸趾运动

125. 检查下肢触觉（或痛觉）

126. 检查膝反射、跟腱反射和踝阵挛

127. 检查巴宾斯基征

128. 检查奥本海姆征

129. 检查凯尔尼格征

130. 检查查多克征

131. 检查拉塞格征

（八）肛门直肠（仅必要时检查）

132. 嘱受检者左侧卧位，右腿屈曲，观察肛门、肛周、会阴区

133. 戴上手套，食指涂以润滑剂行直肠指检，观察指套有无分泌物

（九）外生殖器（仅必要时检查）

134. 解释检查的必要性，注意保护受检查隐私

135. 确认膀胱已排空，受检者取仰卧位

男性：

136. 视诊阴毛、阴茎、冠状沟、龟头、包皮

137. 视诊尿道外口

138. 视诊阴囊，必要时检查提睾反射

139. 触诊双侧睾丸、附睾、精索

女性：

140. 视诊阴毛、阴阜、大小阴唇、阴蒂

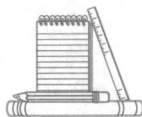

141. 视诊尿道口及阴道口

142. 触诊阴阜、大小阴唇

143. 触诊尿道旁腺、巴氏腺

（十）共济运动、步态与腰椎运动

144. 请受检者站立，检查闭目难立征

145. 指鼻试验（睁眼、闭眼）

146. 检查双手快速轮替运动（睁眼、闭眼）

147. 观察步态

148. 检查腰椎伸屈、侧弯运动及腰椎旋转运动

三、特殊情况的体格检查

有时由于患者心理或生理的缺陷，以及病情与体位的限制，不能配合医生按常规方法和顺序进行全身检查，医生应视情况调整检查方法和顺序。有时检查不得不在患者家中或临时的检查床上进行，又缺乏必要的设备条件，对此应有灵活的策略和方法进行体格检查。

（一）智力障碍患者的检查

智力障碍患者由于不能理解意图、过去不悦的经历、恐惧或对检查方法的不适应，不能配合检查。此时应特别耐心，创造舒适的检查环境，保护患者隐私，让一位亲近的家人或保健人员在场，常可使患者减少顾虑，配合检查。应减慢速度，轻柔、细致，不得已时可分次完成。如同检查小儿一样，可能会损伤或带来恐惧感的检查应留待最后完成，以免影响关键部位的检查。

（二）情绪障碍或有精神疾病患者的检查

此类患者可能由于不合作、敌意而妨碍检查。医生可以在有经验的工作人员或家人在场抚慰和帮助下，借机尽快完成全身体格检查。必要时可在用镇静药物或适当约束后进行。

（三）病重或有生理缺陷患者的检查

检查需要更长的时间、更轻柔的手法，可在助手配合下，通过变通的检查方法和顺序来完成。需要特别注意检查与主诉、现病史有关的器官系统。

卧床的患者全身检查时，需要变更自己的位置来完成全部项目。对不能坐起或站立的患者，眼底检查有时不得不在卧位情况下进行；心脏检查有时需要配合变动体位来听诊，而患者又不能下蹲或做法氏动作，此时可嘱患者握拳、被动抬腿或用血压计袖袋压迫双臂等方法增加回心血量，对心音和杂音的确定同样有效；肺部检查时，常需助手帮助翻身以完成侧面及背部的叩诊与听诊；直肠检查可以用左侧卧位进行触诊，注意屈髋、屈膝，右腿应尽量屈曲，同时也可检查背部，特别是检查压疮、叩诊脊柱等；合作的患者可通过抬腿、抬头了解肌力；神经系统检查，在颅神经方面，卧位检查无困难，但不宜进行呕吐与吞咽反射的检查。

坐轮椅的患者，头颈、心肺、上下肢检查同坐位的患者。腹部、直肠、外生殖器、下背部、臀部的检查则不能满意，必要时可移至检查床上进行检查。

（四）检查条件不佳的情景

在患者家里进行体格检查，需要携带必要的检查器械，注意卧床一般较医院的检查台低，光线应尽量调整充足，最好有助手或家人在场协助完成。如果患者可以活动而又能合作，一般完成检查无困难；如其不能，则需助手协助翻身或固定体位。检查结束后应注意将所有用过的一次性消耗物品装袋处理，其余器械应充分清洁和消毒才能再次使用。

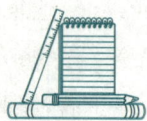

（五）某些意外紧急情况下的体格检查

临床医生有时在社交场合、旅行途中或度假期间遇到一些意外的救援要求和危及生命的急诊患者，在缺乏必要的器械的情况下，最重要的是思想准备，然后灵活应对现场情景。显然，生命体征的检查是第一位的。在抢救期间可酌情完成重要器官的一些检查，如神志状态、瞳孔大小及对光反射、眼球活动，以及心、肺听诊和四肢活动度等，不求全面、系统，但求与生命相关或与创伤部位有关的体征能及时发现、准确评估，为进一步抢救或治疗提供依据。

四、重点体格检查

全身体格检查对初学者十分重要，对于住院患者建立完整的医疗档案亦是必不可少的。但在日常医疗工作中，面对具体的患者，医生通过问诊又已经获得了病史资料，通过分析综合已勾画出疾病的假设，对患病的器官系统和病变的类型可能已有初步印象。在此基础上进行的体格检查带有很强的目的性，可以用较少的时间进行重点的、更有效的体格检查。长期的医疗实践证明，这样的体格检查对门诊和急诊患者体格检查诊断资料的提供是完全可能的、有效的。进行有的放矢的重点体格检查，其顺序与全身体格检查基本一致，但应根据患者的体位、病情和需要对重点体格检查的部位和内容进行适当的调整，尽量减少患者的不适，又能较快地完成需要的、有针对性的检查。因为各种疾病的复杂性，重点体格检查绝不是"头痛查头、脚痛查脚"那么简单，对什么样的主诉（当然还有更复杂的病史）需要重点做哪些内容的体格检查，这需要丰富的疾病知识和建立诊断假设的能力，也就是医生临床诊断思维能力的反映。

复习思考

1. 试述全身体格检查的顺序。
2. 试述前、侧胸部体格检查的基本项目。
3. 试述病重或有生理缺陷患者的检查方法。

扫一扫，查阅
复习思考题答案

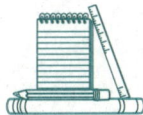

第三篇　实验诊断

模块十三　概　论

> 【学习目标】
>
> **知识目标**
>
> 1. 掌握实验诊断学的概念与主要内容。
>
> 2. 熟悉实验诊断的影响因素、临床应用和评价。
>
> 3. 了解实验诊断学的学习目标与学习方法。
>
> **能力目标**
>
> 1. 能够正确分析常见检查的临床意义。
>
> 2. 能够运用检查结果诊断和治疗疾病。
>
> **素质目标**
>
> 具备以患者为中心、爱岗敬业的职业道德。

实验诊断学是联系基础医学和临床医学的桥梁课程，是诊断学的重要组成部分。其课程任务是将临床检验所提供的检验信息通过医师的分析、综合、推理，科学地应用于疾病的诊断、鉴别诊断、病情监测、预后判断及预防等临床实践中。

一、实验诊断的概念与内容

（一）基本概念

实验诊断（laboratory diagnosis）是基于实验室检测方法和技术，通过对人体样本进行分析和测试，以确定疾病的存在、类型、程度和相关特征，为医学诊断提供科学依据的过程。

实验诊断学（laboratory diagnostics）是一门应用生物化学、免疫学、微生物学、分子生物学等技术，在科学和系统的基础上，对人体样本（如血液、尿液、细胞等）进行检测和分析，以揭示与健康和疾病相关的生物指标，为疾病诊断、监控、治疗和预后评估提供依据的学科。

（二）主要内容

1. 血液学检测　主要是血液和造血组织的原发性血液病，以及非造血组织疾病所致的血液学变化的检测。包括血细胞（红细胞、白细胞和血小板）计数的检测；血栓与止血功能、抗凝和纤溶功能的检测；血型与输血检测；溶血性贫血的检测及骨髓细胞学检测等。

2. 生物化学检测　包括氨基酸、蛋白质、糖、脂肪的检测；电解质、微量元素和酸碱平衡的检测；肝功能、肾功能及临床酶学的检测；激素和内分泌功能的检测；药物和毒物浓度的检测等。

3. 免疫学检测　包括免疫功能、细胞因子、肿瘤标志物等的临床免疫学检测。

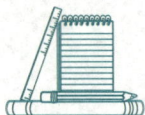

4. 体液与排泄物检测　包括尿液、粪便、痰液、脑脊液、胸腔积液、腹腔积液、阴道分泌物及精液等的常规检测。

5. 病原体检测　感染性疾病（包括医院内感染）的常见病原体和细菌耐药性检测、性传播疾病的病原体检测等。

6. 其他检测　包括染色体分析、基因诊断及即时检验（POCT）等。

二、实验诊断的影响因素

1. 检测前的影响因素　检测结果出错的原因主要是标本的采集和处理、生理因素与生活状态、项目的选择与医嘱等，还包括种族、民族、年龄、性别、月经周期和妊娠、精神状态、采血时间等生理因素，以及吸烟、体位、运动、进食、饮酒和咖啡等生活因素。此外，还可受居住地区、居住条件和海拔等环境因素的影响。药物作用对检测结果也有影响。

2. 检测中的影响因素　包括标本的质量与处理方式、仪器的性能与试剂、人员的技术水平与专业能力、操作技术与方法、质控物与标准品、实验的安全性与成本等。

3. 检测后的影响因素　检测结果记录与书写、计算机的输入及与临床医师的沟通等。

三、实验诊断的应用范围

随着医学模式由疾病诊治单一方式逐渐向健康保健、疾病预防、疾病筛查等方向发展，实验诊断的职能和应用价值也有所扩展。

1. 为临床医学服务　为疾病的确定诊断和鉴别诊断、治疗计划的制订、观察病情及疗效、判断预后和复发监测等提供科学依据。

2. 为预防工作提供依据　进行流行病学调查，能早期发现传染性疾病的传染源及损害人体的各种致病因素，为制订预防措施、控制疾病传播提供重要资料。

3. 为健康普查服务　通过对普通人群或高危人群定期或不定期地进行常规的或特殊的实验室检测，可了解社会群体的卫生状况和健康水平，及时发现潜在性疾病、遗传性疾病等，为制订卫生条例，提高防病治病的主动性、保护环境卫生、规划保健机构设置等提供依据。

4. 开展健康咨询　通过临床基础检测，为社会群体提供健康咨询，以保证健康，减少疾病，建立正确的生活规律，延长寿命。还可以为计划生育、优生优育等提供实验依据。

四、实验诊断学的学习目标与学习方法

学习实验诊断学主要是掌握医学检验中带有概念性、普遍性和实用性的内容。故要求医学生了解常用检测方法的基本原理，熟悉各种检测标本的采集方法和注意事项，学会根据临床诊疗需要选择相关的检测项目，正确地评价和解释检测结果，掌握各种检测项目的临床意义和适用范围。

实验诊断学的学习应该以检测项目为中心，深入联系基础理论，广泛联系临床疾病，理论与实际相结合，应用临床思维，多看、多听、多思考，能合理地应用实验诊断的结果结合其他临床资料综合分析，从而更好地服务于临床疾病的诊治。

扫一扫，查阅
复习思考题答案

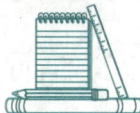

复习思考

1. 试述实验诊断的概念。
2. 试述实验诊断的主要内容。

模块十四　血液学检查

【学习目标】

知识目标

1. 掌握血液的一般检测、出血与血栓疾病检测的结果识别、判定及临床意义。

2. 熟悉溶血性贫血的实验检测、血型鉴定与交叉配血实验的结果识别、判定及临床意义。

3. 了解临床检验各标本的采集要求及注意事项。

4. 了解检验结果的影响因素。

能力目标

1. 具备正确选用、解释检验项目的能力。

2. 能与患者及家属解释检验项目的必要性和重要性，正确讲述标本采集方法；能与检验人员进行专业沟通，正确解释检验结果；能将实验诊断的基本知识和技能应用于农村社区的健康检查、慢性病管理、疾病预防等卫生工作中。

素质目标

1. 具备风险识别能力。

2. 具备严谨认真、实事求是的工作态度。

3. 具备团队合作精神。

项目一　血液标本采集

血液由血细胞（红细胞、白细胞和血小板）和血浆组成。

1. 血液标本的类别及采集方法　血液标本分为全血、血清和血浆等。全血主要用于对血细胞成分的检测；血清用于大部分临床生化检测和免疫学检测；血浆适用于多数出血与凝血功能项目的检测。根据血标本采集部位的不同，可分为静脉血、动脉血和毛细血管血三种。静脉血条件相对恒定且采血量大，为绝大多数检测采用；少数检测如血气分析、乳酸和丙酮酸测定等需要采集动脉血；毛细血管血主要用于各种微量法检测和大规模普查。

（1）**毛细血管采血法**　多选择手指（一般选择中指或无名指尖内侧）或耳垂部位采血，采血时应避开有炎症、损伤的部位，切忌用力挤压。采血量为 0.01～0.1mL。

（2）**静脉采血法**　通常选择肘静脉，也可选择腕部静脉或手背静脉，严禁从静脉输液管中采集血液标本。若需血量较多或采用全自动血液分析仪测定时，采血量为 2～5mL。

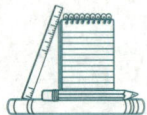

（3）真空采血法　是应用真空采血管从静脉采集检测血液标本的一种采血方法，通常选择肘静脉，也可选腕部静脉或手背静脉。真空采血法是最好的静脉采血技术。标准真空采血管采用国际通用的头盖和标签颜色显示采血管内添加剂种类和检测用途，可根据需要选择相应的试管。

2. 血液标本采集时间及运送

（1）采集时间　包括清晨空腹标本、随时或急诊标本、指定时间标本。清晨空腹标本，一般指空腹 8 小时后清晨采集的标本，其受饮食、体力活动、生理活动等影响较小，易于观察和发现病理情况，而且重复性较好，常用于临床生化定量测定。随时或急诊标本，指无时间限制或无法规定时间而必须采集的标本，主要用于体内代谢比较稳定，以及受体内干扰少的物质的检测，或者是急诊或抢救患者必须进行的检测。指定时间标本，即指定采集时间的标本。因人体生物节律在昼夜间有周期性变化，故在一天中不同时间所采集的血液标本，检测结果也会随之变化。不同检测要求有不同的指定检测时间，如葡萄糖耐量试验、内分泌腺的兴奋或抑制试验及肾脏清除率试验等。

（2）标本运送　血标本采集后应立即送检，并尽快进行检测。血液离体后，血细胞的代谢活动、蒸发和升华作用、化学反应、微生物降解等，均会直接影响标本的质量。

3. 血液标本保存　需要保存的标本，应根据不同的检测项目采用不同的保存条件。如测定 ALT、AST 的标本在 4℃时仅能保存 3 天，−20℃下可保存 1 个月；ALP 只有先将血清酸化至 pH 6.0，然后再放置冰箱保存；CK、CK−MB 最不稳定，在室温下 2 小时则活力明显下降，不宜保存。各种不同的检测项目要求的存放条件不同，具体可参照试剂盒的说明书。

采集全血或血浆标本时需要加入抗凝剂，因检测项目不同，所添加的抗凝剂也不同。对抗凝剂的要求一般是用量少、溶解度大、不影响测定。常用的抗凝剂有草酸盐、枸橼酸盐、乙二胺四乙酸盐、肝素及草酸钾 – 氟化钠。

项目二　血液的一般检测

血液的一般检测包括血液细胞成分的常规检测（简称血液常规检测）、网织红细胞检测和红细胞沉降率检测等。

一、红细胞的检测

（一）红细胞计数和血红蛋白测定

红细胞计数（red blood cell count，RBC）和血红蛋白（hemoglobin，Hb）测定，是诊断贫血的重要指标。

【参考值】

成年男性：红细胞计数（4.3～5.8）×10^{12}/L，血红蛋白 130～175g/L。

成年女性：红细胞计数（3.8～5.1）×10^{12}/L，血红蛋白 115～150g/L。

新生儿：红细胞计数（6.0～7.0）×10^{12}/L，血红蛋白 180～190g/L。

【临床意义】

1. 红细胞及血红蛋白增多　指单位容积血液中红细胞数及血红蛋白量高于参考值高限。可

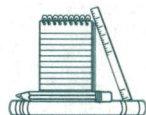

分为相对性增多和绝对性增多两类。

（1）相对性增多　是各种原因引起的血浆容量减少，使红细胞计数相对增加。见于严重呕吐、腹泻、大量出汗、大面积烧伤、多尿等导致的脱水状态。

（2）绝对性增多　临床上称为红细胞增多症，按发病原因分为继发性和原发性两类。

1）继发性红细胞增多症：①红细胞生成素代偿性增加：由于缺氧等原因引起。生理性增加见于胎儿及新生儿、高原地区居民等。病理性增加则见于严重的慢性心肺疾患，如阻塞性肺气肿、肺源性心脏病、发绀型先天性心脏病等。②红细胞生成素非代偿性增加：与某些肿瘤或肾脏疾病有关，如肝细胞癌、卵巢癌、肾癌、肾胚胎瘤，以及肾盂积水、多囊肾等。

2）真性红细胞增多症：是一种原因未明的以红细胞增多为主的骨髓增殖性肿瘤，目前认为是由多能造血干细胞受累所致。表现为红细胞持续性显著增多，可高达（7～10）×10^{12}/L，血红蛋白达 180～240g/L，全身总血容量增加，白细胞和血小板也有不同程度的增多。

2. 红细胞及血红蛋白减少　单位容积循环血液中红细胞数、血红蛋白量及红细胞比容低于参考值低限，称为贫血。

（1）生理性减少　婴幼儿及 15 岁以下的儿童、部分老年人、妊娠中晚期妇女均可出现红细胞数及血红蛋白减少。

（2）病理性减少　见于各种贫血。根据贫血产生的病因和发病机制不同，可将贫血分为三类：①红细胞生成减少，如再生障碍性贫血、缺铁性贫血、巨幼细胞贫血。②红细胞破坏增多，如各种溶血性贫血、脾功能亢进等。③红细胞丢失过多，如急、慢性失血性贫血。

（二）红细胞形态检测

正常红细胞呈双凹圆盘形，大小较一致，直径 6～9μm，平均 7.5μm。红细胞的厚度，边缘部约 2μm，中央约 1μm，瑞氏染色后为淡红色，中央着色较边缘浅（又称中央苍白区或中央淡染区），大小相当于细胞直径的 1/3～2/5。红细胞的形态异常主要表现为红细胞大小、形态、染色反应及结构异常四个方面。

1. 大小异常

（1）巨红细胞（megalocyte）　直径大于 15μm。常见于叶酸或（和）维生素 B_{12} 缺乏所致的巨幼细胞贫血。巨红细胞常呈椭圆形，内含血红蛋白量高，中央淡染区常消失。

（2）大红细胞（macrocyte）　直径为 10～15μm。见于溶血性贫血、急性失血性贫血及巨幼细胞贫血。

（3）小红细胞（microcyte）　红细胞直径小于 6μm。见于低色素性贫血，如缺铁性贫血。小红细胞体积可变小，中央淡染区扩大。

（4）红细胞大小不均（anisocytosis）　红细胞大小悬殊，直径可相差一倍以上。见于增生性贫血，如缺铁性贫血、溶血性贫血、失血性贫血等，巨幼细胞贫血时尤为明显。

2. 红细胞形态异常

（1）椭圆形红细胞（elliptocyte，ovalocyte）　红细胞呈椭圆形或长柱状。遗传性椭圆形红细胞增多症患者严重贫血时椭圆形红细胞可达 15% 以上，一般高于 25%～50% 才有诊断价值。

（2）球形红细胞（spherocyte）　直径小于 6μm，厚度增加大于 2.9μm。细胞体积小，圆球形，中央淡染区消失。主要见于遗传性球形红细胞增多症，也可见于自身免疫性溶血性贫血等。

（3）靶形红细胞（target cell）　细胞的中央淡染区扩大，中心部位又有部分色素存留而深染，状似射击之靶标。见于珠蛋白生成障碍性贫血、异常血红蛋白病等，靶形细胞常占 20% 以上。

（4）口形红细胞（stomatocyte）　红细胞中央淡染区呈扁平裂缝状，宛如微张开的嘴形或鱼

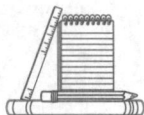

嘴状。正常人小于 4%，如达 10% 以上，常见于遗传性口形红细胞增多症。少量可见于弥散性血管内凝血（DIC）及酒精中毒时。

（5）镰形红细胞（sickle cell）　形如镰刀状。见于镰状细胞贫血。

（6）泪滴形红细胞（dacryocyte，teardrop cell）　细胞呈泪滴状。见于骨髓纤维化，也可见于珠蛋白生成障碍性贫血、溶血性贫血等。

（7）棘细胞（acanthocyte）及刺细胞（spur cell）　棘细胞外周呈钝锯齿状突起；刺细胞外周呈不规则、不匀称的棘刺状突起。见于棘形红细胞增多（先天性 β- 脂蛋白缺乏症），也可见于脾切除后、酒精性肝病、尿毒症等。

（8）裂红细胞（schistocyte）　又称异形红细胞。红细胞可呈梨形、泪滴形、新月形、长圆形、哑铃型、逗点型、三角形、盔形，以及球形、靶形等。见于红细胞因机械或物理因素所致的破坏，为微血管病性溶血的表现，如弥散性血管内凝血、血栓性血小板减少性紫癜、溶血尿毒症综合征等。健康人血液涂片中裂细胞 < 2%。

（9）红细胞缗钱状排列（rouleaux formation）　涂片中红细胞聚集呈串状叠连似缗钱状。常见于多发性骨髓瘤、原发性巨球蛋白血症等。

3. 染色反应异常

（1）低色素性（hypochromic）　红细胞染色过浅，中央淡染区扩大，甚至形成环圈性红细胞，提示血红蛋白含量明显减少。常见于缺铁性贫血、铁粒幼细胞贫血、珠蛋白生成障碍性贫血等。

（2）高色素性（hyperchromic）　红细胞着色深，红细胞内中央淡染区消失，胞体较大。最常见于巨幼细胞贫血。

（3）嗜多色性（polychromatic）　红细胞呈淡灰蓝或紫灰色，为细胞残留的核糖体及核糖核酸，体积较正常红细胞稍大，称嗜多色性红细胞。其增多反映骨髓造血功能活跃，红细胞系增生旺盛。见于增生性贫血，尤以溶血性贫血时最多见。

4. 红细胞结构异常

（1）嗜碱性点彩（basophilic stippling）　红细胞胞质内存在细小嗜碱性蓝色颗粒状物质，是核糖体凝集而成的。大量增多并呈粗颗粒状点彩，多见于铅中毒，也可见于骨髓增生旺盛的其他贫血如巨幼细胞贫血等。

（2）染色质小体（Howell–Jolly body）　红细胞内含有圆形紫红色小体，直径 0.5 ~ 1μm，一个或数个，是核碎裂的残余物质。多见于溶血性贫血、巨幼细胞贫血、纯红白血病及其他增生性贫血。

（3）卡波环（Cabot ring）　成熟红细胞内出现一条很细的淡紫红色线状体呈环形，有时绕成 "8" 字形。见于严重贫血、溶血性贫血、巨幼细胞贫血、铅中毒及白血病等。

（4）有核红细胞（nucleated erythrocyte）　正常成人有核红细胞存在于骨髓中，外周血涂片中除在新生儿中可见到有核红细胞外，成人如出现，主要见于各种溶血性贫血、红白血病、骨髓纤维化、骨髓转移癌、严重缺氧等。

二、白细胞的检测

【参考值】

1. 白细胞计数　成人（3.5 ~ 9.5）×10⁹/L；新生儿（15 ~ 20）×10⁹/L；28 天 ~ 6 个月，静脉血（4.3 ~ 14.2）×10⁹/L，末梢血（5.6 ~ 14.5）×10⁹/L；6 个月 ~ 1 岁，静脉血（4.8 ~ 14.6）

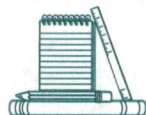

$\times 10^9/L$，末梢血（$5.0 \sim 14.2$）$\times 10^9/L$；$1 \sim 2$ 岁，静脉血（$5.1 \sim 14.1$）$\times 10^9/L$；末梢血（$5.5 \sim 13.6$）$\times 10^9/L$。

2. 白细胞分类计数　见表 14-1。

表 14-1　五种白细胞的百分数和绝对值

细胞分类		百分数（%）	绝对值（$\times 10^9/L$）
中性粒细胞（N）	杆状核（N-st）	$0 \sim 5$	$0.04 \sim 0.5$
	分叶核（N-sg）	$50 \sim 70$	$2 \sim 7$
嗜酸性粒细胞（E）		$0.5 \sim 5$	$0.05 \sim 0.5$
嗜碱性粒细胞（B）		$0 \sim 1$	$0 \sim 0.1$
淋巴细胞（L）		$20 \sim 40$	$0.8 \sim 4$
单核细胞（M）		$3 \sim 8$	$0.12 \sim 0.8$

【临床意义】

成人白细胞总数高于正常值上限称白细胞增多，低于正常值下限称白细胞减少。白细胞计数是监测机体发生感染和造血系统疾病的主要指标，其病理变化主要受中性粒细胞数量的影响，其次受淋巴细胞的影响。

1. 中性粒细胞（neutrophil, N）

（1）中性粒细胞增多（neutrophilia）　中性粒细胞增多常伴随白细胞总数的增多。在生理情况下，外周血白细胞及中性粒细胞一天内存在变化，下午较早晨为高。妊娠后期及分娩时、哺乳期妇女、剧烈运动或劳动后、饱餐或淋浴后、高温或严寒、兴奋激动、饮酒等均可使其暂时性升高。病理性增多见于以下五种情况。

1）急性感染：特别是化脓性球菌感染为最常见的原因。如金黄色葡萄球菌、溶血性链球菌、肺炎球菌等。但在某些极重度感染时，白细胞总数不但不高，反而降低。

2）急性大出血：在急性大出血后 $1 \sim 2$ 小时内，周围血中血红蛋白的含量及红细胞数尚未下降，而白细胞及中性粒细胞却明显增多，特别是内出血时，白细胞计数可高达（$20 \sim 30$）$\times 10^9/L$。

3）严重的组织损伤及大量血细胞破坏：严重外伤、较大手术后、大面积烧伤、急性心肌梗死及严重的血管内溶血后 $12 \sim 36$ 小时，白细胞总数及中性粒细胞可增多。

4）急性中毒：代谢紊乱所致的代谢性中毒，如糖尿病酮症酸中毒、尿毒症和妊娠中毒症；急性化学药物中毒，如急性铅、汞中毒及安眠药中毒等；生物性中毒，如昆虫毒、蛇毒、毒蕈中毒等，白细胞及中性粒细胞均可增多。

5）白血病、骨髓增殖性疾病及恶性肿瘤：大多数白血病患者外周血中白细胞呈不同程度的增多，可达数万甚至数十万。急性或慢性粒细胞白血病时，可出现中性粒细胞增多，并伴外周血中细胞质量改变。还见于骨髓增殖性疾病，如真性红细胞增多症、原发性血小板增多症和骨髓纤维化等。各类恶性肿瘤，如肝癌、胃癌等可引起白细胞及中性粒细胞增多。

（2）中性粒细胞减少（neutropenia）　白细胞总数低于参考值下限称白细胞减少（leukopenia）。当中性粒细胞绝对值低于 $1.5 \times 10^9/L$，称为粒细胞减少症；低于 $0.5 \times 10^9/L$ 时，称为粒细胞缺乏症。引起中性粒细胞减少的原因主要有以下五个方面。

1）感染：特别是革兰阴性杆菌感染，如伤寒、副伤寒杆菌感染时，白细胞总数与中性粒细

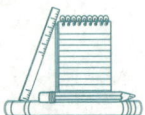

胞均减少。某些病毒感染性疾病，如流感、病毒性肝炎、水痘、风疹、巨细胞病毒感染时，白细胞亦常减低。某些原虫感染，如疟疾、黑热病时白细胞亦可减少。

2）血液系统疾病：再生障碍性贫血，白细胞不增多性白血病、恶性组织细胞病、巨幼细胞贫血、严重缺铁性贫血、阵发性睡眠性血红蛋白尿及骨髓转移癌等，白细胞减少同时常伴血小板及红细胞减少。

3）物理、化学因素损伤：X线、γ射线、放射性核素等物理因素；化学物质如苯、铅、汞等；化学药物如氯霉素、磺胺类药、抗肿瘤药、抗糖尿病及抗甲状腺药物等均可引起白细胞及中性粒细胞减少。

4）单核吞噬细胞系统功能亢进：各种原因引起的脾肿大及其功能亢进，如肝硬化、淋巴瘤等常见白细胞及中性粒细胞减少。

5）自身免疫性疾病：如系统性红斑狼疮等产生自身抗体，导致白细胞减少。

（3）中性粒细胞的核象变化　病理情况下，中性粒细胞的核象可发生变化，出现核左移或核右移的现象（图14-1）。

细胞类型	未成熟中性粒细胞				过渡型	中性分叶核粒细胞			
	原始粒细胞	早幼粒细胞	中幼粒细胞	晚幼粒细胞	杆状核粒细胞	2叶	3叶	4叶	5叶以上
	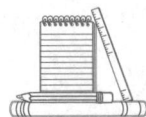								
核移动类型	核左移					正常			核右移

图14-1　中性粒细胞的核象变化

1）核左移：周围血中出现不分叶核粒细胞（包括杆状核粒细胞，晚幼粒、中幼粒或早幼粒细胞，原始粒细胞等）的百分率增高，超过5%时称为核左移。常见于细菌性感染，特别是急性化脓性感染、急性失血、急性中毒及急性溶血反应等。白血病和类白血病反应，可出现核显著左移。中性粒细胞增多伴核轻度左移，提示感染轻或处于感染早期；伴核明显左移提示感染加重；中性粒细胞减少伴核左移及中毒性改变常提示感染极为严重。

2）核右移：周围血中中性粒细胞核出现分叶在5叶或以上，其百分率超过3%者，称为核右移。提示造血功能衰退或造血物质缺乏，如巨幼细胞贫血、恶性贫血等；也可见于应用抗代谢药物，如阿糖胞苷或6-巯基嘌呤等。在炎症恢复期，可出现一过性核右移。如在疾病进展期突然出现核右移，则表示预后不良。

（4）中性粒细胞的形态异常

1）中性粒细胞的中毒性改变：在严重传染性疾病（如猩红热）、各种化脓性感染、败血症、恶性肿瘤、中毒及大面积烧伤等病理情况下，中性粒细胞可发生下列中毒性和退行性变化。改变可单独出现，也可同时出现：①细胞大小不均：表现为细胞胞体增大，细胞大小悬殊。见于病程较长的化脓性炎症或慢性感染。②中毒颗粒：是指中性粒细胞胞质中出现粗大、大小不等、分布不均、染色呈深紫红或紫黑色的颗粒，伴有中性粒细胞碱性磷酸酶（NAP）活性显著增高。

③空泡形成：中性粒细胞胞质或胞核中可见单个或多个、大小不等的空泡，可能是细胞质发生脂肪变性所致。④杜勒小体：是指中性粒细胞胞质中毒性变化而保留的局部嗜碱性区域；呈圆形、梨形、云雾状天蓝色或蓝黑色，直径 1～2μm；常与中毒颗粒同时出现，见于严重感染等。⑤核变性：是指中性粒细胞核出现固缩、溶解及碎裂的现象。

2）巨多分叶核中性粒细胞：细胞胞体较大，直径达 16～25μm，核分叶过多，常超过 5 叶，甚至在 10 叶以上，核染色质疏松。多见于巨幼细胞贫血或应用抗代谢药物治疗后。

3）棒状小体：为白细胞胞质中出现红色细杆状物质，一个或数个，长 1～6μm。棒状小体一旦出现在细胞中，就可拟诊为急性白血病。棒状小体在鉴别急性白血病类型时有重要价值，急性淋巴细胞白血病无此种小体，而急性粒细胞白血病和急性单核细胞白血病时则可见到。

另外，中性粒细胞还可出现与遗传有关的异常形态变化，如 Pelger-Huët 畸形、Chediak-Higashi 畸形及 May-Hegglin 畸形等。

2. 嗜酸性粒细胞（eosinophil，E）

（1）嗜酸性粒细胞增多（eosinophilia）　①过敏性疾病：如支气管哮喘、药物过敏、食物过敏、荨麻疹、血管神经性水肿、血清病等外周血嗜酸性粒细胞可达 10% 以上。②寄生虫病：如血吸虫病、蛔虫病、钩虫病等外周血嗜酸性粒细胞常达 10% 以上。③皮肤病：如湿疹、剥脱性皮炎、天疱疮、银屑病等，嗜酸性粒细胞可轻、中度增高。④血液病：如慢性粒细胞白血病、嗜酸粒细胞白血病、淋巴瘤、多发性骨髓瘤、嗜酸性粒细胞肉芽肿等，外周血嗜酸性粒细胞可不同程度增高。⑤某些恶性肿瘤：如某些上皮系肿瘤如肺癌等可引起其增高。⑥某些传染病：如猩红热感染期可引起其增高。⑦其他：如风湿性疾病、腺垂体功能减退症、肾上腺皮质功能减退症、急性过敏性肾小管间质性肾炎等可伴有嗜酸性粒细胞增高。

（2）嗜酸性粒细胞减少（eosinopenia）　常见于伤寒、副伤寒初期，大手术、烧伤等应激状态，或长期应用肾上腺皮质激素后，故其临床意义较小。

3. 嗜碱性粒细胞（basophil，B）

（1）嗜碱性粒细胞增多（basophilia）　①过敏性疾病：如过敏性结肠炎、食物过敏、药物过敏、系统性红斑狼疮及类风湿关节炎等。②血液病：如慢性粒细胞白血病、嗜碱性粒细胞白血病，以及骨髓纤维化等。③恶性肿瘤：特别是转移癌时嗜碱性粒细胞增多。④其他：如糖尿病及水痘、流感、天花、结核等传染病。

（2）嗜碱性粒细胞减少（basopenia）　无临床意义。

4. 淋巴细胞（lymphocyte，L）　可分为大淋巴细胞与小淋巴细胞，前者直径为 10～15μm，占 10%；后者直径为 6～10μm，占 90%。

（1）淋巴细胞增多（lymphocytosis）　儿童期可出现淋巴细胞生理性增多。婴儿出生时淋巴细胞约占 35%，粒细胞占 65%；4～6 天后淋巴细胞可达 50%；4～6 岁后淋巴细胞比例逐渐减低，达正常成人水平。病理性淋巴细胞增多见于：①感染性疾病：主要为病毒感染，如麻疹、风疹、水痘、流行性腮腺炎、传染性单核细胞增多症、传染性淋巴细胞增多症，以及柯萨奇（Coxsackie）病毒、腺病毒、巨细胞病毒等的感染，也可见于某些杆菌感染如百日咳杆菌、结核分枝杆菌等，还可见于布氏杆菌、梅毒螺旋体、弓形虫等的感染。②肿瘤性疾病：如急性和慢性淋巴细胞白血病、淋巴瘤等。③急性传染病的恢复期。④移植排斥反应：见于移植物抗宿主反应（GVHR）或移植物抗宿主病（GVHD）。⑤再生障碍性贫血、粒细胞缺乏症等疾病，因中性粒细胞减少，淋巴细胞比例相对增高，但淋巴细胞的绝对值并不增高。

（2）淋巴细胞减少（lymphocytopenia）　主要见于应用某些药物，如肾上腺皮质激素、烷化

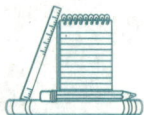

剂、抗淋巴细胞球蛋白等，以及放射线损伤、先天性和获得性免疫缺陷性疾病等。

（3）异形淋巴细胞（abnormal lymphocyte）　外周血中出现淋巴细胞增生并发生形态上的变化，称为异形淋巴细胞。正常人外周血中偶见，不超过2%。根据细胞形态学特点，可将其分为三型：①Ⅰ型（泡沫型）：最多见。胞体较淋巴细胞稍大，呈圆形或椭圆形，部分为不规则形。核偏位，呈圆形、肾形或不规则形，核染质呈粗网状或小块状，无核仁。胞质丰富，呈深蓝色，含有大小不等的空泡，使胞质呈泡沫状，无颗粒或有少数颗粒。②Ⅱ型（不规则型）：胞体较Ⅰ型大，细胞外形常不规则，似单核细胞，故也称为单核细胞型。胞质丰富，呈淡蓝色或淡蓝灰色，可有少量嗜天青颗粒，一般无空泡。核形与Ⅰ型相似，但核染质较Ⅰ型细致，亦呈网状，核仁不明显。③Ⅲ型（幼稚型）：胞体大，直径15～18μm，呈圆形或椭圆形。胞质量多，蓝色或深蓝色，一般无颗粒，有时有少许小空泡。核圆形或椭圆形，核染质呈纤细网状，可见1～2个核仁。

异形淋巴细胞增多可见于传染性单核细胞增多症、流行性出血热、病毒性肝炎等病毒性感染及过敏性疾病、输血、血液透析、体外循环术后，还可见于某些细菌性感染、免疫性疾病、放射治疗等。

5. 单核细胞（monocyte，M）

（1）单核细胞增多（monocytosis）　婴幼儿及儿童单核细胞可增多，属生理性增多。病理性增多见于：①感染：如感染性心内膜炎、疟疾、黑热病、急性感染的恢复期、活动性肺结核等。②血液病：如单核细胞白血病、粒细胞缺乏症恢复期、多发性骨髓瘤、恶性组织细胞病、淋巴瘤、骨髓增生异常综合征等也可见单核细胞增多。

（2）单核细胞减少（monocytopenia）　可见于再生障碍性贫血及其他血细胞增多引起的单核细胞相对减少。

附：类白血病反应

类白血病反应是指机体受某些疾病或外界因素的刺激而导致白细胞总数显著增多和（或）外周血中出现幼稚细胞，类似白血病表现的血象反应。其中以感染及恶性肿瘤最为多见，其次为急性中毒、外伤、休克、大面积烧伤、急性溶血、出血等。

中性粒细胞型类白血病反应与慢性髓系白血病的鉴别诊断见表14-2。

表14-2　中性粒细胞型类白血病反应与慢性髓系白血病的鉴别诊断

鉴别要点	类白血病反应	慢性髓系白血病
明确的病因	有原发疾病	无
临床表现	原发病症状明显	消瘦、乏力、低热、盗汗、脾明显肿大
白细胞数及分类计数	中度增高，大多数<100×10⁹/L，以分叶核及杆状粒细胞为主，原始粒细胞少见	显著增高，典型病例常>100×10⁹/L，可见各发育阶段粒系细胞与骨髓象相似
嗜碱及嗜酸性粒细胞	不增多	常增多
粒细胞中毒性改变	常明显	不明显
红细胞及血小板	无明显变化	早期病例轻至中度贫血，血小板数可增高，晚期均减少
骨髓象	一般无明显改变	极度增生，粒系细胞常占90%以上，以晚幼粒及中幼粒为主，早幼粒＋原始粒不超过10%
中性粒细胞碱性磷酸酶	积分显著增高	积分显著减低，甚至为0
费城染色体	无	可见于90%以上病例

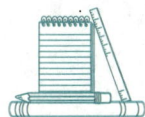

三、血小板的检测

血小板的检测包括血小板计数（platelet count，PLT）、血小板平均容积（mean platelet volume，MPV）、血小板分布宽度（platelet distribution width，PDW）测定及外周血血小板形态检测，是诊断止血和凝血障碍的重要指标。

【参考值】PLT（125～350）×10^9/L；MPV 7～11fL；PDW 15%～17%。

【临床意义】

1. 血小板计数　是判断止血和凝血功能最常用的初筛指标。

（1）血小板减少　PLT 低于 125×10^9/L 称血小板减少。可见于：①生成障碍：见于再生障碍性贫血、放射性损伤、急性白血病、巨幼细胞贫血、骨髓纤维化晚期等。②血小板破坏或消耗增多：见于原发性血小板减少性紫癜（ITP）、弥散性血管内凝血（DIC）、上呼吸道感染、风疹、新生儿血小板减少症、输血后血小板减少症、先天性血小板减少症。③血小板分布异常：如脾肿大、肝硬化、血液被稀释（输入大量库存血或大量血浆）等。

（2）血小板增多　PLT 超过 400×10^9/L 为血小板增多。①原发性增多：见于骨髓增殖性疾病，如真性红细胞增多症和原发性血小板增多症、骨髓纤维化早期及慢性粒细胞白血病等。②反应性增多：见于急性感染、急性溶血、某些癌症患者。这种增多是轻度的，多在 500×10^9/L 以下。

2. 血小板平均容积　单个血小板的平均容积是评价骨髓造血功能恢复的早期指标。

（1）血小板平均容积增高　①血小板破坏增加而骨髓代偿功能良好者。②造血功能抑制解除后，MPV 增高是造血功能恢复的首要表现。

（2）血小板平均容积减低　①骨髓造血功能不良，血小板生成减少。②有半数白血病患者 MPV 减低。③MPV 随血小板数减少而持续下降，是骨髓造血功能衰竭的指标之一。

3. 血小板分布宽度　反映血小板体积大小的离散度，用所测单个血小板体积大小的变易系数（CV%）表示。PDW 减少表明血小板的均一性高。PDW 增高表明血小板大小悬殊，见于急性髓系白血病化疗后、巨幼细胞贫血、慢性粒细胞白血病、脾切除后、巨大血小板综合征、血栓性疾病等。

4. 外周血血小板形态　正常血小板呈两面微凸的圆盘状，直径 2～3μm，无细胞核，胞质淡蓝色或淡红色，中央含细小的嗜天青颗粒。

（1）大小的变化　血小板明显的大小不均，巨大的血小板直径可以达到 20～50μm，主要见于原发性血小板减少性紫癜（ITP）、粒细胞白血病及某些反应性骨髓增生旺盛性疾病。

（2）形态的变化　出现幼稚型血小板，表现为血小板内颗粒过少或无颗粒。正常幼稚型增多见于急性失血后；病理性幼稚型增多见于特发性和反应性血小板疾病。当骨髓巨核细胞增生旺盛时，尤其是 ITP 出现血小板减少危象或粒细胞白血病时，可以见到大量蓝色的、巨大的血小板。

（3）血小板分布情况　功能正常的血小板在外周血涂片上常可聚集成团或成簇。原发性血小板增多症，血小板聚集成团可以占满整个油镜视野。再生障碍性贫血时，血小板聚集明显减少。血小板无力症则不出现聚集成堆的现象。

四、网织红细胞的检测

1. 网织红细胞（reticulocyte）　是晚幼红细胞脱核后到完全成熟之间的过渡型细胞。其数量变化能反映红细胞增生的情况，可间接了解骨髓的造血功能。由于胞质内还残存核糖体等嗜碱

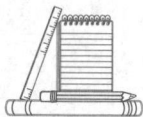

性物质，经煌焦油蓝或新亚甲蓝染色，呈现浅蓝或深蓝色的网织状细胞而得名。网织红细胞较成熟红细胞稍大，直径为 8 ～ 9.5μm，是瑞氏染色（Wright–Giemsa 染色）血涂片中的嗜多色性红细胞。

2.网织红细胞生成指数　由于网织红细胞百分数可受贫血程度（血细胞比容）及网织红细胞在外周血中变为成熟红细胞的时间长短等影响。因而芬奇（Finch）提出贫血时可用计算网织红细胞生成指数（reticulocyte production index，RPI）来纠正这些影响。RPI 代表网织红细胞的生成相当于正常人的倍数。其计算公式如下：

$$RPI=（患者网织红细胞\%/2）×（患者血细胞比容/正常人血细胞比容）×100 \qquad（14-1）$$

注："2"为网织红细胞成熟时间（天）。正常人血细胞比容：男性成人为 45%，女性成人为 40%。

【参考值】

1.网织红细胞测定　成年人 0.005 ～ 0.015；绝对值（24 ～ 84）$×10^9$/L。儿童 0.005 ～ 0.015；新生儿 0.03 ～ 0.06。

2.网织红细胞生成指数　正常人 RPI 为 2。

【临床意义】

1.网织红细胞测定

（1）网织红细胞增多　表示骨髓红细胞系增生旺盛，常见于溶血性贫血、急性失血、缺铁性贫血、巨幼细胞贫血，以及某些贫血患者治疗后，如补充铁或维生素 B_{12} 及叶酸后。

（2）网织红细胞减少　表示骨髓造血功能减低，常见于再生障碍性贫血。在骨髓病性贫血（如急性白血病等）时，骨髓中异常细胞大量浸润，使红细胞增生受到抑制，网织红细胞也减少。

2.网织红细胞生成指数　RPI ＞ 3 提示为溶血性贫血或急性失血性贫血；RPI ＜ 2 则提示为骨髓增生低下或红细胞系成熟障碍所致的贫血。

五、红细胞沉降率测定

红细胞沉降率（erythrocyte sedimentation rate，ESR）是指在一定条件下离体红细胞沉降的速率，简称"血沉"。其受多种因素影响：①血浆中各种蛋白的比例改变：如血浆中纤维蛋白原或球蛋白增加，或清蛋白减少。②红细胞数量和形状改变：红细胞减少时血沉加快；球形红细胞增多时血沉减慢。故血沉用于诊断疾病缺乏特异性，但可用于动态观察病情变化和疗效。

【参考值】男性 0 ～ 15mm/h；女性 0 ～ 20mm/h。

【临床意义】

1.血沉增快

（1）生理性增快　与生理性贫血或纤维蛋白原含量增加有关。12 岁以下的儿童、60 岁以上的老年人、月经期妇女、妊娠 3 个月以上妇女血沉可增快。

（2）病理性增快

1）各种炎症：可用于观察疾病的活动性，活动期血沉增快，稳定期血沉正常。急性细菌性炎症时，炎症发生后 2 ～ 3 天即可见血沉增快。风湿热、结核病时，因纤维蛋白原及免疫球蛋白增加，血沉明显加快。

2）组织损伤及坏死：见于组织损伤、大手术及脏器梗死。如急性心肌梗死时血沉增快，而心绞痛时则无改变。

3）恶性肿瘤：增长迅速的恶性肿瘤血沉增快，而良性肿瘤血沉多正常。可能与恶性肿瘤细

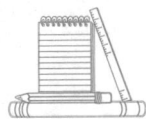

胞分泌糖蛋白（属于球蛋白）、肿瘤组织坏死、继发感染或贫血等因素有关。

4）血浆球蛋白相对或绝对增高：如慢性肾炎、肝硬化、多发性骨髓瘤、巨球蛋白血症、淋巴瘤、系统性红斑狼疮、亚急性感染性心内膜炎、黑热病等。

5）其他：部分贫血患者血沉可轻度增快；动脉粥样硬化、糖尿病、肾病综合征、黏液性水肿等患者血中胆固醇高，血沉亦见增快。

2. 血沉减慢　一般临床意义较小。严重贫血、球形红细胞增多症和纤维蛋白原含量重度缺乏者，血沉可减慢。

六、血细胞比容测定和红细胞有关参数的应用

1. 血细胞比容测定　血细胞比容（hematocrit，HCT）又称血细胞压积（packed cell volume，PCV），是指血细胞在血液中所占容积的比值。用抗凝血剂在一定条件下离心沉淀即可测得。

【参考值】仪器法：男性 0.40 ～ 0.50；女性 0.35 ～ 0.45。

【临床意义】血细胞比容测定可反映红细胞的增多或减少，但受血浆容量改变的影响，同时也受红细胞体积大小的影响。

（1）血细胞比容增高　各种原因所致的血液浓缩，血细胞比容常达 0.50 以上。临床上测定脱水患者的血细胞比容作为计算补液量的参考。各种原因所致的红细胞绝对值增多时，血细胞比容均增加，如真性红细胞增多症时可达 0.60 以上，甚至达 0.80。

（2）血细胞比容减低　见于各种贫血。由于贫血类型不同，红细胞体积大小也各有不同。血细胞比容的减少与红细胞数减少并不一定成正比。因此，必须将红细胞数、血红蛋白量和血细胞比容三者结合起来，计算红细胞各项平均值才更有参考意义。

2. 红细胞平均值测定　将同一份血液标本同时测得的红细胞数、血红蛋白量和血细胞比容 3 项数据，按以下公式可以计算出红细胞的 3 种平均值。

（1）平均红细胞容积（mean corpuscular volume，MCV）　指每个红细胞的平均体积，以飞升（fL）为单位，$1L=10^{15}fL$。计算公式如下：

$$MCV=\frac{每升血液中血细胞比容}{每升血液中红细胞数}=\frac{HTC\times10^{15}}{RBC\times10^{12}/L}\quad(fL)\qquad(14-2)$$

（2）平均红细胞血红蛋白量（mean corpuscular hemoglobin，MCH）　指每个红细胞内所含血红蛋白的平均量，以皮克（pg）为单位，$1g=10^{12}pg$。计算公式如下：

$$MCH=\frac{每升血液中血红蛋白量}{每升血液中红细胞数}=\frac{Hb（g/L）\times10^{12}}{RBC\times10^{12}/L}\quad(pg)\qquad(14-3)$$

（3）平均红细胞血红蛋白浓度（mean corpuscular hemoglobin concentration，MCHC）　指每升血液中平均所含血红蛋白的浓度（克数），以 g/L 表示。计算公式如下：

$$MCHC=\frac{每升血液中血红蛋白量}{每升血液中血细胞比容}=\frac{Hb（g/L）}{HTC（L/L）}\quad(g/L)\qquad(14-4)$$

【参考值】

MCV：手工法：82 ～ 92fL；血细胞分析仪法：80 ～ 100fL。

MCH：手工法：27 ～ 31pg；血细胞分析仪法：27 ～ 34pg。

MCHC：316 ～ 354g/L。

【临床意义】根据上述三项红细胞平均值可进行贫血的形态学分类，见表 14-3。

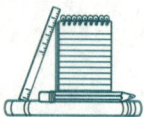

表 14-3 贫血的形态学分类

形态学分类	MCV（fL）	MCH（pg）	MCHC（g/L）	病因
正常细胞性贫血	82～100	27～34	316～354	急性失血、急性溶血、再生障碍性贫血、白血病等
大细胞性贫血	>100	>34	316～354	恶性贫血、巨幼红细胞贫血等
单纯小细胞性贫血	<82	<27	316～354	慢性感染、慢性肝肾疾病性贫血等
小细胞低色素性贫血	82	<27	<316	缺铁性贫血、铁粒幼细胞贫血等

贫血的形态学分类取决于红细胞计数、血红蛋白量和血细胞比容测定的准确性。典型的形态学改变有助于贫血的诊断与鉴别诊断，但形态学分类也有一定的局限性。对贫血患者的血涂片进行红细胞形态的观察仍然是十分重要的。

3. 红细胞体积分布宽度测定 红细胞体积分布宽度（red blood cell volume distribution width，RDW）是反映外周血红细胞体积异质性的参数，由血细胞分析仪测量获得。RDW 对贫血的诊断有重要意义。多数仪器用所测红细胞体积大小的变异系数（RDW-CV）来表示，也有的仪器用 RDW-SD 的报告方式。

【参考值】11.5%～15.1%。

【临床意义】

（1）用于贫血的形态学分类 不同病因引起的贫血，红细胞形态学特点不同，巴斯曼（Bassman）提出了按 MCV、RDW 两项参数对贫血的新的形态学分类法（表 14-4），对贫血的鉴别诊断有一定的参考价值。

表 14-4 根据 MCV、RDW 的贫血形态学分类

贫血类型	MCV	RDW	常见疾病
大细胞均一性贫血	增高	正常	部分再生障碍性贫血
大细胞非均一性贫血		增高	巨幼细胞贫血、骨髓增生异常综合征
正常细胞均一性贫血	正常	正常	急性失血性贫血
正常细胞非均一性贫血		增高	再生障碍性贫血、阵发性睡眠性血红蛋白尿、葡萄糖 -6- 磷酸脱氢酶（G6PD）缺陷症等
小细胞均一性贫血	减低	正常	珠蛋白生成障碍性贫血、遗传性球形红细胞增多症
小细胞非均一性贫血		增高	缺铁性贫血

（2）用于缺铁性贫血的诊断和鉴别诊断 缺铁性贫血和轻型 β- 珠蛋白生成障碍性贫血均表现为小细胞低色素性贫血，其中缺铁性贫血患者 RDW 增高，而 β- 珠蛋白生成障碍性贫血患者 88% 为正常。缺铁性贫血患者在缺铁潜伏期时 RDW 即有增高，治疗后贫血已得到纠正，RDW 仍未降至正常水平，可能反映体内贮存铁尚未完全补足，故 RDW 对缺铁性贫血治疗中的动态监测可能有一定价值。

项目三 溶血性贫血的实验室检测

溶血性贫血（hemolytic anemia）是指由于先天性和获得性的原因导致红细胞寿命缩短、破坏增多或加速，超过骨髓代偿造血功能的一类贫血。正常红细胞的平均存活时间为 120 天，衰老的红细胞在单核 - 巨噬系统中破坏。红细胞的破坏与生成处于动态平衡。红细胞在血管内破

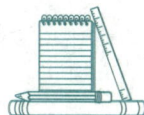

坏者为血管内溶血，在血管外破坏者为血管外溶血。

临床上按病因和发病机制可分为红细胞内在缺陷所致的溶血性贫血和红细胞外因素所致的溶血性贫血两大类。

一、溶血性贫血的筛查检测

1. 血浆游离血红蛋白测定

【参考值】10 ～ 50mg/L（1 ～ 5mg/dL）。

【临床意义】可判断是否为血管内溶血。血管内溶血时血浆游离血红蛋白明显增高；血管外溶血时正常；自身免疫性溶血性贫血、珠蛋白生成障碍性贫血可轻度增高。

2. 血清结合珠蛋白测定

【参考值】0.7 ～ 1.5g/L（70 ～ 150mg/dL）。

【临床意义】①减低：见于各种溶血性贫血，以血管内溶血减低为显著。肝脏疾病、传染性单核细胞增多症、先天性无结合珠蛋白血症等也可减低或消失。②增高：见于感染、创伤、恶性肿瘤、系统性红斑狼疮、糖皮质激素治疗、口服避孕药、肝外胆汁淤积性黄疸等。

3. 血浆高铁血红素白蛋白测定

【参考值】阴性。

【临床意义】阳性表示有严重的血管内溶血。

4. 尿含铁血黄素试验

【参考值】阴性。

【临床意义】慢性血管内溶血时可呈阳性，并持续数周，常见于阵发性睡眠性血红蛋白尿。急性血管内溶血初期可呈阴性。

5. 红细胞寿命测定

【参考值】70 ～ 140 天。

【临床意义】若红细胞寿命小于 50 天，提示溶血是贫血发生的主要机制。红细胞寿命测定结果可用于评估溶血性贫血治疗期间的疗效及溶血复发的早期识别。

二、红细胞膜缺陷的检测

1. 红细胞渗透脆性试验

【原理】红细胞在低渗氯化钠溶液中会逐渐膨胀甚至破裂而发生溶血。红细胞渗透脆性试验是测定红细胞对不同浓度低渗氯化钠溶液溶血的抵抗力。其主要取决于红细胞表面积与其体积之比。将患者的红细胞加至按比例配制的不同浓度低渗氯化钠溶液中，观察其溶血的情况，结果以被检红细胞最小抵抗力（开始溶血时氯化钠溶液的浓度）和最大抵抗力（完全溶血时氯化钠溶液的浓度）来表示。

【参考值】

（1）开始溶血　0.42%～ 0.46%（4.2 ～ 4.6g/L）氯化钠溶液。

（2）完全溶血　0.28%～ 0.34%（2.8 ～ 3.4g/L）氯化钠溶液。

【临床意义】

（1）脆性增高　开始溶血及完全溶血时氯化钠溶液的浓度均较正常对照提前两管（0.04%）或更高，即开始溶血＞0.50%、完全溶血＞0.38%氯化钠溶液时为脆性增高。见于遗传性球形细胞增多症、温抗体型自身免疫性溶血性贫血、遗传性椭圆形细胞增多症等。

（2）脆性减低　见于地中海贫血、缺铁性贫血、某些肝硬化及胆汁淤积性黄疸等。

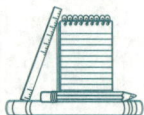

2. 红细胞孵育渗透脆性试验

【原理】经 24 小时 37℃孵育，红细胞的葡萄糖消耗增加，储备的 ATP 减少，导致红细胞膜对阳离子的主动传递受阻，钠离子在红细胞内集聚，细胞膨胀，渗透脆性增加。

【参考值】

（1）未孵育　50% 溶血为 4.00 ～ 4.45g/L 氯化钠溶液。

（2）37℃孵育 24 小时　50% 溶血为 4.65 ～ 5.9g/L 氯化钠溶液。

【临床意义】

（1）脆性增加　见于遗传性球形红细胞增多症、遗传性椭圆形细胞增多症、遗传性非球形细胞溶血性贫血。

（2）脆性减低　见于珠蛋白生成障碍性贫血、缺铁性贫血、镰形细胞贫血、脾切除术后。

3. 自身溶血试验及纠正试验

【原理】由于红细胞内酶缺陷，葡萄糖酵解障碍而致 ATP 减少，不能维持红细胞内的钠泵作用。无菌条件下患者红细胞在自身血浆中温育 48 小时，使 ATP 储备减少，钠泵作用减弱，导致溶血增强。在孵育过程中，分别加入葡萄糖和 ATP 作为纠正物，并以氯化钠溶液为对照，观察溶血是否能被纠正。

【参考值】正常人红细胞经孵育 48 小时后，仅轻微溶血，溶血度小于 3.5%；加葡萄糖和 ATP 孵育，溶血明显纠正，溶血度均小于 1%。

【临床意义】遗传性球形红细胞增多症时，经孵育后溶血明显增强。加入葡萄糖及 ATP 后孵育，溶血均得到明显纠正；Ⅰ型先天性非球形细胞性溶血性贫血（葡萄糖 -6- 磷酸脱氢酶缺陷症）时自身溶血加重，加葡萄糖和 ATP 均可使溶血部分纠正；Ⅱ型先天性非球形细胞性溶血性贫血（丙酮酸激酶缺乏症）自身溶血明显增强，加入葡萄糖孵育，溶血不能纠正，只有加入ATP 才能纠正。

三、红细胞酶缺陷的检测

红细胞酶缺陷所致的溶血性贫血又称为红细胞酶病（erythrocyte enzymopathy），是指参与红细胞代谢（主要是糖代谢）的酶由于基因突变或缺陷，导致酶活性改变而发生溶血的一组溶血性疾病。

1. 高铁血红蛋白还原试验

【参考值】高铁血红蛋白还原率＞75%；高铁血红蛋白 0.3 ～ 1.3g/L。

【临床意义】蚕豆病和伯氨喹型药物溶血性贫血患者，由于葡萄糖 -6- 磷酸脱氢酶（G6PD）缺乏，高铁血红蛋白还原率明显下降。

2. 氰化物 – 抗坏血酸试验

【参考值】正常血液要在 4 小时后才变成暗色。

【临床意义】纯合子 G6PD 缺乏患者的血液变成棕色（巧克力色），在 2 小时内即变色；杂合子患者的血液 3 ～ 4 小时变色。

3. 变性珠蛋白小体生成试验

【参考值】＜30%。

【临床意义】G6PD 缺乏症、不稳定血红蛋白病、β– 珠蛋白合成障碍性贫血等常高于 45%。

4. 葡萄糖 –6– 磷酸脱氢酶荧光斑点试验和活性测定

【参考值】正常人有较强荧光；酶活性 4.97±1.43U/g Hb。

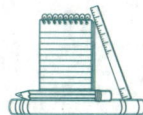

【临床意义】G6PD 缺乏者荧光很弱或无荧光；杂合子或某些 G6PD 变异体者则可能有轻到中度荧光。男性杂合子酶活性显著下降，女性纯合子酶活性中到重度下降。

5. 丙酮酸激酶（PK）荧光筛选试验和活性测定

【参考值】正常丙酮酸激酶活性荧光在 20 分钟内消失；酶活性 15.1±4.99U/g Hb。

【临床意义】PK 严重缺乏者（纯合子）荧光 60 分钟不消失；杂合子者荧光 25～60 分钟消失。

四、珠蛋白生成异常的检测

1. 血红蛋白电泳

【参考值】正常人的电泳图谱显示 4 条区带，最靠阳极端的为量多的 HbA，其后为量少的 HbA$_2$，再后为两条量更少的红细胞内的非血红蛋白成分（NH$_1$ 和 NH$_2$）。

【临床意义】

（1）HbA$_2$ 增高　是诊断轻型 β-珠蛋白生成障碍性贫血的重要依据。个别恶性贫血、叶酸缺乏所致的巨幼细胞贫血及某些不稳定血红蛋白病也会出现 HbA$_2$ 增高。

（2）HbA$_2$ 减低　缺铁性贫血及铁粒幼细胞贫血时 HbA$_2$ 减低。

2. 胎儿血红蛋白酸洗脱试验

【参考值】脐带血、新生儿、婴儿阳性；成人小于 1%。

【临床意义】地中海贫血患者轻型者（杂合子）仅少数红细胞呈阳性；重型者阳性红细胞明显增多。

3. 胎儿血红蛋白测定

【参考值】成人＜2%；新生儿 55%～85%；1 岁左右同成人。

【临床意义】β 地中海贫血者明显增高，重型者高达 80%～90%。急性白血病、再生障碍性贫血、纯红白血病、淋巴瘤等也可轻度增高。

4. HbA$_2$ 定量测定

【参考值】1.1%～3.2%。

【临床意义】同血红蛋白电泳。

5. 限制性内切酶谱分析　为血红蛋白病的基因诊断。从白细胞、胎儿绒毛或羊水细胞中提取的高分子量 DNA，用适当的限制性内切酶降解。经琼脂糖电泳分级，用 DNA 印迹法（Southern Blot）把 DNA 转移到硝酸纤维素膜上，再与同位素标记的基因探针杂交后放射自显影。根据患者 DNA 限制性内切酶图谱的变化或限制性内切酶降解 DNA 片段长度的多态性，来分析是否存在珠蛋白基因的突变、缺失等。

五、自身免疫性溶血性贫血的检测

自身免疫性溶血性贫血（autoimmune hemolytic anemia，AIHA）是由于机体内免疫功能发生异常，产生抗红细胞的自身抗体和（或）补体，结合在红细胞膜上，导致红细胞破坏加速而引起的一组溶血性贫血。

1. 抗球蛋白试验（Coombs 试验）

【参考值】直接、间接抗球蛋白均呈阴性反应。

【临床意义】

（1）直接试验阳性　见于新生儿免疫溶血病、自身免疫性溶血性贫血、类风湿关节炎、恶性淋巴瘤、甲基多巴及青霉素等药物性溶血反应。AIHA 大多属于温抗体型（即于 37℃条件下

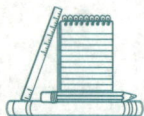

作用最强，主要为 IgG），但也有小部分属冷抗体型（主要为 IgM），故必要时应于 4℃条件下进行试验，排除假阴性反应。AIHA 大多为 IgG 型抗体，还有 IgG+C3 型、C3 型、IgA 型、IgM 型、极少数 IgG 亚型，故应使用广谱抗人球蛋白血清进行试验，必要时须加用上述各种单抗血清，以提高阳性检出率。

（2）间接试验阳性　提示血清中有不完全抗体，主要见于 Rh 或 ABO 血型不合的新生儿溶血病。

2. 冷凝集素试验

【参考值】效价<1∶40，反应最适温度为 4℃。

【临床意义】某些 AIHA 患者的冷凝集素效价很高，甚至可达 64000 或更高。效价增高还可见于肺炎支原体肺炎、冷凝集素综合征、重度贫血、疟疾等。

3. 冷热双相溶血试验

【参考值】阴性。

【临床意义】阳性见于阵发性冷性血红蛋白尿症（PCH）。某些病毒感染，如麻疹、流行性腮腺炎、水痘、传染性单核细胞增多症，也可有阳性反应。

六、阵发性睡眠性血红蛋白尿症的检测

阵发性睡眠性血红蛋白尿症（paroxysmal nocturnal hemoglobinuria，PNH）为获得性红细胞膜缺陷引起的慢性血管内溶血，常在睡眠时加重，可伴发作性血红蛋白尿和全血细胞减少症。

1. 酸化溶血试验（Ham 试验）

【参考值】阴性。

【临床意义】阳性主要见于 PNH；某些 AIHA 发作严重时也可呈阳性。

2. 蔗糖溶血试验

【参考值】阴性。

【临床意义】PNH 常为阳性。轻度阳性亦可见于部分巨幼细胞贫血、再生障碍性贫血、AIHA 和遗传性球形红细胞增多症。此试验可作为 PNH 的筛选试验，阴性可排除 PNH，阳性应再做 Ham 试验。

3. 蛇毒因子溶血试验　为特异性 PNH 检测试验。蛇毒因子是从眼镜蛇毒中提取的一种分子量为 144000 的蛋白质，其能直接激活血清中的补体 C3，通过旁路途径激活补体系统，进攻 PNH 红细胞，造成溶血。

项目四　出血与血栓疾病检测

一、常用出血与血栓疾病的筛选试验

1. 标本采集与送检　静脉采血，用枸橼酸钠抗凝剂，正常血细胞比容下，抗凝剂与血液比例为 1∶9。采集标本后应立即将血液与抗凝剂充分混合，至少颠倒混匀 5 次。

标本采集应注意：①止血带压迫时间过长、静脉穿刺造成血管损伤等，可使组织因子进入血液，加速血液凝固，影响检查结果。②采血前应停止服用影响凝血功能的药物。③标本采集

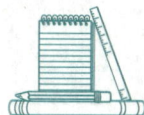

后应在 2 小时内检测，最长不超过 4 小时。标本置室温保存。④标本不能有溶血。溶血标本可干扰仪器，易造成误差。

2. 一期止血缺陷筛选试验 一期止血缺陷是指血管壁、血小板异常所引起的止血功能缺陷。

（1）血小板计数 PLT 减少不一定出血，如轻型原发性血小板减少性紫癜；急性白血病患者，PLT 越低，严重出血的可能性越大；PLT $< 20×10^9$/L 时，可有大出血；再生障碍性贫血，PLT $<5×10^9$/L 时才有大出血。一般认为，PLT $> 50×10^9$/L 时，外科手术过程中出血的危险性下降。PLT 增多也可伴出血（尤见于骨髓增生性疾病），但此时可发生血栓形成。

（2）出血时间（BT） 在一定条件下，皮肤毛细血管刺破后，出血自然停止所需要的时间称为 BT。BT 长短与毛细血管壁的通透性和脆性的变化、血小板的数量和功能、毛细血管与血小板的相互作用等因素有关。目前常用检测法有 IVY 法和出血时间测定器法（TBT），后者为标准化测定方法。

【参考值】TBT 法：（6.9±2.1）分钟，超过 9 分钟为异常。

【临床意义】BT 延长常见于：①PLT 明显减少，如原发性和继发性血小板减少症。②PLT 功能异常，如血小板无力症、巨血小板综合征。③严重的凝血因子缺乏，如血管性血友病、弥散性血管内凝血（DIC）、重型血友病等。④血管异常，如遗传性出血性毛细血管扩张症。⑤药物影响，如抗血小板药物（阿司匹林、氯吡格雷等）、抗凝药（肝素、华法林等）和溶栓药等。

3. 二期止血缺陷筛选试验 二期止血缺陷是指血液凝固和抗凝异常所引起的止血功能缺陷。

（1）凝血时间（CT） 是指血液离体后，因子Ⅻ被异物表面激活后，静脉血凝固所需要的时间。CT 是内源性凝血系统的筛选试验。

【参考值】普通试管法：4～12 分钟；硅管法：15～32 分钟；塑料管法：10～19 分钟。

【临床意义】

1）CT 延长：①因子Ⅷ、Ⅸ、Ⅺ明显减少，分别见于血友病 A、血友病 B 和凝血因子Ⅺ缺乏症。②凝血酶原、因子Ⅴ、Ⅹ等重度减少，如严重的肝损伤等。③纤维蛋白原严重减少，如纤维蛋白（原）减少症等。④应用肝素、口服抗凝药时。⑤纤溶亢进使纤维蛋白原降解增加时。⑥循环抗凝物质增加，如肝素和类肝素物质增多等。⑦DIC，尤其在失代偿期或显性 DIC 时。

2）CT 缩短：见于高凝状态，但灵敏度低。

（2）活化部分凝血活酶时间测定（APTT） 在受检血浆中，加入足够量的活化接触因子激活剂（白陶土）、部分凝血活酶磷脂和 Ca^{2+} 后，血浆凝固所需的时间。APTT 是检查内源性凝血途径较灵敏和常用的筛查试验。

【参考值】30～42 秒，比正常对照值延长 10 秒以上即有意义。

【临床意义】①APTT 延长：见于因子Ⅻ、Ⅺ、Ⅸ、Ⅷ、Ⅹ、Ⅴ、Ⅱ，以及 PK（激肽释放酶原）、HMWK（高分子量激肽原）和纤维蛋白原缺乏，尤其多见于因子Ⅷ、Ⅸ、Ⅺ缺乏及其抗凝物质增多的情况。此外，APTT 还是监测普通肝素和诊断狼疮抗凝物质的常用试验。②APTT 缩短：见于血栓性疾病和血栓前状态，但灵敏度和特异性差。

（3）凝血酶原时间测定（PT） 在被检血浆中加入组织凝血活酶（组织因子）和 Ca^{2+} 后，血浆凝固所需的时间。PT 是测定外源性凝血系统最常用的筛选试验，其长短反映了因子Ⅴ、Ⅶ、Ⅹ、Ⅱ、Ⅰ的水平。

【参考值】①PT：11～14 秒，比正常对照延长 3 秒以上即有意义。②凝血酶原时间比值

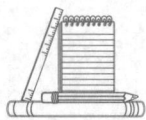

（PTR）：即受检者 PT/ 正常对照 PT，正常为 1±0.05。③国际标准化比值（INR）：INR=PTR^{ISI}，ISI 为国际灵敏指数，ISI 越小，组织凝血活酶的灵敏度越高。当用 PT 来监测口服抗凝剂用量时，需同时报告 INR，以判断其可靠性。

【临床意义】常作为手术前补充凝血因子、新生儿黑粪症、维生素 K 缺乏、肝脏疾病等的检查指标和口服抗凝剂的监测。①延长：外源性凝血因子 Ⅱ、Ⅴ、Ⅶ、Ⅹ 缺乏和纤维蛋白原减低，以获得性多见，如 DIC、原发性纤溶亢进症、维生素 K 缺乏、肝病等。②缩短：先天性因子 Ⅴ 增多、口服避孕药、高凝状态及血栓性疾病等。

PTR 及 INR 是监测口服抗凝剂的首选指标。WHO 推荐 INR 在 2.0 ～ 2.5 为抗凝治疗的合适范围，一般不要＞ 3.0。当 INR ＞ 4.5 时，如纤维蛋白原和 PLT 仍正常，则提示抗凝过度；如纤维蛋白原和（或）PLT 减低，则可能是 DIC 或肝病所致，均应减少或停止口服抗凝剂。

4. 凝血酶时间（TT） 是指在受检血浆中加入标准凝血酶溶液后，血浆凝固所需的时间。TT 为病理性抗凝物质的筛查试验。

【参考值】手工法：16 ～ 18 秒，超过正常对照 3 秒为 TT 延长。

【临床意义】TT 缩短意义不大。TT 延长见于：①纤溶活性增强，血中纤维蛋白（原）降解产物增多。②抗凝血酶类物质增多及纤维蛋白原量、结构的异常，如低（无）纤维蛋白原血症、异常纤维蛋白原血症、血中存在肝素类物质等。③在使用链激酶、尿激酶进行溶栓治疗时，可用 TT 作为监护指标，以 TT 延长控制在参考值的 1.5 ～ 2.5 倍为佳。

5. 纤溶活性增强筛选试验

（1）优球蛋白溶解时间测定（ELT）　优球蛋白包括血浆中的纤维蛋白原、纤溶酶原和纤溶酶原激活物（不含纤溶酶抑制物）等。其在酸性（pH 4.5）低离子强度溶液中可被沉淀，并溶解于缓冲液中；加钙或凝血酶后可使其凝固，观察凝块完全溶解的时间，即为 ELT。其时间长短，反映纤溶水平的高低。

【参考值】加钙法：（129.8±41.1）分钟；加酶法：（157.5±59.1）分钟。

【临床意义】①延长：凝块在超过 120 分钟时仍不溶解，表示纤溶活性减低，如血栓前状态、血栓性疾病、应用抗纤溶药等。②缩短：凝块在 70 分钟内完全溶解，说明纤溶活性增强，见于原发性或继发性纤溶亢进。

（2）血浆纤维蛋白（原）降解产物（FDPs）测定　当血浆含有 FDPs 时，可与 FDPs 抗体包被的胶乳颗粒发生肉眼可见的凝集反应。FDPs 测定是诊断 DIC 敏感可靠的指标之一，并且快速、简单。ELISA 法更准确。

【参考值】血浆＜ 5mg/L。

【临床意义】轻度增高（10 ～ 40mg/L），见于急性静脉血栓形成、急性心肌梗死、严重的肺炎、大手术后、恶性肿瘤、休克等；明显增高（＞ 40mg/L），见于 DIC、原发性纤溶症、急性早幼粒细胞白血病，以及用链激酶等溶栓治疗时。

（3）血浆 D- 二聚体（D-dimer，D-D）测定　D- 二聚体是 FDP 的一个成分，为继发性纤溶亢进时产生的特有降解产物。当加入标记有 D- 二聚体单抗的胶乳颗粒或酶标后，即可发生凝集反应。D- 二聚体测定是鉴别 DIC 与原发性纤溶的重要指标。

【参考值】胶乳法：阴性；ELISA 法：0 ～ 0.256mg/L。

【临床意义】①正常：可排除深静脉血栓（DVT）和肺血栓栓塞症（PTE）。②增高：见于 DIC、恶性肿瘤、急性早幼粒细胞白血病、肺血栓栓塞症、深静脉血栓等。D- 二聚体增高还可作为观察溶栓治疗有效的指标。

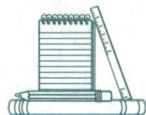

二、血液流变学检验

1. 全血黏度测定

【参考值】旋转式黏度计法：参考值见表 14-5。

表 14-5 旋转式黏度计法参考值

切变速度	全血黏度（mPa·s）	
	男	女
200/s	3.84 ～ 5.30	3.39 ～ 4.41
50/s	4.94 ～ 6.99	4.16 ～ 5.62
5/s	8.80 ～ 16.05	6.56 ～ 11.99

【临床意义】

（1）全血黏度增高　见于冠心病、心肌梗死、高血压、脑血栓形成、糖尿病、高脂血症、恶性肿瘤、肺源性心脏病、真性红细胞增多症、多发性骨髓瘤、原发性巨球蛋白血症、烧伤等。

（2）全血黏度减低　见于贫血、重度纤维蛋白原和其他凝血因子缺乏症。

2. 血浆黏度测定

【参考值】毛细管式黏度计法：男性（4.25±0.41）mPa·s；女性（3.65±0.32）mPa·s。

【临床意义】血浆黏度增高见于血浆球蛋白和（或）血脂增高的疾病，如多发性骨髓瘤、巨球蛋白血症、糖尿病、高脂血症、动脉粥样硬化等。

三、出血与血栓疾病实验项目的选择和应用

血栓与止血的检测主要用于临床有出血倾向、出血病患者，以及血栓前状态、血栓病患者的临床诊断、鉴别诊断、疗效观察和预后判断等，也用于抗血栓和溶血栓药物治疗的监测等。

（一）筛检试验的选择与应用

1. 一期止血缺陷试验的选择与应用　一期止血缺陷是指血管壁和血小板缺陷所致的出血病。选用血小板计数（PLT）和出血时间（BT）作为筛检试验。

（1）BT 和 PLT 都正常　除正常人外，多数是由单纯血管壁通透性和（或）脆性增加所致的血管性紫癜所致。临床上常见于过敏性紫癜、单纯性紫癜和其他血管性紫癜等。

（2）BT 延长，PLT 减少　多数是由血小板数量减少所致的血小板减少症。临床上多见于原发性和继发性血小板减少性紫癜。

（3）BT 延长，PLT 增多　多数是由血小板数量增多所致的血小板增多症。临床上多见于原发性和反应性血小板增多症。

（4）BT 延长，PLT 正常　多数是由血小板功能异常或某些凝血因子严重缺乏所致的出血病。临床常见于血小板无力症、贮存池病，以及低（无）纤维蛋白原症、血管性血友病等。

2. 二期止血缺陷试验的选择与应用　二期止血缺陷是指凝血因子缺乏或病理性抗凝物质存在所致的出血病。选用 APTT 和 PT 作为筛检试验。

（1）APTT 和 PT 都正常　除正常人外，仅见于遗传性和获得性因子ⅩⅢ缺陷症。

（2）APTT 延长，PT 正常　多数是由内源性凝血途径缺陷所引起的出血病，如遗传性和获得性因子Ⅷ、Ⅸ、Ⅺ和Ⅻ缺陷症等。

（3）APTT 正常，PT 延长　多数是由外源性凝血途径缺陷所引起的出血病，如遗传性和获

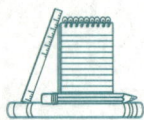

得性因子Ⅶ缺陷症等。

（4）APTT和PT都延长 多数是由共同凝血途径缺陷所引起的出血病，如遗传性和获得性因子Ⅹ、Ⅴ、凝血酶原（因子Ⅱ）和纤维蛋白原（因子Ⅰ）缺陷症。

临床应用肝素治疗时，APTT也相应延长；应用口服抗凝剂治疗时，PT也相应延长；同时应用肝素、华法林以及纤溶综合征、抗磷脂抗体时，APTT与PT可同时延长。

3.纤溶亢进性出血试验的选择与应用 纤溶亢进性出血指纤维蛋白（原）和某些凝血因子被纤溶酶降解所引起的出血。可选用FDPs和D-D作为筛检试验。

（1）FDPs和D-D均正常 表示纤溶活性正常，临床出血症状可能与纤溶无关。若ELT阴性更予以支持。

（2）FDPs升高，D-D正常 理论上只见于纤维蛋白原被降解，而纤维蛋白未被降解，即原发性纤溶。实际上这种情况多属于FDPs的假阳性，见于肝病、手术出血、重型DIC、纤溶早期、剧烈运动后、类风湿关节炎、抗Rh（D）抗体存在等。

（3）FDPs正常，D-D升高 理论上只见于纤维蛋白被降解，而纤维蛋白原未被降解，即继发性纤溶。实际上这种情况多数属于FDPs的假阴性，见于DIC、静脉血栓、动脉血栓和溶栓治疗等。

（4）FDPs和D-D都升高 表示纤维蛋白原和纤维蛋白同时被降解，见于继发性纤溶，如DIC和溶栓治疗后。

（二）出血性疾病项目的选择与应用

1.血小板量和质异常 常选择PLT、BT、血小板形态观察、血小板黏附试验、血小板聚集试验、因子Ⅷ促凝活性、血管性血友病因子抗原、血管性血友病因子活性检查等。

2.遗传性凝血因子缺乏 常选择APTT、PT、TT、Fg、血管性血友病因子抗原、因子Ⅶ促凝活性、因子Ⅷ促凝活性、因子Ⅸ促凝活性、因子Ⅺ促凝活性等。

3.获得性凝血功能异常 包括严重肝病、维生素K依赖性凝血因子缺乏症、循环抗凝物增多、原发性纤溶和继发性纤溶，常选择PLT、血小板功能试验、APTT、PT、TT、Fg、抗凝血酶（AT）、蛋白C活性（PC）、蛋白S抗原测定、优球蛋白溶解时间测定、D-二聚体和FDP等。

（三）诊断血栓病项目的选择与应用

1.血栓前状态 血栓前状态或血栓前期是指血液有形成分和无形成分的生物化学和流变学发生某些病理变化。在这一状态下，血液有可能形成血栓或血栓栓塞性疾病。

（1）筛选试验 ①活化的部分凝血活酶时间（APTT）和（或）血浆凝血酶原时间（PT）可能缩短。②纤维蛋白原（Fg）含量可能增高。③血小板聚集试验的聚集率可能增高。④血液黏度测定一般增高。然而这些试验的灵敏度都较差。

（2）常用试验 ①血管性血友病因子抗原增高：反映血管内皮细胞损伤。②β-血小板球蛋白（β-TG）增高：反映血小板被激活。③可溶性纤维蛋白单体复合物增高：反映凝血酶生成增多。④抗凝血酶活性减低：反映凝血酶的活性增强。⑤纤维蛋白（原）降解产物（FDPs）和D-二聚体（D-D）减少：反映纤溶酶活性减低。

（3）特殊试验 ①凝血酶调节蛋白（TM）和（或）内皮素-1（ET-1）增高：反映血管内皮细胞受损。②P-选择素（P-selectin）和（或）11-去氢血栓素B_2增高：反映血小板被激活。③凝血酶原片段1+2（F_{1+2}）和（或）纤维蛋白肽A（FPA）增高：反映凝血酶的活性增强。④凝血酶-抗凝血酶复合物（TAT）增高：反映凝血酶的活性增强。⑤组织因子（TF）活性增高：反映外源性凝血系统的凝血活性增强。⑥纤溶酶-抗纤溶酶复合物（PAP）减少：反映纤溶酶活性减低。

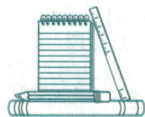

2. 弥散性血管内凝血（disseminated intravascular coagulation，DIC） 是在多种致病因素基础上，全身血管内微血栓的形成和多脏器功能衰竭（MOF），血小板和凝血因子大量消耗，并继发纤溶亢进，造成的临床血栓出血综合征。

（1）临床诊断　存在易诱发 DIC 的基础疾病，如各种感染、恶性肿瘤、大型手术、广泛创伤、严重肝病等。临床上有多发性出血，不能用原发病解释的微循环衰竭或休克，广泛性皮肤、黏膜栓塞或脑、肾、肺等脏器功能衰竭，对抗凝治疗有效。

（2）积分诊断

1）显性（失代偿性）DIC 的诊断

危险性评估：若存在易致 DIC 的原发疾病计 2 分，不存在计 0 分。

计分标准：①PLT（$\times 10^9$/L）：＞100 为 0 分，＜100 为 1 分，＜50 为 2 分。②纤维蛋白相关标志物：未增高为 0 分，中度增高为 2 分，重度增高为 3 分。③凝血酶原时间（PT）：未延长或延长＜3 秒为 0 分，延长 3～6 秒为 1 分，延长＞6 秒为 2 分。④纤维蛋白原（Fg）：≥1.0g/L 为 0 分，＜1.0g/L 为 1 分。

累计积分诊断：≥5 分符合显性 DIC，每天重复检测、记分，以观察动态变化；如果累计＜5 分（一般应≥2 分）提示非显性 DIC，随后定期重复检测、记分，以了解病情变化。

2）非显性（代偿性）DIC 的诊断

危险性评估：若存在 DIC 的原发疾病计 2 分，不存在计 0 分。

计分标准：①PLT（$\times 10^9$/L）：＞100 为 0 分，＜100 为 1 分。随后检测 PLT，上升为 –1 分，稳定为 0 分，进行性下降为 +1 分。②PT：未延长或延长＜3 秒为 0 分，延长＞3 秒为 1 分。随后检测 PT，缩短为 –1 分，稳定为 0 分，进行性延长为 +1 分。③纤维蛋白相关标志物：正常为 0 分，增高为 1 分。随后检测纤维蛋白相关标志物，降低为 –1 分，稳定为 0 分，进行性增高为 +1。④特殊检测标准：抗凝血酶（AT）正常为 –1 分，降低为 1 分。⑤蛋白 C（PC）：正常为 –1 分，降低为 1 分。⑥凝血酶 – 抗凝血酶复合物（TAT）：正常为 –1 分，升高为 1 分。⑦其他（F_{1+2}、PAP）：正常为 –1 分，异常为 1 分。

累计积分诊断：判断病情进展情况。

项目五　血型鉴定与交叉配血试验

血型（blood group）是人体血液的一种遗传性状，各种血液成分包括红细胞、白细胞、血小板及某些血浆蛋白在个体之间均具有抗原成分的差异，受独立的遗传基因控制。由若干个相互关联的抗原抗体组成的血型体系，称为血型系统。其中与人类输血关系密切的是 ABO 血型系统和 Rh 血型系统。

一、ABO 血型系统

（一）ABO 血型系统的抗原和抗体

根据红细胞表面是否具有 A 或 B 抗原（又称 A 或 B 凝集原，两者均由 H 物质转变而来）、血清中是否存在抗 A 或抗 B 抗体（又称抗 A 或抗 B 凝集素），ABO 血型系统可分为四型，见表14-6。

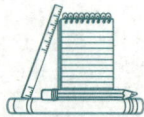

表 14-6　ABO 血型系统分型

血型	红细胞表面抗原	血清中的抗体
A	A	抗 B
B	B	抗 A
AB	AB	无
O	无	抗 A 及抗 B

ABO 血型系统抗体有免疫抗体和天然抗体。抗体有抗 A 抗体和抗 B 抗体两种。人在出生前尚未产生抗体，出生后 3～6 个月才开始出现，至青春期达到高峰。天然抗体可能是由一种无觉察的抗原刺激而产生的。人红细胞膜上的 A、B 抗原决定簇，在自然界中非血型抗原所特有，如有些细菌表面就具有类似的 A 或 B 抗原的物质。它们可不断给人以类 A、类 B 抗原的刺激而产生相应的抗体。血型抗体为免疫球蛋白（IgG、IgM、IgA）。免疫性抗体主要是 IgG；天然抗体主要是 IgM。当输注异型抗原或母子血型不合的妊娠时可产生免疫抗体 IgG。IgM 分子量大，不能通过胎盘；IgG 分子量小，能通过胎盘，可引起新生儿溶血。

（二）ABO 血型的亚型

ABO 血型的亚型为同一血型抗原，但结构和性能上或抗原位点数有一定的差异。ABO 血型系统中重要的亚型是 A 抗原亚型。

1.A 亚型　主要的亚型有 A_1 和 A_2。A_1 亚型的红细胞上具有 A_1 和 A 抗原，其血清中含有抗 B 抗体。A_2 亚型的红细胞上只有 A 抗原，其血清中除含抗 B 抗体外，可有少量的抗 A_1 抗体（见于 1%～2% 的 A_2 型）。A_1 抗原与抗 A_1 抗体之间呈特异性凝集反应，故 A_1 与 A_2 两亚型之间的输血可能引起输血反应。由于 A 抗原中有 A_1、A_2 两种主要亚型，故 AB 型中也有 A_1B 和 A_2B 两种主要亚型。

2.B 亚型　B 亚型不多见，命名也不统一，一般称为 B 亚型或弱 B。因其抗原性很弱，故 B 亚型的临床意义不大。

（三）ABO 血型鉴定

ABO 血型抗体（IgM）能在生理盐水中与相应红细胞抗原结合而发生凝集反应。用已知标准的抗 A 及抗 B 血清以鉴定被检者红细胞上的抗原，同时用已知标准的 A 型及 B 型红细胞鉴定被检者血清中的抗体。只有被检者红细胞上的抗原鉴定和血清中的抗体鉴定所得结果完全相符时才能肯定其血型类别。见表 14-7。

表 14-7　用标准血清及标准红细胞鉴定 ABO 血型结果

标准血清 + 被检者红细胞			标准红细胞 + 被检者血清			被鉴定血的血型
抗 A 血清	抗 B 血清	抗 AB 血清（O 型血清）	A 型红细胞	B 型红细胞	O 型红细胞	
+	−	+	−	+	−	A 型
−	+	+	+	−	−	B 型
+	+	+	−	−	−	AB 型
−	−	−	+	+	−	O 型

（四）ABO 血型系统的临床意义

1. 输血

（1）输血在临床上的应用颇为广泛，如严重失血或某些手术时，输血常是治疗和抢救的重

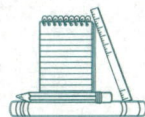

要措施。由于 ABO 血型抗体多为 IgM 型，首次血型不合的输血可产生严重的输血反应，甚至危及生命，为此必须坚持同型输血。血型鉴定是安全输血的首要步骤，并经交叉配血试验证明相配合后才能输血。

（2）亚型的抗原性虽然较弱，但如不规则抗体的效价较高，也可能发生不良的输血反应，因此需进一步鉴定亚型，选择同亚型者进行输血。

（3）O 型的红细胞一般不被其他 3 型的血清凝集，其血清中虽有抗 A 及抗 B 抗体，但于输入时被受血者血液所稀释和被血型物质所中和而不再凝集受血者红细胞，故不发生溶血反应。因此，O 型人曾被认为是"万能输血者"。但应注意，O 型供血者需经仔细检测确为 O 型，其血清中的天然抗 A 及抗 B 抗体的效价应低于 1：200，并且无免疫性抗 A、抗 B 抗体，才可在紧急情况下考虑输用。国内资料表明，在 202 名 O 型人中，有 30.2％含有免疫性抗 A、抗 B 抗体。这种抗体不能被血型物质中和，可导致溶血反应。

（4）AB 型人的血清中无抗 A 及抗 B 抗体，曾被认为可输入任何血型的血液。但已知 A_1B 型人中有 3％的血清中含抗"O"抗体，当输入 O 型红细胞时可引起溶血反应；A_2B 型人中有 25％的血清中含抗 A_1 抗体，如效价高者输入 A_1 型血液时也可引起溶血反应。

2. 新生儿溶血病　是指母亲与胎儿血型不合引起血型抗原免疫所致的一种溶血疾病。在我国最多见的是 ABO 血型系统所引起的溶血，其次为 Rh 血型系统所引起的。

ABO 溶血病多发生于母亲为 O 型而孕育的胎儿为 A 型或 B 型者。O 型的母亲发病率较高，可能与其在受到 A 或 B 型抗原物质免疫后产生的免疫性抗体效价较高有关。这种免疫抗体是 IgG，能通过胎盘进入胎儿体内，导致新生儿溶血病或流产。由于免疫性抗 A、抗 B 抗体可因输血、自然界中存在的类 A 或类 B 型抗原物质、注射疫苗或细菌感染等刺激而产生，故 ABO 系统血型不合的妊娠第一胎时就可发生新生儿溶血病。

3. ABO 血型与器官移植　已知 ABO 抗原是一种强移植抗原，如供体与受体 ABO 血型不合，可加速对移植器官的排斥，特别是皮肤和肾移植。肾移植时，ABO 血型不合者失败率达 46％；而血型相合者，失败率仅为 9％。因血管内皮可含有 A 和 B 抗原，供者与受者血型不合时可发生超急性排斥反应。

4. 其他　ABO 血型检测还可用于亲缘鉴定，可疑血迹、精斑、毛发等的鉴定，以及与某些疾病相关性的调查。

二、Rh 血型系统

1940 年 Landsteiner 和 Wiener 用恒河猴的红细胞作为抗原免疫豚鼠或家兔所得到的抗原血清，能与 85％的白人的红细胞发生凝集现象，证明人的红细胞上有与恒河猴红细胞相同的抗原，于是将此抗原命名为 Rh 抗原。含有这种抗原者称为 Rh 阳性；不含这种抗原者称为 Rh 阴性。

（一）Rh 血型系统的抗原和抗体

Rh 遗传基因位于第 1 号染色体短臂上。Fisher 认为 Rh 基因是连锁基因，即每条染色体上有 3 个相互连锁的基因座，顺序是 C、D、E。每一基因座有 2 个等位基因，即 C 与 c、D 与 d、E 与 e。每个基因决定一种抗原。从理论上认识人类红细胞上的 Rh 抗原应有 C、c、D、d、E、e 6 种。由于目前尚未发现抗 d，因此也未肯定 d 抗原，故 Rh 抗原主要有 5 种。这 5 种抗原的抗原性强弱依次为 D、E、C、c、e，以 D 的抗原性最强，其临床意义也更为重要。大多数 Rh 血型不合的输血反应和新生儿 Rh 溶血病都是由于抗 D 抗体引起的。所以，若仅有抗 D 抗体做 Rh 系统血型鉴定，则粗略地称含 D 抗原的红细胞为 Rh 阳性，不含 D 抗原的红细胞为 Rh 阴性。我国 Rh 阴性者甚为少见，据血型调查资料表明，汉族人中 Rh 阴性率＜1％，维吾尔族人中 Rh 阴性

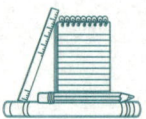

率为 4.97%，乌孜别克族人中 Rh 阴性率为 8.76%，塔塔尔族人中 Rh 阴性率为 15.78%。Rh 血型是红细胞血型中最复杂的一个系统，亚型较多，其中有较大临床意义的是 D"。D" 是 D 抗原的一种变异型，它能被某几批抗 D 血清凝集，而与另几批抗 D 血清却完全不凝集，但间接抗人球蛋白试验常呈阳性。由于 D" 亚型有以上特点，易被误定为 Rh 阴性。为防止 D" 的漏检，检测时应采用抗人球蛋白试验，如出现凝集者，可定为 D" 型。

Rh 血型形成的天然抗体极少，主要是由 Rh 血型不合输血或通过妊娠所产生的免疫性抗体。目前已知有 5 种，即抗 D、抗 E、抗 C、抗 c 及抗 e 抗体。抗 D 抗体是 Rh 系统中最常见的抗体。Rh 抗体有完全抗体和不完全抗体两种。完全抗体在机体受抗原刺激初期出现，一般属 IgM 型。机体继续受抗原刺激，则出现不完全抗体，属 IgG 型，因其分子量小，可以通过胎盘而引起新生儿溶血病。

（二）Rh 血型系统的鉴定

Rh 抗体主要是不完全抗体，如用 5 种不完全抗体标准血清（抗 D、抗 E、抗 C、抗 c、抗 e）进行鉴定，可将 Rh 血型系统分为 18 个型别。由于临床实验室不易得到 5 种 Rh 抗血清，且在 Rh 抗原中，抗原性最强、出现频率高、临床意义较大的是 D 抗原，故一般只做 D 抗原的鉴定。若仅用抗 D 血清进行鉴定，则可粗略地分为 Rh 阳性及 Rh 阴性两类。

鉴定所采用的方法，依抗体的性质而定。如系完全抗体，可用生理盐水凝集试验；如系不完全抗体，则用胶体介质法、木瓜酶（或菠萝蛋白酶）法或抗人球蛋白法等进行检测。

（三）Rh 血型系统的临床意义

1. Rh 血型系统所致的溶血性输血反应 Rh 血型系统一般不存在天然抗体，故在第一次输血时，往往不会发现 Rh 血型不合。Rh 阴性的受血者接受了 Rh 阳性血液输入后便可产生免疫性抗 Rh 抗体，如再次输入 Rh 阳性血液时，即出现溶血性输血反应。由于 Rh 抗体一般不结合补体，所以由 Rh 血型不合引起的溶血性输血反应是一种血管外溶血反应，以高胆红素血症为其特征。如 Rh 阴性妇女曾孕育过 Rh 阳性的胎儿，当输入 Rh 阳性血液时也可发生溶血反应。

2. 新生儿 Rh 溶血病 母亲与胎儿的 Rh 血型不合，典型的病例为胎儿之父为 Rh 阳性（DD 或 Dd），母为 Rh 阴性（dd），胎儿为 Rh 阳性（Dd）。胎儿的红细胞如有一定数量经胎盘进入母体，即可刺激母体产生抗 Rh 抗体。此抗体可以通过胎盘进入胎儿体内，与胎儿红细胞表面的抗原结合，即可引起胎儿红细胞破坏而造成溶血。第一胎时因产生的抗 Rh 抗体很少，故极少发生溶血。但第二次妊娠后，再次受到抗原的刺激，产生的抗体增多则可引起新生儿溶血病。若孕妇曾有输 Rh 阳性血液史或第一胎妊娠前曾有流产史，则第一胎也可发病。Rh 溶血病发病率高低与群体中 Rh 阴性者的发生率多少有关。我国汉族中，Rh 阴性者仅占 0.4%，因此汉族人的 Rh 溶血病较为少见。但在有些少数民族中，Rh 阴性的发生率较高，应予重视。

三、交叉配血试验

（一）概念

由于配血试验主要是检测受血者血清中有无破坏供血者红细胞的抗体，故受血者血清加供血者红细胞悬液相配的一管称为主侧。供血者血清加受血者红细胞相配的一管称为次侧。两者合称为交叉配血。交叉配血试验常采用试管法进行。

（二）目的

输血前必须进行交叉配血试验，其目的主要是进一步验证供者与受者的 ABO 血型鉴定是否正确，以避免血型鉴定错误而导致输血后严重的溶血反应。为避免输血反应必须坚持同型输血，而交叉配血则是保证输血安全的关键措施。此外，也可检出 ABO 血型系统的不规则凝集素，以

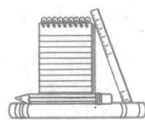

及发现 ABO 血型系统以外的其他血型抗体。

（三）结果判断

同型血之间做交叉配血试验时，主侧管与次侧管均无凝集反应，表示配血完全相合，可以输血。无论何种原因导致主侧管有凝集时，绝对不可输用。异型配血时（指供血者系 O 型，受血者为 A 型或 B 型），如主侧管无凝集及溶血，而次侧管出现凝集，但凝集较弱，效价低于 1∶200，可以试输少量（不超过 200mL）该型血液。

（四）配血方法的选择

ABO 血型系统的配血，对无输血史及妊娠史者，可只做盐水介质凝集试验；对有反复输血史及妊娠史者，尤其是有输血反应史或曾生育过有新生儿溶血病婴儿的妇女，则应做间接抗人球蛋白配血法，以防有不完全抗体而引起输血反应。在 48 小时内输入 5L 或更多的血液时，因需同时输入多名供血者的血液，因此除了进行受血者与各供血者的交叉配血外，还应坚持做供血者之间的交叉配血试验。只有相互交叉配合完全相合时才能输用。

复习思考

1. 试述贫血的概念及病因。

2. 试述中性粒细胞增高和减少的病理意义。

3. 试述血小板减少的病因及临床意义。

4. 试述引起出血和血栓性疾病的原因。

5. 试述引起溶血性贫血的原因。

6. 试述血型鉴定和交叉配血试验的临床意义。

扫一扫，查阅
复习思考题答案

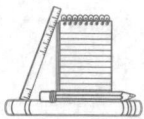

模块十五　骨髓细胞学检测

【学习目标】

知识目标

1. 掌握骨髓检查的适应证与禁忌证。

2. 熟悉骨髓检查的临床应用与方法。

3. 了解正常骨髓象特征及骨髓象改变的临床意义。

能力目标

能够正确地结合临床表现对骨髓检查进行分析。

素质目标

具备以患者为中心、爱岗敬业的职业道德。

骨髓检查主要包括骨髓细胞形态学检测、组织化学检测、病理学检测、细胞遗传学检测、免疫学检测及造血细胞培养等。本节主要介绍骨髓细胞形态学检测的基本知识。

一、概述

（一）骨髓检查的主要临床应用

1. 诊断造血系统疾病　如各种类型的白血病、再生障碍性贫血、巨幼细胞贫血、恶性组织细胞病、多发性骨髓瘤，也常通过复查骨髓象来评价疗效或判断预后。

2. 协助诊断某些疾病　如各种恶性肿瘤的骨髓转移、骨髓增生异常综合征、缺铁性贫血、溶血性贫血、脾功能亢进和原发免疫性血小板减少症等。

3. 提高某些疾病的诊断率　利用骨髓液检测疟原虫、杜氏利什曼原虫等感染性疾病，还可行红斑狼疮细胞、染色体、干细胞及细菌等的培养，以提高相关疾病的阳性检出率。

（二）检查的适应证与禁忌证

1. 适应证　①外周血细胞成分及形态异常：如一系、二系或三系细胞的增多和减少，外周血中出现原始、幼稚细胞等异常细胞。②不明原因发热。③肝、脾、淋巴结肿大。④骨痛、骨质破坏、肾功能异常、黄疸、紫癜、血沉明显增加等。⑤化疗后的疗效观察。⑥其他：如骨髓活检、造血干细胞培养、染色体核型分析、微生物及寄生虫检查（如伤寒、疟疾）等。

2. 禁忌证　由于凝血因子缺陷引起的出血性疾病，如血友病。妊娠晚期孕妇做骨髓穿刺术应慎重。

二、骨髓检查的方法、内容及正常骨髓象

（一）骨髓检查的方法与内容

1. 骨髓标本的采集　采集骨髓标本多用骨髓穿刺术（详见附Ⅰ临床常用诊疗技术）。

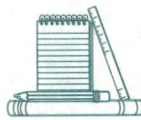

2. 肉眼观察　选择骨髓膜染色正常、厚薄适当，且有骨髓小粒的涂片进行镜下观察。

3. 骨髓涂片的低倍镜检查

（1）观察骨髓标本　观察骨髓标本的取材、涂片和染色是否满意。

（2）判断骨髓增生程度　以有核细胞的量来反映。一般低倍镜观察，根据多个视野有核细胞与成熟红细胞之间的比例估计增生程度，正常为1∶20。骨髓增生程度通常分为5级，分别是增生极度活跃、明显活跃、活跃、减低、极度减低，见表15-1。

表 15-1　骨髓有核细胞增生程度分级

增生程度	成熟红细胞/有核细胞	有核细胞均数/高倍视野	常见疾病
增生极度活跃	1∶1	>100	急慢性白血病
增生明显活跃	10∶1	50～100	急慢性白血病、增生性贫血
增生活跃	20∶1	20～50	正常骨髓象、增生性贫血
增生减低	50∶1	5～10	再生障碍性贫血
增生极度减低	200∶1	<5	再生障碍性贫血

（3）观察巨核细胞　对全片巨核细胞进行计数和分类。巨核细胞分类需在油镜下进行。观察巨核细胞的数量、成熟程度、产血小板功能及形态（包括血小板形态）。

（4）注意有无异常细胞　观察涂片边缘、片尾或骨髓小粒周围有无体积较大或异常的病理细胞，如转移癌细胞、异常组织细胞等，并用油镜鉴定。

（5）血液寄生虫　对于不明原因发热的患者，注意观察成熟红细胞内有无疟原虫病原体，巨噬细胞内有无黑热病原虫（杜氏利什曼原虫）等。

4. 骨髓涂片的油镜检查　选择满意的片膜段，观察200～500个细胞，按细胞的种类、发育阶段分别计算，并计算它们各自的百分率；仔细观察各系统的增生程度和各阶段的细胞数量和质量变化。

5. 骨髓象的分析与报告　包括骨髓有核细胞增生程度、粒细胞与有核红细胞比例、粒系细胞改变、红系细胞改变、巨核系细胞改变、淋巴系细胞改变、单核系细胞改变和其他血细胞改变。

6. 填写骨髓细胞学检测报告单　骨髓细胞学检测诊断报告内容包括骨髓象特征描述、血象特征描述、特殊检查结果、诊断意见及建议。诊断意见可分为肯定性诊断、支持性诊断、可疑性诊断、排除性诊断、正常骨髓象及描述形态所见6种方式。

（二）正常骨髓象特征

1. 骨髓增生程度　有核细胞增生活跃，粒/红细胞比例为3∶1～4∶1。

2. 粒细胞系统　占有核细胞的50%～60%，其中原粒细胞小于2%，早幼粒细胞小于5%，中、晚幼粒细胞均小于15%，成熟粒细胞中杆状核多于分叶核。嗜酸性粒细胞小于5%，嗜碱性粒细胞小于1%。

3. 红细胞系统　幼红细胞约占有核细胞的20%，其中原红细胞小于1%，早幼红细胞小于5%，以中、晚幼红细胞为主，平均约10%。

4. 淋巴细胞系统　约占20%，小儿偏高，可达40%，原始淋巴和幼稚淋巴细胞极罕见。

5. 单核细胞和浆细胞系统　一般均小于4%。单核细胞又分为原始单核细胞、幼稚单核细胞及成熟单核细胞。

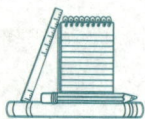

6. 巨核细胞系统　通常在 1.5cm×3cm 的片膜上，可见巨核细胞 7～35 个，其中原巨核细胞 0，幼巨核细胞 0～5%，颗粒巨核细胞 10%～27%，产血小板型巨核细胞 44%～60%，裸核 8%～30%。

7. 其他细胞　可见到极少量的网状细胞、内皮细胞、肥大细胞等骨髓成分。不易见到核分裂象，无异常细胞和寄生虫。成熟红细胞的大小、形态、染色正常。

8. 无血液寄生虫及其他异常细胞。

三、常见疾病的血象和骨髓象特征

(一) 贫血

贫血的分类方法有多种，按骨髓增生情况可分为增生性贫血和增生不良性贫血。贫血而骨髓造血功能增生者称增生性贫血。根据幼红细胞类型分为正常幼红细胞增生及巨幼红细胞增生。增生不良性贫血是指贫血而骨髓造血功能显示减低或衰竭者。

1. 增生性贫血

（1）骨髓象　①骨髓增生活跃或明显活跃；②红系增生显著，以中、晚幼红细胞增多为主，粒红比值减低。③幼红细胞及成熟红细胞形态随贫血的类型不同而异。如缺铁性贫血时，幼红细胞体积小，核染色质密，胞浆少，边缘不整齐，有红蛋白形成的不良表现，即所谓的"核老浆幼"现象。而成熟的红细胞大小不均匀，以小细胞为主，中心浅染区扩大，甚至出现环形红细胞。急性失血性贫血和溶血性贫血无血红蛋白尿者，幼红细胞形态正常。溶血性贫血随病因不同，可出现相应的异形红细胞、嗜多色性红细胞及嗜碱性点彩红细胞。有血红蛋白尿者可呈缺铁改变，溶血反复且频繁发作者，幼红细胞可有巨幼样变。④粒系比值、形态大致正常或比值相对减少，由钩虫引起的缺铁性贫血可有嗜酸性粒细胞的增多。⑤巨核细胞和血小板正常。

（2）血象　①Hb、RBC、HCT 均减少。②Ret 增多或正常，尤以溶血性贫血增多最为显著。③WBC 分类计数正常。RBC 形态同骨髓象改变。

2. 巨幼细胞贫血

（1）骨髓象　①骨髓增生明显活跃，粒红比值减低。②红系增生显著，幼红细胞比例常大于 40%，以早、中幼红细胞为主，幼红细胞成熟障碍，形态异常；可见巨幼红细胞，常大于10%。巨幼红细胞胞体大，胞质较胞核成熟（核质发育不平衡），即所谓的"核幼浆老"现象，核形不规则及多核巨幼红细胞；核分裂现象易见，可见嗜碱性点彩红细胞、卡波环、Howell-Jolly 小体；而成熟红细胞大小不均匀，中心浅染区消失。③粒系自中性中幼粒后有巨变，常见巨晚幼粒或巨杆状粒细胞（为病变早期），成熟粒细胞分叶过多。④巨核系可见分叶过多，核染色质细致疏松，胞质颗粒稀疏、减少，产生血小板减少，且血小板功能下降。

（2）血象　①Hb、RBC 减低，形态改变同骨髓象。②WBC 数正常或稍低，中性粒细胞胞体偏大，呈核右移。③PLT 正常或减少，可见巨大血小板。④Ret 轻度增多，绝对值减少。

3. 再生障碍性贫血

（1）骨髓象　①骨髓增生减低或极度减低。②粒系、红系及巨核系均受抑制；早期幼稚细胞罕见，比值减低；巨核细胞显著减少；血小板减少。③非造血细胞，如淋巴细胞、浆细胞、组织嗜碱性粒细胞及组织细胞等相对增高，比率增高，常大于 50%。

（2）血象　全血细胞减少，网织红细胞减少，成熟红细胞形态正常，白细胞分类计数以成熟淋巴细胞为主，中性粒细胞比值减少。

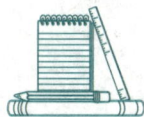

（二）白血病

1. 急性白血病

（1）骨髓象　①骨髓增生明显活跃或极度活跃。②原始细胞＋早期幼稚细胞＞30%。③有白血病细胞，核分裂象及退化细胞增多。④除病理细胞系外，其他系血细胞均受抑制。

（2）血象　白细胞增多性白血病，WBC 多在（10～50）×10^9/L，分类易见原始细胞或幼稚细胞；白细胞减少性白血病，WBC 减少，分类不易见到幼稚细胞；红细胞及血红蛋白中度或重度减少，呈正常细胞正色素性贫血；PLT 常＜50×10^9/L。

2. 慢性白血病

（1）骨髓象　①增生明显活跃或极度活跃，以粒系增生为主。②粒/红达到 10：1～50：1。③粒系增生中以中幼粒、晚幼粒和杆状粒细胞为主，嗜酸、嗜碱性粒细胞增多，原粒细胞、早期幼粒细胞＜10%～15%，粒细胞形态可有异常。④红系细胞受抑制，成熟红细胞形态正常。⑤巨核细胞早期正常或增多，血小板增多，晚期均减少。

（2）血象　①白细胞显著增多，WBC＞20×10^9/L。②白细胞分类以中性中幼粒、晚幼粒和杆状粒细胞为主，原始细胞（原＋早）＜10%，嗜酸和嗜碱性粒细胞增多。③红细胞和血红蛋白早期正常或减少不明显，随病情进展可有轻度贫血。④早期血小板正常或偏高，晚期减少。

复习思考

1. 试述骨髓检测的适应证与禁忌证。
2. 骨髓检测的临床应用与方法。
3. 试述正常的骨髓象特征及急性白血病的骨髓象特征。

扫一扫，查阅
复习思考题答案

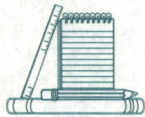

模块十六　排泄物、分泌物及体液检测

扫一扫，查阅本模块 PPT、视频等数字资源

【学习目标】

知识目标

1. 掌握尿液检查及显微镜检查异常结果的临床意义。

2. 掌握粪便一般性状（量、颜色、性状、气味）、化学检查（隐血试验、胆色素检查）的临床意义。

3. 掌握渗出液和漏出液的鉴别诊断。

4. 了解各体液的采集方法。

能力目标

能够正确地对各项体液检查结果结合临床表现进行分析。

素质目标

具备以患者为中心、爱岗敬业的职业道德。

项目一　尿液检测

尿液是血液经过肾小球的滤过、肾小管及集合管的重吸收与分泌而形成的排泄物。尿液的组成和性状可反映机体的代谢状况。尿液分析对于诊断泌尿系统疾病、其他系统疾病及用药监护具有重要意义。

1. 泌尿系统疾病　尿液受机体各系统，尤其是泌尿系统功能状态的影响。炎症、结核、结石及肿瘤等均可引起尿液的变化。因此，尿液检查是泌尿系统疾病诊断和疗效观察的首选项目和必备指标。

2. 其他系统疾病　如糖尿病可出现尿糖；急性胰腺炎可出现尿淀粉酶；多发性骨髓瘤可出现尿本 – 周蛋白等。

3. 用药监护　某些药物如庆大霉素、卡那霉素、多黏菌素和磺胺类药等常致肾损害，在用药前和用药中需要监测尿液变化，以确保安全。

一、尿标本的收集与保存

尿液的正确收集对于尿液检查结果至关重要。常规检查应用清洁容器随时留取新鲜尿液 $100 \sim 200mL$，以晨尿为好，因为晨尿中容易发现病理成分。女性应注意避开月经期。尿液标本采集后应及时送检，在 2 小时内（最好在 30 分钟内）完成检查。若标本不能及时送检，应将其

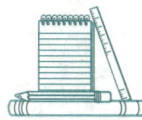

在 2 ～ 8℃条件下冷藏保存，在 6 小时内送检。

此外，尿液细菌培养必须留取清洁中段尿，以免尿道前段寄居的正常菌群的干扰；留取 24 小时尿液需加防腐剂或于 4℃保存，以免细菌繁殖；尿糖检查多用空腹尿。

二、尿液一般检测

尿液一般检测包括：①一般性状检测：尿量、气味、外观、比重、酸碱度等。②化学检测：尿蛋白、尿糖、尿酮体、尿胆原、尿胆红素等。③尿沉渣（显微镜）检测：细胞、管型、结晶体等。目前，尿液检查已经基本被尿液干化学方法和尿沉渣分析仪法所取代，但不能缺少尿沉渣显微镜检测。

（一）一般性状检测

1.尿量　正常成人尿量 1000 ～ 1500mL/24h。儿童按体重计算排尿量，为成年人的 3 ～ 4 倍。

（1）少尿与无尿　成人尿量少于 400mL/24h 或 17mL/h，学龄前儿童尿量少于 300mL/24h，婴幼儿尿量少于 200mL/24h，称为少尿。成人尿量少于 100mL/24h，小儿少于 30 ～ 50mL/24h，称为无尿。少尿与无尿主要由肾前性、肾性和肾后性等因素所致。①肾前性：多见于严重脱水及心力衰竭等有效循环血容量减少。②肾性：见于急性肾小球肾炎等。③肾后性：见于尿路梗阻等。

（2）多尿　成人尿量大于 2500mL/24h 或儿童尿量大于 3000mL/24h。饮水过多、输液及精神紧张等可致暂时性生理性多尿。病理性多尿可见于内分泌疾病，如糖尿病等；也可见于肾脏疾病，如慢性肾盂肾炎等。

2.颜色　正常新鲜尿液为橘黄色或淡黄色、清晰透明。病理性尿色主要有以下 3 种。

（1）红色

1）血尿：尿内含一定量红细胞。每升尿中含血量超过 1mL，尿液呈淡红色，称肉眼血尿。多见于泌尿系统炎症、结石、肿瘤及出血性疾病等。

2）血红蛋白尿：尿内含大量血红蛋白。血管内溶血时，血浆游离血红蛋白经肾小球滤过，超过肾小管重吸收而从尿中排出。尿液呈暗红色、棕红色或酱油色，镜检无红细胞，但隐血试验阳性。多见于阵发性睡眠性血红蛋白尿症、血型不合的输血反应、蚕豆病、行军性血红蛋白尿、免疫性溶血性贫血等。

3）肌红蛋白尿：尿液呈粉红色或暗红色，见于肌肉组织广泛损伤、变性，如急性心肌梗死（AMI）、大面积烧伤、创伤等。

4）卟啉尿：尿液呈红葡萄酒色，常见于先天性卟啉代谢异常等疾病。

（2）白色

1）脓尿和菌尿：尿液内含有大量脓细胞或细菌，呈白色浑浊或云雾状，见于泌尿系统化脓性感染，如肾盂肾炎、膀胱炎、尿道炎等。

2）乳糜尿：尿液内出现乳白色、乳状浑浊淋巴液，常见于丝虫病、肾周围淋巴管梗阻。

3）脂肪尿：尿液内出现乳白色脂肪小滴，常见于脂肪挤压损伤、骨折和肾病综合征等。

4）结晶尿：尿液内含有高浓度的盐类结晶，多呈黄白色、灰白色或淡粉红色，以磷酸盐和碳酸盐结晶最常见，还可见尿酸盐、草酸盐结晶。

（3）深黄色　最常见的是含有大量结合胆红素的胆红素尿，其外观呈深黄色豆油样，振荡尿液后其泡沫仍呈黄色，胆红素定性检查呈阳性，常见于胆汁淤积性黄疸及肝细胞性黄疸。另外，服用某些食物或药物也可使尿液外观呈黄色，如维生素 B_2、利福平、呋喃唑酮等。

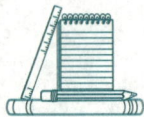

3. 气味　尿液气味来自挥发性酸和酯类。尿液久置，尿素分解，可有氨臭。新鲜尿液即有氨味，多见于慢性膀胱炎及尿潴留；烂苹果样气味，多见于糖尿病酮症酸中毒；蒜臭味，多见于有机磷杀虫剂中毒。

4. 酸碱性　正常新鲜尿液、晨尿多呈弱酸性，pH 5.5～6.5（平均 6.0）；随机尿 pH 4.5～8.0。尿液酸碱反应受食物成分和代谢情况的影响。酸性尿见于肉类或蛋白质饮食、酸中毒及发热等；碱性尿见于蔬菜饮食、碱中毒、膀胱炎及服用碳酸氢钠类药物等。

5. 尿比密　指在 4℃ 条件下，尿液与同体积纯水的质量之比，是反映尿中所含溶质浓度的指标。尿比密主要取决于肾小管的浓缩稀释功能，与尿溶质浓度成正比，与尿量成反比。正常成人尿比密为 1.015～1.025。尿比密增高见于急性肾小球肾炎、肾病综合征、糖尿病、血容量不足等。尿比密降低见于急性肾损伤、肾小管间质疾病、慢性肾衰竭、尿崩症、大量饮水等。

（二）尿液化学检测

1. 尿蛋白

【参考值】定性：阴性；定量：0～80mg/24h。

【临床意义】当尿蛋白定性呈阳性，或定量＞150mg/24h，或浓度＞100mg/L，称蛋白尿。

（1）生理性蛋白尿　①功能性蛋白尿：多见于剧烈运动或精神紧张等。②体位性蛋白尿：又称为直立性蛋白尿，晨尿无蛋白，长时间站立后尿蛋白出现，平卧后减少或消失。其所致的暂时性蛋白尿多见于瘦高体型的青少年。

（2）病理性蛋白尿　①肾小球性蛋白尿：由于肾小球病变导致滤过膜通透性增加及静电屏障作用减弱，使血浆蛋白特别是白蛋白大量进入肾小囊，超过肾小管重吸收的能力所形成的蛋白尿，称为肾小球性蛋白尿。多见于各种肾小球病变，如肾小球肾炎、肾病综合征、糖尿病肾病及狼疮性肾炎等。②肾小管性蛋白尿：由于肾小管病变，对低分子量蛋白质重吸收能力降低，尿中以小分子量蛋白为主，称为肾小管性蛋白尿。多见于间质性肾炎、肾盂肾炎、重金属中毒性肾病等。③混合性蛋白尿：肾脏病变同时侵犯肾小球和肾小管，称为混合性蛋白尿。多见于慢性肾炎、糖尿病肾病、狼疮性肾炎等。④溢出性蛋白尿：肾脏的滤过与重吸收功能正常，但血液中异常蛋白质增多，经肾小球滤过，超过肾小管重吸收能力，从尿中排出，称溢出性蛋白尿。多见于多发性骨髓瘤、挤压综合征及溶血性贫血等。⑤组织性蛋白尿：肾小管代谢产生的蛋白质和组织破坏分解的蛋白质及炎症、药物刺激分泌的蛋白质进入尿液，称组织性蛋白尿。多见于肾小管受炎症、药物等刺激。⑥假性蛋白尿，多见于下泌尿道疾病，由于血、脓等混入尿中，导致尿蛋白阳性。

2. 尿糖

【参考值】定性：阴性；定量：0.56～5.0mmol/24h。

【临床意义】正常人尿内可有微量葡萄糖，定性试验为阴性。当血糖浓度超过 8.88mmol/L 时开始出现尿糖，这时的血糖浓度称为肾糖阈。若血糖超过肾糖阈，不论血糖升高还是肾糖阈降低，均可出现糖尿。

（1）生理性糖尿　包括饮食性糖尿、精神性糖尿及妊娠性糖尿。①饮食性糖尿：大量进食碳水化合物及静脉输注葡萄糖等。②精神性糖尿：精神紧张、情绪激动，使交感神经兴奋，肾上腺素分泌过多，使血糖一过性升高而致糖尿。③妊娠期糖尿：妊娠晚期细胞外液增加，肾小管的重吸收功能受抑制，肾糖阈下降而致糖尿。

（2）病理性糖尿　包括血糖升高性糖尿、血糖正常性糖尿及应激性糖尿。①血糖升高性糖

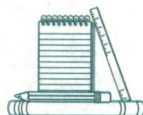

尿：血糖升高超过肾糖阈而致糖尿。见于各种类型的糖尿病。②血糖正常性糖尿：又称肾性糖尿。由于肾小管对葡萄糖的重吸收功能减退，肾糖阈降低而致糖尿。见于慢性肾炎、肾病综合片、间质性肾炎、家族性糖尿病等造成的肾小管损伤。③应激性糖尿：在颅脑外伤、急性脑血管疾病时，延髓血糖中枢受到刺激或肾上腺素等分泌过多，出现暂时性高血糖而致糖尿。

此外，尿中维生素 C 等还原性物质，可使尿糖定性呈假阳性反应。

3. 尿酮体

【参考值】定性：阴性。

【临床意义】酮体是脂肪代谢的中间产物，包括 β- 羟丁酸、乙酰乙酸和丙酮。酮体由肝脏产生，经血液运送到肝外组织被氧化而产生能量。若脂肪分解加速，肝内产生酮体的速度超过肝外组织利用的速度，引起血酮过多而致酮尿。酮体阳性多见于糖尿病，或严重腹泻、剧烈呕吐，或长期不进食等可导致脂肪动员增加的情况。

（三）尿液显微镜检测

尿沉渣显微镜检测是识别和计数尿中细胞、管型、结晶、细菌等有形物质的检查方法，是不可或缺的尿液检查项目。

1. 细胞

（1）红细胞　正常人离心尿中红细胞数量为 0 ～偶见 / 高倍视野，若 > 3/HP，且外观无血色的尿液，称为镜下血尿。新鲜红细胞为淡黄色，大小均匀，双凹圆盘状。红细胞的形态受尿渗量的影响。根据红细胞的形态可以区分肾源性出血和非肾源性出血。①肾源性出血：由于受pH、渗透压及挤压的影响，红细胞形态不完整，多形性红细胞 > 80%，如各种肾炎等。②非肾源性出血：红细胞形态较完整，多形性红细胞 < 50%，如急性膀胱炎、肾结石、肾盂肾炎、肾肿瘤、肾结核、特发性血小板减少性紫癜及血友病等。

（2）白细胞　若离心尿中白细胞数量 > 5/HP，为镜下脓尿。新鲜尿中的白细胞形态完整，结构清晰，常分散存在。尿中以中性粒细胞较常见，亦可见到淋巴细胞及单核细胞。脓细胞系指在炎症过程中破坏或死亡的中性粒细胞，外形常不规则，胞浆内充满颗粒，胞核模糊，易成片出现。白细胞或脓细胞增多常见于泌尿系统感染，注意为避免混入阴道分泌物，应留取中段尿检查。

（3）上皮细胞　由泌尿生殖道不同部位的上皮细胞脱落而来，故上皮细胞检查对泌尿系统疾病有定位诊断的价值。详见表 16-1。

表 16-1　尿液常见上皮细胞

上皮细胞	来源部位	参考范围	临床意义
扁平上皮细胞	尿道和阴道的表层	少量	尿道炎、阴道炎
大圆上皮细胞	膀胱表层移形上皮	偶见	膀胱炎
小圆上皮细胞	肾小管的立方上皮	无	肾小管病变
尾形上皮细胞	肾盂中层移形上皮	偶见	肾盂肾炎

2. 管型

管型是蛋白质、细胞或其碎片在肾小管、集合管中凝结而成的管状蛋白聚合体；是尿沉渣中最有诊断价值的成分；包括透明管型、细胞管型、颗粒管型及蜡样管型等。

（1）透明管型　主要由蛋白质构成，无色透明，两端钝圆，偶有少许颗粒。正常人偶见，也可见于剧烈运动、高热及心功能不全时；肾实质病变时增多。

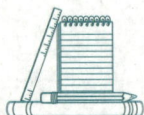

（2）细胞管型　管型内含细胞，并超过管型总体积的1/3。由于蛋白质在肾小管内凝固形成管型的过程中细胞嵌入而形成，多见于肾病急性期。根据所含细胞的不同可分为三种细胞管型：①红细胞管型：常由于肾实质出血，红细胞进入肾小管，嵌入蛋白质基质中而形成。见于急性肾炎、慢性肾炎急性发作及急进性肾炎等。②白细胞管型：常由于肾实质有细菌感染，肾小管内白细胞嵌入蛋白质基质中而形成。见于肾盂肾炎及间质性肾炎等。若患者有尿路感染，同时又有白细胞管型，是上尿路感染的标志。③上皮细胞管型：常由于肾小管损伤，肾小管上皮细胞脱落进入肾小管，嵌入蛋白质基质中而形成。见于各种肾小管损伤，如肾小管坏死、重金属及药物肾小管中毒、肾盂肾炎及间质性肾炎等。

（3）颗粒管型　管型内含颗粒，并超过管型总体积的1/3。由于细胞碎解产物或蛋白质的凝结产物嵌入蛋白质基质中而形成，多见于肾病慢性期。开始颗粒粗大，称粗颗粒管型；滞留时间过长，粗颗粒碎化，称细颗粒管型。见于慢性肾炎、肾盂肾炎及急性肾炎后期。

（4）蜡样管型　由细颗粒管型衍化而来。由于细颗粒管型滞留，管型内的颗粒继续碎化溶解而形成质地均匀不透明的蜡样管型。出现蜡样管型提示肾单位有长期瘀滞现象，说明肾小管的严重病变。见于肾炎晚期、肾衰竭及肾淀粉样变等。

（5）肾衰竭管型　由颗粒管型、蜡样管型演变而来。肾小管上皮脱落，碎解后在明显扩大的集合管内凝聚形成，因而外形宽大。急性肾衰竭的多尿期可少量出现，若逐渐减少则提示肾功能改善。慢性肾衰竭时出现，提示肾脏损伤严重，预后不良。

（6）脂肪管型　肾小管上皮细胞发生脂肪变性，形成脂肪小滴，嵌入蛋白质基质中形成脂肪管型。见于慢性肾炎的急性发作及肾病综合征等。

3. 结晶　正常人尿中会出现少量的尿酸盐、磷酸盐、碳酸盐结晶，主要是受饮食、盐类代谢、尿 pH 的影响，一般无临床意义。但尿中同时伴有较多红细胞时，应考虑结石。

酸性尿中常见的结晶有尿酸结晶、草酸钙结晶、非晶型尿酸盐、亮氨酸结晶和酪氨酸结晶等。碱性尿中常见的结晶有三价磷酸盐结晶、尿酸铵结晶、非晶型磷酸盐、磷酸钙结晶及碳酸钙结晶。

磺胺类药物有较强的肾毒性作用，应用时易在酸性尿中形成结晶，甚至结石，引起少尿、肾绞痛及血尿等，所以服药期间要多饮水，或服用碳酸氢钠碱化尿液。此外，胆红素结晶可见于胆汁淤积性黄疸、肝硬化及肝癌等；亮氨酸和酪氨酸结晶可见于急性磷中毒、氯仿中毒及肝硬化等；胆固醇结晶可见于肾盂肾炎及膀胱炎等。

三、尿液的其他检测

1. 尿红细胞形态　用相差显微镜观察红细胞形态，可分辨肾小球性血尿与非肾小球性血尿。

（1）肾小球性血尿　红细胞通过病变的肾小球基膜裂孔时受到挤压，再经各段肾小管中不同 pH 值和渗透压变化的影响，使红细胞出现大小不一、形态异常及血红蛋白含量变化，红细胞呈多形性改变（红细胞非均一性），血尿为"非均一性血尿"。

（2）非肾小球性血尿　肾小球以下部位和泌尿通路上的出血多因毛细血管破裂引起出血，故红细胞形态可完全正常（红细胞均一性），血尿为"均一性血尿"。

【临床意义】尿红细胞形态，多形性红细胞＞80%时，提示肾小球性血尿，见于各类肾小球疾病，应进一步明确诊断；多形性红细胞＜50%时，提示非肾小球性血尿，见于肾盂肾炎、膀胱炎、泌尿系结石及肿瘤等。

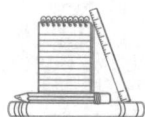

2. 尿微量白蛋白　尿微量白蛋白是指 24 小时尿白蛋白排泄的总量。尿白蛋白排泄率（urine albumin excretion rate，UAE）表示单位时间内白蛋白在尿中的排出量。

【参考值】正常：尿白蛋白 < 30mg/24h；UAE < 20μg/min。微量白蛋白尿：尿白蛋白 30 ～ 300mg/24h；UAE 20 ～ 200μg/min。蛋白尿：尿白蛋白 > 300mg/24h；UAE > 200μg/min。

【临床意义】尿中有微量白蛋白是糖尿病、高血压、系统性红斑狼疮等全身性疾病和原发性肾小球疾病早期肾损害的敏感指标。此外，肥胖、高脂血症、剧烈运动与饮酒也可致微量白蛋白尿。

3. 尿特种蛋白　尿特种蛋白指尿 α_1 微球蛋白、β_2 微球蛋白、白蛋白、转铁蛋白、免疫球蛋白及补体 C3。正常情况下肾小球基底膜对大中分子蛋白（免疫球蛋白、补体 C3、白蛋白、转铁蛋白等）很难通过，对小分子蛋白（α_1 微球蛋白、β_2 微球蛋白）可自由通过，但几乎全部被肾小管重吸收，尿中极少。当肾小球病变时，因毛细血管壁增厚、变形、断裂、结构破坏，尿内可出现蛋白。检测尿特种蛋白主要是分析蛋白尿组分的性质，进行蛋白尿选择性和非选择性分析，从而有助于病情轻重、治疗效果及预后的判断。

【临床意义】①微小病变性肾病和肾小管疾病：如急性肾盂肾炎、中毒性肾病等，表现为选择性蛋白尿。②肾小球损害：如各类肾小球肾炎、肾病综合征等，表现为非选择性蛋白尿。尿 IgM 增高，提示肾小球滤过膜损害严重、治疗效果及预后差。③整个肾单位受损：如慢性肾小球肾炎晚期、严重间质性肾炎累及肾小球，以及慢性肾衰竭等，常出现混合性蛋白尿。

4. 本周蛋白（凝溶蛋白）　凝溶蛋白是免疫球蛋白的轻链，能自由通过肾小球滤过膜，当浓度超过近曲小管重吸收的极限时可自尿中排出。该蛋白在 pH 值 4.9 ± 0.1 的条件下，温度升至 40 ～ 60℃时可发生凝固，温度升至 90 ～ 100℃时又可溶解，温度下降至 56℃左右时又发生凝固，故称凝溶蛋白。

【参考值】阴性。

【临床意义】阳性主要见于多发性骨髓瘤。尿液异常可以是其首发，甚至是唯一的临床表现。肾盂肾炎、慢性肾小球肾炎、肾癌、肾病综合征等患者的尿液中偶可检出凝溶蛋白。

5. 人绒毛膜促性腺激素　人绒毛膜促性腺激素（HCG）是由胎盘绒毛膜滋养层细胞分泌的一种具有促性腺发育的糖蛋白激素。HCG 在妊娠早期分泌量增高极快，至妊娠 8 ～ 10 周达到高峰，持续 1 ～ 2 周以后迅速减低，维持至分娩后。除正常妊娠外，葡萄胎、绒毛膜癌、睾丸畸胎瘤等滋养细胞肿瘤也可分泌大量 HCG。

【参考值】定性（用于常规妊娠检查）：阴性；定量（用于 HCG 非常规检查）：男性、女性（未妊娠）< 5U/L。

【临床意义】①诊断早期妊娠：妊娠 1 周后即可检测到阳性结果。正常情况下，女性妊娠期间的尿液 HCG 定性检查持续阳性，分娩后 5 ～ 6 天变为阴性。②其他疾病的诊断及治疗观察：异位妊娠患者尿液中 HCG 浓度增高不及正常妊娠；葡萄胎、侵蚀性葡萄胎、绒毛膜细胞癌及睾丸畸胎瘤等患者的尿液中 HCG 浓度明显高于正常妊娠。葡萄胎清除术或绒毛膜癌术后 3 周，HCG 浓度降低，8 ～ 12 周后转为阴性，如不降低或未转为阴性，提示治疗不彻底或病情复发。

四、尿液自动化仪器检测

尿液自动化分析仪是尿液检测的自动化仪器，具有操作简单、重复性好等优点。目前常用的有干化学尿分析仪和尿沉渣分析仪。

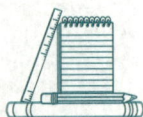

（一）干化学尿分析仪

干化学尿分析仪是用干化学法检测尿中某些成分的自动化仪器。该仪器将已使用的尿试纸条应用现代光–电技术检测其有无成色反应及成色程度，并用微电脑控制检测过程和处理结果。其基本组成包括试条及传送装置、光–电系统、微电脑三部分。尿自动分析仪常使用 8～11 种检测项目组合试验。各项目的基本检测原理、参考值列表如下（表 16–2）。多数项目的检测原理和临床意义已在前面介绍，不再重复。不同厂家的试剂组成、原理可能不同。

表 16–2　尿干化学试验检测项目及原理

项目	英文缩写	反应原理	参考范围
酸碱度	pH	酸碱指示剂法	4.5～8.0
比重	SG	多聚电解质离子解离法	1.015～1.025
蛋白质	PRO	pH 指示剂蛋白质误差法	阴性
葡萄糖	GLU	葡萄糖氧化酶–过氧化物酶法	阴性
胆红素	BIL	偶氮反应法	阴性
尿胆原	URO	醛反应、重氮反应法	阴性/弱阳性
酮体	KET	亚硝基铁氰化钠法	阴性
亚硝酸盐	NIT	亚硝酸盐还原法	阴性
隐血	BLD	类过氧化物酶法	阴性
白细胞	LEU	酯酶法	阴性
维生素 C	VC	吲哚酚法	阴性

可见，干化学尿自动分析仪具有同时自动完成多项检测的优点，但影响因素多，易出现假阴性或假阳性的结果，因此本法一般仅用作初诊患者或健康体检的筛查试验。

（二）尿沉渣自动分析仪

尿沉渣自动分析仪综合应用了流式细胞术和电阻抗法，用以定量检测非离心尿中的有形成分。其主要检测项目有红细胞、白细胞、细菌、上皮细胞、管型及酵母菌、精子、结晶等，并做定量报告。

项目二　粪便检测

正常粪便是由已消化的和未消化的食物残渣、消化道分泌物、大量细菌和水分所组成。粪便检测是临床最常用的检查项目之一，其目的在于：①了解消化道有无炎症、出血、寄生虫感染、恶性肿瘤等情况。②粗略判断胃肠、胰腺、肝胆的功能情况。③检查粪便中有无病原菌，为防治肠道传染病提供依据。

一、标本采集

1. 一般检测　粪便标本应新鲜，盛器要洁净干燥，留取指头大小（约 5g）的粪便即可。采集应选取有黏液、脓血的部分，若无，则从粪面、深处及粪端等多处取材。

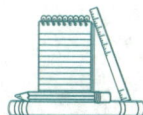

2. 寄生虫检测 检查痢疾阿米巴滋养体时，应于排便后立即取材送检，寒冷季节标本注意保温。如孵化血吸虫毛蚴最好留取全份大便。检查蛲虫卵需用透明胶纸拭子，于清晨排便前自肛周皱襞处拭取标本镜检。

3. 隐血试验 前 3 天素食，禁食铁剂、动物血及维生素 C。

二、检测项目

（一）一般性状检测

1. 量 正常成人每天排便 1 ~ 2 次，重量为 100 ~ 300g，素食者比肉食者量多。当胃肠、胰腺等有病变或功能紊乱时，则粪便次数及粪量可增多，也可减少。

2. 颜色及性状

（1）稀糊状或水样便 各种感染性和非感染性腹泻，如急性肠炎等。

（2）脓血便 阿米巴痢疾及肠套叠呈暗红色稀果酱样；细菌性痢疾以黏液、脓为主。

（3）鲜血便 多见于下消化道出血，如痔疮、肛裂、直肠息肉及直肠癌等。痔疮出血滴落于粪便之后；肛裂出血则附着于秘结的粪便表面。

（4）柏油样便 上消化道出血 50 ~ 75mL 时可出现黑便，隐血试验呈强阳性，粪便表面发亮。服用铁剂、活性炭等、食用动物血和肝脏等亦可呈柏油色。

（5）白陶土色便 进入肠道的胆汁减少，以致粪胆素相应减少所致，见于梗阻性黄疸。

（6）米泔样便 呈白色淘米水样，见于重症霍乱。

（7）绿色粪便 乳儿粪便稀而带绿色或黄白色乳凝块，提示消化不良，因胆绿素尚未完全转变为粪胆素。

3. 气味 正常粪便因含有吲哚、粪臭素、硫醇、硫化氢等蛋白质分解产物而有臭味。肉食者味浓，素食者味淡。慢性肠炎、胰腺疾病，尤以直肠癌溃烂继发感染时有恶臭；阿米巴痢疾时有特殊的腥臭；脂肪和碳水化合物消化或吸收不良时粪便呈酸臭味。

4. 寄生虫及结石 蛔虫、蛲虫、绦虫等较大虫体在粪便中可发现胆石及其片段粪石、胰石、肠结石等，其中最多见的是胆石，肉眼即可分辨；钩虫体则需将粪便冲洗过筛后，方易找到。

（二）显微镜检测

一般用生理盐水涂片即可。查阿米巴包囊时可涂片，加碘液，盖片镜检。

1. 细胞

（1）白细胞 正常粪便中偶见。大量白细胞出现，见于急性细菌性痢疾、溃疡性结肠炎。嗜酸性粒细胞增多，见于过敏性结肠炎、肠道寄生虫病等。

（2）红细胞 正常不见。下消化道炎症或出血时可见。阿米巴痢疾粪便中红细胞多于白细胞；细菌性痢疾粪便中红细胞少于白细胞。

（3）巨噬细胞 正常不见。增多见于细菌性痢疾和直肠炎症。

（4）肠黏膜上皮细胞 正常不见。增多见于结肠炎及假膜性小肠炎等。

（5）肿瘤细胞 常见于乙状结肠癌、直肠癌患者的血性粪便。

2. 食物残渣 正常粪便中的食物残渣是已充分消化后的无定形小颗粒，仅偶见淀粉颗粒和脂肪小滴等。

（1）淀粉颗粒 为大小不等的圆形或卵圆形颗粒，经碘染色后可呈蓝色或棕红色。增多见于腹泻、慢性胰腺炎及胰腺功能不全等。

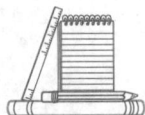

（2）脂肪小滴　在肠蠕动亢进、腹泻及胰腺外分泌功能减退时可见增多，如慢性胰腺炎、胰头癌及消化吸收不良综合征等。

（3）肌肉纤维　呈柱状、黄色，有纤维横纹。多量出现时，提示蛋白质消化不良，常见于胰腺外分泌功能减退。

（4）植物细胞及植物纤维　正常粪便可见少量。肠蠕动亢进、腹泻时增多，严重者肉眼观察即可见到若干植物纤维。

3. 寄生虫　肠道寄生虫的诊断主要靠镜检查找虫卵、原虫滋养体及其包囊，对于蛔虫病、绦虫病、钩虫病、阿米巴痢疾、贾第虫病及隐孢子虫病等的诊断具有重要意义。

4. 细胞　粪便细菌约占粪便净重的1/3，多属正常菌群。主要是大肠杆菌、厌氧菌和肠球菌，以及产气杆菌、变形杆菌及铜绿假单胞菌等过路菌，还有少量芽孢菌和酵母菌。肠道致病菌的检查主要靠直接涂片和粪便细菌培养。怀疑假膜性小肠炎时，涂片革兰染色，查找葡萄球菌、白念珠菌及厌氧性难辨梭状芽孢杆菌等。怀疑肠结核时，涂片抗酸染色，查找分枝杆菌。粪便培养有助于确诊和菌种鉴定，常见致病菌如伤寒杆菌及痢疾杆菌等。

（三）化学检测

粪便隐血试验（FOBT）

【概念】当胃肠道少量出血时，粪便外观不显血色，这类出血称隐血。镜检不能证实，而必须用化学方法检测，此试验称FOBT。

【参考值】阴性。

【临床意义】阳性常见于消化性溃疡的活动期、胃癌、钩虫病、消化道炎症及出血性疾病等。消化性溃疡FOBT呈间断阳性；消化道癌症FOBT呈持续阳性。故FOBT对消化道出血的诊断及消化道肿瘤的普查、初筛和监测均有重要意义。服用铁剂、食用动物血或肝类、瘦肉及大量绿叶蔬菜时，可出现假阳性。

三、临床应用

1. 肠道感染性疾病　粪便检测是急、慢性腹泻患者必做的实验室检测项目。如肠炎、细菌性痢疾、阿米巴痢疾、霍乱、假膜性小肠炎、肠伤寒等，除一般性状观察外，粪便涂片及培养有确定诊断及鉴别诊断的价值。

2. 肠道寄生虫病　如蛔虫病、钩虫病、贾第虫病、贾第虫病、姜片虫病、绦虫病、血吸虫病等，可根据粪便涂片找到相应虫卵而确定诊断。

3. 消化吸收功能过筛试验　慢性腹泻患者常规的粪便镜检，若有较多淀粉颗粒、脂肪小滴或肌肉纤维等，常提示为慢性胰腺炎等胰腺外分泌功能不全，可进一步应用放射性核素技术，做脂肪消化吸收试验、蛋白质消化吸收试验或糖类消化吸收试验。

4. 消化道肿瘤过筛试验　粪便隐血持续阳性常提示为胃肠道的恶性肿瘤；间歇阳性，提示为其他原因的消化道出血，可进一步做内镜检查或胃肠钡餐（剂）造影检查以明确诊断。粪便涂片找到癌细胞可确诊为结肠或直肠癌。

5. 黄疸的鉴别诊断　胆汁淤积性黄疸，粪便为白陶土色，粪胆原定性试验阴性，定量检测所得值低于参考值低限；溶血性黄疸，粪便呈深黄色，粪胆原定性试验阳性，定量检测所得值超出参考值高限。

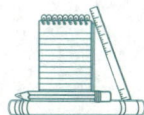

项目三 脑脊液检测

脑脊液（cerebrospinal fluid，CSF）是循环和流动于脑室及蛛网膜下腔的无色透明液体，其中 70% 来自脑室系统脉络丛的超滤和分泌，由脑室系统内脉络丛等产生。血浆通过脉络丛的选择性吸收后产生脑脊液。健康成人脑脊液容量为 90 ～ 150mL，新生儿为 10 ～ 60mL。脑脊液的主要功能包括：①保护脑和脊髓免受外力震荡损伤。②调节颅内压。③为脑、脊髓供应营养物质及排泄代谢产物。④调节神经系统碱储量，维持酸碱平衡等。

血液和脑脊液之间存在血 - 脑脊液屏障。若血 - 脑脊液屏障破坏，通透性增加，可引起脑脊液性状、成分等发生改变，因此脑脊液检查对神经系统疾病的诊断、观察病情、指导用药等方面均具有重要意义。

一、标本采集

一般通过腰椎穿刺术获得脑脊液样本，特殊情况下可采用小脑延髓池或脑室穿刺获得。穿刺后先做压力测定，然后将脑脊液分别收集于 3 个无菌试管中，每管 1 ～ 2mL，总量不超过 5mL。第一管做化学及免疫学检查，第二管做细菌学检查，第三管做细胞学检查。收集脑脊液后应立即送检。

二、检测项目

（一）一般性状检测

1. 颜色 正常脑脊液为无色液体。①红色：见于穿刺出血、蛛网膜下腔出血或脑室出血等。②黄色：见于陈旧性蛛网膜下腔出血及椎管梗阻等。③乳白色：见于化脓性脑膜炎等。④黑色：见于黑色素瘤等。⑤微绿色：见于铜绿假单胞菌引起的脑膜炎等。

2. 透明度 正常脑脊液清澈透明。若细胞数量中等增多可呈毛玻璃样浑浊，见于结核性脑膜炎；若细胞数量显著增加则呈脓样甚至出现凝块，见于化脓性脑膜炎。

3. 凝结 正常脑脊液不凝结。化脓性脑膜炎时，静置 1 ～ 2 小时即可出现凝块；结核性脑膜炎时，静置 12 ～ 24 小时后可见表面有纤维薄膜形成，取薄膜检查结核杆菌的阳性率较高；神经梅毒脑脊液可出现絮状凝块；蛛网膜下腔梗阻，脑脊液呈黄色胶冻状。

（二）化学检测

1. 蛋白定性及定量试验（protein quantitative and qualitative test）

【参考值】蛋白定性（Pandy 试验）：阴性或弱阳性；蛋白定量（腰池）：0.20 ～ 0.45g/L。

【临床意义】脑脊液中蛋白质总量增高主要见于中枢神经系统炎症，如化脓性脑脊髓膜炎为显著增高，结核性脑膜炎为中度增高，脊髓灰质炎和病毒性脑炎、脑膜炎呈轻度增高。脑肿瘤、脑出血、蛛网膜下腔出血及梗阻、多发性神经炎、神经梅毒等也可致蛋白质含量增高。定性试验可呈不同程度的阳性反应。

2. 葡萄糖定量试验（glucose quantitative test）

【参考值】2.5 ～ 4.5mmol/L（腰池）。

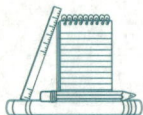

【临床意义】化脓性脑膜炎时因大量细菌分解葡萄糖，脑脊液中糖显著减少；结核性脑膜炎时亦多减低；病毒性脑膜炎及其他中枢神经疾患则多属正常。

3. 氯化物定量试验（chloride quantitative test）

【参考值】成人 120 ～ 130mmol/L（腰池）；儿童 111 ～ 123mmol/L（腰池）。

【临床意义】脑脊液中氯化物常随血清中氯化物的变化而变化。由于脑脊液中蛋白质含量较少，为维持脑脊液和血浆渗透压的平衡，健康人脑脊液中氯化物的含量常较血中为高，称Donnan 平衡。当脑脊液中蛋白质含量增加时，为维持渗透压平衡，氯化物的含量则减低。脑脊液氯化物含量减低常见于细菌性脑膜炎；尤其是结核性脑膜炎更显著，可降至 102mmol/L 以下；其他中枢系统疾患则多属正常。此外，呕吐、腹泻及水肿等可使血中氯化物减低，则脑脊液氯化物亦随之减低。

（三）显微镜检测

1. 细胞计数及分类（cell count and classification）

【参考值】成人（0 ～ 8）×10^6/L；儿童（0 ～ 15）×10^6/L。多为淋巴细胞、单核细胞，两者之比 7：3。

【临床意义】白细胞增多是中枢神经系统感染的重要指标。化脓性脑膜炎时，脑脊液中的细胞数显著增加，可达 1000×10^6/L 以上，以中性粒细胞为主。结核性脑膜炎时，白细胞总数增加，但多不超过 500×10^6/L，早期以中性粒细胞为主，以后以淋巴细胞为主。真菌性脑膜炎、病毒性脑炎或脑膜炎，白细胞总数轻度增多，以淋巴细胞为主。急性脑膜白血病，白细胞总数增加，可见相应的白血病细胞。

2. 细胞学检查　将脑脊液离心沉淀、涂片，行瑞氏染色或巴氏染色后查找癌细胞。

（四）细菌学检测

一般采用直接涂片法或 CSF 培养。化脓性脑膜炎，行革兰染色可发现葡萄球菌、脑膜炎双球菌及肺炎链球菌等；结核性脑膜炎，行抗酸染色可发现结核杆菌；新型隐球菌性脑膜炎，行墨汁染色可见未染色的荚膜。

（五）免疫学检测

1. 免疫球蛋白　正常脑脊液中主要含有 IgG 和少量 IgA。

【参考值】免疫电泳扩散法：IgG 0.01 ～ 0.04g/L；IgA 0.001 ～ 0.006g/L。

【临床意义】IgG 增加见于多发性硬化症、亚急性硬化性全脑炎、结核性脑膜炎和梅毒性脑膜炎等。IgA 增加见于各种脑膜炎及脑血管疾病。IgM 在正常脑脊液中不能测出；若 IgM 增多，提示中枢神经系统近期感染、脑肿瘤或多发性硬化症等。

2. 结核抗体　若脑脊液中抗结核杆菌抗体水平高于自身血清，有助于结核性脑膜炎的诊断。

3. 乙型脑炎病毒抗原　荧光素标记的特异性抗体检测细胞内的乙型脑炎病毒抗原，可对乙型脑炎做出早期诊断，但阳性率不高。

4. 癌细胞　当脑脊液中癌细胞形态难以确定时，可采用单克隆抗体技术检测脑脊液中的癌细胞，有助于中枢神经系统癌性病变的早期诊断。

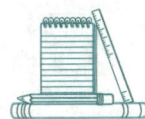

（六）常见中枢神经系统疾病的脑脊液特点（表16-3）

表16-3　常见中枢神经系统疾病的脑脊液特点

疾病	外观	蛋白定性	葡萄糖（mmol/L）	氯化物（mmol/L）	细胞计数及分类	病原菌
正常	无色透明	–	2.5～4.5	120～130	（0～8）×10⁶/L，以L为主	无
化脓性脑膜炎	混浊/凝块	>+++	↓↓↓	↓↓	重度或极度增多，以N为主	化脓菌
结核性脑膜炎	混浊/薄膜	+～+++	↓↓	↓↓↓	中度增多，早期以N为主，以后以L为主	结核杆菌
病毒性脑膜炎	清澈/微浊	+～++	正常	正常	轻度或中度增多，以L为主	无
流行性乙型脑炎	清澈/微浊	+	正常	正常	中度增多，早期以N为主，以后以L为主	无
脑瘤	清澈/黄色	+～++	↓	正常	正常或轻度增多，以L为主，有瘤细胞	无
隐球菌性脑膜炎	清澈/微浊	+	↓	↓	轻度或中度增多，以L为主	隐球菌
蛛网膜下腔出血	血性	+～++	↑	正常	中度或重度增多，以RBC为主	无

注：L：淋巴细胞；N：中性粒细胞。

三、临床应用

1. 中枢神经系统感染性疾病的诊断与鉴别诊断　当患者出现发热、头痛、呕吐，甚至出现意识障碍等，体格检查出现脑膜刺激征，眼底检查发现视盘水肿，外周血检查白细胞升高时，临床上拟诊为脑膜炎或脑炎。如脑脊液压力显著升高，外观浑浊，蛋白增加，糖及氯化物降低，白细胞计数明显增加超过1000×10⁶/L，脑脊液沉淀物涂片，革兰染色镜检发现球菌，则可做化脓性脑膜炎诊断。若脑脊液沉淀物涂片，加墨汁染色，发现不染色的荚膜，则可诊断为隐球菌性脑膜炎。

2. 脑血管疾病的诊断与鉴别诊断　头痛、偏瘫或昏迷患者，若腰椎穿刺获得均匀血色脑脊液，提示为出血性脑病（脑出血或蛛网膜下腔出血）；若脑脊液无色透明，提示为缺血性脑病。

3. 协助脑部肿瘤的诊断　若白血病患者的脑脊液中找到原始或幼稚白细胞，则可确诊为脑膜白血病。脑脊液涂片或用免疫学方法查到肿瘤细胞，则有利于脑部肿瘤的诊断。此外，脑瘤患者脑脊液中蛋白增加，而细胞数正常，即所谓细胞蛋白分离现象。

4. 中枢神经系统疾病的治疗及疗效观察　如隐球菌性脑膜炎可通过腰椎穿刺注射两性霉素B治疗；脑膜白血病可以鞘内注射化疗药物等治疗，并通过脑脊液检查观察疗效。

项目四　浆膜腔积液检查

人体胸腔、腹腔和心包腔统称为浆膜腔。生理情况下，腔内有少量液体，起润滑作用。病理情况下，腔内液体增多而积聚，称浆膜腔积液。检测积液的性质对疾病的诊断和治疗有重要意义。浆膜腔积液可分为漏出液（transudate）和渗出液（exudate）。漏出液多属非炎性积液，主要由血浆胶体渗透压降低、毛细血管内流体静脉压升高及淋巴管阻塞等原因引起。渗出液多为炎性积液，主要由感染、化学性刺激、恶性肿瘤、风湿性疾病及外伤等原因引起。以上因素均

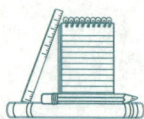

可导致血管通透性增加，致血液中大分子物质渗出而形成积液。

一、标本采集

医生通过浆膜腔穿刺技术，采集胸腔积液、腹腔积液或心包腔积液作为标本。一般性状检测、细胞学检测和化学检测的标本采集量为 2mL，厌氧菌培养的标本采集量为 1mL，结核分枝杆菌检测的标本采集量为 10mL。标本分为两份，一份加 3.8% 枸橼酸钠抗凝，一份不加抗凝剂，观察能否自凝。

二、检测项目

（一）一般性状检测

1. 颜色　漏出液多为淡黄色，渗出液多为黄色、红色、乳白色等。不同病因可使渗出液呈现不同颜色：①红色：多见于恶性肿瘤、出血性疾病、结核病急性期、风湿性疾病、内脏损伤等。②黄色浓稠：常见于化脓性细菌感染等。③乳白色：多见于胸导管阻塞或淋巴管阻塞时的真性乳糜积液。④绿色：常见于铜绿假单胞菌感染等。⑤棕色：多由阿米巴脓肿破溃进入胸腔或腹腔所致。⑥黑色：多由曲霉菌感染引起。⑦草黄色：多见于尿毒症引起的心包积液。

2. 透明度　漏出液多透明或微浑。渗出液因含多量细胞、细菌成分而呈不同程度的浑浊，放置后可见蛛网状物。

3. 比重　漏出液多 < 1.015。渗出液多 > 1.018，因其含多量蛋白质及细胞。

4. 凝固性　漏出液一般不易凝固。渗出液中含较多纤维蛋白原及组织细胞裂解产物，易凝固或出现凝块。

（二）化学检测

1. 黏蛋白定性试验（Rivalta 试验）　浆膜上皮细胞受炎症刺激后产生黏蛋白，其是一种酸性糖蛋白，故可在稀醋酸溶液中析出而产生白色沉淀。渗出液中含有大量黏蛋白，而多呈阳性；漏出液因含黏蛋白量很少，多呈阴性。

2. 蛋白定量试验　漏出液蛋白总量多低于 25g/L，而渗出液蛋白总量多高于 30g/L。若蛋白总量介于二者之间，可采用蛋白电泳法进一步鉴别。

3. 葡萄糖测定　漏出液中葡萄糖含量为 3.6 ~ 5.5mmol/L；渗出液中葡萄糖含量常小于 3.33mmol/L，甚至无糖，乃因细菌或炎症细胞分解所致。化脓性胸膜炎时可明显减少，常小于 1.12mmol/L；结核性胸膜炎、癌性积液、类风湿性积液时也可减少。

4. 乳酸脱氢酶（LDH）　浆膜腔积液中乳酸脱氢酶测定有助于渗出液与漏出液的鉴别诊断。漏出液中 LDH 常小于 200U/L，渗出液常大于 200U/L。其活性越高，表明炎症越明显。各种渗出液中 LDH 活性升高程度依次为化脓性积液、癌性积液和结核性积液等。

（三）显微镜检测

1. 细胞计数　一般漏出液细胞较少，常小于 100×10^6/L；渗出液中细胞较多，常大于 500×10^6/L。

2. 细胞分类　漏出液中主要为间皮细胞和淋巴细胞。渗出液中各种细胞增多的临床意义不同，如以中性粒细胞为主，主要见于急性化脓性炎症；以淋巴细胞为主，多见于结核、梅毒等慢性感染及肿瘤等；以嗜酸性粒细胞增多为主，常见于气胸、过敏性疾病或寄生虫病；以红细胞为主，多见于恶性肿瘤和结核；以间皮细胞增多为主，多见于浆膜受理化刺激或机械损伤；检出肿瘤细胞，是诊断原发性或转移性肿瘤的重要依据。

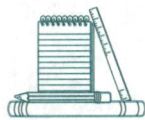

三、漏出液与渗出液的鉴别

漏出液与渗出液的鉴别要点，见表16-4。

表 16-4　漏出液与渗出液的鉴别要点

项　　目	漏出液	渗出液
病因	非炎症所致	炎症、肿瘤或理化刺激
外观	淡黄、浆液性	黄色、脓性、血性、乳糜性
透明度	透明或微浑	多浑浊
比重	< 1.015	> 1.018
凝固性	不自凝	能自凝
黏蛋白定性	阴性	阳性
蛋白定量	< 25g/L	> 30g/L
葡萄糖定量	与血糖相近	常低于血糖水平
细胞计数	常 $< 100 \times 10^6$/L	常 $> 500 \times 10^6$/L
细胞分类	以淋巴细胞为主	以中性粒细胞或淋巴细胞为主
细菌学检查	阴性	可找到致病菌
LDH	< 200U/L	> 200U/L

四、临床应用

1. 鉴别漏出液与渗出液　根据漏出液和渗出液的实验室检测进行鉴别，推断出可能的病因。根据有无细菌、寄生虫和肿瘤细胞，或通过酶活性测定及肿瘤标志物检查，进行渗出液的病因学判定。

2. 用于治疗　通过穿刺抽液可以减轻因浆膜腔大量积液引起的临床症状。结核性心包积液或胸腔积液，穿刺抽液配合化疗可加速积液吸收，减少心包和胸膜增厚。此外，通过向浆膜腔内注射药物可对某些浆膜疾病进行治疗。

项目五　生殖系统体液检测

一、精液检测

精液（semen）是男性生殖器官的分泌物，由精子和精浆组成。精液的90%为水分，有形成分约占10%。精子产生于睾丸，在附睾内发育成熟；精浆由精囊液、前列腺液、尿道球腺液和尿道旁腺液等组成，其中精囊液最多，占50%～80%。精液检测可辅助诊断男性生殖系统疾病，如炎症、结核、肿瘤及睾丸发育不全症等；还可评价男性生育功能，为不育症的诊断和疗效观察提供依据，或为人工授精和精子库筛选优质精子提供依据。此外，精液检测还可用于法医鉴定、婚前检查、输精管结扎术后观察及计划生育科研等。

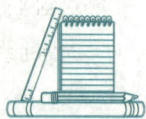

（一）标本采集

采精前禁欲 3 ～ 5 天。常采用手淫法采集全部精液于干燥、清洁的容器内。不可使用普通乳胶安全套，因其内含可杀死精子或抑制其活力的物质，影响检测结果的准确性。标本收集后于 25 ～ 37℃保温，并于 30 分钟内送检。若出现异常结果，应间隔 1 ～ 2 周后复查 2 ～ 3 次。

（二）一般性状检测

1. 量　正常一次排精量为 1.5 ～ 6.8mL。①精液减少：已数日未射精而精液量＜1.5mL。②无精液症：精液量减至数滴甚至排不出，见于前列腺或精囊病变、射精管阻塞等。③精液过多：一次排精量＞8mL，见于精液被稀释、长时间禁欲、垂体促性腺激素分泌亢进及雄激素增高。

2. 颜色　正常精液呈灰白色或乳白色，久未射精者可呈淡黄色，不透明；液化后的精液呈半透明稍浑浊。红色精液称为血精，见于生殖系统炎症、结核或肿瘤；脓性精液见于精囊炎和前列腺炎。

3. 黏稠度　刚排出的精液呈胶冻状，0.5 ～ 1 小时自行液化。①精液液化不完全：当前列腺炎时纤溶酶遭到破坏，精液不能液化，可抑制精子活动力而影响生育。②精液黏稠度低：呈米汤样，见于先天性精囊缺如或精囊液排出受阻。

4. 酸碱度　正常 pH 7.2 ～ 8.0，平均 7.8，呈弱碱性，可中和阴道分泌物中的乳酸，有利于精子的活动。pH＞8.0，常见于前列腺、精囊腺、尿道球腺和附睾的炎症。pH＜7.0，常见于输精管阻塞、先天性精囊缺如或附睾发育不全等。

（三）显微镜检测

1. 精子计数　指单位体积精液的精子数量。将精液用稀释液定量稀释，滴入血细胞计数池进行计数。

【参考值】≥ 15×10^9/L。

【临床意义】

（1）无精子症　多次检查精子计数为 0。

（2）少精子症　精子计数持续＜15×10^9/L。无精子症和少精子症是男性不育的主要原因。常见于睾丸疾病，输精管结扎、阻塞或破坏，放射线损伤，重金属中毒，服用抗癌药，精索静脉曲张等。

2. 精子存活率和精子活力　精子存活率是指存活精子的百分率。如伊红染色法，活精子不着色，死精子染成红色。精子活力分为 4 级：①a 级：精子快速前向运动，速度≥ 25μm/s。②b 级：精子慢速或呆滞的前向运动。③c 级：精子非前向运动，速度＜5μm/s。④d 级：精子不运动。

【参考值】精子存活率：排精 30 ～ 60 分钟≥ 70%。精子活力：采集 60 分钟内（a+b）级精子≥ 50%。

【临床意义】精子存活率和精子活力与受精有密切关系，存活率降低常伴有活力低下，这是男性不育的主要原因之一。死精子大于 50%，称死精子症。精子活力降低见于：①精索静脉曲张。②生殖系统感染。③服用某些药物，如抗代谢药、抗疟药、雌激素及氮芥等。

3. 精子形态　正常精子似蝌蚪状，分头、体、尾三部分，长 50 ～ 60μm。头部呈梨形或略扁，尾部长而弯曲。经瑞氏染色，精子头内核部呈紫红色，其他部分呈浅蓝色。凡精子头、体、尾部任何一处有畸形改变，均认为是异常精子。

【参考值】正常形态精子≥ 30%；异常形态精子＜20%。

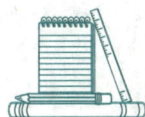

【临床意义】异常形态精子＞20%为异常，若同时正常形态精子＜30%，称畸形精子症。异常形态精子增多常见于：①精索静脉曲张。②睾丸、附睾功能异常。③生殖系统感染。④应用卤素、乙二醇、重金属及雌激素等化学药物。⑤放射线损伤等。

4. 精液细胞 精液细胞主要有生精细胞、上皮细胞、白细胞和极少量的红细胞。生精细胞包括精原细胞、初级精母细胞、次级精母细胞及精子细胞等。

【参考值】生精细胞＜1%；白细胞＜5/HP；红细胞偶见。

【临床意义】白细胞增多提示感染，如前列腺炎、精囊炎及附睾炎等。若白细胞＞1×10^9/L，称白细胞精子症。生精细胞增多，提示睾丸曲细精管受损或受影响。红细胞增多，见于睾丸肿瘤、前列腺癌等。若发现体积较大、形态异常的细胞，疑为癌细胞时，应做 HE 染色。

二、前列腺液检测

前列腺液是精液的重要组成成分，占精液的 15%～30%。主要含有纤溶酶、β 葡萄糖腺苷酶、酸性磷酸酶、蛋白质、葡萄糖、钠、钾、锌、钙及少量的上皮细胞和白细胞等。前列腺液检测主要用于前列腺炎、结石、肿瘤和前列腺肥大等的辅助诊断。

（一）标本采集

通常用前列腺按摩法收集标本。

（二）一般性状检测

1. 量 正常人经一次前列腺按摩后可收集到数滴至 1mL 前列腺液（常混有精囊液）；前列腺炎时可减少或缺如。

2. 颜色 外观呈乳白色、稀薄、半透明。黄色、浑浊、脓性前列腺液见于前列腺炎；红色前列腺液见于精囊炎、前列腺炎、前列腺结核、结石及肿瘤等。

3. 酸碱度 pH 6.3～6.5，老年人略高。

（三）显微镜检测

取前列腺液 1 滴涂片，于高倍镜下直接观察。

1. 卵磷脂小体 正常前列腺液可见满视野大小不一、圆形或卵圆形、有折光性的卵磷脂小体，略小于红细胞。前列腺炎时卵磷脂小体常减少、分布不均或呈堆积状，甚至消失。

2. 细胞 正常前列腺液中平均红细胞＜5/HP，白细胞＜10/HP，上皮细胞少见。前列腺炎时白细胞增多且可成堆出现，上皮细胞大量出现，还可见到体积较大、吞噬卵磷脂小体的前列腺颗粒细胞。红细胞增多常见于精囊炎、前列腺化脓性炎症、前列腺癌等病变。在前列腺癌时，如见到体积较大、成堆出现、分化不一，且畸形的细胞，应做瑞氏染色或 HE 染色检查。

3. 淀粉样小体 淀粉样小体为类圆形、微黄或褐色的小体，约为白细胞的 10 倍，中心常含钙盐沉淀物，老年人较多出现，无临床意义。淀粉样小体如与胆固醇结合，可形成前列腺结石。

4. 精子 在按摩前列腺时精囊受到挤压而排出精子，无临床意义。

5. 病原体 在滴虫性前列腺炎时可检测到滴虫。前列腺结核时可找到结核杆菌，但如已确诊结核，则不宜再进行按摩，以免引起扩散。前列腺感染时，可找到细菌，以葡萄球菌最多见，也可见链球菌、革兰阴性杆菌及淋病奈瑟球菌等，必要时可做细菌培养，以提高检出率。

三、阴道分泌物检测

阴道分泌物（vaginal discharge）主要来自宫颈腺体和前庭大腺，部分由子宫内膜和阴道黏膜分泌。阴道分泌物中含有细菌、白细胞、宫颈和阴道黏膜的脱落细胞等。阴道分泌物的检测

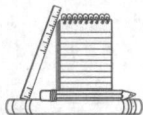

主要用于女性生殖系统疾病的辅助诊断。

（一）标本采集

在检查前 24 小时应无性交、盆浴、灌洗及用药等。一般用生理盐水浸润的棉拭子，自阴道深部、后穹隆部、宫颈管口等不同部位采集标本，然后制备成生理盐水分泌物涂片，或将涂片用 95% 乙醇固定后送检。

（二）一般性状检测

1. 外观　正常阴道分泌物为白色、稀糊状、无味，其量的多少与雌激素水平的高低和生殖器官的充血程度有关。病理情况下可出现颜色、性状、气味及量的变化。

（1）脓性　呈黄色或黄绿色，有臭味，常见于滴虫性阴道炎（常呈泡沫样）、慢性宫颈炎及子宫内膜炎等。

（2）血性　红色，有特殊臭味，见于宫颈癌、宫体癌、子宫黏膜下肌瘤及宫内节育器损伤等。

（3）黄色水样　组织变性坏死引起，常见于子宫内膜下肌瘤、宫颈癌及宫体癌等。

（4）豆腐渣样或凝乳状乳白色小块　见于念珠菌性阴道炎。

2. 酸碱度　pH 4.0 ~ 4.5，呈酸性。pH 增高见于阴道炎、幼女或绝经后女性。

（三）显微镜检测

1. 阴道清洁度检查　采用阴道分泌物生理盐水直接涂片后高倍镜下观察。根据阴道分泌物中白细胞、上皮细胞、阴道杆菌和杂菌的多少来划分阴道清洁度（见表 16-5），是阴道炎症和生育期女性卵巢性激素分泌功能的判断指标。当卵巢功能低下，雌激素分泌水平降低时，易感染杂菌，使阴道清洁度分度增高，见于各种阴道炎。

表 16-5　阴道清洁度分度

清洁度	杆菌	上皮细胞	白细胞	球菌	临床意义
Ⅰ	多量	满视野	0 ~ 5/HP	无	正常
Ⅱ	中量	1/2 视野	5 ~ 15/HP	少量	基本正常
Ⅲ	少量	少量	15 ~ 30/HP	多量	炎症
Ⅳ	无	无	> 30/HP	大量	重度炎症

2. 病原体检查

（1）细菌　如淋病奈瑟球菌、加德纳菌、类白喉杆菌、葡萄球菌、链球菌和大肠埃希菌等，可引起淋病及细菌性阴道炎。

（2）真菌　主要有白念珠菌和纤毛菌等，在阴道抵抗力减低时，易引起真菌性阴道炎。

（3）寄生虫　主要见于阴道毛滴虫引起的滴虫性阴道炎。

（4）病毒　如单纯疱疹病毒、人巨细胞病毒、人乳头瘤病毒等，可引起病毒性阴道炎。

复习思考

1. 试述尿液检测和粪便检测的内容。

2. 试述脑脊液检测的内容及其临床意义。

3. 试述漏出液与渗出液的区别。

扫一扫，查阅
复习思考题答案

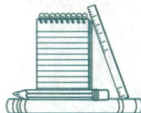

模块十七　肾功能检查

【学习目标】

知识目标

1. 掌握血清尿素氮增高的临床意义；如何通过血肌酐判断肾功能的损害程度；如何根据内生肌酐清除率来判定肾功能损害的程度。

2. 掌握血清尿酸增高和降低的临床意义。

3. 了解肾小管的功能。

能力目标

能够正确地结合临床表现对肾功能检查结果进行分析。

素质目标

具备以患者为中心、爱岗敬业的职业道德。

肾脏是人体重要器官，其通过生成尿液，排泄水分、代谢产物、毒物和药物，保留人体所需物质，以维持体内水、电解质和酸碱平衡。肾脏还有内分泌功能，如合成、分泌肾素、促红细胞生成素和活性维生素 D 等，以实现调节血压、钙磷代谢和红细胞生成的功能。肾功能检查对于肾脏疾病的预防、诊断、治疗、监测及预后具有重要意义。肾功能检查包括肾小球功能检查及肾小管功能检查。

一、肾小球功能检测

肾小球的主要功能是滤过作用。反映肾小球滤过功能的客观指标主要是肾小球滤过率（glomerular filtration rate，GFR）。GFR 指单位时间内两肾生成原尿的量。为测定 GFR，临床设计了各种物质的清除率试验，如内生肌酐清除率试验等。此外，血清尿素测定、血清肌酐测定及血清胱抑素 C 测定也可反映肾小球的滤过功能。

1. 血清肌酐测定

【概念】血清肌酐（creatinine，Cr）有外源性和内源性两类。外源性肌酐来源于瘦肉等蛋白类食物；内源性肌酐的生成量比较恒定，如未剧烈运动，机体每 20g 肌肉每天代谢产生 1mg Cr，其产生速率为 1mg/min。血中 Cr 主要由肾小球滤过排出体外，肾小管基本不重吸收且排泌量较少。在外源性肌酐摄入量稳定的情况下，血 Cr 浓度取决于肾小球的滤过能力。当肾实质损害时，GFR 降到临界点后（GFR 下降至正常人的 1/3 时），血 Cr 浓度就会明显上升，故测定血 Cr 浓度可作为 GFR 受损的指标。

【参考值】酶法 / 苦味酸法：20 ～ 59 岁，男性 57 ～ 97μmol/L，女性 41 ～ 73μmol/L；60 ～ 79 岁，男性 57 ～ 111μmol/L，女性 41 ～ 81μmol/L。

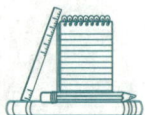

【临床意义】

（1）血肌酐增高　见于各种肾病、肾衰竭、心肌炎、肌肉损伤等。肾功能不全的代偿期肌酐可不增高或轻度增高；肾衰竭失代偿期肌酐中度增高（可达 442.0μmol/L）；尿毒症时肌酐可达 1.8mmol/L，为尿毒症的诊断指标之一。

（2）血肌酐减低　见于进行性肌肉萎缩、白血病、贫血、肝功能障碍及妊娠等。甲状腺功能减退等可使尿肌酐排泄量增高，也可导致血肌酐降低。

2. 内生肌酐清除率测定

【概念】单位时间内，肾脏把若干毫升血浆中的内生 Cr 全部清除出去，称内生肌酐清除率（endogenous creatinine clearance，Ccr）。由于 Cr 经肾小球滤过后，肾小管不再重吸收，亦很少排泌，故在严格控制饮食和不增加肌肉活动的情况下，Ccr 大致等于 GFR。

$$Ccr(mL/min) = \frac{尿肌酐浓度（\mu mol/L）\times 每分钟尿量（mL/min）}{血肌酐浓度（\mu mol/L）} \quad (17-1)$$

检查前应连续 3 天低蛋白饮食（< 40g/d），并禁食肉类（无肌酐饮食），避免剧烈运动。在第 4 天早晨 8 时将尿排净，然后收集 24 小时尿液（次日早晨 8 时尿必须留下），防腐。在第 4 天任何时间内取血，同时测定血、尿 Cr 浓度，并结合尿量，计算 Ccr。

每分钟排尿的能力与肾脏大小有关，而肾脏大小与体表面积成正比。为排除个体差异，可计算矫正清除率。

矫正清除率＝实际清除率 ×1.73（标准体表面积，m^2）/ 受试者体表面积（m^2）。

受试者体表面积（m^2）= 0.0061× 身高（cm）+0.0128× 体重（kg）–0.1529。

【参考值】成人 80 ～ 120mL/min。

【临床意义】

（1）Ccr 是判断肾小球损害的敏感指标　成人 Ccr <80mL/min 时，多数患者的 BUN、Cr 仍在正常范围，故 Ccr 能较早地反映肾小球滤过功能有无损害。

（2）Ccr 可判断肾小球损害的程度　①肾功能不全代偿期：Ccr 51 ～ 80mL/min。②肾功能不全失代偿期：Ccr 20 ～ 50mL/min。③肾衰竭期（尿毒症早期）：Ccr 10 ～ 19mL/min。④尿毒症晚期（肾衰终末期）：Ccr <10mL/min。

（3）指导治疗　Ccr 30 ～ 40mL/min，应限制蛋白摄入；Ccr < 30mL/min，噻嗪类利尿剂无效不宜应用；< 10mL/min，对袢利尿剂无效，应考虑透析。

3. 血清尿素氮测定

【概念】血尿素氮（blood urea nitrogen，BUN）是蛋白质代谢的最终产物。90% 的 BUN 经肾小球滤过而随尿排出，正常情况下 30% ～ 40% 被肾小管重吸收，肾小管有少量排泌，少量由肠道和皮肤丢失。当肾实质受损害时，GFR 降低，导致 BUN 升高。

【参考值】酶法：20 ～ 59 岁，男性 3.1 ～ 8.0mmol/L，女性 2.6 ～ 7.5mmol/L；60 ～ 79 岁，男性 3.6 ～ 9.5mmol/L，女性 3.1 ～ 8.8mmol/L。

【临床意义】BUN 是反映肾小球滤过功能的指标，但并不敏感，也不十分特异。

（1）肾脏疾病　肾小球滤过功能严重损害，BUN 持续升高。轻度肾功能受损时，BUN 可无变化，故 BUN 不是反映肾功能损害的早期指标。但血 BUN 增高的程度与尿毒症病情的严重性成正比，对尿毒症的诊断及预后有重要意义。

（2）肾前性因素　①肾血流量不足：引起少尿，尿素从尿液排出减少，BUN 增高，见于脱

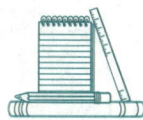

水、心功能不全、休克、水肿、腹水等疾病。②体内蛋白质分解过剩：见于急性传染病、脓毒血症、上消化道出血、大面积烧伤、大手术后和甲状腺功能亢进症等。

（3）肾后性因素 尿路结石、前列腺肥大、泌尿生殖系统肿瘤等可引起尿路梗阻，造成肾小管内高压，尿素逆行扩散入血液，BUN升高。

4. 肾小球滤过率测定

【参考值】总 GFR（100±20）mL/min。

【临床意义】

（1）GFR 与年龄、性别、体重有关。30 岁后每 10 年 GFR 就下降 10mL/（min·1.73m^2）。男性比女性的 GFR 高约 10mL/min。妊娠时 GFR 明显增加，第 3 个月增加 50%，产后降至正常。

（2）GFR 降低常见于急慢性肾衰竭、肾小球功能不全、肾动脉硬化、肾盂肾炎（晚期）、糖尿病（晚期）和高血压（晚期）、甲状腺功能减退症、肾上腺皮质功能不全、糖皮质激素缺乏。

（3）GFR 升高见于肢端肥大症和巨人症、糖尿病肾病早期。

（4）可同时观察左右肾位置、形态和大小，也可结合临床初步提示肾血管有无栓塞。

二、肾小管功能检测

（一）近端肾小管功能检测

1. 尿 β$_2$- 微球蛋白（β$_2$-MG）测定

【参考值】成人 < 0.3mg/L。

【临床意义】

（1）根据 β$_2$-MG 的肾排泄过程，尿 β$_2$-MG 增多较可敏感地反映近端肾小管重吸收功能受损，如肾小管间质性疾病、药物或毒物所致的早期肾小管损伤，以及肾移植后早期急性排斥反应。肾移植后均使用可抑制 β$_2$-MG 生成的免疫抑制剂，若仍出现尿 β$_2$-MG 增多，表明排斥反应未能有效控制。

（2）由于肾小管重吸收血 β$_2$-MG 的阈值为 5mg/L，超过阈值时，可出现非重吸收功能受损的大量尿 β$_2$-MG 排泄。因此，应同时检测血 β$_2$-MG，只有血 β$_2$-MG < 5mg/L 时，尿 β$_2$-MG 升高才反映肾小管损伤。

2. 尿 α$_1$- 微球蛋白（α$_1$-MG）测定

【参考值】成人尿 α$_1$-MG < 15mg/24h 尿；血清游离 α$_1$-MG 为 10 ～ 30mg/L。

【临床意义】

（1）近端肾小管功能损害 尿 α$_1$-MG 升高，是反映各种原因包括肾移植后排斥反应所致早期近端肾小管功能损伤的特异、敏感指标。与尿 β$_2$-MG 比较，尿 α$_1$-MG 不受恶性肿瘤影响，其酸性尿中不会出现假阴性，故更可靠。

（2）评估肾小球滤过功能 根据前述 α$_1$-MG 的排泄方式，血 α$_1$-MG 升高提示 GFR 降低所致的血潴留。其比血 Cr 和血 β$_2$-MG 检测更灵敏，在 Ccr < 100mL/min 时，血 α$_1$-MG 即出现升高。血清和尿中 α$_1$-MG 均升高，表明肾小球滤过功能和肾小管重吸收功能均受损。

（3）血 α$_1$-MG 降低见于严重肝实质病变，如重症肝炎、肝坏死等。

综上所述，在评估各种原因所致的肾小球和近端肾小管功能特别是早期损伤时，尿中 β$_2$-MG 和 α$_1$-MG 均是较理想的指标，尤以 α$_1$-MG 为佳，有取代 β$_2$-MG 的趋势。

（二）远端肾小管功能检测

1. 昼夜尿比密试验

【参考值】成人尿量 1000 ～ 2000mL/24h，夜尿量小于 750mL，昼尿量（晨 8 时至晚 8 时的

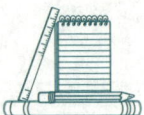

6 次尿量之和）和夜尿量比值一般为 3∶1 ～ 4∶1；夜尿或昼尿中至少 1 次尿比密大于 1.018，最高与最低尿比密差超过 0.009。

【临床意义】用于诊断各种疾病对远端肾小管稀释 - 浓缩功能的影响。

（1）夜尿＞ 750mL 或昼夜尿量比值降低，而尿比密及变化率仍正常，为浓缩功能受损的早期改变，可见于间质性肾炎、慢性肾小球肾炎、高血压肾病和痛风性肾病早期主要损害肾小管时。若同时伴有夜尿增多及尿比密无 1 次超过 1.018 或昼尿比密差值小于 0.009，提示上述疾病致肾的稀释 - 浓缩功能严重受损；若每次尿比密均固定在 1.010 ～ 1.012 的低值，称为等渗尿（与血浆比），表明肾只有滤过功能，而稀释 - 浓缩功能完全丧失。

（2）尿量少而比密增高，固定在 1.018 左右（差值＜ 0.009），多见于急性肾小球肾炎及其他影响减少 GFR 的情况，因此时原尿生成减少而稀释 - 浓缩功能相对正常所致。

（3）尿量明显增多（大于 4L/24h）而尿比密均低于 1.006，为尿崩症的典型表现。

无论用尿比密计算还是用折射仪检测，均可受尿中其他成分干扰。如尿中蛋白、糖、造影剂等晶体性、胶体性物质，可使尿比密计算法结果偏高；尿中糖、蛋白及温度可影响折射仪法测定尿比密。上述试验结果解释时，还应考虑气温的影响。夏季高温时大量出汗，可致尿量减少而比密升高，反之寒冷气候可产生相反的影响。

2. 3 小时尿比密试验

【参考值】成人 24 小时尿量为 1000 ～ 2000mL，昼尿量（晨 8 时至晚 8 时 4 次尿量之和）与夜尿量比值为 3∶1 ～ 4∶1。至少 1 次尿比密超过 1.020（多为夜尿），1 次低于 1.003。

【临床意义】3 小时尿比密试验及昼夜尿比密试验均用于诊断各种疾病对远端肾小管稀释 - 浓缩功能的影响，其中尤以昼夜尿比密试验应用较多。

3. 尿渗量（尿渗透压）测定

【参考值】禁饮后尿渗量为 600 ～ 1000mOsm/kg·H_2O，平均 800mOsm/kg·H_2O。血浆参量 275 ～ 305mOsm/kg·H_2O，平均 300mOsm/kg·H_2O。尿 / 血浆渗量比值为 3∶1 ～ 4.5∶1。

【临床意义】

（1）判断肾浓缩功能　禁饮尿渗量在 300mOsm/kg·H_2O 左右时，即与正常血浆渗量相等，称为等渗尿；若小于 300mOsm/kg·H_2O，称低渗尿。正常人禁水 8 小时后尿渗量＜ 600mOsm/kg H_2O，且尿 / 血浆渗量比值等于或小于 1，表明肾浓缩功能障碍。见于慢性肾盂肾炎、多囊肾、尿酸性肾病等慢性间质性病变，也可见于慢性肾炎后期，以及急、慢性肾衰竭累及肾小管和肾间质。

（2）鉴别肾前性与肾性少尿　肾前性少尿时，肾小管浓缩功能正常，故尿渗量较高，常大于 450mOsm/kg·H_2O。肾小管坏死致肾性少尿时，尿渗量降低，常小于 350mOsm/kg·H_2O。

三、血尿酸检测

【参考值】成人酶法血清（浆）尿酸浓度，男性 150 ～ 416μmol/L，女性 89 ～ 357μmol/L。

【临床意义】若能严格禁食含嘌呤丰富的食物 3 天，排除外源性尿酸干扰再采血，血尿酸水平改变较有意义。

（1）血尿酸浓度升高　①肾小球滤过功能损伤：其比血肌酐和血尿素氮检测在反映早期肾小球滤过功能损伤上敏感。②体内尿酸生成异常增多：常见于遗传性酶缺陷所致的原发性痛风，以及多种血液病、恶性肿瘤等因细胞大量破坏所致的继发性痛风。此外，亦见于长期使用利尿剂和抗结核药、慢性铅中毒和长期禁食者。

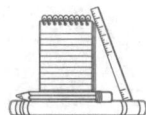

（2）血尿酸浓度降低　各种原因导致的肾小管重吸收尿酸功能损害及肝功能严重损害尿酸生成减少，如范科尼综合征、急性重型肝炎、肝豆状核变性等。此外，慢性镉中毒、使用磺胺类药及大剂量糖皮质激素，以及参与尿酸生成的黄嘌呤氧化酶缺陷等，可致血尿酸降低。

扫一扫，查阅
复习思考题答案

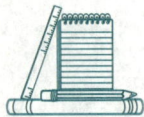

复习思考

1. 试述 BUN、Cr 和 Ccr 的临床意义。

2. 试述肾小管功能检测的指标。

模块十八　肝脏病常用的实验室检查

扫一扫，查阅本模块 PPT、视频等数字资源

【学习目标】

知识目标

1. 掌握肝脏病常用的实验室检查指标。

2. 熟悉肝功能各项指标的临床意义。

3. 了解肝脏疾病实验室检查项目的选择和应用。

能力目标

能够合理选择肝脏病常用的实验室检查项目，初步判断其检查结果的临床意义，为临床诊断和治疗提供依据。

素质目标

具备实事求是的工作作风和精益求精的工作态度，具备人际沟通能力和合作精神。

肝脏是人体最大的腺体，有双重血液供应，肝动脉血及门静脉血均进入肝血窦。肝脏功能强大，参与蛋白质、氨基酸、糖、脂类、维生素、胆红素、激素及凝血因子等的代谢，同时还有分泌、排泄及生物转化等功能。

项目一　肝脏病常用的实验室检查项目

肝功能检查是医院最常用的检查之一，有助于早期发现肝脏的急性损伤、诊断慢性肝脏疾患及评价肝功能状态。肝病的实验室检测包括蛋白质代谢检测、脂类代谢检测、胆红素代谢检测、血清酶检测及病毒性肝炎的检测等。

一、蛋白质代谢功能检测

肝脏是机体蛋白质代谢的主要器官，血清白蛋白、α_1 球蛋白、α_2 球蛋白及 β 球蛋白由肝细胞合成，而 γ 球蛋白由 B 淋巴细胞及浆细胞合成。当肝实质细胞受损尤其是慢性炎症时，可刺激单核吞噬细胞系统，使 γ 球蛋白的生成增加，故而测定血清蛋白可了解肝脏功能。

1. 血清总蛋白和白蛋白 / 球蛋白比值测定

【概念】血清总蛋白（serum total protein，STP）包括血清白蛋白（albumin，A）和球蛋白（globulin，G）。球蛋白又分为 α_1、α_2、β 及 γ 球蛋白。90％以上的 STP 和全部的血清白蛋白由肝脏合成，因此二者是反映肝功能的重要指标。当肝实质细胞受损而间质细胞增生时，浆细胞合成 γ 球蛋白增多，使白蛋白减少而球蛋白增多。

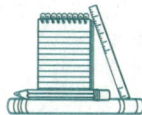

【参考值】 正常成人血清总蛋白：65 ～ 85g/L；血清白蛋白：40 ～ 55g/L；血清球蛋白：20 ～ 40g/L；A/G 比值：（1.2 ～ 2.4）：1。

血清总蛋白及白蛋白含量与性别无关，但与年龄有关。新生儿及婴幼儿稍低，60 岁以上约降低 2g/L。血清白蛋白占总蛋白量至少达 60%，血清球蛋白占总蛋白量不超过 40%。

【临床意义】

（1）STP 及 A 升高　血液浓缩，如严重脱水、休克、饮水量不足，还可见于肾上腺皮质功能减退等。

（2）STP 及 A 降低　STP < 60g/L 或 A < 25g/L，称为低蛋白血症。常见于：①摄入不足，如营养不良。②合成减少，如严重肝病。③丢失过多，如肾病综合征、蛋白丢失性肠病、严重烧伤，急性大失血等。④消耗增加，如各种慢性消耗性疾病（重症结核、甲状腺功能亢进症、恶性肿瘤等）。

（3）STP 及 G 升高　G > 35g/L，称为高球蛋白血症。常见于：①慢性肝病，如肝硬化、慢性酒精性肝病、自身免疫性肝病、慢性病毒性肝炎、原发性胆汁性肝硬化等。球蛋白增高程度与肝病的严重程度有关。②M 球蛋白血症，如多发性骨髓瘤、淋巴瘤等。③自身免疫性疾病，如系统性红斑狼疮、风湿热、类风湿关节炎等。④慢性感染性疾病：如结核病、疟疾、黑热病、麻风病及慢性血吸虫病等。

（4）G 降低　主要因合成减少。常见于：①生理性减少，如 3 岁以下的婴幼儿。②免疫功能抑制，如长期应用肾上腺皮质激素或免疫抑制剂的患者。③先天性低 γ 球蛋白血症。

（5）A/G 倒置　白蛋白降低和（或）球蛋白增高均可引起 A/G 降低，甚至倒置，见于严重肝功能损伤及 M 球蛋白血症，如中度及重度慢性持续性肝炎、肝硬化、原发性肝癌、多发性骨髓瘤等。

2. 血清蛋白电泳（SPE）

【概念】 血清蛋白通过醋酸纤维膜电泳，可分为 5 条经典区带，从阳极开始，依次为白蛋白、α_1 球蛋白、α_2 球蛋白、β 球蛋白及 γ 球蛋白。在碱性环境中，血清蛋白均带负电荷，在电场中向阳极泳动。分子量小、带负电荷多者向阳极泳动速度快；分子量大、带负电荷少者向阳极泳动速度慢。

【参考值】 由于各实验室采用的电泳条件不同，加之不同地区人群间可能存在生物学变异，参考区间存在差异，故各实验室应建立自己测定体系的参考区间。各组分具有不同的生物学功能，通过定量分析可为不同器官合成蛋白质情况提供重要信息。

【临床意义】

（1）肝脏疾病　①肝炎：病变较轻时，白蛋白可无变化；病情加重时白蛋白、α 及 β 球蛋白减少，γ 球蛋白增加。γ 球蛋白增加的程度与肝炎的严重程度平行。γ 球蛋白长时间持续上升，是急性肝炎转为慢性肝炎的先兆。②肝硬化：白蛋白中度或高度减少，α 及 β 球蛋白也有降低倾向，而 γ 球蛋白增加显著，典型者 β 和 γ 区带融合，出现 β-γ 桥。③肝癌：电泳结果类似于肝硬化，但 α_1、α_2 球蛋白可有增高，偶可在白蛋白与 α 球蛋白之间出现甲胎蛋白区带。

（2）M 球蛋白血症　多发性骨髓瘤时，白蛋白降低，γ 球蛋白显著升高。

（3）肾病综合征　白蛋白由于肾小球滤过膜通透性增高而降低，α_2 及 β 球蛋白由于成分是脂蛋白而升高，γ 球蛋白不变或相对降低。

3. 血氨测定

【概念】 正常人血液中有很少量的游离氨。体内氨主要源于氨基酸的脱氨基作用。80% ～

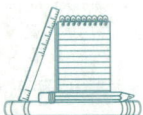

90%的氨主要在肝中合成尿素而解毒，故氨在肝脏中形成尿素是维持血氨正常的关键。当肝脏功能严重受损时血氨升高，而氨对中枢神经系统有高度毒性，易致肝性脑病。

【参考值】18 ～ 72μmol/L。

【临床意义】

（1）血氨升高　①生理性升高：见于高蛋白饮食或剧烈运动后。②病理性升高：主要见于严重肝病，如重型肝炎、肝硬化、肝癌等。血氨升高是诊断肝性脑病的依据之一。此外，上消化道大出血时，因肠道内含氮物质剧增，血氨亦可升高。

（2）血氨降低　见于低蛋白饮食及贫血等。

二、脂类代谢功能检测

血清脂类包括胆固醇、胆固醇酯、磷脂、甘油三酯及游离脂肪酸。肝脏除合成胆固醇、脂肪酸等脂类外，还能利用食物中脂类及由脂肪组织而来的游离脂肪酸，合成甘油三酯及磷脂等，并能合成极低密度脂蛋白、初生态高密度脂蛋白及酰基转移酶等；血液中的胆固醇及磷脂也主要来源于肝脏。当肝细胞损伤时，脂肪代谢发生异常，因此测定血浆脂蛋白及脂类成分，尤其是胆固醇及胆固醇酯的改变，是评价肝脏对脂类代谢功能的重要手段。在胆道阻塞时，患者血浆中出现异常大颗粒脂蛋白，称为阻塞性脂蛋白 X（Lipoprotein X，LP-X），同时血液中胆固醇及磷脂含量增高。在严重肝病时，因肝细胞对酰基转移酶的合成和分泌功能降低，使血液中胆固醇及其他脂类减少。当肝脏合成磷脂发生障碍时，会造成脂肪运输障碍而导致肝细胞内脂肪沉积，形成脂肪肝。

1. 血清胆固醇和胆固醇酯测定　内源性胆固醇（cholesterol）80% 由肝脏合成，血浆中卵磷脂 – 胆固醇酰基转移酶（lecithin–cholesterol acyltransferase，LCAT）全部由肝脏合成。在 LCAT 作用下，卵磷脂的脂肪酰基转移到胆固醇羟基上，生成胆固醇酯（cholesterol ester）。当肝细胞损伤时，胆固醇及 LCAT 合成减少，而 LCAT 的减少或缺乏导致胆固醇酯的含量减少。

【参考值】总胆固醇2.9 ～ 6.0mmol/L；胆固醇酯 2.34 ～ 3.38mmol/L；胆固醇酯：游离胆固醇 = 3 : 1。

【临床意义】

（1）肝细胞受损时，LCAT 合成减少，胆固醇酯化障碍，血中胆固醇酯减少；在肝细胞严重损害，如肝硬化、暴发性肝功能衰竭时，血中总胆固醇也降低。

（2）胆汁淤积时，由于胆汁排出受阻而反流入血，血中出现阻塞性脂蛋白 X，同时肝合成胆固醇能力增加，血中总胆固醇增加，其中以游离胆固醇增加为主。胆固醇酯与游离胆固醇比值降低。

（3）营养不良及甲状腺功能亢进症患者血中总胆固醇减少。

2. 阻塞性脂蛋白 X 测定

【原理】当胆道阻塞出现胆汁淤积时，由于胆汁排泄受阻，胆汁逆流入血，血中出现大颗粒脂蛋白，称为阻塞性脂蛋白 X（Lipoprotein X，LP-X）。它是一种异常的低密度脂蛋白。

【参考值】阴性。

【临床意义】

（1）胆汁淤积性黄疸的诊断　血清 LP-X 阳性有助于胆汁淤积性黄疸的诊断。

（2）肝内、外阻塞的鉴别诊断　血清 LP-X 的定量与胆汁淤积程度相关，肝外阻塞比肝内阻塞引起的胆汁淤积程度严重，一般认为其含量超过 2000mg/L 时提示肝外胆道阻塞。

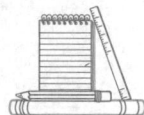

三、胆红素代谢检查

胆红素是血液循环中衰老红细胞在肝、脾及骨髓的单核吞噬细胞系统中分解和破坏的产物。红细胞破坏释放出血红蛋白，然后代谢生成游离珠蛋白和血红素。血红素（亚铁原卟啉）经微粒体血红素氧化酶的作用，生成胆绿素，进一步被催化还原为胆红素。正常人由红细胞破坏生成的胆红素占总胆红素的80%～85%，其余15%～20%来自含有亚铁血红素的非血红蛋白物质（如肌红蛋白、过氧化氢酶及细胞色素酶），以及骨髓中的无效造血血红蛋白，这种胆红素称为旁路胆红素。以上新形成的胆红素均为游离胆红素（free bilirubin），在血液中与清蛋白结合形成的复合体，称为非结合胆红素（unconjugated bilirubin，UCB）。非结合胆红素不能自由透过各种生物膜，故不能从肾小球滤过。以清蛋白为载体的非结合胆红素随血流进入肝脏，在窦状隙与清蛋白分离后，迅速被肝细胞摄取，在肝细胞内和Y、Z载体蛋白（主要是Y蛋白，又称配体结合蛋白）结合，并被运送到肝细胞的光面内质网（SER）内，在此胆红素与配体结合蛋白分离，在葡萄糖醛酸转移酶的作用下与胆红素尿苷二磷酸葡萄糖醛酸作用，形成单葡萄糖醛酸胆红素和双葡萄糖醛酸胆红素，即结合胆红素（conjugated bilirubin，CB）。结合胆红素被转运到与胆小管相连的肝窦状隙的肝细胞膜表面，直接被排入胆小管，而非结合胆红素不能穿过肝细胞膜。一旦胆红素进入胆小管，便随胆汁排入肠道，在肠道细菌的作用下进行水解、还原反应，脱去葡萄糖醛酸并加氢，生成尿胆原（urobilinogen）和尿胆素（urobilin），大部分随粪便排出。约20%的尿胆原被肠道重吸收，经门静脉入肝，重新转变为结合胆红素，再随胆汁排入肠腔，从而形成胆红素的肠肝循环。在肠肝循环过程中，仅有极少量尿胆原可进入体循环，从尿中排出。

红细胞破坏过多（溶血性贫血）、肝细胞对胆红素转运缺陷（Gilbert综合征）、结合缺陷（Crigler-Najjar综合征）、排泄障碍（Dubin-Johnson综合征）及胆道阻塞（各型肝炎、胆管炎症等）均可引起胆红素代谢障碍。临床上通过检测血清总胆红素、结合胆红素、非结合胆红素、尿内胆红素及尿胆原等，以诊断有无溶血及判断肝、胆道系统在胆色素代谢中的功能状态。

1. 血清总胆红素测定　血清中胆红素与偶氮染料发生重氮化反应有快相与慢相两期，前者为可溶性结合胆红素，后者为不溶解的非结合胆红素。应用Jendrassik-Grof法，使用茶碱和甲醇作为溶剂，以保证血清中结合与非结合胆红素完全被溶解，并与重氮盐试剂起快速反应，即为血清中的总胆红素（serum total bilirubin，STB）。

【参考值】　新生儿0～1天34～103μmol/L；1～2天103～171μmol/L；3～5天68～137μmol/L。成人3.4～17.1μmol/L。

【临床意义】

（1）判断有无黄疸、黄疸程度及演变过程　当STB＞17.1μmol/L但＜34.2μmol/L时，为隐性黄疸或亚临床黄疸；34.2～171μmol/L为轻度黄疸；171～342μmol/L为中度黄疸；＞342μmol/L为重度黄疸。在病程中检测可以判断疗效和指导治疗。

（2）根据黄疸程度推断黄疸病因　溶血性黄疸通常STB低于85.5μmol/L，肝细胞黄疸为17.1～171μmol/L，不完全梗阻性黄疸为171～265μmol/L，完全梗阻性黄疸通常大于342μmol/L。

（3）根据总胆红素、结合及非结合胆红素增高程度判断黄疸类型　若总胆红素增高伴非结合胆红素明显增高提示为溶血性黄疸，总胆红素增高伴结合胆红素明显升高为梗阻性黄疸，三者均增高为肝细胞性黄疸。

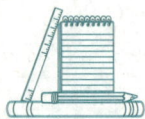

2. 血清结合胆红素与非结合胆红素测定　血清中不加溶解剂，当血清与重氮盐试剂混合后快速发生颜色改变，在 1 分钟时测得的胆红素即为结合胆红素（CB）。总胆红素减去结合胆红素即为非结合胆红素（UCB）。

【参考值】结合胆红素：0 ～ 6.8μmol/L；非结合胆红素：1.7 ～ 10.2μmol/L。

【临床意义】根据结合胆红素与总胆红素比值，可协助鉴别黄疸类型，如比值低于 20% 提示为溶血性黄疸；比值为 20%～ 50% 常为肝细胞性黄疸；比值大于 50% 为梗阻性黄疸。结合胆红素测定可能有助于某些肝胆疾病的早期诊断。肝炎的黄疸前期、无黄疸型肝炎、失代偿期肝硬化、肝癌等，30%～ 50% 患者表现为 CB 增加，而 STB 正常。

3. 尿胆红素测定　非结合胆红素不能透过肾小球屏障，因此不能在尿中出现；而结合胆红素为水溶性，能够透过肾小球基底膜而在尿中出现。正常成年人尿中含有微量胆红素，大约为 3.4μmol/L，通常的检验方法不能被发现。当血中结合胆红素浓度超过肾阈值（34mmol/L）时，结合胆红素可自尿中排出。采用加氧法检查，胆红素被氧化为胆绿素而使尿呈绿色；若用重氮反应法检查，胆红素转化为重氮胆红素，尿呈紫色。

【参考值】阴性。

【临床意义】尿胆红素试验阳性提示血中结合胆红素增高，见于：①胆汁排泄受阻：肝外胆管阻塞，如胆石症、胆管肿瘤、胰头癌等；肝内小胆管压力升高，如门静脉周围炎症、纤维化，或肝细胞肿胀等。②肝细胞损害：病毒性肝炎、药物或中毒性肝炎、酒精性肝炎。③黄疸的鉴别诊断：肝细胞性及梗阻性黄疸尿胆红素阳性，而溶血性黄疸则为阴性。先天性黄疸中 Dubin-Johnson 综合征和 Rotor 综合征尿胆红素阳性，而 Gilbert 综合征和 Crigler-Najjar 综合征则为阴性。④碱中毒：胆红素分泌增加，可出现尿胆红素试验阳性。

4. 尿中尿胆原测定　在胆红素肠肝循环过程中，仅有极少量尿胆原进入血液循环而从肾脏排出。尿中尿胆原为无色不稳定物质，可与苯甲醛发生醛化反应，生成紫红色化合物，从而可进行定性和定量检查。

【参考值】定量：0.84 ～ 4.2μmol/（L·24h）；定性：阴性或弱阳性。

【临床意义】尿内尿胆原在生理情况下仅有微量，但受进食和尿液酸碱度的影响。在餐后或碱性尿中，由于肾小管对尿胆原重吸收减少和肠道尿胆原生成增加，故尿中尿胆原稍增加；相反，在酸性尿中则减少。若晨尿稀释 4 倍以上仍呈阳性，则为尿胆原增多。

（1）尿胆原增多　①肝细胞受损，如病毒性肝炎、药物或中毒性肝损害及某些门脉性肝硬化。②循环中红细胞破坏增加及红细胞前体细胞在骨髓内破坏增加，如溶血性贫血及巨幼细胞贫血。③内出血时由于胆红素生成增加，尿胆原排出随之增加。④充血性心力衰竭伴肝淤血时，影响胆汁中尿胆原转运及再分泌，进入血中的尿胆原增加。⑤其他，如肠梗阻、顽固性便秘，使肠道对尿胆原的重吸收增加，使尿中尿胆原排出增加。

（2）尿胆原减少或缺如　①胆道梗阻，如胆石症、胆管肿瘤、胰头癌、Vater 壶腹癌等，完全梗阻时尿胆原缺如，不完全梗阻时则减少，同时伴有尿胆红素增加。②新生儿及长期服用广谱抗生素时，由于肠道细菌缺乏或受到药物抑制，使尿胆原生成减少。

临床通过血中结合胆红素、非结合胆红素测定及尿内尿胆红素、尿胆原的检查对黄疸诊断与鉴别诊断有重要价值。

四、血清酶检查

肝脏含有丰富的酶，通常包括以下几类：①存在于肝细胞内的酶：当肝细胞损伤时释放入

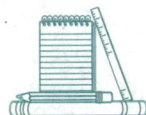

血，使血清中酶活性升高，如丙氨酸氨基转移酶、天门冬氨酸氨基转移酶、乳酸脱氢酶、醛缩酶等。②由肝细胞合成的酶：肝病时，血清中酶活性降低，如凝血酶。③经胆道排泄的酶：胆道阻塞时，血清中酶活性升高，如碱性磷酸酶、γ- 谷氨酰转移酶等。

1. 血清氨基转移酶（aminotransferase）

【概念】　氨基转移酶是一组催化氨基酸与 α- 酮酸之间的氨基转移反应的酶类，又称转氨酶。用于肝功能检查的主要是丙氨酸氨基转移酶（alanine aminotransferase，ALT）和天门冬氨酸氨基转移酶（aspartate aminotransferase，AST）。ALT 催化 L- 丙氨酸与 α- 酮戊二酸之间的氨基转移反应；AST 催化 L- 天门冬氨酸与 α- 酮戊二酸之间的氨基转移反应。ALT 主要分布在肝脏，其次是骨骼肌、肾脏、心肌等组织中；AST 主要分布在心肌，其次是肝脏、骨骼肌和肾脏等组织中。在肝细胞中，ALT 主要存在于线粒体外，而 AST（约 80%）主要存在于线粒体内。正常时血清 ALT 与 AST 的含量很低，但当肝细胞受损时，肝细胞膜通透性增加，胞浆内 ALT 与 AST 释放入血，致使血清 ALT 与 AST 活性升高。

【参考值】　速率法（37℃）：ALT 男性 9 ～ 50U/L，女性 7 ～ 40U/L；ALT（含 5′- 磷酸吡哆醛）男性 9 ～ 60U/L，女性 7 ～ 45U/L。

AST 男性 15 ～ 40U/L，女性 13 ～ 35U/L；AST（含 5-′磷酸吡哆醛）男性 15 ～ 45U/L，女性 13 ～ 40U/L。

【临床意义】

（1）转氨酶升高　①急性病毒性肝炎：ALT 与 AST 均显著升高，可达正常上限的 20 ～ 50 倍，甚至 100 倍。ALT 升高更明显。通常 ALT > 300U/L、AST > 200U/L，AST/ALT < 1，是诊断急性病毒性肝炎重要的指标。转氨酶在肝炎病毒感染后 1 ～ 2 周达高峰，3 ～ 5 周逐渐下降，AST/ALT 比值逐渐恢复正常。若转氨酶活性在急性肝炎恢复期不能降至正常或再上升、AST/ALT 比值有升高倾向提示急性病毒性肝炎转为慢性。急性重症肝炎时，病程初期转氨酶升高，AST 升高显著；若病情恶化，黄疸加重，酶活性反而降低，称为"胆酶分离"，提示肝细胞严重坏死，预后不良。②慢性病毒性肝炎：ALT 与 AST 正常或轻度升高，AST/ALT < 1；若 AST 升高较 ALT 显著，即 AST/ALT > 1，提示慢性肝炎可能进入活动期。③脂肪肝、肝癌、酒精性肝病：ALT 与 AST 正常或轻度升高，AST/ALT > 1，其中肝癌时 AST/ALT ≥ 3。④急性心肌梗死：AST 升高，4 ～ 5 天后恢复，若再次升高提示梗死范围扩大或有新的梗死发生。⑥其他：骨骼肌疾病（皮肤炎、进行性肌萎缩）、肺梗死、肾梗死、胰腺炎、休克及传染性单核细胞增多症等，转氨酶可轻度升高。

（2）AST/ALT 比值　可反映肝细胞损伤程度。肝细胞中度损伤时，ALT 漏出率远大于 AST，且 ALT 血浆半衰期大于 AST，故 ALT 反映肝细胞损伤的灵敏度较 AST 为高；肝细胞严重损伤时，线粒体膜亦损伤，线粒体内 AST 释放，血清中 AST/ALT 比值升高。

2. 碱性磷酸酶（alkaline phosphatase，ALP）

【概念】ALP 是能在碱性环境中水解磷酸酯产生磷酸的非特异性酶类。ALP 主要分布在肝脏、骨骼、肾、小肠及胎盘中。血清 ALP 主要源于肝脏和成骨细胞。ALP 经胆汁排入小肠。ALP 的测定常作为肝脏疾病的检查指标之一，在胆道阻塞时 ALP 排泄减少，亦可引起血清中 ALP 升高。

【参考值】　速率法（37℃）：男性 1 ～ 12 岁，< 500U/L；20 ～ 79 岁，45 ～ 125U/L。女性 1 ～ 12 岁，< 500U/L；20 ～ 49 岁，35 ～ 100U/L；50 ～ 79 岁，50 ～ 135U/L。

【临床意义】

（1）生理性增加　见于儿童及妊娠中晚期妇女。

（2）病理性增加　①胆道阻塞：各种胆管阻塞性疾病（胰头癌、胆道结石等）时，ALP 明

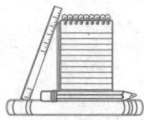

显升高，且与血清胆红素升高相平行。②肝脏疾病：如肝炎、肝硬化及肝癌等 ALP 轻度升高。③骨骼疾病：如纤维性骨炎、佝偻病、骨软化症、成骨细胞瘤及骨折愈合期等。

（3）黄疸的鉴别　梗阻性黄疸时，转氨酶轻度升高，而 ALP 与胆红素显著升高；肝细胞性黄疸时，胆红素中等程度升高，ALP 正常或稍高，而转氨酶显著升高。肝内局限性胆道阻塞（如原发性肝癌、转移性肝癌、肝脓肿等），ALP 明显增高，ALT 无明显升高，血清胆红素大多正常。

3. γ- 谷氨酰转移酶（γ-glutamyl transferase，γ-GT）

【概念】γ-GT 是催化谷胱甘肽上 γ- 谷氨酰基转移到另一个肽或另一个氨基酸上的酶。γ-GT 主要存在于细胞膜和微粒体上，参与谷胱甘肽的代谢。γ-GT 存在于血清及除肌肉以外的所有细胞中。但血清中的 γ-GT 主要来自肝胆系统。当肝内合成亢进或胆汁排出受阻时，血清 γ-GT 增高。

【参考值】速率法（37℃）：男性 10～60U/L；女性 7～45U/L。

【临床意义】γ-GT 升高主要见于各种肝胆疾病。

（1）肝癌　由于肝癌细胞合成，使 γ-GT 明显升高。在甲胎蛋白（AFP）阴性的肝癌中，γ-GT 阳性率可达 86.4%，故 γ-GT 与 AFP 联合检测有利于肝癌的诊断。

（2）胆道阻塞　由于胆汁排出受阻，使 γ-GT 明显升高，并与 ALP、胆红素变化一致。见于原发性胆汁性肝硬化、硬化性胆管炎等。

（3）酒精性肝炎　酗酒及酒精性肝炎患者 γ-GT 升高，戒酒后下降。

（4）肝炎、肝硬化　若 γ-GT 持续升高，提示病变活动或病情恶化。

（5）其他疾病　如脂肪肝、胰腺炎、胰腺肿瘤、前列腺肿瘤等 γ-GT 亦可轻度升高。

五、病毒性肝炎检测

1. 甲型肝炎病毒（hepatitis A virus，HAV）检测　HAV 为直径 27～32nm 的 RNA 病毒。机体感染 HAV 后，可产生抗 HAV 的 IgM、IgG 和 IgA 等抗体。抗 -HAV IgM 是临床常规检查项目。

【参考值】抗 -HAV IgM、抗 -HAV IgA 和抗 -HAV IgG 均为阴性

【临床意义】

（1）抗 -HAV IgM　是甲型肝炎重要的早期诊断指标和现症感染指标。抗 -HAV IgM 一般在感染 HAV 后 1 周即可产生；感染后 2 周的阳性率为 100%；感染后 3 个月内可维持较高滴度；感染后 6 个月逐渐消失。

（2）抗 -HAV IgA　甲型肝炎早期和急性期，粪便中测得抗 -HAV IgA 呈阳性反应，是早期诊断甲型肝炎的指标之一。

（3）抗 -HAV IgG　是甲型肝炎的既往感染指标和流行病学调查指标。抗 -HAV IgG 一般在感染 HAV 后 3 周产生，可长期存在，是获得免疫力的标志。

2. 乙型肝炎病毒（hepatitis B virus，HBV）检测　HBV 是直径 42nm 的球形嗜肝 DNA 病毒，是乙型肝炎的病原体，具有双层衣壳。外衣壳含有表面抗原 HBsAg、前 S_1 及前 S_2 抗原；内衣壳含有核心抗原 HBcAg，并含有可溶性抗原 HBeAg。HBV 核心内含 DNA 和 DNA 聚合酶。

（1）乙型肝炎病毒表面抗原（hepatitis B virus surface antigen，HBsAg）

【参考值】阴性。

【临床意义】HBsAg 阳性见于：①急性乙型肝炎潜伏期，在发病时达高峰，若发病后 3 个月不转阴，则易发展成慢性乙型肝炎或肝硬化。②乙肝病毒携带者 HBsAg 也呈阳性。③HBsAg 是 HBV 的外壳，不含 DNA，故 HBsAg 本身不具传染性，但因其常与 HBV 同时存在，故常被

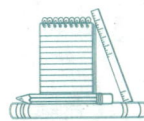

用来作为传染性标志之一。

（2）乙型肝炎病毒表面抗体（hepatitis B virus surface antibody，抗 –HBs）

【参考值】阴性。

【临床意义】抗 –HBs 是保护性抗体，可阻止 HBV 穿过细胞膜进入新的肝细胞。抗 –HBs 阳性提示机体对 HBV 有一定程度的免疫力。抗 –HBs 一般在发病后 3 ～ 6 个月才出现，可持续多年。注射过乙型肝炎疫苗，抗 –HBs 可呈阳性。

（3）乙型肝炎病毒 e 抗原（hepatitis B virus e antigen，HBeAg）

【参考值】阴性。

【临床意义】HBeAg 阳性表明 HBV 复制活跃，乙型肝炎处于活动期，肝脏进行性损害，有高度传染性。孕妇 HBeAg 阳性可引起垂直传播，致 90% 以上的新生儿呈 HBeAg 阳性。HBeAg 持续阳性，表明肝细胞损害较重，且可转为慢性乙型肝炎或肝硬化。

（4）乙型肝炎病毒 e 抗体（hepatitis B virus e antibody，抗 –HBe）

【参考值】阴性。

【临床意义】抗 –HBe 阳性表明 HBV 复制减少，传染性减弱，病情相对稳定，可见于慢性乙型肝炎、肝硬化、肝癌；乙型肝炎急性期即出现抗 –HBe 阳性者，易进展为慢性乙型肝炎；慢性活动性肝炎出现抗 –HBe 阳性者，可进展为肝硬化；HBeAg 与抗 –HBe 均呈阳性，且 ALT 升高时可进展为原发性肝癌。

（5）乙型肝炎病毒核心抗体（hepatitis B virus core antibody，抗 –HBc）

【参考值】阴性。

【临床意义】抗 –HBc 可分为 IgM、IgG 和 IgA 三型。目前常检测抗 –HBc 总抗体，也可分别检测抗 –HBc 的 IgM、IgG 或 IgA。抗 –HBc 总抗体主要反映的是抗 –HBc IgG。抗 –HBc 比 HBsAg 更敏感，可作为 HBsAg 阴性的 HBV 感染的敏感指标。在 HBsAg 携带者中多为阳性，在 HBsAg 阴性者中仍有 6% 左右的阳性率。此外，抗 –HBc 检测也可用作乙型肝炎疫苗和血液制品的安全性鉴定和献血员的筛选。抗 –HBc IgG 对机体无保护作用，其阳性可持续数十年甚至终身。

乙型肝炎病毒核心抗原（hepatitis B virus core antigen，HBcAg）通常不易在血清中检测到。因此，传统乙型肝炎病毒标志物检测常为五项联合检测，俗称"乙肝两对半检测"，包括 HBsAg、抗 –HBs、HBeAg、抗 –HBe、抗 –HBc。HBsAg、HBeAg 及抗 –HBc 三者阳性，俗称"大三阳"，提示 HBV 复制活跃，传染性强。HBsAg、抗 –HBe、抗 –HBc 三者阳性，俗称"小三阳"，提示 HBV 复制减弱，传染性降低。

（6）HBV–DNA

【参考值】定性：阴性；定量（实时荧光定量 PCR 法）：< 100U/mL。

【临床意义】HBV–DNA 阳性即可诊断乙型肝炎，提示 HBV 复制及有传染性。抗病毒治疗时需监测 HBV–DNA，作为疗效判断依据及药物选择及调整的依据。还可用于监测应用 HBsAg 疫苗后垂直传播的阻断效果，若 HBV–DNA 阳性表明疫苗阻断效果不佳。

3. 丙型肝炎病毒（hepatitis C virus，HCV）检测　HCV 为直径 30 ～ 60nm 的 RNA 病毒，可通过体液和母婴传播。但 HCV 主要通过输血感染，占输血后肝炎的 80% ～ 90%。丙型肝炎虽较乙型肝炎轻，但更易转变为慢性。

（1）抗 –HCV 抗体

【参考值】均为阴性。

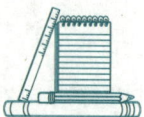

【临床意义】①抗 –HCV IgM 是丙型肝炎的早期诊断指标（最早于发病第 1 天即可检测到），也是病毒活动性、传染性的指标。抗 –HCV IgM 持续阳性易转为慢性丙型肝炎。②抗 –HCV IgG 是机体既往感染 HCV 的标志，阳性表明已有 HCV 感染。输血后肝炎有 80%～ 90% 的患者抗 –HCV IgG 阳性。

（2）HCV–RNA

【参考值】定性（斑点杂交法）：阴性；RT–PCR 定量：< 50U/mL。

【临床意义】HCV–RNA 阳性提示 HCV 复制活跃，传染性强，治愈后很快消失。

4. 丁型肝炎病毒（hepatitis D virus，HDV）检测　HDV 是直径为 35 ～ 37nm，须借助 HBV 外壳才能复制的缺陷性 RNA 病毒，故 HDV 只有在和 HBV 共存的情况下才能感染患者。HDV 的标志物包括 HDVAg、抗 –HDV IgG 和抗 –HDV IgM 及 HDV–RNA。

【参考值】均为阴性。

【临床意义】① HDVAg 阳性提示 HBV 感染。HDVAg 与 HBsAg 同时阳性，表示 HBV 与 HDV 同时感染，易发展为慢性或重型肝炎。②抗 –HDV IgG 只能在 HBsAg 阳性的血清中检测到，是诊断丁型肝炎的可靠指标，且可以持续多年。③抗 –HDV IgM 是丁型肝炎的早期诊断指标。④ HDV–RNA 是确诊丁型肝炎的特异指标。

5. 戊型肝炎病毒（hepatitis E virus，HEV）检测　HEV 是直径为 27 ～ 38nm 的球形 RNA 病毒，主要通过粪 – 口途径传播。临床常用的 HEV 标志物主要是抗 –HEV IgM 和抗 –HEV IgG 及 HEV–RNA。

【参考值】均为阴性。

【临床意义】抗 –HEV IgM 是 HEV 的早期诊断指标和现症感染指标；抗 –HEV IgG 是 HEV 的既往感染指标。患者血清、胆汁及粪便中 HEV–RNA 阳性可诊断急性戊型肝炎。

项目二　肝脏病实验室检查项目的选择和应用

肝脏是人体重要器官之一，具有多种多样的物质代谢功能。由于肝脏功能复杂，再生和代偿能力很强，因此根据某一代谢功能所设计的检查方法，只能反映肝功能的一个侧面，且往往需到肝脏损害至相当严重的程度时才能反映出来，因而肝功能检查正常也不能排除肝脏病变。血清酶学指标的测定虽然在反映肝细胞损伤及坏死时敏感性很高，但均缺乏特异性。另外，当肝功能检查异常时，也要注意有无肝外影响因素。目前，尚无一种理想的肝功能检查方法能够完整和特异地反映肝脏功能全貌。在临床工作中，临床医生必须具有科学的临床思维，合理选择肝脏功能检查项目，并从检验结果中正确判断肝脏功能状况，必要时可选择肝脏影像学、血清肝炎病毒标志物及肝癌标志物等检测技术，并结合患者临床的症状和体征，从而对其肝脏功能做出正确而全面的评价。肝脏疾病检查项目的选择原则如下。

1. 健康体格检查时　可选择 ALT、AST、γ–GT、A/G 比值及肝炎病毒标志物。必要时可增加 ALP、STP 及血清蛋白电泳。

2. 怀疑为无黄疸性肝病时　对急性患者可查 ALT、胆汁酸、尿内尿胆原及肝炎病毒标志物。对慢性患者加查 AST、ALP、γ–GT、STP、A/G 比值及血清蛋白电泳。

3. 对黄疸患者的诊断与鉴别诊断时　应查 STB、CB、尿内尿胆原与尿胆素、ALP、γ–GT、

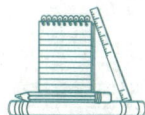

LP-X、胆汁酸。

4. 怀疑为原发性肝癌时 除检查一般肝功能（如 ALT、AST、STB、CB）外，应进一步检查 AFP、γ-GT 及其同工酶、ALP 及其同工酶。

5. 怀疑为肝脏纤维化或肝硬化时 ALT、AST、STB、A/G 比值、血清蛋白电泳、ICGR 为筛检检查，此外应查 MAO、PH 及 P Ⅲ P 等。

6. 疗效判断及病情随访 急性肝炎可查 ALT、AST、前白蛋白、STB、CB、尿内尿胆原及尿胆素。慢性肝病可观察 ALT、AST、STB、CB、PT、血清总蛋白、A/G 比值及血清蛋白电泳等，必要时查 MAO、PH、P Ⅲ P。原发性肝癌应随访 AFP、γ-GT、ALP 及其同工酶等。

复习思考

1. 试述肝脏病常用的实验室检查指标。

2. 试述转氨酶和肝炎标志物检测的临床意义。

扫一扫，查阅
复习思考题答案

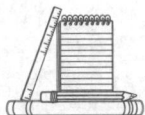

模块十九　临床常用生化检查

【学习目标】

知识目标

1. 掌握常用生化检查的项目及其临床意义。

2. 熟悉常用生化检查的参考值。

3. 了解各项检查的方法。

能力目标

能够合理选择使用临床常用生化检查项目，初步判断其检查结果的临床意义，为临床诊断和治疗提供依据。

素质目标

养成实事求是的工作作风和精益求精的工作态度，具备人际沟通能力和合作精神。

项目一　血糖及其代谢产物检测

一、空腹血糖检测

血液中的葡萄糖简称血糖。正常情况下，血糖的浓度在肝脏、胰岛素、内分泌激素和神经因素的调节下，空腹血糖（fasting blood glucose，FBG）基本保持稳定。FBG 是诊断糖代谢紊乱最常用和最重要的指标。

【参考值】成人空腹血浆（清）葡萄糖 3.9 ～ 6.1mmol/L。

【临床意义】

（1）FBG 增高　FBG 增高而又未达到糖尿病的诊断标准时，称为空腹血糖受损（impaired fasting glucose，IFG）；FBG 超过 7.0mmol/L 时称为高血糖症（hyperglycemia）。根据 FBG 水平将高血糖症分为 3 度：7.0 < FBG ≤ 8.4mmol/L 为轻度增高；8.4 < FBG ≤ 10.1mmol/L 为中度增高；FBG > 10.1mmol/L 为重度增高。当 FBG 超过 9mmol/L 时尿糖即可呈阳性。生理性增高见于高糖饮食、剧烈运动后、情绪紧张等；病理性增高见于各型糖尿病、甲状腺功能亢进症、肾上腺皮质功能亢进、心肌梗死、胰腺炎、药物影响（使用噻嗪类利尿剂、泼尼松、避孕药），其中以糖尿病最为常见。

（2）FBG 降低　对非糖尿病人群，当 FBG 低于 2.8mmol/L 时称为低血糖症（hypoglycemia）；对接受药物治疗的糖尿病患者，FBG 低于 3.9mmol/L 时为低血糖。《中国 2 型糖尿病防治指南（2020 年版）》将低血糖进行分级。1 级低血糖：血糖 < 3.9mmol/L 且 ≥ 3.0mmol/L；2 级低血

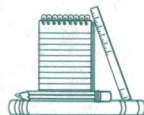

糖：血糖＜3.0mmol/L；3级低血糖：没有特定血糖界限，伴有意识和（或）躯体改变的严重事件，需要他人帮助的低血糖。生理性降低见于饥饿、长期剧烈运动、妊娠期等；病理性降低见于胰岛细胞瘤或腺癌、胰岛素注射过量、肾上腺皮质功能减退、药物影响（使用降糖药、磺胺类药）、特发性低血糖等。

二、口服葡萄糖耐量试验

口服葡萄糖耐量试验（oral glucose tolerance test，OGTT）是检查人体糖代谢调节功能的一种方法。正常人口服或注射一定量的葡萄糖后血糖会暂时升高，促使胰岛素分泌增加，使血糖在较短的时间内降至空腹水平，称为耐糖现象。当糖代谢紊乱时，口服一定量的葡萄糖后血糖急剧升高或升高不明显，但短时间内不能降到空腹水平（或原来水平），称为糖耐量受损（impaired glucose tolerance，IGT）或降低。这一指标较血糖测定对诊断糖代谢异常更为敏感。

【OGTT 适应证】

（1）无糖尿病症状，随机血糖或 FBG 异常，以及有一过性或持续性糖尿者。

（2）无糖尿病症状，但有明显的糖尿病家族史。

（3）有糖尿病症状，但 FBG 未达到诊断标准者。

（4）妊娠期、甲状腺功能亢进症、肝脏疾病时出现糖尿者。

（5）分娩巨大胎儿或有巨大胎儿分娩史的妇女。

（6）原因不明的肾脏疾病或视网膜病变。

【方法】将 75g 葡萄糖溶于 200～300mL 温开水中，嘱患者一次饮完。在之前及之后 0.5、1、2 及 3 小时各抽取静脉血 2mL、尿标本共 5 次。

【参考值】空腹血糖 3.9～6.1mmol/L；口服葡萄糖后 0.5～1 小时，血糖达高峰（一般为 7.8～9.0mmol/L，峰值＜11.1mmol/L）；2 小时血糖＜7.8 mmol/L；3 小时后降至空腹水平。尿糖均为阴性。

【临床意义】

（1）诊断糖尿病　临床上有以下条件者，即可诊断糖尿病：①具有糖尿病症状，空腹血糖≥7.0mmol/L。②OGTT 2 小时血糖≥11.1mmol/L。③具有临床症状，随机血糖≥11.1mmol/L。临床症状不典型者，需要另一天重复检测确诊，但一般不主张做第 3 次 OGTT。

（2）判断糖耐量受损（IGT）　空腹血糖＜7.0mmol/L，2 小时血糖为 7.8～11.1mmol/L，且血糖到达高峰时间延长至 1 小时后，血糖恢复正常的时间延长至 2～3 小时以后，判断为 IGT。常见于 2 型糖尿病、肢端肥大症、甲状腺功能亢进症等。

（3）鉴别低血糖　①功能性低血糖：空腹血糖正常，口服葡萄糖后出现高峰时间及峰值均正常，但 2～3 小时后出现低血糖，见于特发性低血糖症。②肝源性低血糖：空腹血糖低于正常，口服葡萄糖后血糖高峰提前并高于正常，但 2 小时血糖仍处于高水平，常见于广泛性肝损伤、病毒性肝炎等。

三、胰岛素检测

胰岛素由胰岛 B 细胞分泌，有调节血糖的作用。糖尿病时，由于胰岛 B 细胞功能障碍和胰岛素生物学效应不足，而出现血糖增高和胰岛素降低的分离现象。

【参考值】空腹胰岛素 10～20mU/L。

【临床意义】

（1）糖尿病　1 型糖尿病空腹胰岛素明显降低；2 型糖尿病空腹胰岛素可正常、稍高或减低。

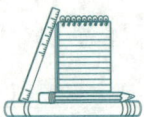

（2）胰岛 B 细胞瘤　常出现高胰岛素血症，但血糖降低。

（3）其他　肥胖、肝功能受损、肾功能不全时，血清胰岛素增高；腺垂体功能低下、肾上腺皮质功能不全或饥饿时，血清胰岛素减低。

四、血清 C 肽检测

C 肽（connective peptide）是胰岛素原在蛋白水解酶的作用下分裂而成的与胰岛素等分子的肽类物。其生成不受外源性胰岛素的影响，检测 C 肽也不受胰岛素抗体的干扰，故 C 肽可以更好地评价胰岛 B 细胞的分泌功能。

【参考值】空腹 C 肽 0.3 ～ 1.3nmol/L。

【临床意义】

（1）增高　见于胰岛 B 细胞瘤、肝硬化等。

（2）减低　见于糖尿病、外源性高胰岛素血症等。

五、糖化血清白蛋白检测

糖化血清白蛋白（glycated albumin，GA）是人体葡萄糖与血清白蛋白发生非酶促反应的产物，可以反映糖尿病患者测定前 2 ～ 3 周血糖的平均水平。

【参考值】酮胺氧化酶法：糖化血清白蛋白占血清白蛋白比例为 10.8% ～ 17.1%。

【临床意义】

（1）评价短期糖代谢的控制情况。

（2）辅助鉴别应激性高血糖。

（3）筛检糖尿病。当 GA 异常时提示糖尿病高危人群，需进行 OGTT 试验，尤其是空腹血糖正常者，意义更大。

六、血清糖化血红蛋白检测

糖化血红蛋白（glycosylated hemoglobin，GHb）是血红蛋白 A（HbA）与葡萄糖缓慢连续的非酶促反应的产物。依据 HbA 所结合的成分不同，可分为 HbA_1a（与磷酰葡萄糖结合）、HbA_1b（与果糖结合）、HbA_1c（与葡萄糖结合）。其中 HbA_1c 的含量最高，占 60% ～ 80%，是目前临床最常检测的部分。

【参考值】HbA_1c 4% ～ 6%。

【临床意义】HbA_1c 水平可反映患者近 2 ～ 3 个月的平均血糖水平。

（1）评价糖尿病控制程度　HbA_1c 增高提示患者近 2 ～ 3 个月的血糖控制不良。HbA_1c 愈高，血糖水平愈高，病情愈重，因而 HbA_1c 可作为糖尿病长期控制的良好观察指标。

（2）鉴别高血糖　糖尿病高血糖时 HbA_1c 水平增高，而应激性高血糖时 HbA_1c 水平正常。

项目二　血清脂质和脂蛋白检测

一、血清总胆固醇测定

血清总胆固醇（total cholesterol，TC）来源于食物及体内的合成或转化，其水平受年龄、家族、性别、遗传、饮食、精神等多种因素的影响。男性高于女性，脑力劳动者高于体力劳动者，

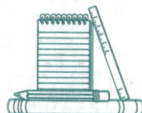

故很难制定统一的标准值。根据胆固醇高低及其引起心、脑血管疾病的危险性分为合适水平、边缘水平和升高。TC 常作为动脉粥样硬化的预防、发病预测、疗效观察的参考指标。

【参考值】合适水平＜ 5.20mmol/L；边缘水平 5.20 ～ 6.20mmol/L；升高＞ 6.20mmol/L。

【临床意义】

（1）增高　见于冠状动脉粥样硬化性心脏病、脑血管疾病、高脂血症、甲状腺功能减退症、肾病综合征、胆汁淤积性黄疸、长期高脂饮食、精神紧张、妊娠期、长期吸烟及饮酒、药物影响（使用糖皮质激素、避孕药、环孢素 A、阿司匹林）等。

（2）降低　见于急性重型肝炎、肝硬化、甲状腺功能亢进症、贫血、营养不良、恶性肿瘤、药物影响（使用雌激素、甲状腺激素、钙通道阻滞剂）等。

二、血清甘油三酯测定

甘油三酯（triglyceride，TG）是血中脂类的主要成分。甘油三酯来源于膳食及体内肝脏、脂肪组织和小肠的合成。它直接参与胆固醇及胆固醇酯的合成，是动脉粥样硬化的危险因素之一。

【参考值】合适水平＜ 1.70mmol/L；边缘水平 1.70 ～ 2.30mmol/L；升高＞ 2.30mmol/L。

【临床意义】

（1）增高　见于冠状动脉粥样硬化性心脏病、原发性高脂血症、动脉粥样硬化症、肥胖症、糖尿病、肾病综合征、高脂饮食、胆汁淤积性黄疸等。

（2）减低　见于严重的肝脏疾病、吸收不良、甲状腺功能亢进症、低 β- 脂蛋白血症等。

三、血清脂蛋白检测

1. 血清乳糜微粒测定　乳糜微粒（chylomicron，CM）是体内最大的脂蛋白。CM 脂质含量高达 98%，蛋白质含量少于 2%，其功能主要是运输外源性 TG。由于 CM 在血液中代谢快，半衰期短，食物消化需要 4 ～ 6 小时，故正常空腹 12 小时后血清中不应有 CM。

【参考值】阴性。

【临床意义】阳性见于 I 型和 V 型高脂蛋白血症。

2. 血清高密度脂蛋白测定　血清高密度脂蛋白（high density lipoprotein，HDL）的作用主要是运输内源性胆固醇至肝脏处理，阻止游离胆固醇在动脉壁和其他组织中的积聚，故 HDL 被认为是抗动脉粥样硬化因子。一般检测 HDL 胆固醇（HDL-C）的含量来反映 HDL 水平。

【参考值】1.03 ～ 2.07mmol/L；合适水平＞ 1.55mmol/L；降低≤ 1.0mmol/L。

【临床意义】

（1）HDL-C 增高　对防止动脉粥样硬化、预防冠状动脉粥样硬化性心脏病的发生有重要作用。

（2）HDL-C 减低　常见于动脉粥样硬化、急性感染、糖尿病、肾病综合征、药物影响（使用雄激素、β 受体阻滞剂和孕酮）等。

3. 血清低密度脂蛋白测定　血清低密度脂蛋白（low density lipoprotein，LDL）是富含胆固醇的脂蛋白，是动脉粥样硬化的危险因素之一。一般以 LDL 胆固醇（LDL-C）的含量来反映 LDL 水平。

【参考值】理想水平＜ 2.6mmol/L；合适水平＜ 3.4mmol/L；边缘水平 3.4 ～＜ 4.1mmol/L；升高≥ 4.1mmol/L。

【临床意义】

（1）LDL-C 增高　可判断发生冠心病的危险性，也可见于遗传性高脂蛋白血症、甲状腺功

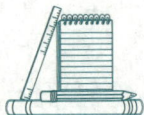

能减退症、肥胖症、肾病综合征、胆汁淤积性黄疸、药物影响（使用雄激素、β 受体阻滞剂、糖皮质激素）等。

（2）LDL-C 减低　常见于甲状腺功能亢进症、无 β- 脂蛋白血症、吸收不良、肝硬化、长期运动及长期低脂饮食等。

4. 血清脂蛋白（a）测定　脂蛋白（a）[lipoprotein（a），LP（a）] 可携带大量的胆固醇结合在血管壁上，从而促进动脉粥样硬化形成。同时，LP（a）与纤溶酶原具有同源性，可以与纤溶酶原竞争结合纤维蛋白位点，从而抑制纤维蛋白水解作用，进而促进血栓形成。因此，LP（a）是动脉粥样硬化和血栓形成重要的独立危险因子。

【参考值】0 ～ 300mg/L。

【临床意义】

（1）Lp（a）增高　见于动脉粥样硬化性心脑血管病、急性心肌梗死、家族性胆固醇血症、1 型糖尿病、肾脏疾病等。

（1）Lp（a）降低　见于肝脏疾病、酗酒、摄入新霉素等药物后。

四、血清载脂蛋白检测

1. 血清载脂蛋白 AI 测定　载脂蛋白 A（apolipoprotein A，ApoA）是 HDL 的主要结构蛋白，具有清除组织中脂质和抗动脉粥样硬化的作用。其中 ApoA-Ⅰ意义最明确，且在组织中浓度最高，因此 ApoA-Ⅰ为临床常用的检测指标。

【参考值】1.20 ～ 1.60g/L。

【临床意义】ApoA-Ⅰ可直接反映 HDL 水平，是诊断冠状动脉粥样硬化性心脏病较灵敏的指标。ApoA-Ⅰ减低见于家族性 ApoA-Ⅰ缺乏症、家族性 α 脂蛋白缺乏症、急性心肌梗死、糖尿病等。

2. 血清载脂蛋白 B 测定　载脂蛋白 B（apolipoprotein B，ApoB）是 LDL 含量最多的蛋白质。ApoB 具有调节肝脏内外细胞表面 LDL 受体与血浆 LDL 之间平衡的作用，对肝脏合成 VLDL 具有调节作用。

【参考值】0.80 ～ 1.10g/L。

【临床意义】ApoB 可直接反映 LDL 水平，是冠心病的危险因素，在预测冠心病的危险性方面优于 LDL。ApoB 增高见于高 β- 载脂蛋白血症、糖尿病、甲状腺功能减退症、肾病综合征等；ApoB 减低见于低 β- 脂蛋白血症、无 β- 脂蛋白血症、ApoB 缺乏症、恶性肿瘤等。

项目三　血清电解质检测

一、血清钾测定

血清钾（serum potassium）测定的是细胞外液钾离子的浓度。

【参考值】3.5 ～ 5.3mmol/L。

【临床意义】

（1）增高　见于：①摄入过多，如高钾饮食、输入大量库存血液、静脉输注大量钾盐等。②排出减少，如急性肾衰竭少尿期、长期使用保钾利尿剂等。③细胞内钾外移增多，如严重溶

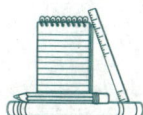

血或组织损伤、酸中毒或组织缺氧等。

（2）降低　见于：①钾摄入不足，如长期低钾饮食、禁食、厌食、吸收障碍等。②钾丢失过多，如严重呕吐、长期腹泻、大剂量应用排钾利尿剂、肾上腺皮质功能亢进、原发性醛固酮增多症等。③细胞外钾内移，如大剂量应用胰岛素、碱中毒、低钾性周期性麻痹等。

二、血清钠测定

血清钠（serum sodium）主要以氯化钠形式存在。

【参考值】137 ～ 147mmol/L。

【临床意义】

（1）增高　见于：①摄入过多，如进食过量钠盐或输注大量高渗盐水等。②水分摄入不足或丢失过多，如进食困难、大量出汗等。③其他，如肾上腺皮质功能亢进、原发性醛固酮增多症等。

（2）降低　见于：①摄入不足，如营养不良、长期低钠饮食、不恰当输液等。②丢失过多，如严重呕吐、反复腹泻、胃肠造瘘后、大剂量应用排钠利尿剂、大面积烧伤等。③其他，如抗利尿激素分泌过多、使用甘露醇、慢性肾功能不全等。

三、血清钙测定

血清钙（serum calcium）含量很少，仅占人体钙含量的1%，体内99%的钙存在于骨骼中。钙的代谢主要受维生素D及甲状旁腺激素的调节。钙的吸收、调节、排泄发生障碍，均可引起血清钙的异常。

【参考值】总钙2.25 ～ 2.58mmol/L；离子钙1.10 ～ 1.34mmol/L。

【临床意义】临床上血清钙降低较血清钙增高多见。

（1）增高　血清总钙 > 2.58mmol/L，称为高钙血症。见于静脉输入钙过多、甲状旁腺功能亢进症、多发性骨髓瘤、骨肉瘤、肺癌、肾癌、白血病、大剂量应用维生素D治疗。

（2）降低　血清总钙 < 2.25mmol/L，称为低钙血症。见于：①钙或维生素D摄取不足或吸收不良，如长期低钙饮食、腹泻、胆汁淤积性黄疸等。②成骨作用增强，如甲状旁腺功能减退症、恶性肿瘤骨转移等。③其他，如急性坏死性胰腺炎、肾衰竭、肾病综合征、肾性佝偻病等。

四、血清氯测定

血清氯（serum chloride）是指血清中氯的浓度。血浆中的氯化物以氯化钠、氯化钾的形式存在。

【参考值】99 ～ 110mmol/L。

【临床意义】

（1）增高　见于：①摄入过多，如高盐饮食、静脉输入大量氯化钠等。②排泄减少，如急性或慢性肾衰竭、心力衰竭等。③呼吸性碱中毒。

（2）降低　见于：①丢失过多，如严重的呕吐、腹泻、长期应用噻嗪类利尿剂等。②摄入不足，如长期饥饿、无盐饮食等。

五、血清磷测定

血清磷（serum phosphorus）与血清钙有一定的浓度关系。正常人钙、磷浓度的乘积为36 ～ 40。

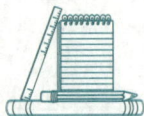

【参考值】0.85 ～ 1.51mmol/L。

【临床意义】

（1）增高　见于：①内分泌疾病，如原发性或继发性甲状旁腺功能减退症。②排出障碍，如肾功能不全等。③吸收增加，如摄入过多的维生素D。④其他，如多发性骨髓瘤、骨折愈合期等。

（2）降低　见于：①摄入不足，如饥饿、恶病质、维生素D缺乏等。②丢失过多，如大量呕吐、血液透析、腹泻等。③其他，如糖尿病酮症酸中毒、甲状旁腺功能亢进症等。

项目四　血清铁及其代谢产物检测

一、血清铁检测

血清铁（serum iron，SI）即与转铁蛋白结合的铁，其含量不仅取决于血清中铁的含量，还受转铁蛋白（transferrin，TF）的影响。

【参考值】男性10.6 ～ 36.7μmol/L；女性7.8 ～ 32.2μmol/L；儿童9.0 ～ 22.0μmol/L。

【临床意义】

（1）增高　见于再生障碍性贫血、溶血性贫血、白血病、急性肝炎及反复输血等。

（2）降低　见于缺铁性贫血、消化性溃疡、恶性肿瘤、慢性炎症、月经过多、长期缺铁饮食，以及生理状态下机体需铁量增加时。

二、血清总铁结合力检测

每升血清中的TF所能结合的最大铁量称为总铁结合力（total iron binding capacity，TIBC）。

【参考值】男性50 ～ 77μmol/L；女性54 ～ 77μmol/L。

【临床意义】

（1）增高　见于：①TF合成增加，如缺铁性贫血、红细胞增多症、妊娠后期。②TF释放增加，如急性肝炎、亚急性肝坏死等。

（2）减低　见于：①TF合成减少，如肝硬化、慢性肝损伤等。②TF丢失，如肾病综合征。③铁缺乏，如肝脏疾病、慢性炎症、消化性溃疡等。

三、血清铁蛋白检测

铁蛋白（serum ferritin，SF）是铁的贮存形式，其含量变化可作为判断是否缺铁或铁负荷过量的指标。

【参考值】男性15 ～ 200μg/L；女性12 ～ 150μg/L。

【临床意义】

（1）增高　见于：①体内贮存铁增加，如原发性血色病、继发性铁负荷过大。②铁蛋白合成增加，如炎症、肿瘤、白血病、甲状腺功能亢进症等。③贫血，如溶血性贫血、再生障碍性贫血、恶性贫血。④组织释放增加，如肝坏死、慢性肝病等。

（2）减低　常见于缺铁性贫血、大量失血、长期腹泻、营养不良等。

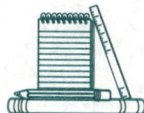

项目五 心肌损伤标志物检测

一、心肌酶检测

1. 肌酸激酶测定 肌酸激酶（creatine kinase，CK）也称为肌酸磷酸激酶（creatine phosphatase kinase，CPK）。CK 主要存在于胞质和线粒体中，以骨骼肌、心肌含量最多，其次是脑组织和平滑肌。

【参考值】速率法：男性 50～310U/L，女性 40～200U/L。

【临床意义】CK 水平受性别、年龄、种族、生理状态的影响。男性较女性高，新生儿较成人高，运动后增高。

急性心肌梗死（AMI）时 CK 在发病 3～8 小时即明显增高，10～36 小时达高峰，3～4 天恢复正常。若病程中 CK 再次升高，提示心肌再次梗死。故 CK 可作为早期诊断 AMI 的灵敏指标之一，发病 24 小时 CK 的检测价值最大。CK 减低见于长期卧床、甲状腺功能亢进症、激素治疗等。

2. 肌酸激酶同工酶测定 CK 有 3 个不同亚型：CK-MM（CK_3）、CK-MB（CK_2）、CK-BB（CK_1）。检测 CK 的不同亚型对鉴别 CK 增高的原因有重要价值。

【参考值】CK-MM 94%～96%；CK-MB < 5%；CK-BB 极少或无。

【临床意义】

（1）CK-MB 增高 CK-MB 对 AMI 早期诊断的灵敏度明显高于总 CK，其阳性检出率达 100%，且具有高度的特异性。CK-MB 一般在发病后 3～8 小时增高，9～30 小时达高峰，48～72 小时恢复正常水平。与 CK 比较，其高峰出现早，消失较快，对诊断发病较长时间的 AMI 有困难，但对心肌再梗死的诊断有重要价值。另外，CK-MB 高峰时间与预后有一定关系，CK-MB 高峰出现早者较出现晚者预后好。CK-MB 增高也可见于心绞痛、心包炎等。

（2）CK-MM 增高 CK-MM 对诊断早期 AMI 较为灵敏。$CK-MM_3/CK-MM_1$ 一般为 0.15～0.35，其比值大于 0.5，即可诊断为 AMI；也可见于骨骼肌疾病、重症肌无力、肌萎缩、进行性肌营养不良、多发性肌炎、手术、创伤等。

（3）CK-BB 增高 见于神经系统疾病，如脑梗死、急性颅脑损伤、脑出血等；也可见于恶性肿瘤等。

3. 乳酸脱氢酶测定 乳酸脱氢酶（1actate dehydrogenase，LDH）广泛存在于人体各组织中。LDH 对诊断具有较高的灵敏度，但特异性较差。

【参考值】连续检测法：104～245U/L；速率法：120～250U/L。

【临床意义】AMI 时 LDH 活性较 CK、CK-MB 增高晚。病程中 LDH 持续增高或再次增高，提示梗死面积扩大或再次梗死。

4. 乳酸脱氢酶同工酶测定 LDH 有 5 种同工酶，即 LDH_1、LDH_2、LDH_3、LDH_4 和 LDH_5。其对于病变组织的定位作用较 LDH 大。

【参考值】LDH_1（32.7±4.60）%；LDH_2（45.10±3.53）%；LDH_3（18.50±2.96）%；LDH_4（2.90±0.89）%；LDH_5（0.85±0.55）%；LDH_1/LDH_2 < 0.7。

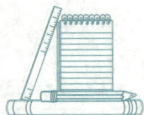

【临床意义】AMI 发病后 12～24 小时有 50% 的患者 LDH_1、LDH_2 明显增高；48 小时有 80% 的患者 LDH_1、LDH_2 明显增高，且 LDH_1 增高更明显。肝脏疾病患者，如病毒性肝炎、肝硬化，LDH_5 升高。大多数恶性肿瘤患者以 LDH_3、LDH_4、LDH_5 增高为主。白血病患者以 LDH_3、LDH_4 增高为主。

二、心肌蛋白检测

心肌蛋白对于急性心肌梗死、心绞痛、心肌损伤等的诊断均有较高的特异性和灵敏度，是诊断心肌损伤或坏死的确定性标志物。肌钙蛋白（troponin，Tn）存在于心肌和骨骼肌肌原纤维的细丝中，可调节肌肉收缩和舒张。肌钙蛋白是由 3 个亚单位，即肌钙蛋白 C、肌钙蛋白 I 及肌钙蛋白 T 组成的复合物。肌钙蛋白在心肌细胞中的含量相对较高，当心肌损伤时，其大量释放入血，故检测肌钙蛋白变化有助于判断心肌损伤程度。

1. 心肌肌钙蛋白 T 测定　心肌肌钙蛋白（cardiac troponin，cTn）是心肌特有的肌肉收缩的调节蛋白。当心肌细胞损伤时，心肌肌钙蛋白 T（cardiac troponin T，cTnT）便释放到血液中。

【参考值】$0.02～0.13\mu g/L$；临界值为 $0.2\mu g/L$；$>0.5\mu g/L$ 可诊断急性心肌梗死（AMI）。

【临床意义】

（1）cTnT 是诊断 AMI 的确定性标志物，$>0.5\mu g/L$ 即可诊断。cTnT 于 AMI 发病后 3～6 小时升高，10～24 小时达峰值（其峰值可为参考区间的 30～40 倍），10～15 天恢复正常。其特异性明显优于肌酸激酶同工酶 CK-MB 和乳酸脱氢酶。对非 Q 波性、亚急性心肌梗死或肌酸激酶同工酶 CK-MB 无法诊断的患者更有价值。

（2）不稳定型心绞痛患者常发生微小心肌损伤，只有检测 cTnT 才能确诊。

（3）其他原因造成的心肌损伤 cTnT 也可升高。

2. 心肌肌钙蛋白 I 测定　心肌肌钙蛋白 I（cardiac troponin I，cTnI）的浓度变化可以反映心肌细胞的损伤程度。

【参考值】$<0.2\mu g/L$。

【临床意义】一般认为 $1.5\mu g/L$ 为临界值，其升高的临床意义基本同 cTnT。

项目六　其他常用血清酶检测

一、淀粉酶及其同工酶检测

淀粉酶（amylase，AMY）主要来自胰腺和腮腺。

【参考值】血清 AMY 35～135U/dL；尿液 AMY $<1000U/dL$。

【临床意义】

（1）AMY 增高　最常见于急性胰腺炎，灵敏度高，但特异性不强。一般在发病 6～12 小时开始增高，12～72 小时达高峰，3～5 天恢复正常。虽然 AMY 活性增高的程度不一定与胰腺组织损伤程度相关，但 AMY 增高越明显，其损伤越严重。AMY 增高也可见于慢性胰腺炎急性发作、胰腺囊肿、早期胰腺癌。其他，如腮腺炎、消化性溃疡穿孔、上腹部术后、乙醇中毒

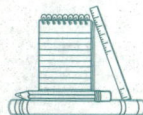

等非胰腺疾病也可见 AMY 增高。

（2）AMY 减低　见于慢性胰腺炎、胰腺癌等。

二、脂肪酶检测

脂肪酶（lipase，LPS）主要由胰腺分泌而进入消化道。正常血液中，LPS 含量很少，且易被肾脏清除。

【参考值】乳化液比浊法：$0 \sim 110U/L$。

【临床意义】

（1）LPS 增高　见于：①胰腺疾病，对诊断急性胰腺炎的意义较大，起病后 $4 \sim 8$ 小时开始升高，24 小时达高峰，可持续 $10 \sim 15$ 天，且 LPS 增高与 AMY 平行；慢性胰腺炎时也可增高。②非胰腺疾病，如消化性溃疡穿孔、肠梗阻、急性胆囊炎等。

（2）LPS 减低　见于胰腺癌或胰腺结石所致的胰腺导管阻塞、胰腺囊性纤维化等。

三、胆碱酯酶检测

胆碱酯酶（cholinesterase，ChE）的测定主要用于诊断有机磷中毒和肝脏疾病。胆碱酯酶有两种，分别是乙酰胆碱酯酶（AChE）和拟胆碱酯酶（PChE）。

【参考值】AChE $80000 \sim 120000U/L$；PChE $30000 \sim 80000U/L$。

【临床意义】

（1）ChE 降低　见于有机磷中毒（显著降低有特异性诊断价值）、慢性肝炎、肝硬化、肝癌（减低程度与肝细胞损伤程度成正比）、营养不良、药物影响（口服雌激素或避孕药）等。

（2）ChE 增高　见于肾病综合征、甲状腺功能亢进症、肥胖症等。

项目七　内分泌激素检测

一、甲状腺激素检测

甲状腺激素检测有助于诊断甲状腺疾病或甲状腺功能障碍。常用的实验室检测项目包括甲状腺素、游离甲状腺素、三碘甲状腺原氨酸、游离三碘甲状腺原氨酸等。

（一）甲状腺素和游离甲状腺素测定

甲状腺素（thyroxine）又称四碘甲状腺原氨酸（3，5，3′，5′–tetraiodothyronine，T_4）。T_4 以与甲状腺球蛋白结合的结合型甲状腺素和游离型甲状腺素（free thyroxine，FT_4）的形式存在。结合型 T_4 与 FT_4 之和为总甲状腺素（TT_4）。生理情况下，99.5% 的 T_4 为结合性 T_4，而 FT_4 含量极少。结合型 T_4 不能进入外周组织细胞，只有转变为 FT_4 后才能进入组织细胞发挥其生理作用，故测定 FT_4 较结合型 T_4 更有价值。

【参考值】TT_4 $65 \sim 155nmol/L$；FT_4 $10.3 \sim 25.7pmol/L$。

【临床意义】

（1）TT_4 增高　见于甲状腺功能亢进症（甲亢）、先天性甲状腺素结合球蛋白增多症、原发性胆汁性胆管炎、甲状腺激素不敏感综合征、妊娠，以及口服避孕药或雌激素等。另外，也可

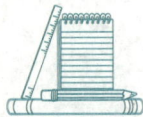

见于严重感染、心功能不全、肝脏疾病、肾脏疾病等。

（2）TT_4减低　见于甲状腺功能减退症（甲减）、缺碘性甲状腺肿、慢性淋巴细胞性甲状腺炎、低甲状腺素结合球蛋白血症等、甲亢治疗过程中、糖尿病酮症酸中毒、恶性肿瘤、心力衰竭等。

（3）FT_4增高　FT_4不受甲状腺素结合球蛋白（TBG）的影响，其增高对诊断甲亢的灵敏度明显优于TT_4。甲亢危象、多发性结节性甲状腺肿时FT_4亦可增高。

（4）FT_4减低　主要见于甲减，以及应用抗甲状腺药物、糖皮质激素、苯妥英钠、多巴胺等药物。

（二）三碘甲状腺原氨酸和游离三碘甲状腺原氨酸测定

T_4在肝脏和肾脏中经过脱碘后转变为3，5，3′-三碘甲状腺原氨酸（3，5，3′-triiodothyronine，T_3）。T_3的含量是T_4的1/10，但其生理活性为T_4的3～4倍。与TBG结合的结合型T_3和游离型T_3（free triiodothyronine，FT_3）之和为总T_3（TT_3）。

【参考值】TT_3 1.6～3.0nmol/L；FT_3 6.0～11.4pmol/L。

【临床意义】

（1）TT_3增高　是诊断甲亢最灵敏的指标，其升高早于临床典型症状及TT_4，可作为甲亢复发的先兆指标。同时监测TT_3、TT_4可作为评价甲亢治疗效果的依据。

（2）TT_3减低　甲减时TT_3可减低，但不明显，有时甚至轻度增高。其减低也可见于肢端肥大症、肝硬化及肾病综合征等。

（3）FT_3增高　诊断甲亢非常灵敏。T_3型甲亢时FT_3明显升高；毒性弥漫性甲状腺肿（Graves病）的患者早期FT_4处于临界值，而FT_3已明显增高。

（2）FT_3减低　见于低T_3综合征、慢性淋巴细胞性甲状腺炎晚期、应用糖皮质激素等。

（三）反三碘甲状腺原氨酸测定

反三碘甲状腺原氨酸（rT_3）由T_4在外周组织脱碘而生成。生理情况下，rT_3含量极少，其活性仅为T_4的10%。作为机体的一种调节机制，rT_3量随T_4量的变化而变化，故也是反映甲状腺功能的一个指标。

【参考值】0.2～0.8nmol/L。

【临床意义】

（1）增高　主要见于甲状腺功能亢进症，亦可见于心肌梗死、肝硬化、糖尿病、脑血管病、心力衰竭、药物影响（使用普萘洛尔、地塞米松）等。甲状腺功能亢进症，其诊断符合率为100%，且较T_3、T_4灵敏。

（2）降低　主要见于甲状腺功能减退症，亦可见于慢性淋巴细胞性甲状腺炎（提示发生甲状腺功能减退）、药物影响（使用抗甲状腺药物、地塞米松、普萘洛尔）等。

二、甲状旁腺素与降钙素检测

（一）甲状旁腺素检测

甲状旁腺素（parathyroid hormone，PTH）是甲状旁腺主细胞分泌的一种肽类激素。其主要的靶器官有肾脏、骨骼、肠道。PTH的主要功能是拮抗降钙素、动员骨钙释放、加快磷酸盐的排泄和维生素D的活化等。

【参考值】1～10pmol/L。

【临床意义】增高是诊断甲状旁腺功能亢进症的主要依据，也可见于肺癌、肾癌等；减低主

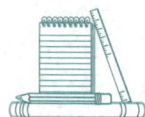

要见于甲状腺或甲状旁腺手术后、特发性甲状旁腺功能减退症等。

（二）降钙素检测

降钙素（calcitonin，CT）是甲状腺滤泡旁细胞（C 细胞）分泌的一种多肽激素。CT 的主要作用是降低血钙和血磷。CT 与 PTH 对血钙的调节作用相反，二者共同维持着血钙浓度的相对稳定。

【参考值】< 100ng/L。

【临床意义】增高是诊断甲状腺髓样癌的重要标志物，对判断手术疗效及术后复发有重要价值；也可见于结肠癌、乳腺癌、胰腺癌、前列腺癌、肾脏疾病等。减低主要见于甲状腺切除术后、重度甲状腺功能亢进症等。

三、肾上腺皮质激素检测

（一）尿 17- 羟皮质类固醇测定

尿 17- 羟皮质类固醇（17-hydroxycorticosteroid，17-OHCS）主要来自肾上腺糖皮质激素及其代谢产物。测定 24 小时尿中 17-OHCS 水平可以显示肾上腺糖皮质激素的变化。

【参考值】男性 13.8 ～ 41.4μmol/24h；女性 11.0 ～ 27.6μmol/24h。

【临床意义】

（1）增高　常见于肾上腺皮质功能亢进症，如库欣综合征、原发性肾上腺皮质肿瘤等，也可见于甲亢、肥胖症、腺垂体功能亢进症等。

（2）减低　常见于原发性肾上腺皮质功能减退症、腺垂体功能减退症等，也可见于甲状腺功能减退症、肝硬化等。

（二）尿 17- 酮类固醇测定

尿 17- 酮类固醇（17-ketosteroids，17-KS）是雄激素代谢产物的总称。女性、儿童尿中 17-KS 含量可反映肾上腺皮质的功能，而男性尿中 17-KS 含量则反映了肾上腺和睾丸的功能状态。

【参考值】男性 34.7 ～ 69.4μmol/24h；女性 17.5 ～ 52.5μmol/24h。

【临床意义】当肾上腺腺癌伴有库欣综合征时，17-KS 较 17-OHCS 增高更明显。17-KS 增高多见于肾上腺皮质功能亢进症、睾丸癌、腺垂体功能亢进症、女性多毛症等。17-KS 减低多见于肾上腺皮质功能减退症、腺垂体功能减退症、睾丸功能低下等，也可见于肝硬化、糖尿病等慢性消耗性疾病。

（三）血清皮质醇测定

皮质醇（cortisol）主要由肾上腺皮质束状带及网状带细胞分泌。皮质醇的分泌有节律性变化，一般检测上午 8 时和午夜 2 时的血清皮质醇浓度表示其峰浓度和谷浓度。血清皮质醇测定是筛查肾上腺皮质功能异常的首选指标。

【参考值】上午 8 时：140 ～ 630nmol/L；午夜 2 时：55 ～ 165nmol/L；昼夜皮质醇浓度比值＞ 2。

【临床意义】增高常见于肾上腺皮质功能亢进症、双侧肾上腺皮质增生或肿瘤等，也可见于慢性肝病、妊娠时。减低主要见于肾上腺皮质功能减退症、腺垂体功能减退症等。

（四）血浆醛固酮测定

醛固酮（aldosterone，ALD）是肾上腺皮质球状带细胞分泌的一种盐皮质激素。ALD 浓度有昼夜节律变化，并受体位、饮食及肾素水平的影响。

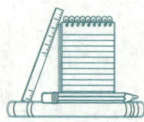

【参考值】①普通饮食：卧位（238.6±104.0）pmol/L，立位（418.9±245.0）pmol/L。②低钠饮食：卧位（646.6±333.4）pmol/L，立位（945.6±491.0）pmol/L。

【临床意义】

（1）增高　常见于原发性醛固酮增多症，也可见于心力衰竭、肾病综合征、肝硬化腹水、高血压及长期低钠饮食等。

（2）减低　见于肾上腺皮质功能减退症、垂体功能减退症、高钠饮食、妊娠高血压综合征及应用普萘洛尔、利血平等。

四、垂体激素检测

（一）促肾上腺皮质激素测定

促肾上腺皮质激素（adrenocorticotropic hormone，ACTH）是腺垂体分泌的一种多肽激素。ACTH分泌有昼夜节律性变化，上午6～8时为分泌高峰，午夜22～24时为分泌低谷。

【参考值】上午8时：25～100ng/L；下午2时：10～80ng/L。

【临床意义】增高常见于原发性肾上腺皮质功能减退症、先天性肾上腺皮质增生、异源性ACTH综合征等。减低常见于腺垂体功能减退症、原发性肾上腺皮质功能亢进症等。

（二）抗利尿激素测定

抗利尿激素（antidiuretic hormone，ADH）是下丘脑的视上核神经元分泌的一种肽类激素。

【参考值】1.4～5.6pmol/L。

【临床意义】增高常见于抗利尿激素分泌异常综合征、肾性尿崩症、脱水等。减低常见于中枢性尿崩症、肾病综合征、输入大量等渗溶液等。

（三）生长激素测定

生长激素（growth hormone，GH）是由腺垂体分泌的一种多肽激素。根据其分泌特点宜在午夜采血测定GH，并同时进行动态检测。

【参考值】儿童<20μg/L；男性<2μg/L；女性<10μg/L。

【临床意义】增高常见于垂体肿瘤所致的巨人症或肢端肥大症，也可见于外科手术后、低血糖症、糖尿病等。减低主要见于垂体性侏儒症、垂体功能减退症等，也见于高血糖、皮质醇增多症等。

（四）黄体生成素测定

黄体生成素（luteinizing hormone，LH）是垂体前叶分泌的一种糖蛋白激素。

【参考值】男性：5～25U/L。女性：卵泡期2～15U/L，排卵期30～100U/L，黄体期4～10U/L，绝经期20～80U/L。

【临床意义】

（1）可估计排卵时间并了解排卵情况，有助于不孕症的治疗及避孕作用机制的研究。

（2）当LH与促卵泡激素的比值大于3，提示多囊卵巢综合征。

（3）闭经患者若黄体生成素减低，提示病因在垂体及其以上的部位，可做垂体兴奋试验。

（五）促甲状腺激素（TSH）

促甲状腺激素（thyroid stimulating hormone，TSH）是腺垂体分泌的重要激素，其生理作用是刺激甲状腺细胞的发育、合成与分泌甲状腺激素。TSH的分泌受促甲状腺素释放激素（thyrotropin releasing hormone，TRH）的兴奋性和生长抑素（somatostatin，SOM）的抑制性的影响，并受甲状腺素的负反馈调节。

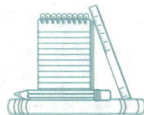

【参考值】2～10mU/L。

【临床意义】FT_3、FT_4 和 TSH 是评价甲状腺功能的首选指标。TSH 是诊断原发性和继发性甲状腺功能减退症最重要的指标。检测 TSH 水平可作为甲减患者应用甲状腺素替代治疗的疗效观察指标。

（1）增高　常见于原发性甲减、单纯性甲状腺肿、腺垂体功能亢进、甲状腺炎，以及应用多巴胺拮抗剂、含碘药物等。

（2）减低　常见于甲亢、继发性甲减（TRH 分泌不足）、腺垂体功能减退、皮质醇增多症、肢端肥大症，以及过量应用糖皮质激素和抗甲状腺药物等。

复习思考

1. 简述常用生物化学检测的项目。

2. 简述空腹血糖、口服葡萄糖耐量试验、血清钾、血清钠的正常值及其临床意义。

3. 简述心肌酶检测的项目及其临床意义。

扫一扫，查阅
复习思考题答案

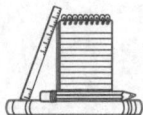

模块二十　临床常用免疫学检查

【学习目标】

知识目标

1. 掌握血清免疫球蛋白、血清补体、类风湿因子、抗核抗体检测的临床意义；掌握肿瘤标志物的参考值及其临床意义。

2. 熟悉糖脂肿瘤标志物检测的项目和意义及肿瘤标志物的选择。

3. 了解细胞免疫检测的项目和意义。

能力目标

能够合理选择使用临床常用免疫学检查项目，初步判断其检查结果的临床意义，为临床诊断和治疗提供依据。

素质目标

养成实事求是的工作作风和精益求精的工作态度，培养人际沟通能力和合作精神。

一、适应性免疫应答检测

（一）体液免疫检测

血清免疫球蛋白测定

免疫球蛋白（immunoglobulin，Ig）是一组具有抗体活性的球蛋白，分为 IgG、IgA、IgM、IgD 和 IgE 五类。

【参考值】免疫比浊法：IgG 8.0～15.0g/L；IgA 0.7～3.5g/L；IgM 0.5～2.6g/L。ELISA 法：IgD 0.6～2.0mg/L；IgE 0.1～0.9mg/L。

【临床意义】Ig 降低见于各类体液免疫缺陷、联合免疫缺陷的患者及长期使用免疫抑制剂者。Ig 增高见于多发性骨髓瘤、各种慢性感染、慢性肝病、肝癌等。

（二）细胞免疫检测

1. T 细胞花结形成试验　T 细胞表面具有特异性绵羊红细胞（SRBC）受体，可与绵羊红细胞结合形成玫瑰花结样细胞，称为红细胞玫瑰花结形成试验或 E 玫瑰花结形成试验。显微镜下计数花结形成细胞占淋巴细胞的比例。因其操作简便易行，曾广泛使用，但影响因素较多，逐渐被检测 CD 抗原方法所取代。

【参考值】（64.4±6.7）%。

【临床意义】

（1）**降低**　见于免疫缺陷性疾病，如恶性肿瘤、细胞免疫缺陷性疾病、某些病毒感染、大面积烧伤等。

（2）**升高**　见于甲状腺功能亢进症、重症肌无力、慢性活动性肝炎等。

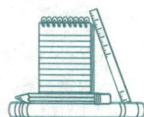

2. T 细胞转化试验　用显微镜计数淋巴细胞及转化为母细胞的百分率。

【参考值】形态计数法：(60.1±7.6)%。^{3}H–TdR 掺入法：刺激指数（SI）> 2 为有意义；SI < 2 为淋巴细胞转化低下。

【临床意义】同 T 细胞花结形成试验。

3. T 细胞分化抗原测定　T 细胞膜表面有多种白细胞分化抗原（CD 分子）。CD3$^+$表示总 T 细胞；CD4$^+$表示 T 辅助细胞（Th）；CD8$^+$表示 T 抑制细胞（Ts）。

【参考值】免疫荧光法（IFA）：CD3$^+$为 63.1% ±10.8%；CD4$^+$（Th）为 42.8% ±9.5%；CD8$^+$（Ts）为 19.6% ±5.9%；CD4$^+$/CD8$^+$（Th/Ts）为（2.2% ±0.7%）/1。

【临床意义】①CD3$^+$降低见于系统性红斑狼疮（SLE）、类风湿关节炎等自身免疫性疾病。②CD4$^+$降低见于恶性肿瘤、原发性免疫缺陷病、艾滋病、应用免疫抑制剂者。③CD8$^+$减低见于自身免疫性疾病或变态反应性疾病。④CD4$^+$/CD8$^+$增高见于自身免疫性疾病、病毒性感染、变态反应等；监测器官移植排斥反应时增高预示可能发生排斥反应；减低见于艾滋病（常小于0.5）、恶性肿瘤进行期和复发时。⑤CD3$^+$、CD4$^+$、CD8$^+$较高且有 CD1$^+$、CD2$^+$、CD5$^+$、CD7$^+$增高则可能为 T 细胞型急性淋巴细胞白血病。

二、固有免疫应答检测

（一）补体系统

补体（complement，C）是一组具有酶活性的糖蛋白。

【参考值】总补体溶血活性（CH50）50 ～ 100kU/L（试管法）；补体 C3 0.8 ～ 1.5g/L。

【临床意义】CH50 增高见于急性炎症、组织损伤、某些恶性肿瘤。减低见于自身免疫性疾病、肾小球肾炎、病毒性肝炎等。C3 增高见于急性炎症、肿瘤、排斥反应等。减低见于系统性红斑狼疮和类风湿关节炎活动期、多数肾小球肾炎（如链球菌感染后肾小球肾炎、狼疮性肾炎、系膜增生性肾小球肾炎）、慢性活动性肝炎、肝硬化、肝坏死、先天性补体缺乏（如遗传性 C3 缺乏症）等。

（二）自然杀伤细胞免疫检测

自然杀伤细胞（natural killer cell，NK）是一种异质性、多功能的细胞群，可直接杀伤靶细胞，具有抗肿瘤、抗感染和免疫调节作用。

1. 自然杀伤细胞活性测定

【参考值】^{51}Cr 释放法：自然释放率< 10%；自然杀伤率为 47.6% ～ 76.8%；^{51}Cr 利用率为6.5% ～ 47.8%。酶释放法：细胞毒指数为 27.5% ～ 52.5%。流式细胞术法为 13.8% ±5.9%。

【临床意义】NK 细胞活性可作为判断机体抗肿瘤和抗病毒感染的指标之一。在血液系统肿瘤、实体瘤、免疫缺陷病、艾滋病和某些病毒感染患者中，NK 细胞活性减低；而在宿主抗移植物反应者中，NK 细胞活性升高。

2. 抗体依赖性细胞介导的细胞毒测定

【参考值】^{51}Cr 释放法：^{51}Cr 释放率< 10% 为阴性，10% ～ 20% 为可疑阳性，> 20% 为阳性。溶血空斑法：< 5.6% 为阴性。

【临床意义】增高见于自身免疫性血小板减少症、自身免疫性溶血性贫血等。降低见于恶性肿瘤、免疫缺陷病等。

（三）细胞因子（Cytokine，CK）检测

细胞因子（cytokine，CK）是由免疫细胞分泌的具有生物活性的小分子蛋白物质的统称。

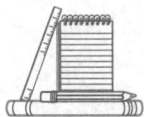

1. 白细胞介素 -2 活性测定　白细胞介素 -2（interleukin-2，IL-2）主要由 CD^+T 细胞产生，又为 T 细胞增殖所必需，故称为 T 细胞生长因子。

【参考值】ELISA 法：< 31.2pg/mL。

【临床意义】增高见于系统性红斑狼疮（SLE）和类风湿关节炎等自身免疫性疾病、再生障碍性贫血等。降低见于艾滋病等免疫缺陷病、恶性肿瘤等。

2. 肿瘤坏死因子测定　肿瘤坏死因子（tumor necrosis factor，TNF）分为 TNF-α 和 TNF-β 两型，TNF-α 主要来源于激活的单核细胞和巨噬细胞；TNF-β 主要由激活的淋巴细胞产生。

【参考值】CLIA 法：0 ～ 1.4pg/mL。

【临床意义】增高可用于某些感染性疾病（如脑膜炎球菌感染）的病情观察。

3. 干扰素测定　干扰素（interferon，IFN）是宿主细胞受病毒感染后单核细胞和淋巴细胞产生的非特异性防御细胞因子。

【参考值】ELISA 法：1 ～ 4kU/L。

【临床意义】增高见于 SLE、再生障碍性贫血等。减低见于乙肝病毒携带者、哮喘、活动性类风湿关节炎等。

三、肿瘤标志物检测

（一）蛋白类肿瘤标志物检测

1. 血清甲胎蛋白检测　甲胎蛋白（alpha fetoprotein，AFP）是由胎儿肝细胞合成的一种糖蛋白。

【参考值】CLIA 法：≤ 7.0ng/mL。

【临床意义】①血清 AFP 是临床上辅助诊断原发性肝癌（简称肝癌）最常用的肿瘤标志物，也是判断原发性肝癌预后的重要标志物。对于血清 AFP ≥ 400ng/mL 超过 1 个月，或 ≥ 200ng/mL 持续 2 个月，在排除妊娠、活动性肝病和生殖系胚胎源性肿瘤后，应高度怀疑肝癌。但尚有 30% ～ 40% 的肝癌患者 AFP 检测呈阴性或低水平。②血清 AFP 升高也可见于生殖系胚胎源性肿瘤，如睾丸非精原细胞瘤、卵黄囊瘤、恶性畸胎瘤等。还可见于其他恶性肿瘤，如胃癌、结直肠癌等。③急慢性肝炎、肝硬化患者血清中 AFP 可出现不同程度的升高，多在 20 ～ 200ng/mL，一般在 2 个月内随病情的好转而逐渐下降。④妇女妊娠 3 个月后血清 AFP 可见升高，若 AFP 异常升高，可见于胎儿神经管缺损、脊柱裂、无脑儿等。

2. 癌胚抗原检测　癌胚抗原（carcinoembryonic antigen，CEA）是一种富含多糖的蛋白复合物。

【参考值】ELISA 和 RIA 法：血清 ≤ 5.0μg/L。

【临床意义】血清 CEA 升高主要见于 70% ～ 90% 的结肠癌、胃癌、胰腺癌、小肠腺癌，也可见于肺癌、肝癌、乳腺癌、泌尿系肿瘤、胃肠道转移性卵巢癌、宫颈腺癌、甲状腺髓样癌等。

3. 前列腺特异抗原检测　前列腺特异抗原（prostate specific antigen，PSA）是一种由前列腺分泌的单链糖蛋白。血清总 PSA（t-PSA）以复合 PSA（c-PSA）和游离 PSA（f-PSA）两种形式存在。

【参考值】t-PSA ≤ 4.0ng/mL；当 t-PSA > 10.0ng/mL 时，前列腺癌风险高；若 t-PSA 处于 4.0 ～ 10.0ng/mL，参考 f-PSA/t-PSA 比值，f-PSA/t-PSA 比值 > 0.16（CLIA 法）。

【临床意义】增高见于前列腺癌、前列腺炎、前列腺增生等。

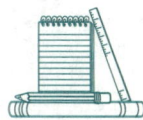

（二）糖脂肿瘤标志物检测

表 20-1　糖脂肿瘤标志物检测

癌抗原	参考值 （CLIA 法）	临床意义
CA72-4	≤ 6.9U/mL	①对胃癌有较高灵敏度（40% ～ 46%）和特异度，动态分析有助于胃癌的疗效监测、复发转移判断和预后评估。②对黏液性卵巢癌的诊断灵敏度高于 CA125，两者结合可提高卵巢癌诊断灵敏度。③与 CEA 联合检测能提高结肠癌术后肿瘤复发诊断灵敏度。④肺炎、胰腺炎、肝硬化和卵巢囊肿也可升高
CA19-9	≤ 37.0U/mL	①胰腺癌的首选肿瘤标志物，也用于诊断胆囊癌、胆管癌，但不能早期诊断。②动态监测可了解病情进展、手术疗效和预后。③在胃癌、结肠癌、卵巢癌、子宫内膜癌、宫颈癌中有一定阳性率
CA125	≤ 35.0U/mL	①早期诊断卵巢癌的首选肿瘤标志物，并可用于观察治疗效果和判断复发。②在宫颈癌、乳腺癌、胰腺癌、胆道癌、肝癌、胃癌、结肠癌、肺癌中有一定阳性率。③卵巢囊肿、子宫内膜异位症、宫颈炎及子宫肌瘤等可轻中度升高
CA24-2	≤ 10U/mL	①增高见于胰腺癌、结肠癌、胃癌。②某些非恶性肿瘤也可升高
CA15-3	≤ 26.4U/mL	①用于乳腺癌患者的治疗监测和预后判断。②升高还可见于子宫肿瘤、转移性卵巢癌、肝癌等

（三）肿瘤标志物的选用

同一种肿瘤含有多种标志物，而一种标志物又可见于多种肿瘤。选择特异标志物或最佳组合有利于提高肿瘤诊断的阳性率（表 20-2）。动态检测用于肿瘤的鉴别、复发、转移和预后判断。

表 20-2　肿瘤标志物的选择

肿瘤 标志物	AFP	CEA	PSA	HCG	CA19-9	CA50	CA125	CA15-3	CA72-4	CA24-2	TPA	SCCA	AFU
原发性肝癌	1												1
结肠癌		1			2					3			
前列腺癌			1										
绒毛膜上皮细胞癌				1									
胰腺癌		3			1	2				2			
卵巢癌							1		2				
乳腺癌		2						1					
胃癌		2			3				1				
膀胱癌											2		
宫颈癌		3										2	
食管癌		3										3	

注：1 为首选指标；2 为补充指标；3 为次补充指标。

四、自身抗体检测

（一）类风湿因子检测

类风湿因子（rheumatoid factor，RF）是变性 IgG 刺激机体产生的一种自身抗体。

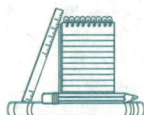

【参考值】免疫散射比浊法：< 20U/mL。

【临床意义】阳性主要见于类风湿关节炎、系统性硬化、系统性红斑狼疮、干燥综合征等自身免疫性疾病。

（二）抗核抗体检测

抗核抗体（anti-nuclear antibody，ANA）是以自身细胞核成分为靶抗原产生的一类自身抗体的总称。

【参考值】间接免疫荧光法（IIF法）：阴性。

【临床意义】血清滴度大于 1∶40 为阳性，主要见于系统性红斑狼疮、类风湿关节炎、干燥综合征、系统性硬化等自身免疫性疾病。

（三）抗组织细胞抗体检测

1. 抗肾小球基底膜抗体测定　肾小球基底膜（GBM）是由肾小球毛细血管内外透明层及中间致密层构成的网状结构，以糖蛋白为主体。自身抗原在 GBM 中，其抗体为抗肾小球基底膜抗体。

【参考值】抗 GBM 抗体阳性时，肾小球基底膜处显示非常尖锐的线状或花瓣状着染、颗粒状着染、斑点状着染。

【临床意义】见于肺出血-肾炎综合征（Good-Pasture 综合征）、急进型肾小球肾炎及免疫复合物型肾炎等。

2. 抗胃壁细胞抗体测定　抗胃壁细胞抗体（parietal cell antibody，PCA）是器官及细胞特异性自身抗体。

【参考值】小鼠胃壁细胞胞质内呈细小颗粒状着染。

【临床意义】见于恶性贫血、慢性萎缩性胃炎、胃黏膜萎缩、某些缺铁性贫血、十二指肠溃疡等。

3. 抗甲状腺抗体测定

（1）抗甲状腺球蛋白抗体（ATG）测定　人或灵长类动物甲状腺冷冻切片的甲状腺腺泡内呈细小波浪状着染。阳性见于桥本甲状腺炎、甲状腺功能亢进症、甲状腺癌、糖尿病等。

（2）抗甲状腺过氧化物酶（TPO）抗体　TPO 是甲状腺微粒体（TM）的主要抗原成分，以往所谓的甲状腺微粒体抗原（TMAg）实际上就是 TPO。

【参考值】化学发光法：< 2U/mL。

【临床意义】抗 TPO 抗体阳性见于桥本甲状腺炎、甲状腺功能减退症、甲状腺肿瘤、单纯性甲状腺肿、亚急性甲状腺炎、SLE、其他风湿病。正常人也有 8.4% 的阳性率。

4. 抗平滑肌抗体测定　鼠胃平滑肌呈均质型着染，肾小血管阳性。阳性主要见于自身免疫性肝炎、原发性胆汁性肝硬化、急性病毒性肝炎等。

5. 抗心肌抗体测定　间接免疫荧光法心肌细胞内与肌纤维方向垂直的横向带状着染。阳性见于心肌炎、心力衰竭、风湿热、重症肌无力等。

6. 抗肝肾微粒体抗体（anti-LKM）检测　anti-LKM 分为 anti-LKM$_1$、anti-LKM$_2$、anti-LKM$_3$ 三种亚型。anti-LKM$_1$ 见于自身免疫性肝炎、慢性丙型肝炎；anti-LKM$_2$ 仅见于应用药物替尼酸治疗的患者；anti-LKM$_3$ 与丁型肝炎有关。

五、感染免疫检测

病原体（细菌、病毒、真菌等）和寄生虫感染人体后，机体组织细胞可受到不同程度的损害并出现一系列的临床症状和体征，这类疾病统称为感染性疾病（infectious diseases）。

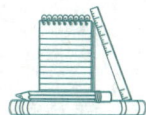

（一）细菌感染免疫检测

1. 抗链球菌溶血素"O"试验　溶血素"O"是 A 群溶血性链球菌产生的一种能溶解红细胞的毒素，其刺激机体产生的抗体即抗链球菌溶血素"O"（anti-streptolysin "O"，ASO）。测定抗体效价有助于链球菌感染的判断。

【参考值】速率散射比浊法：≤116.0U/mL。

【临床意义】阳性提示近期内有 A 群溶血性链球菌感染。多见于上呼吸道感染、皮肤及软组织感染、风湿热、风湿性关节炎、风湿性心肌炎、急性肾小球肾炎等。

2. 肥达反应　伤寒和副伤寒的菌体"O"抗原和鞭毛"H"抗原可刺激人体产生相应的抗体。肥达反应就是以伤寒和副伤寒沙门菌菌液为抗原，检测人体血清中有无"O"和"H"抗体的一种凝集试验。

【参考值】直接凝集法：伤寒"H"抗体低于 1∶160，伤寒"O"抗体低于 1∶80；副伤寒"H"抗体和副伤寒"O"抗体均低于 1∶80。

【临床意义】"O"抗体＞1∶80 及"H"抗体＞1∶160，有诊断意义。"O""H"抗体均升高，提示伤寒杆菌感染；"H"抗体升高而"O"抗体正常，提示曾有过伤寒预防接种史或伤寒病史；"O"抗体升高而"H"抗体正常，提示伤寒、副伤寒感染早期，或与伤寒沙门菌"O"抗原有交叉反应的其他沙门菌感染。

3. 脑膜炎奈瑟菌免疫测定

【参考值】抗体测定（间接血凝试验、ELISA 法）：阴性。抗原测定：阴性（对流免疫电泳法、乳胶凝集试验和 ELISA 法）。

【临床意义】阳性提示脑膜炎奈瑟菌感染，见于流行性脑脊髓膜炎。

4. 幽门螺杆菌抗体检测

【参考值】金标免疫斑点法：阴性。

【临床意义】阳性见于胃、十二指肠幽门螺杆菌感染，如胃炎、胃溃疡和十二指肠溃疡等。

（二）病毒感染免疫检测

1. 流行性乙型脑炎病毒抗体 IgM 测定

【参考值】阴性（ELISA 法、间接免疫荧光法）。

【临床意义】流行性乙型脑炎病毒是我国夏、秋季流行的主要传染病之一。当恢复期血清抗体滴度比急性期≥4 倍时，有辅助诊断意义，可用于临床回顾性诊断。

2. 轮状病毒抗体测定

【参考值】阴性（间接血凝试验、免疫层析 / 渗滤法、ELISA 法）。

【临床意义】婴幼儿腹泻约有 50% 是由轮状病毒感染所致，IgM 常呈阳性，提示现症感染；IgG 阳性提示既往感染。

3. 人获得性免疫缺陷病毒抗体测定　人获得性免疫缺陷病毒（human immunodeficiency virus，HIV）是艾滋病（AIDS）的病原体。

【参考值】

（1）筛选试验　ELISA 法、快速蛋白印迹法（RWB）：抗-HIV 阴性。

（2）确诊试验　蛋白免疫印迹法（WB）、RT-PCR 法：HIV-RNA 阴性。

【临床意义】先做筛选试验，在其阳性的情况下，再做确诊试验。确诊试验阳性，特别是 RT-PCR 法 HIV-RNA 呈阳性，可早期确诊 AIDS。

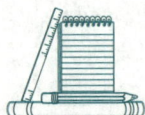

（三）其他病原体免疫检测

1. 衣原体抗体测定 衣原体（chlamydia）包括沙眼衣原体、鹦鹉热衣原体和肺炎衣原体 3 种，其中沙眼衣原体（chlamydia trachomatis，CT）是引起性传播疾病常见的病原体之一。

【参考值】抗体阴性（ELISA 法、IFA 法、免疫层析 / 渗滤法）。

【临床意义】IgM 阳性提示近期有 CT 感染，有利于早期诊断。IgG 阳性提示既往有 CT 感染。

2. 支原体抗体和抗原测定 对人致病的主要有肺炎支原体、解脲支原体、人型支原体和生殖道支原体等。

【参考值】支原体抗体阴性（ELISA 法、冷凝集试验、补体结合试验）。支原体抗原阴性（ELISA 法、IFA 法、免疫胶体金检测）

【临床意义】支原体感染后外周血中可出现 IgM 和 IgG，局部感染可出现 sIgA，三种抗体均不能起到完全保护作用。双份血清 IgG 效价增高 4 倍以上具有诊断意义。

3. 梅毒螺旋体抗体测定 梅毒螺旋体（treponema pallidum）侵入人体后，在血清中可出现特异性及非特异性抗体。

【参考值】

（1）非特异性抗体的定性试验 快速血浆反应素试验（rapid plasma regain test，RPR test）、不加热血清反应素试验（unheated serum regain test，USR test）、性病研究实验室试验（venereal disease research laboratory test，VDRL）阴性。

（2）特异性抗体的确诊试验 梅毒螺旋体血凝试验（treponema pallidum hemagglutination assay，TPHA）、荧光螺旋体抗体吸收试验（fluorescent treponemal antibody-absorption test，FTA-ABS）阴性。

【临床意义】先做定性试验筛选，阳性时再做确诊试验。确诊试验阳性可确诊梅毒。

复习思考

1. 简述常用的肿瘤标志物的检测项目及其临床意义。

2. 试述免疫球蛋白的作用及分类。

3. 不同自身抗体检查有什么主要临床意义？

扫一扫，查阅
复习思考题答案

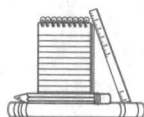

模块二十一　临床常见病原体检测

【学习目标】

知识目标

1. 掌握常见病原体检测的临床意义。

2. 熟悉各种标本采集的方法和注意事项。

3. 了解常见病原体的检测方法。

能力目标

能够合理选择使用临床常见病原体检测项目，初步判断其检查结果的临床意义，为临床诊断和治疗提供依据。

素质目标

养成实事求是的工作作风和精益求精的工作态度，具备人际沟通能力和合作精神。

一、标本采集

1. 采集方法

（1）血液　一般在发热期、用药前选择肘静脉采血。依检验项目需求，一般采集 16 ～ 20mL，须立即在床边接种或置于盛有抗凝剂的无菌瓶中尽快送检。

（2）尿液　采样前清洗外阴，然后用无菌容器收集 10 ～ 20mL 中段尿。厌氧菌的培养应用膀胱穿刺法收集，也可导尿弃去开始的 15mL 送检。

（3）痰液　清水漱口数次，然后用力自气管深部咳出痰液约 10mL，吐入无菌器皿内，及时送检。

（4）鼻咽拭子　取鼻咽分泌物或鼻咽灌洗液，立即接种培养基。

（5）粪便　根据不同性质的粪便采用不同的清洁容器送检。根据细菌种类不同选用合适的运送培养液以提高阳性检出率。传染性腹泻患者需 3 次送检。

（6）化脓性感染灶　清洗后用棉拭子取脓液及病灶深部分泌物或活组织，放入无菌试管内送检。创伤较大者，应从不同部位采集多份标本。封闭性脓肿，用无菌干燥注射器穿刺抽取。疑为厌氧菌感染者，取脓液后立即排净注射器内空气，针头插入无菌橡皮塞送检。

（7）脑脊液与其他无菌体液　脑脊液标本应立即保温送检或床边接种。胸水、腹水和心包积液等至少采集 5 ～ 10mL；对感染患者腹膜透析液标本至少采集 50mL。

（8）眼、耳部（标本）　用拭子采样。眼也可在局部麻醉后取角膜刮屑。

（9）生殖道标本　如性传播疾病常取尿道口分泌物、外阴糜烂面病灶边缘分泌物、阴道宫颈口分泌物和前列腺液等。对生殖道疱疹常穿刺抽取疱疹液，盆腔脓肿患者则于直肠子宫凹陷

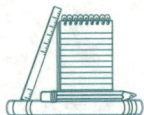

处穿刺取脓。

（10）创伤、皮肤软组织和脓肿标本　①开放性创面或脓肿应首先清除采集部位的污物，用无菌拭子采集病灶边缘及深部分泌物，或采集组织标本。②闭合性脓肿应用无菌干燥注射器穿刺抽取脓肿边缘及底部的脓汁。③蜂窝织炎液化后可先注射无菌生理盐水再抽吸。④烧伤伤口应清洁并清除烧伤创面，有液体渗出时，用拭子擦拭取样。

（11）组织标本　经外科手术采集、经支气管镜肺活检、CT引导下经皮穿刺肺活检等。

2. 注意事项

（1）所有标本的采集和运送应严格无菌操作。

（2）标本采集后应尽快送检。

（3）所有标本均应被视为传染品；对有高度危险性的标本，如HBV、HIV感染患者标本等，要有明显标识；急症或危重症患者标本需特别注明。用后的标本和器皿均要做消毒处理，或销毁、焚烧。

二、常见病原体检测方法

（一）直接显微镜检测

此为病原体检验中极为重要的基本方法之一，包括涂片染色显微镜检查、涂片不染色显微镜检查、荧光显微镜检查和免疫电镜检查。

（二）病原体的分离培养和鉴定

1. 细菌和真菌分离培养及鉴定是感染性疾病诊断的重要依据。在鉴定细菌的同时，应进行抗菌药物敏感性试验。

2. 病毒、衣原体等在人工培养基上不生长，需将标本接种于易感动物、鸡胚或合适的细胞。接种于动物后，可根据动物感染范围、发病情况及潜伏期进行初步推测。

（三）抗原检测

临床常用的抗原检测方法包括免疫荧光、酶联免疫、化学发光、胶乳凝集试验和对流免疫电泳等技术检测标本中的病原体抗原，其诊断价值常因标本不同而异。

（四）病原体核酸检测

目前，临床常用的核酸检测技术主要有聚合酶链反应（polymerase chain reaction，PCR）、核酸探针杂交技术、实时荧光定量PCR技术、基因芯片技术和核酸测序技术等。

（五）抗体检测

应用已知病原体的抗原检测患者血清中相应抗体的方法。人体感染病原体后经过一定时间会产生特异性抗体，在体内可维持数月或更长时间，因而检测抗体不仅可用于现症诊断，而且还可用于疾病追溯性调查。

（六）细菌毒素检测

1. 内毒素　检测方法主要有鲎试验、化学发光试验等，具有较高的灵敏度，在2小时内即可完成检测，常用于革兰阴性菌感染的快速诊断。

2. 外毒素　检测方法主要有生物学法、免疫血清法、基因探针技术及自动化检测仪法。

三、细菌耐药性检测

由于抗菌药物的广泛应用，使细菌产生了适应的压力，即"抗生素选择压力"，使原来占优势的敏感菌株被抑制和杀灭，原来少数的固有耐药菌株或获得耐药菌株被选择出来，成为某些

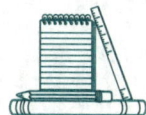

环境（如医疗机构、养老院等）的优势菌株，使抗感染治疗及感染控制面临严峻的挑战。

（一）耐药病原体

目前，临床感染的致病菌以革兰阴性杆菌为主（约占 60%），主要是大肠埃希菌、肺炎克雷伯菌、铜绿假单胞菌和鲍曼不动杆菌等。主要耐药类型有质粒介导的产超广谱 β - 内酰胺酶的肺炎克雷伯菌、大肠埃希菌；染色体编码产生 I 类 β - 内酰胺酶的阴沟肠杆菌和产气肠杆菌等；碳青霉烯类抗菌药物耐药的肠杆菌科细菌；多重耐药的铜绿假单胞菌、嗜麦芽窄食单胞菌和不动杆菌属细菌等。革兰阳性菌引起的感染约占 30%，以葡萄球菌和肠球菌为主，其重要的耐药菌有耐甲氧西林金黄色葡萄球菌（methicillin resistant staphyloccus aureus，MRSA）、耐青霉素肺炎链球菌（penicillin resistant streptococcus pneumonia，PRSP）、耐万古霉素肠球菌（vancomycin resistant enterococcus，VRE）和高耐氨基糖苷类抗生素肠球菌等。

（二）药物敏感试验

1. K-B 纸片琼脂扩散法　世界卫生组织推荐的标准纸片扩散法是由 Kirby 和 Bauer 建立的。

2. 稀释法　稀释法所测得的某些抗菌药物抑制检测菌肉眼可见生长的最低浓度称为最小抑菌浓度（minimal inhibitory concentration，MIC）。其有肉汤稀释法和琼脂稀释法两类，前者为临床试验室常用的一种定量试验。

3. 浓度梯度纸条扩散法　又称 E 试验，是结合稀释法和扩散法原理和特点而设计的一种操作简便（如同扩散法）、精确测定 MIC（如同稀释法）的一种方法。

4. 耐药筛选试验　耐药筛选试验是以单一药物、单一浓度检测细菌的耐药性，临床常用于筛选耐甲氧西林葡萄球菌、耐万古霉素肠球菌及高浓度庆大霉素或链霉素耐药的肠球菌。

如耐甲氧西林葡萄球菌（MRS）是目前导致医院感染的重要病原菌，具有多重耐药性，对除新型头孢菌素以外的所有 β - 内酰胺类抗菌药物均耐药。其检测可采用头孢西丁或苯唑西林纸片法，也可采用稀释法检测苯唑西林的最小抑菌浓度。细菌耐药基因的检测已在临床应用，检测细菌耐药基因可比药敏试验更早检测出病原菌的耐药性，可作为考核其他耐药性检测方法的"金标准"。

四、病原体检查项目的临床应用

感染病包括可传播疾病和非传播疾病，通常是由各种致病或条件致病的病原体（细菌、病毒、真菌）和寄生虫感染人体，使机体组织细胞受到不同程度的损害并出现一系列的临床症状和体征。具有传染性的感染病称为传染病。

（一）不同病原体感染的检测项目应用

1. 细菌感染　除个别因有特殊临床症状（如破伤风引起的典型肌痉挛等）的细菌感染性疾病不需细菌学诊断外，一般需进行细菌学诊断以明确病因。主要包括镜检及培养、抗原抗体检测、细菌核酸检测。

2. 病毒感染　包括病毒分离培养与鉴定、核酸检测和抗原抗体检测。

3. 真菌感染　包括直接显微镜检查、分离培养与鉴定、免疫学试验和动物实验等。

4. 寄生虫病　包括病原学诊断、免疫学诊断和其他实验室常规检查。根据寄生虫生活史特点，从患者的血液、组织液、排泄物、分泌物或活体组织中检查寄生虫的某一发育期，是最可靠的诊断方法。对于在组织中或器官内寄生而不易取得材料的寄生虫，可考虑采用免疫学诊断方法，常用凝集试验、沉淀试验、补体结合试验、酶联免疫吸收分析（ELISA）、免疫酶染色试验、免疫印迹试验、免疫荧光试验等。

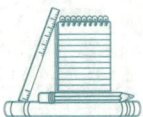

5. 其他病原体感染　分离培养是支原体感染的确诊依据。将标本置于暗视野显微镜下检查，如发现螺旋体则有诊断意义；梅毒血清试验对于诊断梅毒有重要价值。取血液或组织进行立克次体血清学试验，分离培养和鉴定，通过荧光染色从皮肤或其他组织中找到病原体有助于确定诊断。直接显微镜检查细胞质内的典型包涵体对衣原体感染诊断有参考价值。

（二）不同临床感染类型的检测项目应用

1. 社区获得性感染（community-acquired infection，CAI）　CAI 是指在社区内获得的感染，即住院前获得的感染，或住院时正值潜伏期住院后才发病者。

（1）社区获得性肺炎（community-acquired pneumonia，CAP）　病原体主要有细菌（肺炎链球菌、流感嗜血杆菌、卡他莫拉菌、金黄色葡萄球菌、肺炎克雷伯菌、铜绿假单胞菌和军团菌等）、非典型病原体（肺炎支原体、肺炎衣原体和鹦鹉热衣原体等）、病毒（流感病毒、副流感病毒、鼻病毒、腺病毒、呼吸道合胞病毒和新型冠状病毒等）。住院的重症 CAP，尤其需要插管的患者应行痰涂片和培养，有耐甲氧西林金黄色葡萄球菌（MRSA）和铜绿假单胞菌感染危险者、过去 90 天内曾住院并使用过肠道外给抗菌药物治疗的患者需行血培养。

（2）皮肤、软组织感染　病原体主要为细菌（葡萄球菌尤其是 MRSA、链球菌、高毒力肺炎克雷伯菌、诺卡菌、结核和非结核分枝杆菌等），也可为真菌（如念珠菌、皮肤癣菌等），通常可取感染部位的组织标本或脓液进行涂片镜检和分离培养；病毒（包括单纯疱疹病毒 - Ⅰ型、带状疱疹病毒和柯萨奇病毒 A16 型等）感染，通常检测血液中特异性抗体或采用分子生物学方法检测病毒的特异性片段。

（3）血流感染　常见的病原体有沙门菌和布鲁氏菌，可行血液培养和特异性抗体检测。

（4）胃部感染　幽门螺杆菌侵入胃黏膜并引起炎症反应而导致的感染，尿素呼气试验（urea breath test，UBT）为其首选检测方法。行胃镜检查的患者可用快速尿素酶试验（rapid urease test，RUT）进行快速检测。分子生物学方法主要用于幽门螺杆菌耐药基因型的检测，克拉霉素、左氧氟沙星耐药基因型检测对幽门螺杆菌根除治疗有重要的指导价值。

（5）肠道感染　社区肠道感染主要为感染性腹泻，是指各种病原体感染肠道而引起的腹泻。病原体主要包括细菌（沙门菌、志贺菌、霍乱弧菌、弯曲杆菌和致泻性大肠埃希菌等）、病毒（轮状病毒、诺如病毒、柯萨奇病毒等）和寄生虫（阿米巴原虫等）等。细菌感染时可对粪便标本进行涂片观察运动（如霍乱弧菌）、分离培养及血清型分型；病毒感染可通过粪便常规检查做出初步判断，再进行特异性抗原或分子生物学检查；阿米巴原虫可采用单克隆抗体检测抗原、ELISA 法检测抗体和 PCR 法。

（6）中枢神经系统感染　主要病原体有脑膜炎奈瑟菌、肺炎链球菌、单核细胞增生李斯特菌、流感嗜血杆菌、B 群链球菌、乙型脑炎病毒、单纯疱疹病毒和新生隐球菌等。急性细菌性脑膜炎进行脑脊液的显微镜检查和分离培养，结果阳性可作为确诊感染的主要依据。隐球菌脑膜炎可进行墨汁染色和分离培养，阳性可确诊。但病毒的分离与培养鉴定在临床上较难开展，常以血清学试验、核酸分子杂交及核酸扩增技术等做出病原学诊断。

（7）性传播疾病

1）获得性免疫缺陷综合征：又称艾滋病，是由 HIV 通过结合细胞表面的 CD4 蛋白受体进入易感细胞引起部分免疫系统破坏，进而导致严重的机会性感染和继发性肿瘤。常采用颗粒凝集试验、酶联免疫吸附试验、免疫荧光和蛋白印迹等方法检测 HIV 抗体和 P24 抗原。

2）梅毒：对于出现硬下疳而梅毒血清学反应阴性的早期梅毒，其诊断常采用暗视野显微镜检查梅毒螺旋体，阳性即可诊断。梅毒血清学试验是诊断梅毒最常用的方法。VDRL 是唯一推荐

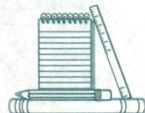

用于检测脑脊液反应素的试验，对诊断神经梅毒具有重要价值。RPR 和 TRUST 用于判断疗效和病情活动程度。TPHA、ELISA 及化学发光等方法，可用于梅毒感染的确证。

3）淋病：是由淋病奈瑟球菌引起的泌尿生殖系统的急性或慢性化脓性感染，是发病率最高的性传播疾病。淋病奈瑟球菌可进行涂片检查和分离培养鉴定（"金标准"）。

4）尖锐湿疣：是由人乳头瘤病毒（human papillomavirus，HPV）感染所致的以肛门生殖器部位增生性损害为主要表现的性传播疾病。常采用 PCR 法检测 HPV DNA，灵敏度和特异度均较高。

2. 医院获得性感染（hospital-acquired infection，HAI）　HAI 是指住院患者在医院内获得的感染，包括住院期间发生的感染和医院内获得、出院后发生的感染，但不包括入院前已开始或入院时已处于潜伏期的感染。医院工作人员在医院内获得的感染也属于医院感染。

（1）病原学　细菌是最常见的病原菌，以革兰阴性杆菌为主，如大肠埃希菌、肺炎克雷伯菌、铜绿假单胞菌等；在革兰阳性球菌中，以 MRSA 最为重要，其次为凝固酶阴性葡萄球菌及肠球菌。此外，还有病毒（如肝炎病毒、流感病毒、疱疹病毒、风疹病毒、水痘病毒、轮状病毒、巨细胞病毒、麻疹病毒、柯萨奇病毒等）、真菌、弓形虫和肺孢子虫等。

（2）传染链

1）传染源：病原体来源于住院患者、医务人员、探视者、陪伴人员、医院环境及未彻底消毒灭菌的医疗器械、血液制品等。

2）传播途径：主要有接触传播、空气传播、飞沫传播和血源性传播。

3）易感人群：婴幼儿（≤2 岁）、老年人（≥65 岁）、中性粒细胞数 $< 0.5 \times 10^9/L$ 的患者，以及免疫缺陷、多脏器衰竭、长期住院、烧伤或创伤产生组织坏死、恶性肿瘤和心脑血管疾病等的患者。

（3）医院感染的常见临床类型

1）下呼吸道感染：为我国最常见的医院感染类型。

2）尿路感染：多见于住院期间有尿路器械操作史的患者，常以大肠埃希菌、变形杆菌和肠球菌为主。

3）手术切口感染：大部分为外源性感染，多为医务人员的手接触传播。腹部手术、妇科手术等伤口感染的病原体常来源于胃肠道、泌尿生殖道、皮肤等正常菌群。

4）胃肠道感染：主要见于使用广谱抗菌药物所致的肠炎，如长期应用抗菌药物可引起内源性艰难梭菌感染。

5）血液感染：主要为菌血症、败血症，可由静脉内输液、血液透析等引起，也可源于外科手术、下呼吸道感染或皮肤感染。

6）皮肤和软组织感染：主要是压力性损伤和烧伤感染。压力性损伤的常见病原体为金黄色葡萄球菌、大肠埃希菌和厌氧菌等。烧伤感染的常见病原体为金黄色葡萄球菌、铜绿假单胞菌、白念珠菌、链球菌等。

7）中枢神经系统感染：主要病原体有大肠埃希菌、肺炎克雷伯菌和不动杆菌等医院常见革兰阴性杆菌。

扫一扫，查阅
复习思考题答案

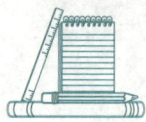

复习思考

1. 试述临床病原体检查的注意事项。

2. 简述临床上诊断艾滋病、淋病及梅毒的常用指标。

第四篇　影像诊断

模块二十二　X 线、CT 与磁共振检查

【学习目标】

知识目标

1. 掌握 X 线、CT、磁共振检查的检查方法、临床应用及选择。

2. 熟悉 X 线、CT 及磁共振检查各系统重要器官的正常表现和常见疾病的异常表现。

3. 了解各种影像学检查的基本原理、注意事项。

能力目标

1. 能结合临床正确选择不同影像检查方法。

2. 能结合临床对各系统常见病影像资料进行分析，并能做出准确的影像诊断。

3. 能正确掌握阅读影像资料的方法及原则。

素质目标

具备以患者为中心、爱岗敬业的职业道德。

影像学检查在临床医学诊断中占有重要地位，它主要通过对图像的观察、分析、归纳与综合做出影像学诊断，对疾病的诊断具有重要价值。影像学检查主要包括 X 线检查、计算机体层成像（CT）检查、磁共振成像（MRI）检查、数字减影血管造影、超声检查、放射性核素检查、介入放射技术检查等。正确的影像诊断必须结合临床资料进行综合分析，包括病史、体检、实验室检查结果等。

项目一　成像技术与临床应用

案例导入

患者，男，34 岁。因高热、寒战、咳嗽、胸痛 1 小时入院。患者昨天淋雨后出现身体不适，畏寒。今晨突起寒战、高热，咳嗽，咳痰，左侧胸痛急诊入院。体格检查：体温 39.5℃，脉搏 110 次 / 分，呼吸 29 次 / 分，血压 110/80mmHg。神志清楚，急性病容，口角可见单纯性疱疹，左胸叩诊有浊音，语颤增强，听诊可闻及支气管呼吸音，心音钝，心律齐，心率 110 次 / 分。血常规：白细胞计数 20.0×10^9/L，中性粒细胞百分比 85%，淋巴细胞百分比 15%。

问题：该患者应首选哪项影像学检查？

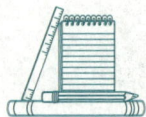

一、X 线成像

X 线是一种能穿透人体但肉眼看不见的射线，于 1895 年被德国科学家伦琴发现，又叫作伦琴射线。X 线检查是利用 X 线穿透人体后，使人体内部结构在荧光屏上或胶片上显影，从而判断人体组织器官解剖与功能状态的一种检查方法。X 线检查在临床上应用十分普遍，可以协助诊断疾病及观察治疗效果，还被用于恶性肿瘤等疾病的治疗。

（一）X 线的特性

1. 穿透性　X 线能穿透可见光不能穿透的物质，其穿透力的大小，与 X 线的波长和物质的密度、厚度成反比。X 线波长越短，穿透作用越强。被穿透物质原子序数高、密度大，吸收 X 线量多，X 线穿透力相对较弱，反之则强。X 线对人体各组织穿透性的差异是 X 线成像的基础。

2. 荧光效应　X 线能激发荧光物质产生肉眼可见的荧光，这种转换叫作荧光效应。荧光效应是 X 线透视的基础。

3. 感光效应　X 线可使涂有溴化银的胶片感光，形成潜影，经显影和定影处理，感光的溴化银中的银离子被还原成金属银，沉积在胶片上呈黑色，而未感光的溴化银则被清洗掉，显出胶片片基的透明本色，从而显示人体不同密度的影像。感光效应是 X 线摄影的基础。

4. 电离作用　X 线通过任何物质都可使其产生电离，分解成正负离子。电离程度与吸收的 X 线量成正比。X 线进入人体，组织细胞也可产生电离，使人体产生生物学方面的改变，即生物效应。它是放射防护和放射治疗的基础。

（二）X 线成像的基本原理

X 线影像的形成，是基于 X 线的特性和人体组织器官密度与厚度的差异。这种密度与厚度的差异称为密度对比，可分为自然对比和人工对比。

1. 自然对比　X 线可以使人体组织器官在胶片或监视器上显影，一方面是由于 X 线有穿透性、荧光效应和摄影效应；另一方面是人体各种组织、器官的密度不同，厚度也不同，经 X 线照射，其吸收及透过 X 线量也不一样。因此，在透视监视器上有亮暗之分，在照片上有黑白之别。这种利用人体组织本身的密度和厚度差来形成对比清晰的影像，称为自然对比。人体组织按密度的高低，依次可分为四类，它们在透视和胶片上所显示的阴影见表 22-1。

表 22-1　人体组织密度与 X 线阴影的关系

人体组织	密度	X 线阴影	
		透视	照片
骨、钙化组织	高	黑	白
软组织、体液	中	灰黑	灰白
脂肪组织	较低	灰白	灰黑
含气组织	低	白	黑

2. 人工对比　人体内的某些组织、器官，如胃、肠、肝、胆、肾等，与周围的组织结构缺乏明显的密度对比，不能形成各自的影像。人为地在某些组织和器官的管腔内或周围引入高密度或低密度物质使之造成密度差，形成对比清晰的影像，称为人工对比。引入的高密度或低密度物质称为对比剂，这种检查方法称为造影检查。

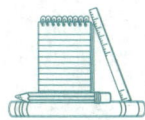

（三）X 线的检查方法

1. 普通检查

（1）X 线透视　X 线通过受检部位，在监视器上观察受检部位的影像，称为透视。透视的优势是可以通过转动体位进行多方向观察，了解心脏大血管搏动、肺和膈肌的运动及胃肠蠕动等动态变化。但影像对比度及清晰度较差，不能观察密度与厚度差别小的器官和密度与厚度较大的部位，如头颅、脊柱、骨盆等，且不能留下客观记录。

（2）X 线摄片　X 线摄片是利用 X 线对胶片的感光作用，通过投照，使受检部位在胶片上显影，是最常用的 X 线检查技术。摄片的对比度及清晰度较好，可辨别微小病变，能清晰显示人体厚、薄的各部结构，且能留下客观记录，以便进行复查对比。但其仅是一个方位和一瞬间的 X 线影像，不能对器官的功能状态进行观察。

2. 乳腺 X 线检查　钼靶 X 线机是乳腺摄影的专用设备，其发射的软 X 线波长较长、能量较低、穿透力较弱，可使各种软组织的影像更清晰。

3. 造影检查

（1）常用对比剂　分为阳性对比剂和阴性对比剂两类。

（2）造影方法

1）直接引入法：通过口服、灌注或穿刺将对比剂直接引入组织器官内或其周围，如胃肠、子宫及输卵管造影等。

2）间接引入法：经口服或静脉注射使对比剂进入体内，经脏器吸收并聚集于器官内使之显影，如静脉肾盂造影等，多用于脏器功能的检查。

（四）数字化成像技术

1. 计算机 X 线成像（computer radiography，CR）　CR 应用影像板（image plate，IP）替代胶片记录透过人体后的 X 线影像信息，然后用激光扫描仪将记录在 IP 上的影像信息以数字形式读出，再经过处理和显示等步骤，显示出数字化影像。CR 可应用于胸部、头颈、骨关节系统、胃肠道及泌尿系统等部位，明显优于传统 X 线平片。

2. 数字 X 线成像（digital radiography，DR）　DR 是使用探测器作为 X 线的接收介质，直接把 X 线转换成电信号，然后通过数模转换形成数字图像。省略了 CR 技术中激光读取这一步骤。与 CR 相比，患者受 X 线照射剂量更小，时间分辨力提高，后处理的图像层次更丰富等。DR 系统既可用于 X 线平片显示，也可实施胃肠和其他系统及血管的造影检查。

（五）X 线的防护

X 线穿透人体将产生一定的生物效应。若接受的 X 线量过多，可能产生一定程度的放射损害，但在容许范围内的 X 线照射量一般对人体少有影响。因此，也不必对 X 线检查产生疑虑或恐惧，而应当强调和重视防护，如尽量减少 X 线的发射量、缩小视野、遮挡重要部位等，并且尽量避免不必要的影像学检查。

（六）X 线诊断的原则和步骤

1. X 线诊断的原则　先判断 X 线片有无异常，再进一步确定病灶部位、范围和性质，并结合临床资料作出诊断。因此，必须先熟悉人体解剖、生理和病理等基础知识，熟悉各系统、器官正常的 X 线表现及各种疾病的 X 线表现。X 线诊断也有一定限制，同样的 X 线征象可以在不同的疾病中出现，形成"异病同影"，反之也可出现"同病异影"，应注意鉴别。有些疾病的早期或病变很小，则可以没有异常的 X 线表现，需进一步做其他检查协助诊断。

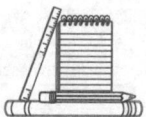

2. X 线诊断的步骤　观察分析 X 线片时，应注意照片质量是否满足 X 线诊断的需要，如摄影位置是否恰当，摄影条件是否满足等；应按一定顺序全面系统地观察，以免遗漏重要的 X 线征象；区分正常与异常，对异常 X 线表现，应注意异常表现的定位、定性诊断。

二、计算机体层成像

CT 由英国的亨·斯菲尔德（Hounsfield）发明，是把电子计算机和 X 线相结合，应用到医学领域的重大突破。其所显示的人体横断面解剖图像密度分辨率明显优于 X 线图像，并显著扩大了人体的检查范围，提高了病变的检出率和诊断的准确率。CT 的发展很快，三维采集数据的螺旋 CT 扫描使得多方位重组、三维显示、最大密度投影等新的显示方式成为现实。在此基础上，CT 血管成像、CT 内镜已应用于临床诊断，并显示出其独特的优势。

（一）CT 成像原理

CT 是根据人体对 X 线吸收率不同，使用计算机重建方法得到人体二维横断面图像的影像设备。在准直器的作用下，CT 的 X 线球管发出的 X 射线呈有一定厚度的笔形或扇形束，穿过相同厚度的人体断层，部分能量被吸收，由于被检体组织具有密度差异，穿透被检体的 X 线衰减后带有组织的信息，由对面的探测器接收，通过数据采集系统进行模数转换，经输送电缆送入计算机，再由计算机重建成横断面图像，最后由显示器显示图像。

（二）CT 检查技术

1. 平扫　平扫即不用对比剂增强或造影的 CT 扫描。

2. 增强扫描　增强扫描是指血管内注射对比剂后再行扫描的方法。目的是提高病变组织与正常组织的密度差，以显示某些在平扫时未被显示或显示不清的病变。根据病变有无强化及强化类型，可对病变定性。

3.CT 造影　CT 造影是指对某一器官或结构进行造影再行扫描的方法，其能更好地显示结构和发现病变。分为 CT 血管造影（CTA）和 CT 非血管造影两种。

（三）CT 图像的特点

1.CT 是数字化模拟灰度图像　CT 图像是由一定数目从黑到白不同灰度的像素按固有矩阵排列而成的。这些像素的灰度反映的是相应像素的 X 线吸收系数。如含气的肺组织吸收 X 线少，在 CT 图像上呈黑色，即低密度影像；肌肉或脏器等软组织吸收 X 线中等，呈灰色，即呈中等密度影像；骨组织含钙量高，吸收 X 线多，呈白色，即呈高密度影像。

2. 具有较高的密度分辨力　CT 图像的密度分辨力相当于常规 X 线图像的 10～20 倍，能清楚显示脑、纵隔、肝、胰、脾、肾及盆腔等，并可确切显示出病变影像。

3. 密度能够进行量化评估　在描述某一组织器官或病变密度时，不但能够用高密度、中等密度或低密度来形容，亦可用它们的 CT 值来说明密度的高低。CT 值不是绝对值，而是以水为标准，其他组织与水比较的相对值，即以水的 CT 值为 0Hu，空气为 -1000Hu，骨为 +1000Hu，共分为 2000 个等级。人体各组织均在这 2000 个等级之内。

为使 CT 图像上欲观察的组织结构和病变达到最佳显示，需根据它们的 CT 值范围，选用不同的窗技术，包括窗位和窗宽。窗位是指图像显示所指的 CT 值范围的中心。例如，观察脑组织的常用窗位为 +35Hu，而观察骨质则用 +300～+600Hu。窗宽是指图像显示的 CT 值范围。例如，观察脑的窗宽用 100Hu，观察骨的窗宽用 1000Hu。这样，同一层面的图像数据，通过调节窗位和窗宽，便可分别得到适于显示脑组织与骨质的两种密度图像（图 22-1）。

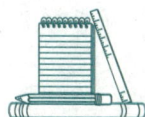

A.软组织窗　　　　　　　　　　　B.骨窗

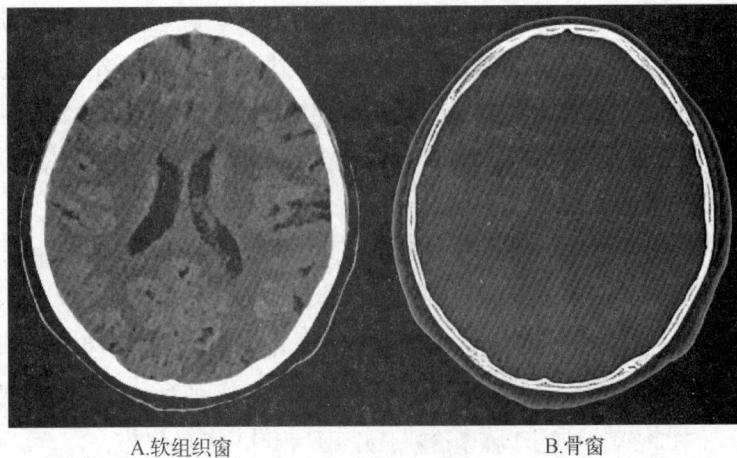

图 22-1　软组织窗和骨窗

4.CT 为断层图像　CT 图像常规是横轴位断层图像，克服了普通 X 线检查各组织结构影像重叠的缺点，从而可清楚显示各个器官组织结构，能明显提高病灶的检出率。但断层图像不利于器官结构和病灶的整体显示，需要连续观察多帧图像，经人脑思维整合或运用图像后处理重组技术，才能形成完整的概念。随着 CT 设备的发展，CT 扫描层厚可小于 1mm。利用计算机软件对 CT 横轴位断层信息进行图像重组，可获得冠状位、矢状位二维图像及三维立体 CT 图像等，称为 CT 图像后处理技术。

（四）CT 的临床应用

CT 检查已广泛应用于临床，主要用于诊断：①中枢神经系统疾病：颅内肿瘤、脓肿与肉芽肿、寄生虫病、外伤性血肿与脑损伤、脑梗死、脑出血，以及椎管内肿瘤、椎间盘脱出症等。②胸部疾病：纵隔和肺门肿块、淋巴结增大、支气管狭窄或阻塞、原发和转移性纵隔肿瘤、淋巴结结核、中心型肺癌等。③腹部及盆腔疾病：肝、胆、胰、腹膜腔及腹膜后间隙、泌尿和生殖系统的占位性、炎症性和外伤性病变。④五官疾病：眶内占位性病变、鼻窦癌、中耳胆脂瘤、听骨破坏与脱位、内耳骨迷路破坏、耳先天发育异常及鼻咽癌等。

三、磁共振成像

磁共振成像（magnetic resonance imaging，MRI）是利用强外磁场内人体中的氢原子核，即氢质子（^{1}H），在特定射频（RF）脉冲作用下产生磁共振现象，所进行的一种医学成像技术。

（一）MRI 基本原理

1. 人体 ^{1}H 在强外磁场内产生纵向磁矢量和 ^{1}H 进动　人体内富含 ^{1}H。^{1}H 具有自旋特性而产生磁矩，犹如一个小磁体。通常它们无序排列，磁矩相互抵消；当进入强大的外磁场内，^{1}H 磁矩依外磁场磁力线方向有序排列而产生纵向磁矢量。^{1}H 在绕自身轴旋转的同时，还围绕外磁场方向做锥形运动，犹如旋转中的陀螺，称为进动。进动的频率与外磁场场强呈正比。

2. 发射特定的 RF 脉冲引起磁共振现象　向强外磁场内的人体发射特定频率（^{1}H 进动频率）的 RF 脉冲，^{1}H 吸收能量而发生磁共振现象，同时产生两种改变：一种是吸收能量的 ^{1}H 呈反磁力线方向排列，致纵向磁矢量变小、消失；另一种是 ^{1}H 进行同相位进动，由此产生横向磁矢量。

3. 停止 RF 脉冲后 ^{1}H 恢复至原有状态并产生 MR 信号　停止发射 RF 脉冲后，^{1}H 迅速恢复至原有的平衡状态，这一过程称为弛豫过程，其所需时间称为弛豫时间。有两种弛豫时间：一

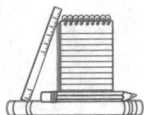

种是纵向磁矢量恢复的时间，为纵向弛豫时间，亦称 T_1 弛豫时间，简称 T_1；另一种是横向磁矢量的衰减和消失时间，为横向弛豫时间，亦称 T_2 弛豫时间，简称 T_2。发生共振的 ^1H 在弛豫过程中，就会产生代表 T_1 值和 T_2 值的 MR 信号。

4. 采集、处理 MR 信号并重建为 MRI 图像 对于反映人体组织结构 T_1 值和 T_2 值的 MR 信号，经采集、编码、计算等一系列复杂处理，即可重建为 MRI 灰阶图像。

MRI 图像上的黑白灰度对比，反映的是组织间弛豫时间的差异，而不同于 X 线、CT 和超声图像上的灰度概念。MRI 检查有两种基本成像：一种是主要反映组织间 T_1 值的差异，称为 T_1 加权成像（T_1WI）；另一种是主要反映组织间 T_2 值的差异，称为 T_2 加权成像（T_2WI）。人体内各种组织及病变均有相对恒定的 T_1 值和 T_2 值。MRI 检查就是通过图像上反映 T_1 值和 T_2 值的黑白灰度及其改变来检出病变并进行诊断的。

MRI 图像上的黑白灰度称为信号强度。其中，白影称为高信号，灰影称为中等信号，黑影称为低信号或无信号。T_1WI 图像上，高信号代表 T_1 弛豫时间短的组织，常称为短 T_1 高信号或短 T_1 信号，如脂肪组织；低信号代表 T_1 弛豫时间长的组织，常称为长 T_1 低信号或长 T_1 信号，如脑脊液。T_2WI 图像上，高信号代表 T_2 弛豫时间长的组织，常称为长 T_2 高信号或长 T_2 信号，如脑脊液；低信号代表 T_2 弛豫时间短的组织，常称为短 T_2 低信号或短 T_2 信号，如骨皮质。表 22-2、表 22-3 列举了几种正常组织和病变组织在 T_1WI 和 T_2WI 图像上的信号强度与影像灰度。

表 22-2 人体正常组织 MRI 的信号特点

图像	脑白质	脑灰质	脑脊液	脂肪	肝	脾	肌腱	骨皮质	骨髓
T_1WI	中高 （灰白）	中低 （灰黑）	低 （黑）	高 （白）	中高 （灰白）	中低 （灰黑）	低 （黑）	低 （黑）	高 （白）
T_2WI	中低 （黑）	中高 （灰白）	高 （白）	中高 （灰白）	中低 （灰黑）	中高 （灰白）	低 （黑）	低 （黑）	中等 （灰）

表 22-3 人体病变组织 MRI 的信号特点

图像	水肿	瘤结节	含水囊肿	含蛋白多的囊肿	亚急性出血	钙化
T_1WI	低 （黑）	中低 （灰黑）	低 （黑）	高 （白）	高 （白）	低 （黑）
T_2WI	高 （白）	中高 （灰白）	高 （白）	高 （白）	高 （白）	低 （黑）

（二）MRI 成像优势

1. 多参数成像 包括 CT 在内的 X 线成像，只有不同组织吸收 X 线量的差别，仅能获得密度对比的一种图像。但 MRI 检查有多个成像参数，如 T_1 值、T_2 值、质子密度等。由于每个成像参数所提供的信息不同，联合这些参数图像有助于疾病的检出、诊断与鉴别。

2. 多序列成像 MRI 成像序列丰富，除了常用的自旋回波和快速自旋回波序列以外，梯度回波、反转恢复和平面回波成像等序列亦常应用。

3. 多方位成像 与以轴位断层图像为主的 CT 成像相比较，MRI 成像可直接获取横断面（轴位）、冠状面、矢状面及任意倾斜层面的图像，有利于显示解剖关系及明确病变部位及范围。

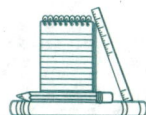

4. 软组织分辨力高　MRI 成像在显示中枢神经系统及关节内结构与病变方面明显优于 CT。一些特定的成像方法还有利于进一步确认病变的组织学特征。

5. 直接进行水成像　利用静态液体具有长 T_2 弛豫时间的特点，使用重 T_2WI 序列，不用任何对比剂，就能整体显示含有液体的管道系统。如稀胆汁、胰液、尿液、脑脊液、内耳淋巴液、唾液、泪水等流动缓慢或相对静止的液体均呈高信号，此即 MR 水成像。

6. 直接进行血管成像　利用液体流动效应，不用对比剂，采用时间飞跃或相位对比法，使血流在图像中呈高信号，静止组织呈低信号，可获取类似 X 线血管造影的三维血管成像，此即 MR 血管成像（MRA）。

7. 其他　还有能够大致反映组织和病变内水分子的扩散运动及其受限程度的扩散加权成像（DWI）；可反映组织和病变的血流灌注状态的灌注加权成像（PWI）；可检查活体组织和病变内的生化成分及其含量的 ^1H 磁共振波谱（MRS）检查等。

MRI 成像有诸多的优势，但也有其局限性，如 MRI 与 CT 一样，也为断层图像，不能整体显示器官结构和病变；多序列、多幅图像不利于快速观察；检查时间相对较长，费用较高；易发生不同类型伪影；识别钙化有限度等。

（三）MRI 检查方法及图像特点

MRI 有多种检查方法，各具其适用范围和诊断价值，应根据检查目的进行选用。

1. 平扫检查　全身各部位 MRI 检查时，若无特殊要求，通常先行普通平扫检查。常规为横断层 T_1WI 和 T_2WI 检查，必要时辅以其他方位检查。肝囊肿、胆囊结石、子宫肌瘤等病变，普通平扫检查即可明确诊断。常用的特殊平扫检查：①脂肪抑制 T_1WI 和 T_2WI：应用特定的脂肪抑制序列和技术，能够明确病变内有无脂肪组织。其图像具有普通平扫 T_1WI 和 T_2WI 的信号特点，唯脂肪组织呈低信号。②梯度回波同、反相位 T_1WI：用于富含脂质病变的检查，如肾上腺腺瘤、脂肪肝等病变诊断，同相位图像类似普通 T_1WI 图像，而反相位图像上富含细胞内脂质病变的信号减低。③水抑制 T_2WI：能够抑制自由水信号，脑灰、白质信号对比同普通 T_2WI，唯脑室、脑池和脑沟内脑脊液呈低信号，利于脑室、脑沟旁长 T_2 高信号病灶的检出。④磁敏感加权成像（SWI）：能够清晰显示小静脉、微出血和铁沉积，适用于脑内静脉发育畸形、脑外伤微出血等疾病的诊断。

2. 对比增强检查　MRI 对比增强检查常简称 MRI 增强检查，是经静脉注入顺磁性或超顺磁性对比剂后，再行 T_1WI 或 T_2WI 检查的方法。目前，普遍采用的对比剂是二乙烯三胺五乙酸钆（Gd-DTPA），其为顺磁性对比剂，主要作用是缩短 T_1 值，可使 T_1WI 图像上组织与病变的信号强度发生不同程度增高（称为强化），从而改变其间的信号对比，有利于病变的检出和诊断。

（1）普通增强检查　为单期扫描，常用于颅脑疾病诊断。

（2）多期增强检查　能观察病变强化程度随时间所发生的动态变化，有利于定性诊断，主要用于腹、盆腔疾病的诊断。增强 T_1WI 图像具备 T_1WI 图像的一般特点，垂体、肾实质和血管等部分解剖结构发生强化，呈高信号。

3. MRA 检查　主要用于诊断血管疾病。普通 MRA 检查无须注入对比剂，但对于小血管显示欠佳；增强 MRA 需经静脉注入 Gd-DTPA，对于血管细节尤其小血管的显示效果优于普通MRA。MRA 图像可整体显示高信号血管结构，而周围结构显示不清。

4. MR 水成像检查　MR 胰胆管成像（MRCP）主要用于胰胆管梗阻性病变的诊断；MR 尿路成像（MRU）主要用于尿路梗阻性病变的诊断；内耳迷路水成像有利于诊断内耳先天性发育畸形。MR 水成像图像显示胰胆管、尿路等为高信号，周围结构显示不清。

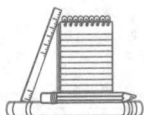

5. ¹H 磁共振波谱（¹H-MRS）检查　有助于肿瘤、炎症等疾病的诊断与鉴别诊断。其图像为显示代谢产物浓度的谱线图，横坐标为不同代谢产物共振峰位置，纵坐标为相应代谢产物的浓度。

6. 功能性磁共振成像（fMRI）检查　DWI 检查常规用于超急性期脑梗死诊断，也可用于肿瘤性病变的诊断与鉴别诊断；PWI 检查主要用于缺血性和肿瘤性病变的诊断与鉴别诊断，以及肿瘤恶性程度评估的研究。

（四）磁共振检查的注意事项

1. 检查前清理患者身上的金属物品，如手表、手机、硬币、腰带扣等。

2. 妊娠 3 个月以内的孕妇不能进行 MRI 检查。

3. 体内有金属植入物（心脏起搏器、动脉夹、人工金属瓣膜、金属假肢或关节、胰岛素泵、神经刺激器、弹片等）的患者不能进行 MRI 检查。

项目二　呼吸系统

一、检查技术

（一）X 线检查

1. 胸部透视　方法简单、经济。少用，主要用于评估疾病所致的膈肌运动异常。

2. 胸部摄片　是胸部疾病最常用的检查方法。常用的摄影体位有正、侧位，根据病情需要可再摄前弓位、侧卧水平位、斜位等。

3. 造影检查　主要有肺动脉造影、支气管动脉造影等。支气管动脉造影目前主要用于肺癌和咯血患者的介入治疗。

（二）CT 检查

1. 平扫　多数胸部病变，平扫基本能满足诊断要求。

2. 增强扫描　主要用于鉴别病变为血管性或非血管性，明确纵隔病变与心脏大血管的关系，了解病变血管情况，帮助鉴别病变的良恶性。

3. 高分辨力扫描（HRCT）　主要用于观察肺部小病灶的细微结构、弥漫性肺间质病变以及支气管扩张的诊断等。

（三）MRI 检查

对纵隔病变、肺门肿块、肺癌的诊断和鉴别诊断有一定价值，因肺在 MRI 呈无信号，一般不作为肺部疾病的首选检查方法。

二、正常表现

（一）X 线表现

1. 胸廓

（1）软组织　①胸锁乳突肌及锁骨上皮肤皱褶：胸锁乳突肌在两肺尖内侧形成外缘锐利、均匀致密的阴影，当颈部偏斜时，两侧影像可不对称，勿误认为肺尖部病变。锁骨上皮肤皱褶为与锁骨上缘平行的 3～5mm 宽的软组织影，其内侧与胸锁乳突肌影相连，肥胖者锁骨上窝不凹陷或有肿块时此影不显。②胸大肌：胸大肌于两侧肺野中、外带可形成扇形致密影，下缘锐利呈一斜线，与腋前皮肤皱褶连续，在肌肉发达的男性尤为突出，一般右侧较明显。③乳房及

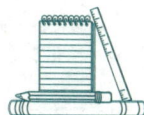

乳头：女性乳房可在两肺下野形成下缘清楚、上缘模糊且密度逐渐变淡的半圆形致密影，其下缘向外与腋部皮肤连续，勿误认为肺内病变。乳头在两肺下野相当于第5前肋间处，有时可形成两侧对称的小圆形致密影，勿误认为肺内结节。

（2）骨骼 胸部正位片上，前方正中胸骨几乎完全与纵隔影重叠，仅胸骨柄两侧外上角可突出于纵隔影之外。锁骨位于两肺上野，两侧胸锁关节到中线的距离相等。胸椎的横突可突出于纵隔影之外，勿误认为是增大的淋巴结。肋骨起于胸椎两侧，自后上方向前下方斜行，前端的肋软骨除钙化外不显影。肋骨可有分叉、肋骨联合、颈肋等先天变异。肩胛骨内缘可与肺野外带重叠，勿误认为是胸膜增厚（图22-2）。

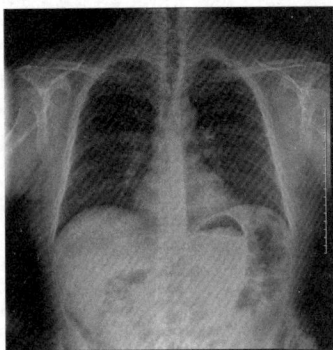

A. 正常胸部正位片   B. 正常胸部侧位片

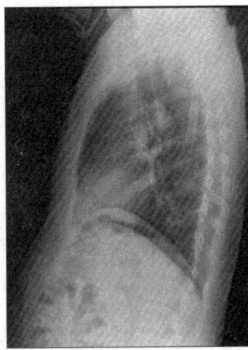

图22-2 正常胸片

2. 纵隔 纵隔位于胸骨之后，胸椎之前，两肺之间，上起自胸廓入口，下达膈肌。其中有心、大血管、气管、主支气管、食管、淋巴组织、胸腺、神经及脂肪等。除气管及主支气管可以分辨外，其余组织结构间无明显对比，只能观察其与肺部邻接的轮廓。

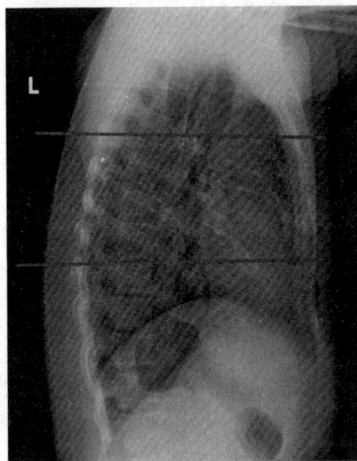

图22-3 纵隔九分法

纵隔的分区在判断纵隔包块的来源和性质上有着重要意义。纵隔的划区方法有多种，下面介绍九分区法：在侧位胸片上，前纵隔系胸骨之后，心前缘、升主动脉和气管前缘之间的狭长三角区；中纵隔相当于心、主动脉弓、气管及肺门所占据的区域；食管前壁为中、后纵隔的分界线，食管以后和胸椎旁区为后纵隔。自胸骨角至第4胸椎下缘连一水平线，其上为上纵隔；其下至肺门下缘（第8胸椎下缘）的水平线为中纵隔；肺门下缘以下至膈为下纵隔。（图22-3）

3. 膈 膈位于胸腹腔之间，分左右两叶，呈圆顶状。膈在外侧及前、后方与胸壁相交形成肋膈角，在内侧与心形成心膈角。右膈顶较左侧高1～2cm。呼吸时两膈上下对称运动，运动范围为1～2.5cm，深呼吸时可达3～6cm。

4. 肺

（1）肺野 肺野是含有空气的肺在X线上所显示的透亮区域。为便于描述病变位置，人为地将一侧肺野纵行分为三等分，称为内、中、外带，又分别在第2、4肋骨前端下缘画一水平线，将肺野分为上、中、下三野（图22-4）。

（2）肺门 肺门影是肺动脉、肺静脉、支气管及淋巴组织的综合投影。后前位上，肺门位于两肺中野内带第2～4前肋间，左侧较右侧高1～2cm。两肺门均可分为上、下两部，右肺门上部由上肺静脉、上肺动脉及下肺动脉干后回归支组成，下部由右下肺动脉干构成，正常成人

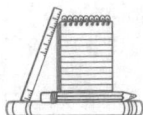

宽度不超过 15mm。上、下部相交形成
一较钝的夹角，称为肺门角。左肺门上
部由左肺动脉弓及其分支和上肺静脉构
成，下部由左下肺动脉及其分支构成，
由于左心影的遮盖，只能见到一部分。
侧位时两侧肺门大部分重叠，右肺门略
偏前。

图 22-4　肺野的划分

（3）肺纹理　由肺血管、支气管及
淋巴管组成，表现为自肺门向肺野呈放
射分布的由粗到细的树枝状影。下肺野
纹理较上肺野粗，右下肺野更明显。观
察肺纹理应注意其多少、粗细、分布、有无扭曲变形等。

（4）肺叶、肺段　右肺有上、中、下三叶，左肺有上、下两叶。肺叶在胸部正位片上前后
重叠，右肺中叶与下叶完全重叠，中叶在前，下叶在后。右上叶与下叶上部重叠。左肺上、下
叶大部分重叠。在确定病变部位时，应结合侧位片，根据叶间裂的位置，辨别病变位于哪个肺
叶。肺叶由 2 ～ 5 个肺段组成，各有其单独的支气管。肺段的名称与相应的支气管一致。

5. 胸膜　分为脏、壁两层，两层之间的间隙为胸膜腔。胸膜菲薄，正常时不显影，但叶
间胸膜（斜裂和横裂）有时可显示，在 X 线与胸膜走行方向平行时，显示为薄层状或线状致
密影。

（二）CT 表现

由于构成胸部的组织包括低密度的含气肺组织、脂肪组织，中等密度的肌肉组织及高密度
的骨组织，因而其 CT 值范围宽广。在 CT 图像上胸壁、肺组织及纵隔有较大的密度差别，所以
在一个图像上不可能同时清楚显示肺野和纵隔内的结构。因此，在观察胸部 CT 时分别采用纵隔
窗和肺窗观察纵隔和肺实质内的结构（图 22-5）。

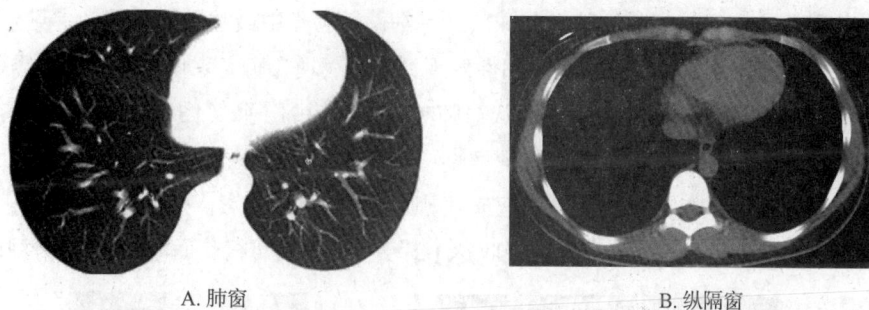

A. 肺窗　　　　　　　　　　　　　　　B. 纵隔窗

图 22-5　正常胸部 CT

1. 纵隔窗　CT 显示纵隔内结构明显优于胸部 X 线片。

（1）前纵隔　可显示胸腺组织、淋巴组织、脂肪组织和结缔组织。

（2）中纵隔　包括气管与支气管、大血管及其分支、膈神经及喉返神经、迷走神经、淋巴
结及心脏等。心脏内血液与心肌密度相等，CT 平扫时不能区分。在 CT 横断面上心脏四腔的位
置关系是：左心房位于心脏后上方，右心房居右，右心室居前，左心室位于前下偏左。CT 可显
示正常淋巴结，直径多小于 1cm。一般前纵隔淋巴结较多，隆突下淋巴结较大。通常将淋巴结
直径 1.1 ～ 1.4cm 视为临界性，≥1.5cm 视为病理性，≥2cm 多为恶性或转移。

（3）后纵隔　其内有食管、降主动脉、胸导管、奇静脉、半奇静脉及淋巴结等。

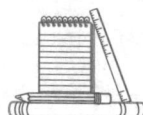

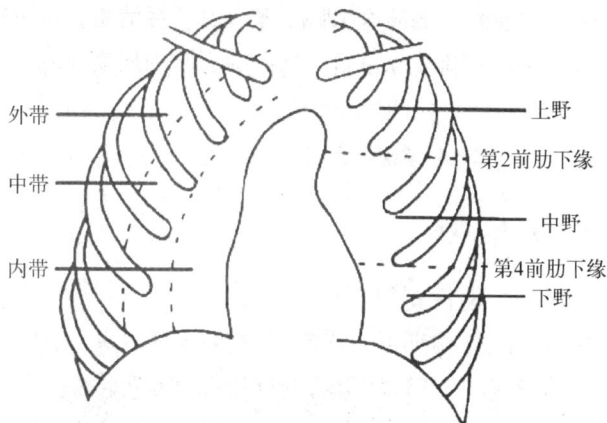

2. 肺窗 两肺野表现为对称性低密度阴影，内可见由中心向外围走行的高密度肺血管分支，由粗变细，即肺纹理。上下走行或斜行的血管则表现为圆形或椭圆形的断面影。肺动脉与同级别的支气管伴行，两者的断面直径相近。两侧主支气管、叶支气管、段支气管与部分亚段支气管表现为管状或条状的含气低密度影，可作为判断肺叶和肺段位置的标志之一。

三、疾病诊断

（一）慢性支气管炎

1. X 线 早期可无异常，后期肺纹理增多、增粗及扭曲，有时可见条索状、网状阴影。急性发作期可见散在斑片状阴影。晚期并发阻塞性肺气肿（图 22-6），表现为桶状胸，两侧肺野透亮度增加，肺纹理稀疏、变细，肋间隙变宽，膈降低，心影狭长。

2. CT 肺纹理扭曲，支气管壁增厚，管腔不同程度狭窄或扩张。可见小叶性肺气肿及胸膜下肺大疱等。合并肺间质改变可出现网状阴影，合并感染可见斑片状阴影，合并肺动脉高压时，可见主动脉与两肺门的肺动脉扩张，外围动脉反而变细减少。

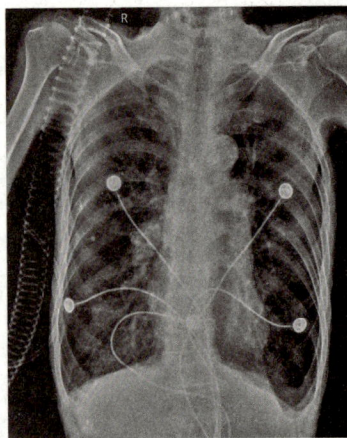

图 22-6　阻塞性肺气肿

（二）支气管扩张

1. X 线 轻度支气管扩张在胸片上可无异常发现，较严重的支气管扩张可见肺纹理增粗、模糊、紊乱、蜂窝状阴影等征象。

2. CT 为支气管扩张的主要检查方法，HRCT 为首选。可见支气管管壁增厚、管腔增宽。①柱状型支气管扩张：表现为"轨道征"或"戒指征"。②囊状型支气管扩张：表现为多发囊状或葡萄串状阴影，如合并感染则囊内出现液面及囊壁增厚。③曲张型支气管扩张：表现为扩张的支气管管腔粗细不均，如腔内充满黏液栓，则表现为棒状或结节状高密度影，称"指状征"。

（三）肺炎

1. 大叶性肺炎 主要致病菌为肺炎链球菌，是细菌性肺炎中最常见的一种，常见于青壮年。

（1）X 线　①充血期：X 线检查可无阳性发现，或只表现为病变区肺纹理增多，透亮度略低。②实变期：表现为密度均匀的致密影，形状与肺叶的解剖轮廓一致（图 22-7）。有时在实变区中可见透明的支气管影，即支气管气象。③消散期：实变区的密度逐渐减低，范围缩小。由于病变的消散不均匀，表现为散在、大小不等和分布不规则的斑片状致密影。病变多在 2 周内完全吸收，也可遗留少量条索状影。少数患者可延迟吸收达 1 ~ 2 个月，偶可机化而演变为机化性肺炎。

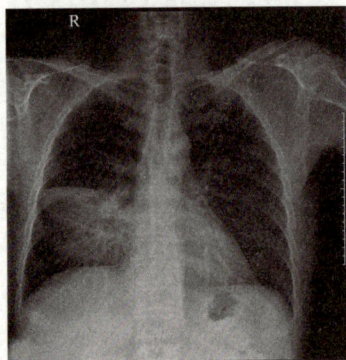

A. 正位片

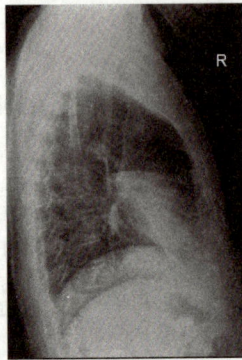

B. 侧位片

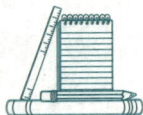

图 22-7　右肺中叶大叶性肺炎

（2）CT　①充血期：病变区呈磨玻璃样阴影，边缘模糊，其内血管隐约可见。②实变期：肺叶或肺段分布的致密阴影，显示空气支气管征更清晰。③消散期：大小不等的斑片状阴影。

2. 支气管肺炎　多见于老年人、婴幼儿及极度衰弱的患者。

（1）X 线　病变多在两肺中、下野的内、中带。表现为肺纹理增多、增粗和模糊，沿肺纹理分布的斑片状模糊致密影，密度不均。病变可融合成较大的片状，并可累及多个肺叶。小儿常见肺门影增大、模糊，并常伴有局限性肺气肿。

（2）CT　①大多数散在的片状病灶符合肺腺泡或肺小叶的实变形态。②两肺中下部支气管血管束增粗模糊。③有时在小片状影之间可见小圆形透亮阴影，为小叶支气管活瓣阻塞引起的肺小叶过度充气。

3. 间质性肺炎　多见于小儿，常继发于麻疹、百日咳或流行性感冒等急性传染病。

（1）X 线　病变较广泛，以肺门区及中下肺野显著。表现为肺纹理增粗、模糊，可交织成网状，并伴有小点状阴影。肺门轮廓模糊、密度增高并有轻度增大。婴幼儿的急性间质性肺炎，则以弥漫性肺气肿为主要表现。

（2）CT　CT 尤其是 HRCT 可以很好地显示间质性肺炎的特点：①早期出现肺内片状磨玻璃密度阴影，并可见小叶内间质增厚及小叶间隔增厚。②病变发展，表现为小叶间隔及支气管血管束增粗且不规则。③病变严重，肺间质纤维化呈广泛网状或蜂窝状阴影，并常合并牵拉性支气管扩张或肺大疱，还可伴小叶性实变。④可有肺门及纵隔淋巴结增大。

（四）肺结核

1. 原发性肺结核（Ⅰ型）　为初次感染结核杆菌所发生的肺结核，多见于儿童。

（1）X 线　表现为原发复合征和胸内淋巴结结核。

1）原发复合征：结核杆菌侵入肺部后，多在肺的中部近胸膜处发生急性渗出性病变，为原发病灶。X 线表现为大小不一的片状模糊阴影。结核杆菌沿原发病灶周围的淋巴管侵入相应的肺门或纵隔淋巴结，引起淋巴管炎和淋巴结炎。表现为自原发病灶引向肺门的数条索条状致密影，肺门与纵隔增大的淋巴结表现为包块影。原发病灶、淋巴管炎及淋巴结炎三者组成哑铃状双极现象，为典型的原发复合征表现。

2）胸内淋巴结结核：原发病灶易于吸收消散，但淋巴结炎常伴不同程度的干酪样坏死，愈合较慢。当原发病灶被吸收后，原发性肺结核即表现为肺门或纵隔淋巴结增大，为胸内淋巴结结核，可分为结节型与炎症型。结节型表现为圆形或椭圆形结节状影，其内缘与纵隔相连。炎症型主要为增大的淋巴结同时伴有淋巴结周围炎，表现为肺门影增大，边缘模糊，边界不清。

（2）CT　平扫可清晰显示肺内原发病灶、引流的淋巴管炎和肺门肿大的淋巴结；增强扫描可呈环形强化或分隔样强化，中央干酪坏死区无强化。

2. 血行播散性肺结核（Ⅱ型）　根据结核杆菌进入血液循环的途径、数量、次数及机体的反应，可有两种表现。

（1）急性血行播散性肺结核　为大量结核杆菌一次或短期内数次进入血液循环播散致肺部及全身所致。X 线表现为两肺弥漫均匀分布的 1.5～2mm 大小、密度相同的粟粒状病灶，正常肺纹理常不能显示。CT 表现与 X 线表现相仿，但可清晰显示发病初期 X 线不能显示的粟粒状病灶。

（2）亚急性或慢性血行播散性肺结核　为少量结核杆菌在较长时间内多次进入血液循环播散至肺部所致。X 线表现为分布于两肺上中野的大小不一、密度不同、分布不均的多种性质的病灶，呈粟粒状或较大的结节状影。CT 表现与 X 线表现相似。

3. 继发性肺结核（Ⅲ型）　为成年人肺结核中最常见的类型，多发生于肺上叶尖段、后段，下叶背段。其病变多呈慢性过程，故可有渗出、增殖、播散、纤维化、干酪坏死、钙化、空洞

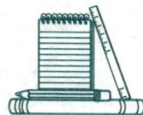

和其他肺野播散病灶等多种性质的病灶同时存在。

（1）渗出浸润为主型　病灶表现为多发大小不等的斑片阴影，边缘模糊，有时其内可见空洞（图 22-8）。

（2）干酪为主型　机体抵抗力低下时可发生干酪性肺炎，表现为一个肺段或肺叶的致密影，其中可有多发的虫蚀样小空洞。干酪样结核病灶被纤维组织包绕形成结核球，呈圆形或椭圆形密度不均的阴影，直径多为 2～3cm，轮廓清楚，其内可有钙化影或小空洞。结核球附近常有散在纤维增殖性病灶，称为卫星灶。

（3）空洞为主型　主要表现为多发纤维性厚壁空洞，周围广泛纤维条索状影和支气管播散病灶。

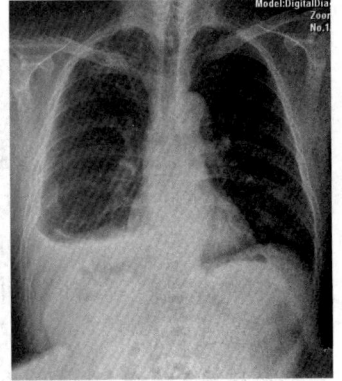

CT 表现与 X 线表现基本相同。CT 可更清晰地显示病灶的

图 22-8　浸润性肺结核

形态及范围，发现病灶内较小的空洞、轻微的病灶内钙化、支气管播散、支气管扩张、卫星病灶等。

4. 结核性胸膜炎（Ⅳ型）　临床上分为干性及渗出性结核性胸膜炎。干性胸膜炎可无异常或仅有患侧膈运动受限。渗出性胸膜炎表现为胸腔积液。少量积液时，液体先聚积于后肋膈角，检查时需让患者向一侧倾斜才可发现。液体量在 300mL 以上时，患侧肋膈角变平、变钝。中等量积液，表现为下肺野均匀致密影，肋膈角完全消失，液体上缘呈外高内低的斜形弧线。大量积液时，患侧肺野大片均匀致密影，纵隔移向健侧，患侧肋间隙增宽。

（五）原发性支气管肺癌

按肺癌发生的部位可分为中心型和周围型肺癌。

1. 中心型肺癌　发生于主支气管、肺叶支气管及肺段支气管，早期局限于黏膜内，可无异常发现。病变发展，使管腔狭窄，引起肺叶或一侧肺阻塞性肺气肿，但难于发现。由于支气管狭窄，引流不畅可发生阻塞性肺炎，表现为相应部位反复发作、吸收缓慢的炎性实变，继而支气管完全阻塞引起肺不张。肺不张的范围取决于肿瘤的部位，如肿瘤同时向腔外生长或（和）伴有肺门淋巴结转移时，则可在肺门形成包块。发生于右上叶支气管的肺癌，肺门部的包块和右肺上叶不张连在一起形成横行的"S"形下缘，为典型征象。有时肿瘤较大，发展迅速，中心可坏死形成内壁不规则的偏心性空洞，多见于鳞癌。CT 表现为肺门区分叶状肿块影或病变支气管腔内的结节及息肉样阴影，还可显示支气管壁不规则增厚，引起支气管腔的狭窄与截断（图 22-9）。

2. 周围型肺癌　发生于肺段以下支气管至细支气管以上部位，早期直径多在 2cm 以下。表现为密度较高、轮廓模糊的结节状或球形病灶，或表现为肺炎样小片状浸润。肿瘤逐渐发展，可形成分叶状包块，如肿瘤呈浸润性生长，则包块生长快而较大，边缘毛糙，常有短细毛刺，中心坏死形成空洞（图 22-10）。

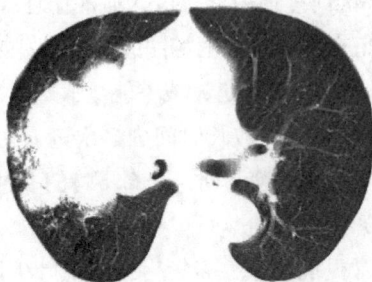

图 22-9　中心型肺癌

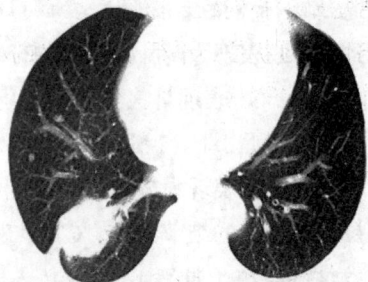

图 22-10　周围型肺癌

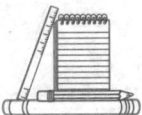

（六）气胸与液气胸

脏层或壁层胸膜破裂致空气进入胸膜腔称为气胸。X线表现为胸壁与被压缩肺间出现条带状无肺纹理含气透亮区，被压缩肺的边缘呈纤细的线状致密影。大量气胸可将肺完全压缩，肺门区出现密度均匀的软组织影。纵隔可向健侧移位，患侧膈下降，肋间隙增宽。胸腔内液体与气体并存，为液气胸。立位X线检查表现为横贯胸腔的液平面，液平面上方为空气及压缩的肺。CT表现基本同X线。

（七）纵隔肿瘤

1. 胸腺瘤　多在前纵隔心与大血管交界处，或直接位于升主动脉前方，CT表现为圆形或卵圆形、光滑或分叶状肿块，肿瘤边缘或内部可有点状钙化。如肿瘤整个边缘不清，特别在胸膜边缘处模糊，应视为恶性表现。有时肿瘤侵及上腔静脉，可行增强扫描进行诊断。

2. 恶性淋巴瘤　主要侵犯纵隔淋巴结使之增大，也可侵及胸膜及肺部。增大的淋巴结呈结节状的软组织肿块影，多位于气管旁、脊椎旁、腔静脉周围、主动脉前及胸骨后淋巴结。肿瘤在纵隔内浸润可形成边界不清的软组织肿块，肿瘤内一般无钙化。巨大肿瘤可使气管、支气管和血管移位。肿瘤密度略低于软组织，因为肿瘤血运不丰富故增强扫描后强化不明显。

3. 畸胎瘤　多位于前纵隔大血管根部。呈囊性，边缘光滑，圆形者，多为良性；呈分叶状，实性者，多为恶性，二者均可发生壳样钙化。畸胎瘤中可有牙、骨骼、脂肪等成分。

项目三　循环系统

一、检查技术

（一）X线检查

1. 透视　可从不同角度观察心脏及大血管的形态、搏动及其与周围结构的关系。

2. 摄片　可观察心脏及大血管的位置、形态及肺循环情况。常用摄影位置有后前位、右前斜位、左前斜位及左侧位。

3. 心血管造影检查　指借助导管技术将对比剂快速注入心腔或大血管内，以显示腔内形状、大小、部位等解剖结构及其动态变化。如左、右心造影和冠状动脉造影等。随着CTA、MRA的发展和应用，用于诊断目的的心血管造影正在逐渐减少，目前主要用于复杂先天性心脏病、冠状动脉检查和介入治疗。

（二）CT检查

适用于心脏及大血管形态、功能、血流动态的检查，必须加增强扫描。

（三）MRI检查

能清楚显示心内膜、瓣膜、心肌、心包及心包外脂肪。常规成像方位为横轴位，其他还包括左前斜位、冠状位、平行于室间隔的心脏长轴位、垂直于室间隔的心脏长轴位、垂直于室间隔的心脏短轴位等。

二、正常表现

（一）X线表现

1. 心脏及大血管的正常X线投影

（1）后前位　正常心影一般2/3位于胸骨中线左侧，1/3位于胸骨中线右侧，心尖指向左下，

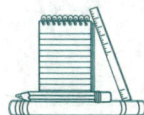

心底部朝向右后上方，形成斜的纵轴。心右缘分为两段：上段为升主动脉与上腔静脉的总合影，在幼年和青年主要为上腔静脉，在老年主要为升主动脉。心右缘下段为右心房。心缘与膈顶相交成一锐角，称为心膈角。心左缘分三段：上段为主动脉结，由主动脉弓构成，呈弧形突出。中段为肺动脉主干，偶为左肺动脉构成，称为心腰，又称肺动脉段。下段由左心室构成，为一明显向左突出的弧形，左心室在下方形成心尖。左心室与肺动脉之间，有长约1.0cm的一小段，由左心耳构成，正常不能与左心室区分。左心室与肺动脉段的搏动方向相反，两者的交点称为相反搏动点，是衡量左右心室增大的一个重要标志（左心室增大时相反搏动点上移，右心室增大时下移），需透视才能确定。

（2）右前斜位 心影分前后两缘。心前缘，自上而下由主动脉弓及升主动脉、肺动脉、右心室构成，最下方为左心室。心前缘与胸壁之间有一倒三角形透明区，称为心前间隙或胸骨后区。心后缘中上段为左心房，对食管形成浅压迹。下段为右心房，两者无明显分界。心后缘与脊柱之间较透明，称为心后间隙或心后区。食管在心后间隙通过，钡剂充盈时显影，并可显示其前壁的左心房压迹，左心房增大时，食管压迹变深甚至移位。

（3）左前斜位 心影分前后两缘。心前缘分三段，自上而下为升主动脉、右心房耳部、右心室。心后缘上段是主动脉弓。主动脉弓下的透亮区称主动脉窗，内有气管分叉、左主支气管和左肺动脉。下段上部一小部分为左心房，下部大部分为左心室。

（4）左侧位 可见心影从后上向前下倾斜，心前缘上段由升主动脉、右心室漏斗部与肺动脉主干构成，下段为右心室前壁。心前缘与前胸壁之间的三角形透亮区，称为胸骨后区。心后缘上段由左心房构成，下段由左心室构成，并与膈形成锐角，下腔静脉常在此角内显影。心脏后下缘、食管与膈之间的三角形间隙，为心后食管前间隙。

2. 心及大血管形态 正常心及大血管的形状大小主要受体型、年龄、呼吸和体位的影响。正常心脏可分为横位心、斜位心和垂位心三种类型（图22-11）。

（1）横位心 体型矮胖，胸廓宽而短，膈位置高，心纵轴与水平面的夹角小于45°，心与膈的接触面大，心胸比率常大于0.5。主动脉球明显，心腰凹陷。

（2）斜位心 体型适中，胸廓形态介于其他两型之间，心呈斜位，心纵轴与水平面的夹角约45°，心与膈接触面适中，心胸比率约0.5，心腰平直。

（3）垂位心 体型瘦长，胸廓狭长，膈位置低，心影较小而狭长，呈垂位，心纵轴与水平面的夹角大于45°，心与膈接触面小，心胸比率小于0.5。

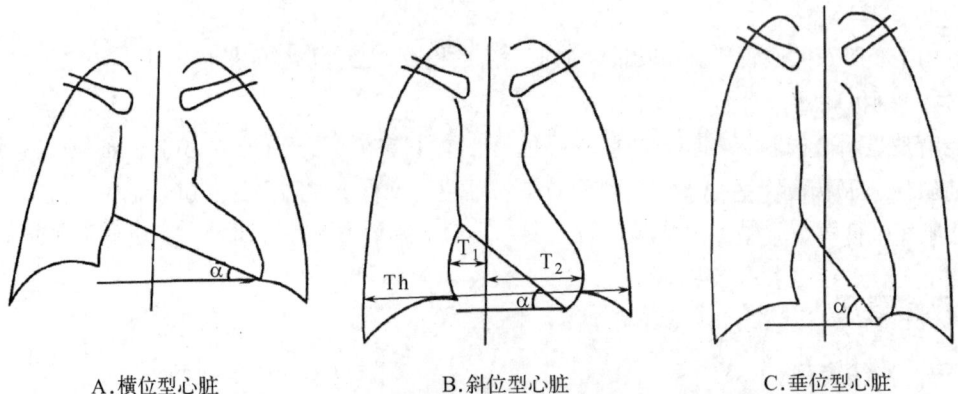

A.横位型心脏　　　　　B.斜位型心脏　　　　　C.垂位型心脏

图22-11　正常心影分型及心胸比率测量示意图

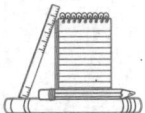

3. 心脏大血管的测量

（1）心胸比率　心脏横径（T_1+T_2）与胸廓横径（Th）之比即为心胸比率（CTR）（图22-11）。正常≤0.5，最大不超过0.52，大于此数值应认为心脏增大。但受体型及膈肌位置的影响，不适用于横位型及垂位型心脏的测量。

（2）肺动脉测量　①肺动脉段基线：即肺动脉段长度，为主动脉结和肺动脉段交点与肺动脉段和左心耳部（或左心室）交点的连线，平均（4.88±0.72）cm。②肺动脉段凸出度：自肺动脉段最凸点（或最凹点）至肺动脉段基线的垂直距离，肺动脉段平直则其凸度为0，凸出者为正数，凹陷者为负数，平均（-0.11±0.28）cm。③右下肺动脉宽径：自右肺门角以下1cm处右下肺动脉干的宽径，正常小于15mm，超过15mm提示右下肺动脉扩张。

（二）正常CT表现

1. 左心房层面　左心房位于主动脉根部及右心耳后方，奇静脉、食管及降主动脉前方。左心房前后径30～45mm。此平面常同时显示食管奇静脉隐窝、冠状动脉主干及主要分支的近段。

2. "四腔心"层面　需注射对比剂才能区分左、右心房，左、右心室，心腔和心壁。

3. 心室层面　在增强扫描时，可见左、右心室及室间隔。

CT扫描是进行心包检查较为敏感的检查方法，通常显示的是壁层心包，正常厚度为1～4mm。脏层心包由于较薄，CT扫描常难显示。

（三）正常MRI表现

1. 横轴位　为最基本的心脏切层，呈不典型的"四腔心"断面，并为其他的心脏MRI检查体位提供定位图像。左心室平均直径为45mm，室壁及室间隔厚度约为10mm；右心室平均直径为35mm，室壁厚度约为5mm。

2. 冠状位　可较好地显示左心室腔及左心室流出道、主动脉窦和升主动脉的形态、走行，并能显示左心房、右心房后部的上腔静脉入口形态。

3. 矢状位　不同心型的心脏矢状切面心腔及心壁的形态结构变异较大，因此矢状位主要用于心脏MRI扫描定位。

心包在T_1WI和T_2WI均呈低信号。心包在右心室前面显示较清楚，在左心室后外侧等处常显示不清。

三、疾病诊断

（一）二尖瓣狭窄

1. X线　心脏呈二尖瓣型（梨形心），左心房增大，左心耳增大，右心室增大及肺动脉段突出，左心室及主动脉结缩小。还可见肺野内出现肺纹理增粗、模糊，肺野透亮度降低、间隔线等肺淤血和间质性肺水肿征象（图22-12）。

2. CT及MRI　可见二尖瓣瓣膜钙化及左心房增大、右心室肥厚。

（二）高血压心脏病

1. X线　重者心影呈"主动脉"型，表现为主动脉影增宽、迂曲、搏动增强，左心室段延长，心尖向左下方移位，心腰凹陷（图22-13）。

2. CT及MRI　可见左心室径线增大及升主动脉扩张。

（三）慢性肺源性心脏病

1. X线　肺动脉高压（表现为肺动脉段突出，右下肺动脉增粗，横径＞15mm，外围肺血管细小，形成"肺门残根征"），右心室增大，心影呈梨形。

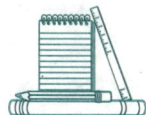

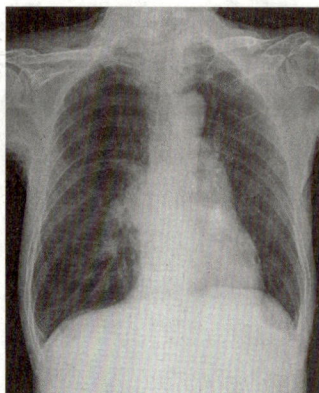

图 22-12　二尖瓣型（梨形）心

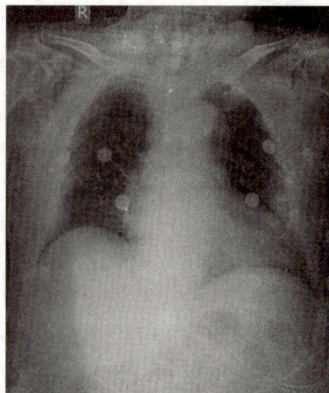

图 22-13　主动脉型（靴形）心

2. CT　可显示肺气肿和肺部病变，增强扫描可显示主动脉、左右肺动脉扩张，右心室及室间隔肥厚。

3. MRI　肺动脉及其主干增粗，内可见血流高信号，提示肺动脉高压导致血流瘀滞；右心室壁及室间隔明显增厚；右心房可扩大，腔静脉扩张。

（四）冠状动脉粥样硬化性心脏病

1. X 线　平片多无异常。冠状动脉造影为诊断的"金标准"，可显示冠脉管腔内的充盈缺损、不同程度的偏心性狭窄及完全阻塞。

2. CT　平扫可发现沿冠状动脉走行的钙化灶。CTA 图像接近冠状动脉造影。

3. MRI　急性心肌梗死时，梗死灶在 T_2WI 呈高信号，室壁变薄，增强扫描呈明显高信号；陈旧性心肌梗死时，T_1WI 和 T_2WI 均呈低信号，增强延迟扫描呈高信号。

图 22-14　"烧瓶心"

（五）心包炎

心包炎可分为干性和湿性两种。

1. X 线　干性心包炎无异常发现，湿性则伴有积液。心包积液在 300mL 以下者，心影大小和形状可无明显改变。中等量以上心包积液，心影向两侧扩展，心缘正常弧度消失，心外形立位时呈"烧瓶状"或"普大型"（图 22-14）；卧位时，心底部明显增宽，主动脉影缩短，上腔静脉可增宽。

2. CT　可见心包增厚（大于 4mm）。

3. MRI　浆液性积液 T_1WI 多呈均匀低信号，炎性积液并含蛋白量高者多呈不均匀信号，血性积液多呈高信号。T_2WI 均呈高信号。

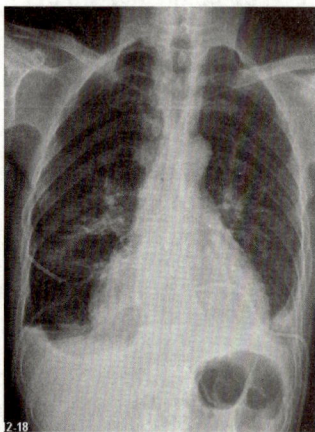

项目四　消化系统

一、检查技术

（一）X 线检查

1. 普通 X 线检查　包括透视和腹部平片（图 22-15），主要用于急腹症的诊断。

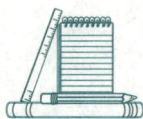

2. X 线钡剂造影　①钡餐检查：包括常规钡餐造影和气钡双重造影，主要用于食管、胃和小肠的检查，对回盲部病变也有一定价值。②钡灌肠检查：包括常规钡灌肠造影和气钡双重造影，主要用于大肠和回盲部的检查。胃肠道穿孔时禁用钡剂造影。

3. X 线血管造影　动脉造影主要用于胃肠道出血和肿瘤，可立即确定急性大出血的出血部位，以便迅速治疗。

（二）CT 检查

检查前 1 周不服含重金属的药物，不进行胃肠道钡剂造影检查，一般需禁食 6 ~ 8 小时。扫描前嘱患者口服清水或 1% ~ 2% 的含碘对比剂，如泛影葡胺等 600 ~ 800mL，以充分充盈胃腔。一般先行 CT 平扫，根据需要行增强扫描。CT 可清晰显示胃肠道壁的改变、腔内外的异常，以及周围组织结构的继发性改变，如腹膜结构、血管、淋巴结、实性脏器、腹水等，还可了解肿瘤性病变侵犯的范围、病变与周围器官或组织的关系、淋巴结转移及远隔器官的转移情况等，有助于肿瘤分期及治疗后的随访观察。CT 仿真内窥镜检查可清晰显示胃肠道内腔的改变。

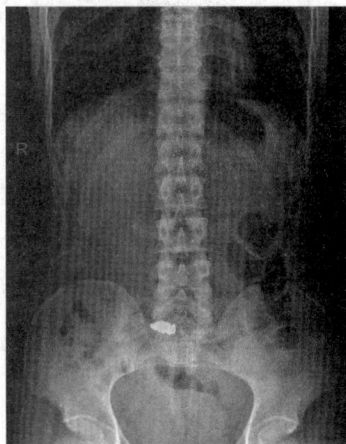

图 22-15　正常立位腹平片

二、正常表现

（一）正常 X 线钡餐造影表现

1. 食管　吞钡后正位观察，食管位于中线偏左，轮廓光滑整齐，宽度可达 2 ~ 3cm。右前斜位在其前缘可见三个压迹，由上到下为主动脉弓压迹、左主支气管压迹和左心房压迹。食管黏膜皱襞表现为数条纤细纵行的条纹状影。

2. 胃　胃的形状一般分为四种类型（图 22-16）：①牛角型胃，位置与张力高，呈横位，上宽下窄，胃角不明显，多见于矮胖型人。②钩型胃，位置与张力中等，胃角明显，胃下极大致位于髂嵴水平。③瀑布型胃，胃底呈囊袋状向后倾，胃泡大，胃体小，张力高，钡先进入后倾的胃底，充满后再溢入胃体，犹如瀑布。④长型胃，又名无力型胃，位置与张力均较低，胃腔上窄下宽如水袋状，胃下极常在髂嵴平面以下，多见于瘦长型人。

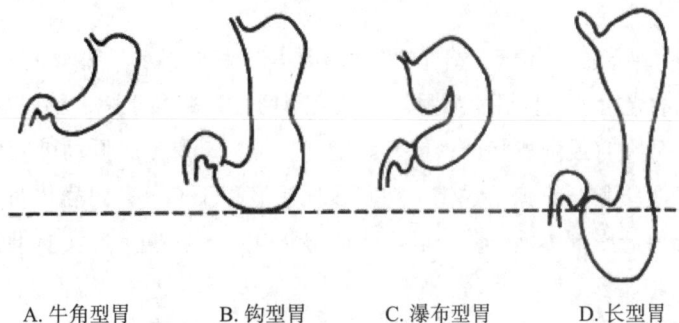

A. 牛角型胃　　　B. 钩型胃　　　C. 瀑布型胃　　　D. 长型胃

图 22-16　胃的分型

胃的轮廓在胃小弯和胃窦大弯侧一般光滑整齐，胃底及胃体大弯常呈锯齿状。胃黏膜皱襞间的沟内充以钡剂，呈条纹状致密影。胃黏膜皱襞呈条状透亮影，胃底皱襞较粗而弯曲，略呈网状；胃小弯的皱襞平行整齐，向大弯处逐渐变粗呈横向或斜行；胃窦黏膜皱襞主要与小弯平行，有时亦可斜行。在气钡双重造影片上，可显示胃微皱襞的影像，即胃小沟及胃小区。胃小

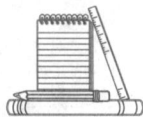

区直径 1～3mm，为圆形或类圆形的小隆起，周围的胃小沟充钡后表现为很细的线状，宽度小于 1mm，粗细深浅均匀，二者形成网眼状结构。

胃的蠕动由胃体上部开始，有节律地向幽门方向推进，波形逐渐加深，一般同时可见 2～3 个蠕动波。胃一般于服钡剂后 2～4 小时排空。

3. 十二指肠 十二指肠全程呈 "C" 形，将胰头包绕其中。分为球部、降部、水平部和升部。球部轮廓光滑整齐，呈三角形或锥形，黏膜皱襞为纵行平行的条纹，降部以下多呈羽毛状。十二指肠蠕动多呈波浪状向前推进，正常时可有逆蠕动。

4. 空肠及回肠 空回肠无明显分界。空肠主要位于左上和中腹部，蠕动较活跃，形态、皱襞和十二指肠降部相似，钡剂少时则表现为雪花状。回肠主要位于中、下腹部和盆腔，蠕动缓慢，环状皱襞渐浅疏，钡充盈时多呈带状或节段状，边缘光滑，回肠黏膜皱襞较细而不明显，呈细羽毛状或平行纹理。正常服钡剂后 1 小时内显示在空肠；3 小时钡剂大部在回肠，钡头可达回盲部；如果 6 小时尚未到达回盲部，则为小肠动力不足。正常小肠钡剂全部排空时间一般不超过 9 小时。

5. 大肠 包括盲肠、结肠和直肠。盲肠为回盲瓣入口下方的盲囊，阑尾位于其内下侧。结肠位于腹腔四周，分升、横、降、乙状结肠和直肠。升、横结肠交界处为肝曲，横、降结肠交界处为脾曲。盲肠和结肠有结肠袋，钡剂充盈后多数呈半圆形膨出囊袋，结肠袋以升、横结肠较显著，降结肠以下就逐渐不明显，至乙状结肠接近消失，直肠没有结肠袋。结肠黏膜皱襞表现为横、纵、斜三种，三者互相交错形成规律的条纹。升、横结肠黏膜皱襞较密，以横行皱襞为主，降结肠以下黏膜皱襞较稀，以纵行皱襞为主。黏膜皱襞的形态随结肠的运动而有改变。收缩时其黏膜皱襞为花瓣状。通常服钡后 6 小时内钡剂到达升结肠、肝曲，12 小时到达降结肠，1～2 天排空。

（二）正常 CT 表现

1. 食管 在横断面图像上呈圆形软组织影，位于胸椎及胸主动脉前方。其内有气体或对比剂时可显示食管壁的厚度，约为 3mm。

2. 胃 胃壁均匀一致，其厚度因扩张程度而异，一般不超过 5mm。

3. 十二指肠 全段与周围结构的解剖关系能得到充分显示。其厚度同小肠。

4. 空肠与回肠 肠腔内较多气、液体时，可较好显示肠壁，壁厚约 3mm，回肠末端可达 5mm。

5. 结肠与直肠 结肠腔、肠壁、壁外的结肠系膜均能良好显示。壁厚 3～5mm。

6. 肝脏 肝轮廓光滑。平扫肝实质呈均匀软组织密度，略高于脾、胰、肾。门静脉及肝动、静脉为肝内条状、分支状或圆点状低密度影。增强扫描，动脉期，肝动脉明显强化，门静脉可呈轻度高密度，肝实质和肝静脉无强化，脾脏强化明显高于肝脏；门静脉期，门静脉和肝静脉强化明显，肝动脉内造影剂浓度下降，肝实质明显强化；平衡期，肝实质仍明显强化，肝内静脉密度仍高于肝实质。

7. 胆道系统 胆囊位于肝门下方，肝右叶内侧，为卵圆形或梨形，长 7～10cm，宽 3～5cm，轮廓光滑整齐。平扫胆囊腔为均匀水样低密度，壁光滑锐利，厚度 2～3mm，肝内胆管不显影，肝外胆管尤其是胆总管可显示。胆总管长 4～8cm，内径 6～8mm，超过 1cm 为胆总管扩张。增强扫描胆囊壁均匀一致强化，胆总管显示为圆形或管状低密度区。

8. 胰腺 呈带状，由胰头至胰尾逐渐变细。平扫胰实质密度均匀，略低于肝脏；增强扫描呈均匀强化。正常胰头、体、尾与胰腺长轴垂直的径线可达 3cm、2.5cm、2cm，60 岁以上老人

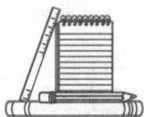

胰腺逐渐萎缩变细。

9. 脾脏　密度均匀，略低于肝，宽径不超过 6cm，上下径不超过 15cm，前后径不超过 5 个肋单元（1 个肋骨断面或 1 个肋间隙为 1 个肋单元），脾下缘不应低于肝右叶最下缘，脾前缘不超过腹中线；增强扫描动脉期脾呈不均匀强化，门静脉期和实质期密度逐渐变均匀。

（三）正常 MRI 表现

1. 胃肠道　与 CT 所见相似。

2. 肝脏、胆道系统和胰腺

（1）肝脏　平扫肝实质在 T_1WI 为均匀中等信号，较脾信号稍高，T_2WI 为低信号，肝内较大血管为无信号管状结构；增强扫描肝实质均匀强化。

（2）胆道系统　胆囊壁 T_1WI 和 T_2WI 均呈中等信号；胆囊内胆汁 T_1WI 为低信号，T_2WI 为高信号；含浓缩胆汁的胆囊，T_1WI 和 T_2WI 均可显示为高信号。肝内外胆管 T_1WI 为低信号，T_2WI 为高信号。MRCP 可显示生理状态下的胆道，且具有无创性和多方位观察等优点，所见胆道系统为结构清晰、边缘光滑整齐、均匀的高信号。

（3）胰腺　实质的信号强度与肝脏相似，T_1WI 和 T_2WI 均为均匀中低信号。MRCP 能显示胰管的走行、分支、管径及通畅情况等。主胰管在 MRCP 上呈细条状高信号。

3. 脾脏　平扫 T_1WI 信号低于肝脏，T_2WI 信号高于肝脏。增强扫描同 CT。

三、疾病诊断

（一）食管静脉曲张

1. X 线　早期食管下段黏膜皱襞稍增宽或略迂曲，管壁边缘稍不整齐。典型表现为食管中下段的黏膜皱襞明显增宽、迂曲，呈蚯蚓状或串珠状充盈缺损（指来自于胃肠道壁的隆起性病变，向管腔内突出，X 线钡剂造影检查时显示病变处未被钡剂充填所形成的影像），管壁边缘呈锯齿状。

2. CT　平扫可见食管壁及胃底增厚，食管壁黏膜下、食管下段周围区、贲门周围和肝胃韧带区出现卵圆形、蚯蚓状扩张迂曲的静脉影。增强扫描可显示明显强化的食管周围和胃底迂曲的血管团，并可显示扩张的脾静脉。

3. MRI　因为流空效应，曲张的静脉在 T_1WI 及 T_2WI 均呈低信号。增强扫描静脉期可显示曲张的静脉影明显强化。

CT 和 MRI 还可同时显示肝脏原发病变的情况。

（二）食管癌

1. X 线　早期食管癌黏膜增粗、紊乱，有小充盈缺损，局部管壁僵硬，钡剂通过缓慢。随着病变进展，食管壁僵硬，黏膜皱襞中断、消失，蠕动消失。局部呈边缘不规则的充盈缺损或狭窄。轮廓改变因不同病理类型而异，浸润型癌多表现为管腔环状狭窄，狭窄近端食管扩张；增生型癌，肿瘤向腔内突出，表现为形状不规则、大小不等的充盈缺损，造成管腔狭窄；溃疡型癌，表现为不规则的充盈缺损，其内可见一轮廓不规则且与食管纵轴一致的长形龛影。龛影指胃肠道管壁黏膜及其黏膜以下组织溃烂并形成组织缺损（溃疡）后，管壁凹陷，充盈对比剂时形成的影像。

2. CT 及 MRI　食管壁环形或不规则增厚，腔内有时可见软组织肿块影，管腔狭窄。若食管周围脂肪层模糊、消失，提示癌组织外侵。CT 及 MRI 可显示癌组织向周围结构侵犯的情况，显示有无淋巴结肿大，有助于肿瘤分期。

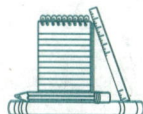

（三）胃、十二指肠溃疡

1. 胃溃疡

（1）直接征象　胃溃疡的直接征象为龛影，多见于胃小弯，切线位呈突出于胃轮廓外的乳头状、锥状或其他形状的阴影，边缘光滑整齐。正位呈圆形或椭圆形致密钡斑影。龛影口部常有一圈黏膜水肿所形成的透明带，为良性溃疡的特征。如为宽 1～2mm 的透明线，则称"黏膜线"；若宽 5～10mm 如圈状，则称"项圈征"；龛影口部明显狭小如颈状，则称"狭颈征"。慢性溃疡周围的瘢痕收缩，使黏膜皱襞呈放射状向龛影口部集中，也是良性溃疡的特征。

（2）间接征象　①痉挛性切迹，为溃疡对侧胃壁上的凹陷。②分泌增加，可在胃内形成液面。③胃蠕动、张力和排空异常。④胃变形和狭窄。

2. 十二指肠溃疡　90% 以上发生在球部。直接征象为龛影，正位呈类圆形或米粒状致密钡斑影，其边缘多光滑整齐，周围常有一圈透明带，或有放射状黏膜皱襞纠集。间接征象：①球部变形，可呈山字形、三叶形、葫芦形等。②激惹征，表现为钡剂到达球部后不易停留，迅速排出。③幽门痉挛，开放延迟。④胃分泌增多和胃张力及蠕动等方面的改变。⑤球部有固定压痛。

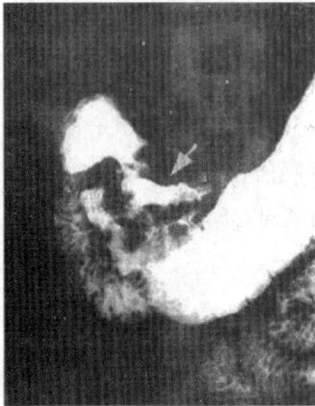

图 22-17　溃疡型胃癌

注：龛影呈半月形，周围绕以环堤，可见指压迹状充盈缺损（箭头处）。

（四）胃癌

胃癌常分为三型：蕈伞型（息肉型、包块型、增生型）、浸润型（硬癌）及溃疡型。钡餐造影表现为：①充盈缺损，形状不规则，多见于蕈伞型癌。②龛影，位于胃轮廓之内，形状不规则，多呈半月形，周围绕以宽窄不等的透明带，即环堤，其中常见结节状或指压迹状充盈缺损，多见于溃疡型癌（图 22-17）。③胃腔狭窄、胃壁僵硬，主要由浸润型癌引起，也可见于蕈伞型。④黏膜皱襞破坏、消失或中断。⑤病变部位蠕动消失。

（五）胃肠道穿孔

胃肠道穿孔多见于消化性溃疡、外伤、肿瘤，以胃、十二指肠溃疡穿孔最多见。立位平片是首选检查方法，表现为一侧或双侧膈下游离气体，呈膈下弧形或新月形透亮影（图 22-18），具有重要意义。还可见腹腔积液、腹脂线模糊、麻痹性肠胀气等表现。

（六）肠梗阻

1. 单纯性小肠梗阻　立位腹平片是首选方法，可见积气扩张的肠腔内多个气 - 液平面，形成"阶梯状"表现（图 22-19）。仰卧位可见"大跨度肠袢"，也可表现为"鱼肋征"。

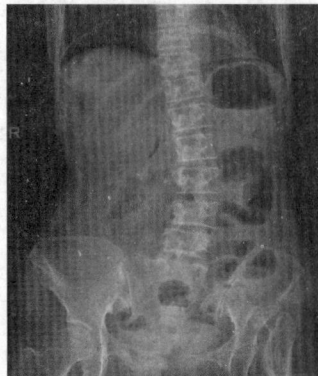

图 22-18　胃肠道穿孔

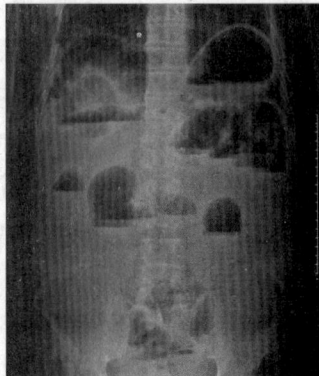

图 22-19　肠梗阻

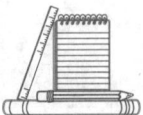

2. 绞窄性肠梗阻　除了肠管扩张、肠道积气、肠腔积液，还可见特殊征象，如"假肿瘤征""咖啡豆征""小跨度卷曲肠袢""空回肠换位征"。

3. 麻痹性肠梗阻　卧位检查整个胃肠道普遍积气、扩张，尤以结肠积气显著。

CT 可见扩张、积气的肠管，并可见肠腔内气–液平面。

（七）肝硬化

表现为肝密度普遍减低，CT 值接近或低于脾。肝脏早期增大，晚期缩小，肝轮廓凹凸不平呈结节状。肝各叶大小比例失常，常是尾叶与左叶较大而右叶较小，肝门和肝裂增宽。脾大是诊断肝硬化的重要依据，其外缘前后径超过 5 个肋单元。门静脉高压时可见脾门附近出现粗大、迂曲的血管影像。病情进展或伴有腹水时，表现为肝轮廓外的新月形水样低密度区，肝与腹壁间距离增大。

（八）肝海绵状血管瘤

1. CT　平扫为类圆形低密度区，境界较清楚，密度较均匀。较大血管瘤的中心部分呈更低密度区，平扫所见难与肝癌鉴别。CT 多期增强扫描技术是该病诊断和鉴别诊断的重要手段，肝动脉期可见肿瘤边缘不连续的斑片状、结节状明显强化灶，密度接近同层腹主动脉；门静脉期可见强化灶互相融合并逐渐向肿瘤中心扩散，密度逐渐降低，但仍高于正常肝组织；延迟扫描整个肿瘤均匀强化，密度进一步降低，但仍略高于或等于正常肝实质。整个增强过程表现为"快进慢出"的特征。对比剂在血管瘤内停留时间长，是与肝癌鉴别的重要征象。较大的血管瘤，其中心可始终保持低密度。

2. MRI　平扫肿瘤在 T_1WI 为均匀低信号，在 T_2WI 为均匀高信号，并随回波时间延长信号强度增加，在肝实质低信号背景的衬托下，表现为边缘锐利的明显高信号病灶，称为"灯泡征"。增强扫描同 CT。

（九）肝细胞肝癌（肝癌）

1. CT　平扫绝大多数是低密度病灶，少数可以是低密度、等密度与高密度混合的病灶。肿瘤可以是单个或多个结节，也可呈巨块状。较大肝癌因出血、坏死和囊变而密度不均匀，中心常出现更低密度区，其边缘呈结节状。肿瘤边界多不清，少数边界清楚并有包膜。CT 多期增强扫描，由于肝癌由肝动脉供血且血供丰富，动脉期肿瘤迅速出现明显的斑片状、结节状强化，而此时正常肝组织未出现明显强化；门静脉期见门静脉和肝实质明显强化，而肿瘤的强化迅速下降；平衡期肝实质继续保持高密度强化，肿瘤密度持续下降则表现为低密度灶。整个对比剂增强过程表现为"快进快出"的特征。

2. MRI　平扫 T_1WI 呈边界不清的稍低信号，T_2WI 呈略高于肝实质的高信号。增强扫描同 CT。

（十）肝囊肿与多囊肝

1. CT　单纯肝囊肿平扫可见肝内圆形或类圆形、边缘清楚锐利、密度均匀的水样密度影。增强扫描无强化。多囊肝平扫可见肝内有多个囊肿，大小不等，壁薄。

2. MRI　T_1WI 呈低信号，T_2WI 呈高信号。囊内出血则均呈高信号。增强扫描同 CT。

（十一）胰腺炎

1. 急性胰腺炎　①急性水肿性胰腺炎表现为不同程度的胰腺弥漫性增大，密度正常或轻度下降，轮廓模糊，可有胰周积液。增强扫描呈均匀强化，无坏死区。②急性出血坏死性胰腺炎表现为胰腺肿大、变形和边缘模糊，密度减低，坏死区密度更低，胰周脂肪间隙模糊消失，胰

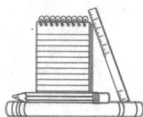

周积液明显，肾前筋膜增厚。增强扫描呈不均匀强化。

2. 慢性胰腺炎　胰腺萎缩或增大、变形、钙化或形成假性囊肿。

（十二）胰腺癌

1. 直接征象　肿块或胰腺局部增大，以等密度多见，少数为低密度。

2. 间接征象　胰管因肿瘤浸润和压迫致远侧扩张，如果主胰管和胆总管同时扩张，则显示"双管征"。如胰腺癌扩散，浸润周围脂肪层而致其轮廓模糊；淋巴转移使胰腺及大血管周围淋巴结肿大；肝转移和腹膜后转移可引起腹水。

项目五　泌尿生殖系统

一、检查技术

（一）X 线检查

1. 腹部平片　为腹部仰卧前后位片，即肾、输尿管及膀胱平片（KUB），主要用于观察泌尿系统阳性结石和钙化，是泌尿系结石的首选检查方法。

2. 尿路造影

（1）排泄性尿路造影　又称静脉尿路造影（IVP），是常用的泌尿系统造影方法，可显示肾盏、肾盂、输尿管及膀胱内腔的解剖形态，还可大致了解肾的排泄功能。严重的肝、肾和心血管疾病为 IVP 的禁忌证。

（2）逆行性肾盂造影　用于排泄性尿路造影显影不良或不适于进行排泄性尿路造影的患者。

3. 选择性肾动脉造影　主要用于检查肾血管性病变和肾相关疾病的介入治疗。

4. 子宫输卵管造影　用于检查子宫的位置、形态、大小及有无先天性畸形，观察输卵管是否通畅，有时可使宫腔内的粘连分离，起到治疗作用。

（二）CT、MRI 检查

CT 是泌尿系损伤和泌尿系肿瘤的首选检查。CTA 常用于诊断肾血管性病变。CT 尿路成像（CTU）和 MRI 尿路成像（MRU）可得到类似于 IVP 的图像。MRI 是男性生殖系统最有诊断价值的检查技术，可清晰显示前列腺各区、带、精囊及阴囊的解剖结构，对前列腺疾病、精囊疾病和睾丸肿瘤的检出和诊断有重要价值。磁共振波谱成像（MRS）和扩散加权成像（DWI）对前列腺癌的诊断敏感性和特异性较高。子宫、卵巢的占位性病变首选超声和 MRI 检查；囊肿和畸胎瘤，CT 检查也能明确诊断。

二、正常表现

（一）正常 X 线表现

1. 平片　可显示肾影轮廓。肾影长 12～13cm，宽 5～6cm，位于脊柱两侧，第 12 胸椎至第 3 腰椎之间，边缘光滑，密度均匀，右肾略低于左肾 1～2cm。肾长轴自内上向外下斜行，呈"八"字形，与脊柱的夹角称肾脊角，正常为 15°～25°。膀胱、输尿管不能显示。

2. 尿路造影　主要观察肾盂、肾盏、输尿管和膀胱。通常每侧各有 2～4 个肾大盏，6～14 个肾小盏，其中 2～3 个小盏合为一个大盏，2～4 个大盏合为肾盂。正常肾盂形态变异较大，多呈喇叭状，少数呈分支或壶腹状，边缘光滑整齐。肾大盏略呈长管状，顶端与数个肾小盏相

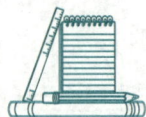

连。肾小盏呈短管状，末端略膨大，顶端呈杯口状凹陷（图 22-20）。输尿管为细条状影，长 25 ～ 30cm，上端与肾相接，沿脊椎旁向前下行入盆腔，最后斜行进入膀胱。输尿管有三个生理狭窄区，即与肾盂连接处、越过骨盆边缘处、进入膀胱处。膀胱的正常容量为 200 ～ 350mL，充盈较满时呈卵圆形，横置于耻骨联合之上，边缘光滑整齐、密度均匀。膀胱充盈少时，边缘不整齐呈锯齿状。

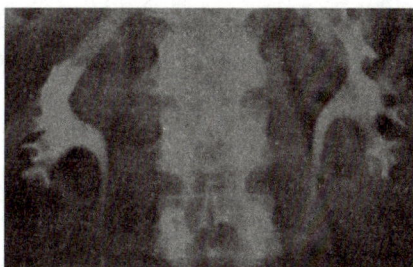

图 22-20　静脉肾盂造影

3. 子宫输卵管造影　正常宫腔呈边缘光整的倒三角形，底在上，为子宫底，两侧角为子宫角，与输卵管相通，下端与柱形的宫颈管相连，边缘呈羽毛状。输卵管自子宫角向外下走行，为迂曲柔软的线状影，分为间质部、峡部、壶腹部和伞端。对比剂若进入腹腔内，提示输卵管通畅。

（二）正常 CT 表现

1. 肾　平扫两侧肾为圆形或卵圆形软组织密度影，边缘光滑、锐利，密度均匀，皮、髓质不能分辨。肾窦内含有脂肪，呈较低密度，肾盂为水样密度。肾动、静脉呈窄带状软组织影，自肾门向腹主动脉和下腔静脉走行。快速注入对比剂后即刻扫描，皮质强化呈环状高密度，髓质未强化仍为低密度。1 分钟后扫描，髓质密度逐渐增高，皮、髓质分界消失，肾呈均匀高密度。

2. 输尿管　平扫正常输尿管显示不佳，当充盈对比剂时，横断面呈圆形高密度影，位于脊柱两旁、腰大肌前方。

3. 膀胱　膀胱充盈时，呈圆形或卵圆形，壁为厚度均一的软组织密度影，内外缘光滑，一般不超过 3mm。增强扫描膀胱壁均匀强化，延期扫描膀胱内充盈含对比剂的尿液，为均匀高密度。

4. 前列腺、精囊　邻近膀胱，横断面为椭圆形软组织密度影，境界清楚。年轻人前列腺平均上下径为 3cm，前后径为 2.3cm，横径为 3.1cm。老年人分别是 5cm、4.3cm、4.8cm。精囊为位于膀胱底后的"八"字形对称的软组织密度影。

5. 子宫、卵巢　平扫子宫体及其下方的宫颈为软组织密度影，边缘光滑，中心较小的低密度区为宫腔。宫颈横径小于 3cm。育龄期妇女的正常卵巢为子宫旁双侧低密度结构，输卵管难以识别。增强扫描子宫肌层明显均一强化。

（三）正常 MRI 表现

1. 肾　平扫 T_1WI 肾皮质信号稍高于髓质，T_2WI 皮、髓质均呈高信号。肾盂信号类似于水（即 T_1WI 为低信号，T_2WI 为高信号）。增强扫描同 CT。

2. 输尿管　如输尿管内有尿液时，为水样信号。MR 尿路成像可较好显示肾盏、肾盂及输尿管的全程，类似于 X 线尿路造影。

3. 膀胱　膀胱有尿液充盈时，为水样信号，膀胱壁的信号与肌肉相似。

4. 前列腺、精囊　T_1WI 上前列腺为均一低信号，周围为高信号的脂肪组织，其内有低信号的静脉丛；T_2WI 上前列腺的移行带和中央带呈低信号，外周带为较高信号，周边可见低信号环影，为前列腺被膜。精囊 T_1WI 为低信号，T_2WI 为高信号。

5. 子宫、卵巢　宫体分为三层结构：肌层 T_1WI 为较低信号，T_2WI 为中等信号；内膜 T_1WI 为稍高信号，T_2WI 为子宫中央的长条状均匀高信号；子宫肌层与内膜间的联合带 T_2WI 为低信号。宫颈自内向外在 T_2WI 上为信号：宫颈管内黏液为高信号；宫颈黏膜为中等信号；宫颈纤维

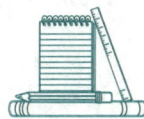

化间质为低信号；宫颈肌层呈中等信号。卵巢位置不定，常位于子宫体两侧外上方，大小约为 4cm×3cm×1cm，T_1WI 为低信号，T_2WI 卵泡为高信号，中心为低至中等信号。增强扫描宫体、宫颈和阴道各层强化表现随时间而异。

三、疾病诊断

（一）泌尿系结石

1. X 线

（1）X 线平片　阳性结石为肾窦部圆形、卵圆形、珊瑚状或鹿角状的高密度影（图 22-21）；输尿管结石多呈枣核状，其纵轴与输尿管一致；膀胱结石多呈椭圆形。

（2）尿路造影　肾结石为充盈对比剂的肾盂、肾盏内的更高密度影（阳性结石）或充盈缺损（阴性结石）。输尿管结石可见结石以上输尿管和肾盂、肾盏呈不同程度的扩张，梗阻处可见长圆形或梭形影。膀胱结石为充盈对比剂的膀胱内的更高密度影（阳性结石）或充盈缺损（阴性结石）。

图 22-21　左肾结石

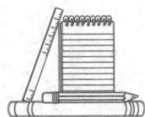

2. CT　可显示平片不能显示的阴性结石和较小结石，为肾盂、肾盏内的致密影，可伴肾盏扩张积水。输尿管结石为输尿管走行区内米粒大小的致密影，结石以上输尿管和肾盂扩张，CT 尿路成像可显示结石的准确部位。膀胱结石为膀胱内致密影。

3. MRI　结石在 T_1WI、T_2WI 均呈低信号。MRI 对结石显示不佳，但可显示肾盂、输尿管积水。

（二）肾癌

1. X 线　腹部平片可见肾影增大，呈分叶状或有局部隆凸，少数肿瘤内可出现不同形状的钙化影。尿路造影：由于肿瘤的压迫，使肾盏伸长、狭窄、变形或闭塞。肾盏也可互相分离与移位，造成"手握球"样改变。肿瘤的侵蚀和压迫可使肾盏边缘不整齐或出现充盈缺损。肿瘤压迫阻塞输尿管，可有肾盂积水。

2. CT　平扫表现为肾实质内边缘不规则的肿块，密度可低于或类似周围肾实质，偶为高密度。肿块内可有低密度坏死区和（或）钙化。增强扫描多为不均匀强化。

3. MRI　多数肾癌 T_1WI 为低信号，T_2WI 为高信号或混杂信号。MRI 可显示肾癌假包膜，为环形低信号。增强扫描同 CT。

（三）肾囊肿与多囊肾

1. X 线　平片多无异常。

2. CT 及 MRI

（1）单纯性肾囊肿　平扫可见肾包膜内圆形或类圆形、边缘光滑、密度（信号）均匀、水样密度（信号）的病灶，囊壁薄，与正常肾实质分界清楚。增强扫描无强化。

（2）多囊性肾病　简称多囊肾，平扫可见两肾增大，呈分叶状外形，内有多个囊肿，大小不等，壁薄。

（四）膀胱癌

1. X 线　膀胱造影可显示突向腔内的结节状或菜花样充盈缺损。肿瘤浸润膀胱壁造成局部

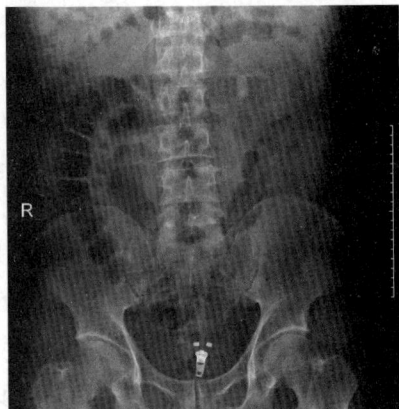

僵硬。

2. CT 及 MRI 平扫为自膀胱壁突向腔内、外的结节状、菜花状软组织密度（信号）影，膀胱壁不规则增厚；增强扫描多为均匀强化，延期扫描，腔内充盈对比剂，肿块表现为充盈缺损。CT 检查还能发现肿瘤向邻近组织浸润和淋巴结转移。

（五）前列腺增生

1. CT 前列腺的大小同年龄有关，但一般上界不超过耻骨联合上缘。前列腺增生患者前列腺增大，横径超过 5cm 或其上缘超过耻骨联合上方 2cm，密度均匀，边缘光滑，与膀胱分界清楚，内可有钙化，前列腺增生冠状面显示更为清楚，可见前列腺向膀胱底突入，膀胱壁受压向上推移。

2. MRI 前列腺增生多为中央带和移行带均增大，T_1WI 为均匀低信号，T_2WI 为均匀或不均匀高、低相间的混杂信号，外周带仍为高信号，并显示受压变薄。磁共振波谱成像显示病变区 Cit 峰明显升高，Cho 和 Cre 峰变化不大。

（六）前列腺癌

1. CT 前列腺癌在包膜内生长时，CT 难于确诊，只有当侵破包膜向周围脂肪组织中浸润时才可能诊断。表现为前列腺轮廓不整，密度不均，直肠前壁及膀胱壁可被浸润，精囊角消失。CT 还可发现淋巴结转移，对前列腺癌的分期有帮助。

2. MRI 前列腺癌易发生于外周带，T_1WI 上肿瘤为等或低信号，T_2WI 上正常前列腺外周带为高信号，肿瘤为低信号。动态增强扫描肿瘤明显强化，呈"快进快出"表现。

项目六　骨骼肌肉系统

一、检查技术

（一）X 线检查

1. 平片 一般采用正侧位摄片，根据需要可加摄斜位、轴位或切线位。骨与关节平片检查可显示病变的范围和程度，区分正常与异常，具有重要诊断价值。但 X 线检查不能显示软骨、肌肉、韧带的解剖结构。

2. 关节造影 一般用气体或有机碘水剂注入关节腔内，以显示关节软骨、半月板、关节囊及韧带等。现已很少使用。

（二）CT 检查

骨骼疾病首选 X 线平片检查，但当诊断困难时，可选用 CT 进一步检查。骨与关节周围的软组织、骨骼解剖较复杂的部位、微小病灶亦可首选 CT 检查。CT 平扫可分别用骨窗及软组织窗观察骨与软组织。对于平扫发现的软组织和骨病变，常要进一步行增强扫描以确定病变的范围和性质。

（三）MRI 检查

可清晰显示软组织、韧带、肌腱、软骨、骨髓及病变的出血、坏死、水肿等。MRI 是膝关节创伤的最佳检查方法，其对半月板撕裂及交叉韧带损伤诊断正确率较高。但 MRI 对钙化、细小骨化显示欠佳。

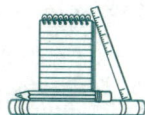

二、正常表现

（一）X 线

1. 长骨

（1）小儿长骨　包括骨干、干骺端、骨骺、骺板。骨干的骨皮质为密度均匀的致密影。干骺端为骨干两端的较粗大部分，由松质骨构成，周围为薄的骨皮质。骨骺为长骨未完成发育的一端，胎儿及幼儿期多为骺软骨，X 线片上不显影，在骨化初期骺软骨中可见小点状骨性致密影。骺板为软骨，居骺与干骺端之间，X 线片上呈横行半透明线（图22-22）。当骺与干骺端完全融合时骺板消失，有时可遗留一线状高密度影，称为骺线，可终生存在。

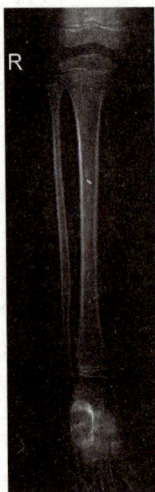

图 22-22　小儿长骨

（2）成人长骨　由骨干和骨端组成。骨干表现与小儿长骨基本相似，但皮质较厚，密度较高。骨端主要由松质骨构成，皮质较薄。

2. 四肢关节　包括骨端、关节软骨、关节腔和关节囊。后三者 X 线不能显示。骨端的骨性关节面由密质骨构成，光滑整齐。两个骨性关节面间呈半透明间隙，为关节间隙。

3. 脊柱　由脊椎和其间的椎间盘组成。正位片上，椎体呈长方形，主要由松质骨构成，周围为一层致密的骨皮质，密度均匀，轮廓光滑。棘突与椎体影重叠，位于中线上。横突在椎体两侧，呈伸向外侧的横条状影。椎弓根在椎体两侧外上部，为环状致密影。两椎体间横行半透明影为椎间隙。在侧位片上，成人脊柱有四个生理弯曲，分别为颈椎前突、胸椎后突、腰椎前突、骶骨及尾骨后突。

（二）CT

小儿骨干骨皮质为高密度线状或带状影，骨髓腔内红骨髓为软组织密度影，黄骨髓为脂肪密度影。干骺端骨松质为高密度骨小梁交错构成的细密网状影，密度低于骨皮质，网隔间为低密度的骨髓组织。临时钙化带呈致密影。骺软骨为软组织密度影。成人骨的 CT 表现与小儿骨类似。

（三）MRI

骨皮质在 T_1WI 和 T_2WI 上均为极低信号，骨髓腔内红骨髓为中等信号，黄骨髓为高信号，临时钙化带在 MRI 上呈低信号，骺软骨为中等信号影。成人骨髓因脂肪成分增多，信号较小儿高。

三、疾病诊断

（一）骨折

1. X 线

（1）长骨骨折　表现为骨质断裂，骨小梁中断、扭曲，断裂面多不整齐，断裂处可见不规则的透明线，称为骨折线（图22-23）。骨折断端相互嵌入，形成嵌入性骨折时为密度增高的条带状影，并不显示骨折线。儿童骨骼柔韧性较大，外力不易使骨质完全断裂，仅表现为骨小梁扭曲，骨皮质部分断裂、凹陷或隆突，即青枝骨折。骨折断端常发生移位，根据骨折远端的移位方向和程度来判断移位情况，可有横、纵、成角、旋转移位等。

（2）脊柱骨折　正位片见椎体压缩变扁；侧位片见椎体呈前窄后宽的楔形（图22-24）。由

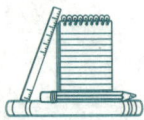

于断端嵌入，可见横行不规则线状致密带，不见骨折线。有时，椎体前上方有分离的骨碎片阴影，其上下椎间隙一般保持正常。严重者脊椎后突移位、错位压迫脊髓，也可伴有棘突或横突骨折等。

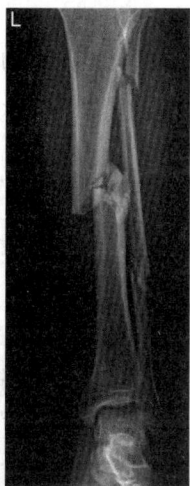

图 22-23　胫腓骨骨折

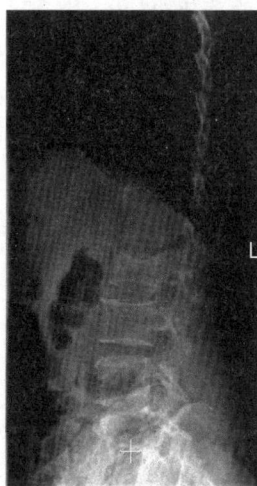

图 22-24　腰椎压缩性骨折

2. CT　与X线表现基本相同，但CT对骨盆、脊柱、面骨及髋关节、肩关节、膝关节，这些比较复杂部位的解剖结构显示，以及确定骨折碎片的数目和位置、周围软组织损伤的判断有很大帮助。CT三维重建还可以立体显示骨折的详情，对于X线难以确定的肋骨和软骨骨折具有很大价值。

3. MRI　骨折线在MRI上表现为低信号线状影，但MRI对继发的软组织改变和骨髓水肿非常敏感，是唯一能发现骨挫伤的影像检查方法。骨挫伤时，T_1WI呈片状低信号，边缘不清，骨皮质连续；T_2WI呈片状中高信号，与骨髓脂肪高信号不易区分，脂肪抑制序列由于骨髓脂肪被抑制，病灶呈边缘较清的高信号。因此，对于骨关节外伤后X线、CT检查无异常，具有疼痛和活动障碍的患者，实施MRI检查可对治疗起重要作用。

（二）关节脱位

1. X线　多见于肩、肘和髋关节。表现为组成关节的两个骨端失去正常的相对位置（图22-25），严重者可并发骨折或骨骺分离。先天性髋关节脱位为小儿常见先天性畸形，表现为股骨头位于髋臼外，并向上、向后移位，髋臼变浅，发育不良，病程长者股骨头与髂骨翼可构成假关节，患侧骨盆和股骨发育细小。

2. CT　可显示各个方向的关节脱位并能发现关节囊内骨折。

3. MRI　可显示脱位的情况和程度，亦可发现合并的韧带损伤。

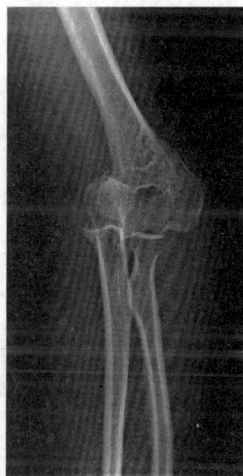

图 22-25　肘关节脱位

（三）化脓性骨髓炎

1. X线

（1）急性化脓性骨髓炎　先出现软组织的改变，皮下脂肪层增厚，密度增高，有网状阴影，肌间隙模糊或消失。发病2周后出现骨骼改变，先在干骺端骨松质中出现局限性骨质疏松，继而出现多发、分散的骨质破坏区，边缘模糊，骨皮质呈虫蚀样或筛孔样破坏，病变向骨干蔓延，

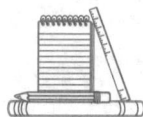

可达全骨干（图22-26）。同时骨皮质周围出现骨膜增生，表现为一层密度不高的新生骨，与骨干平行。有时可引起病理性骨折。

（2）慢性化脓性骨髓炎　可见明显的修复，即在骨破坏周围有骨质增生硬化现象，但如未痊愈，仍可见骨质破坏和死骨。

2. CT　可显示骨髓内炎症、骨质破坏、死骨、骨膜下脓肿和软组织感染，并有助于发现干骺端和髓腔内的小破坏灶，尤其是X线平片不能显示的小破坏区和小死骨。

3. MRI　在确定髓腔炎症和软组织感染方面优于X线平片和CT。

（四）退行性骨关节病

1. X线　表现为关节间隙变窄，关节面骨质增生硬化，关节边缘骨赘形成，关节附近假囊肿形成，关节内游离体，关节半脱位（图22-27）。

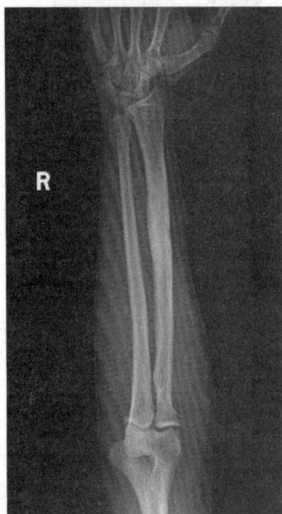

图22-26　急性化脓性骨髓炎

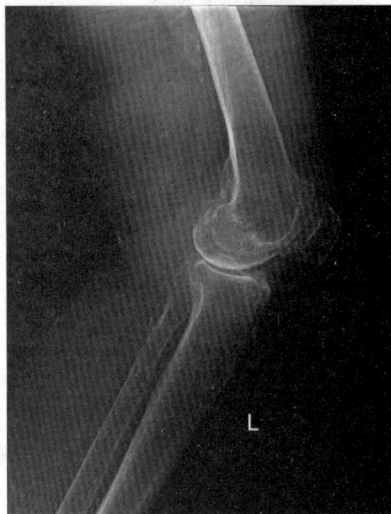

图22-27　退行性骨关节病

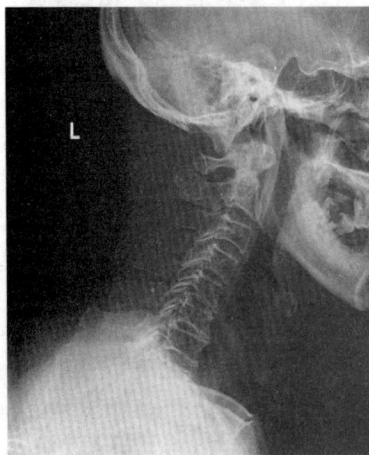

2. CT　同X线。

3. MRI　是唯一能直接清晰显示关节软骨的影像学方法。早期软骨肿胀，T_2WI为高信号；之后软骨内可出现小囊、表面糜烂和小溃疡；晚期局部纤维化，T_2WI为低信号，软骨变薄，甚至剥脱。

（五）脊柱退行性变

X线表现为脊柱生理弯曲变直、侧弯，椎间隙变窄，髓核钙化，椎体终板骨质增生、硬化，边缘唇状骨赘形成，可有骨桥形成。椎间关节变窄、关节面硬化等（图22-28）。

图22-28　颈椎退行性变

（六）椎间盘膨出与突出

1. CT

（1）椎间盘膨出　为超出椎体边缘均匀光滑对称的软组织密度影，轮廓完整，其后缘平直或内凹，硬膜囊前缘变平或有浅压迹，硬膜外脂肪间隙存在，硬膜囊和神经根无受压移位。

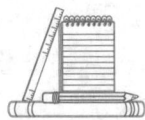

（2）椎间盘突出　为椎间盘后缘向椎管内局限性突出的软组织块影，硬膜囊或神经根受压移位，硬膜外脂肪间隙受压变形、移位或消失（图22-29）。

2. MRI　对椎间盘突出的形态显示同CT，但优于CT。正常椎间盘髓核、纤维环的内侧 T_1WI 为稍高信号，T_2WI 为高信号；纤维环外侧部及后纵韧带 T_1WI 为低信号，T_2WI 亦为低信号。椎间盘变性时 T_2WI 高信号消失。

图22-29　腰椎间盘突出

（七）骨肉瘤

1. 硬化型骨肉瘤

（1）骨膜变化　骨膜受刺激首先产生平行型或放射型骨膜反应，有时可见葱皮型骨膜反应。由于肿瘤发展快而超出骨膜的适应能力，在平行型骨膜反应的中部被肿瘤穿破，进入周围软组织，两侧残留的骨膜反应呈三角形，即骨膜三角（Codman三角）。

（2）骨质变化　瘤区骨质密度明显增高，瘤内结构及该处的正常骨结构不易分辨。致密的瘤区骨质边缘不清楚。

（3）软组织肿块　可见边界清楚的类圆形肿块影及边界模糊的弥漫性软组织肿胀。

（4）瘤骨　在软组织内可见针状瘤骨及棉絮状瘤骨（图22-30）。

2. 溶骨型骨肉瘤　X线表现为大片的溶骨性骨破坏区，边界模糊。可能有浅淡的三角形骨膜反应，软组织中无瘤骨形成。

3. 混合型骨肉瘤　介于上述两型之间。

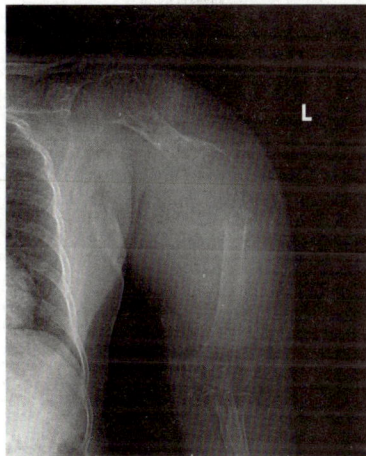

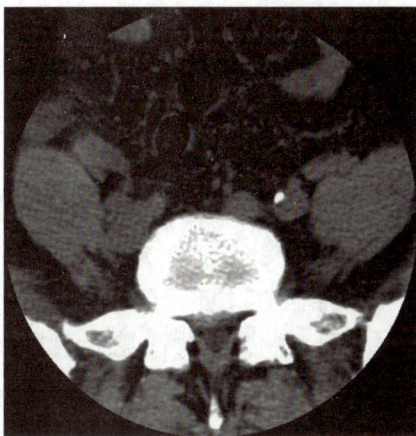

图22-30　骨肉瘤

项目七　中枢神经系统

一、检查技术

（一）CT检查

平扫对急性脑出血的敏感性很高，对脑积水、脑萎缩、颅骨疾患也能明确诊断。颅内肿瘤、炎症、动脉瘤、血管畸形等需要同时进行增强扫描。但由于颅骨伪影严重，CT对小脑、脑干的病变诊断价值有限。CTA主要用于检查脑血管疾患，如动脉狭窄和闭塞、动脉瘤、血管畸形等。

（二）MRI检查

适用于各种颅脑疾病的检查和诊断。由于MRI没有颅骨伪影，所以对小脑、脑干病变的显示也很清楚。MRI是目前检查脊髓病变的最佳方法。MRI脊髓成像（MRM）又称脊髓水成像，类似于脊髓造影效果，现已基本代替脊髓造影和CT脊髓造影。

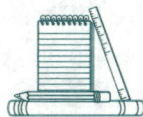

二、正常表现

（一）CT 表现

1. 颅骨及气腔　用骨窗观察可显示颅骨内外板、颅缝、颈静脉结节、岩骨、蝶骨小翼、蝶鞍、颈静脉孔、破裂孔及诸鼻窦。颅骨呈高密度影，气腔呈低密度影。

2. 脑实质　分为大脑额、颞、顶、枕叶，以及脑干、小脑。脑实质分脑皮质及髓质，皮质密度略高于髓质，平扫易于辨认。

3. 含脑脊液的间隙　脑室、脑池、脑裂和脑沟内含脑脊液，呈低密度影。

4. 非病理性钙化　常见于松果体、缰联合、脉络丛、大脑镰、基底核及齿状核。

增强扫描，正常脑实质密度有不同程度增高，胪内血管明显强化；其他结构，如硬脑膜、垂体和松果体均可发生强化。

（二）MRI 表现

1. 脑实质　T_1WI 脑皮质信号低于髓质，T_2WI 脑皮质信号高于髓质。由于 MRI 图像无颅骨伪影干扰，因此是小脑、脑干病变最佳的检查方法。

2. 含脑脊液的结构　T_1WI 为低信号，T_2WI 为高信号。

3. 脑血管　因"流空效应"常显示为无信号区。

4. 脑神经　高场 MRI 可清晰显示多对脑神经，T_1WI 为等信号。

5. 颅骨　T_1WI、T_2WI 均为低信号。板障内含有脂肪组织；T_1WI、T_2WI 均为高信号。

三、疾病诊断

（一）脑外伤

CT 检查脑外伤安全、迅速、方便。

1. 颅内血肿

（1）急性硬膜外血肿　CT 表现为颅骨内板下方局限性棱形均匀高密度区，与脑表面接触缘清楚（图 22-31），常有轻微占位表现。硬膜外血肿常伴局部骨折及头皮下血肿。

（2）急性硬膜下血肿　CT 表现为颅骨内板下方新月形、薄层广泛的均匀高密度区，由于血肿体积大并以外周包绕和压迫大脑半球，脑室、中线结构被推向对侧（图 22-32）。血肿在亚急性期多为高或混杂密度或等密度区。慢性期血肿为高密度、混杂密度或低密度区。

2. 脑挫裂伤　CT 表现为大片低密度的脑水肿区中有多发高密度小出血灶，边界清楚，同侧脑室常受压变窄和移位。单纯脑挫裂伤只表现为低密度的脑水肿，边界清楚。

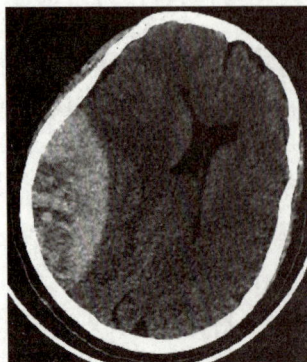

图 22-31　急性硬膜外血肿　　　　图 22-32　急性硬膜下血肿

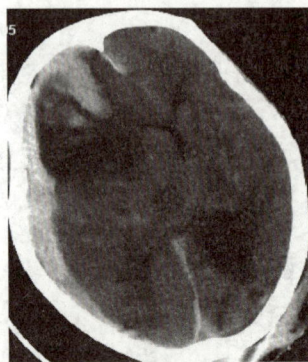

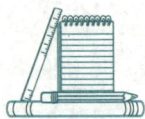

（二）脑梗死

1. CT

（1）缺血性脑梗死　脑血管闭塞后 24 小时内，CT 可无阳性发现。24 小时以后则出现低密度或混杂密度区，累及髓质和皮质，多为楔形或不规则形，边缘不清，常有脑水肿和占位表现（图 22-33）。

（2）出血性脑梗死　表现为大片低密度区内出现点片状高密度影。

（3）腔隙性脑梗死　好发于基底节区，表现为直径小于 1.0cm 的边缘清楚的低密度灶。

2. MRI　可较早显示脑梗死。在脑梗死 6 小时内，T_1WI、T_2WI 可无异常，但 DWI 可显示为异常高信号；以后 T_1WI 呈低信号，T_2WI 及 FLAIR 呈高信号。

（三）脑出血

1. CT　血肿好发于基底节区和丘脑。新鲜血肿为边缘清楚、密度均匀的高密度区（图 22-34）。2 ～ 3 天后血肿周围出现水肿带。约 1 周后，血肿从周边开始吸收，高密度灶向心性缩小，边缘不清，周围低密度带增宽。约 4 周后则变成低密度灶。2 个月后则成为近似于脑脊液密度的边缘整齐的低密度囊腔。

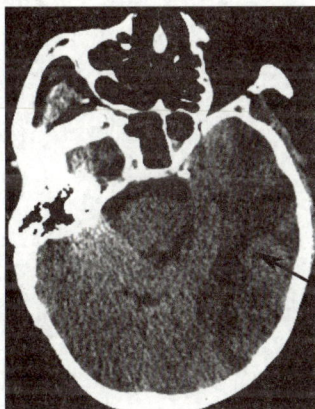

图 22-33　脑梗死　　　　　图 22-34　脑出血

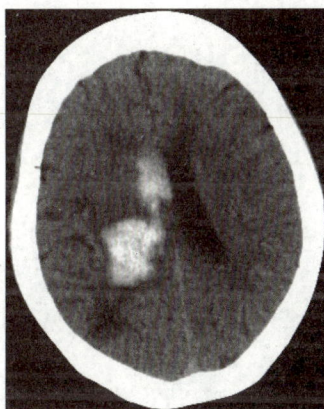

2. MRI　急性脑出血 T_1WI、T_2WI 多为等信号。亚急性血肿在 MRI 上均显示为高信号。亚急性或慢性血肿 MRI 显示均较好。

（四）脑瘤

1. 脑膜瘤　多表现为等密度或高密度病灶，边界清楚，球形或分叶状，且与颅骨、小脑镰或小脑幕相连；增强扫描病灶可均匀强化。肿瘤 T_1WI 呈等信号，T_2WI 呈等或高信号，均一性强化，临近脑膜强化称为"脑膜尾征"，具有一定特征性。

2. 星形细胞瘤　CT 常表现为低、略高或混杂密度病灶，形态不规则，边界不清楚，瘤周水肿明显，有不同程度的占位征象。肿瘤 T_1WI 呈低或混杂信号，T_2WI 及 FLAIR 呈高信号。肿瘤的恶性程度越高，其 T_1 和 T_2 值越长。肿块通常无强化，出现强化则提示向恶性发展。

3. 转移瘤　多在脑周边，呈小的低、高或混杂密度病灶，瘤周水肿明显。"小肿瘤大水肿"为其特征性表现。增强扫描，低密度病灶周围可出现环状强化，高密度病灶可均匀强化。病灶多发对诊断意义较大。

4. 颅咽管瘤　多为混杂密度病灶，往往有蛋壳样钙化。

5. 听神经瘤　为脑桥小脑角区的低或稍高密度病灶；增强扫描病灶可均匀强化，同时可见

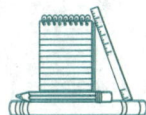

内听道扩大和破坏。

（五）脊髓疾病

MRI 对脊髓疾病的诊断具有重要意义。脊髓挫裂伤在 T_1WI 上见脊髓外形膨大，信号不均，可见低信号水肿区，也可无信号异常而仅见外形改变，而 T_2WI 和 FLAIR 均可见不均匀高信号。脊髓肿瘤位于髓内者多为星形细胞瘤或室管膜瘤，髓外硬膜内者多为脊膜瘤或神经纤维瘤，硬膜外肿瘤以转移瘤常见。先天性畸形常见的有脊髓空洞症、脊髓纵裂和脊髓血管畸形等。

扫一扫，查阅
复习思考题答案

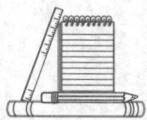

复习思考

1. 试述大叶性肺炎的 X 线表现？

2. 试述继发性肺结核的 X 线表现？

3. 试述"二尖瓣型心""主动脉型心""普大型心"的 X 线表现及其常见疾病？

4. 胃溃疡的钡餐造影有哪些表现？

5. 试述肠梗阻的 X 线表现？

6. 试述肾结石的 X 线表现？

7. 试述脊柱骨折的 X 线表现？

8. 试述脑出血的 CT 表现？

9. 试述急性硬膜下血肿和硬膜外血肿的 CT 表现？

10. 试述缺血性脑梗死的 CT 表现？

模块二十三　其他常用影像学诊断技术

扫一扫，查阅
本模块 PPT、
视频等数字资源

> 【学习目标】
>
> **知识目标**
>
> 1. 掌握超声检查、介入放射检查、放射性核素检查的临床应用及选择。
>
> 2. 熟悉超声检查、介入放射检查、放射性核素检查的检查方法。
>
> 3. 了解各种影像学检查的基本原理、注意事项。
>
> **能力目标**
>
> 学会识别常见疾病的声像图特点，具备观察与分析常用影像学图像诊断的能力。
>
> **素质目标**
>
> 具备良好的职业道德、医患沟通能力和团队协作精神；以患者为中心，注意保护患者隐私。

项目一　介入放射技术

介入放射技术是指在影像监视下，利用经皮穿刺和导管手段等取得病理学、细胞学、细菌学、生理、生化及影像学资料，对某些疾病进行诊断，或对某些疾病进行治疗的一种新兴医学技术。根据介入途径的不同，介入放射技术分为血管介入技术和非血管介入技术。血管介入技术是指在血管内进行的治疗和诊断性操作；非血管介入技术是指对血管外的组织器官进行的治疗和诊断性操作。

一、基本知识

（一）介入放射技术的设备、器材及材料

1. 导向设备　主要有 X 线电视透视、DSA、CT、MRI 和超声等。

2. 器材及材料　介入放射技术的基本器材有穿刺针、导管、导丝等。穿刺针主要用于穿刺进入体内以建立通道，通过通道插入导丝及导管，或直接采取病理组织、抽吸内容物、注入药物等。导管可分为造影导管、引流导管、球囊扩张导管等，分别用于造影、引流、扩张狭窄管腔等。导丝主要用于引入导管并将其选择性插送到体内一定位置。介入放射技术的材料主要有金属支架、内涵管、栓塞物（自体血凝块、明胶海绵、不锈钢螺圈、组织黏合剂等）、药物等。金属支架由金属或合金制成，用于扩张和支撑狭窄的血管和血管外狭窄腔道（如食管狭窄）；内涵管为合成材料制成，仅用于扩张和支撑血管外狭窄腔道（如胆道狭窄）；栓塞物可以阻断血流、阻塞血管，用于止血，治疗恶性肿瘤、动脉瘤及动静脉畸形等；药物有血管收缩剂、溶栓剂、抗肿瘤药物，分别用于止血、溶栓、治疗恶性肿瘤等。

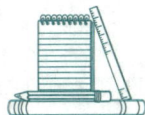

（二）介入放射技术与应用价值

1. 介入放射技术　主要包括：①成形术。②灌注栓塞术。③穿刺引流术。④其他：经皮腔内异物取出术、经皮穿刺椎间盘切除术、结石介入处理。

2. 介入放射技术的应用价值　介入放射技术以其微创的特点和肯定的疗效，目前已成为和内科、外科并列的三大治疗学之一。其主要临床应用价值体现在：①诊断比较准确。②治疗作用快，疗效显著。③创伤小，可重复使用。④使一些内、外科治疗无效或难以解决的疾病，如血管病变、晚期恶性肿瘤，获得有效治疗。

二、临床应用

（一）血管内介入技术

1. 经导管栓塞术　主要用于控制多种出血、肿瘤，以及治疗包括动静脉血管畸形、动静脉瘘和动脉瘤在内的血管性疾病。

2. 经皮腔内血管成形术（PTA）　主要包括：①球囊血管成形术，主要用于治疗冠心病、四肢动脉硬化、四肢动脉栓塞等。②血管内支架，主要用于治疗冠状动脉、肾动脉、肢体动脉等的血管狭窄和闭塞。③激光血管成形术和动脉粥样斑块切除术，主要用于治疗四肢血管和冠状动脉粥样硬化或血栓形成。

3. 心脏瓣膜狭窄经皮球囊成形术　临床主要用于治疗二尖瓣、肺动脉瓣和主动脉瓣狭窄。

4. 经导管灌注术　相应血管内灌注血管收缩药物，用于治疗食管静脉曲张出血、出血性胃炎、消化性溃疡出血、小肠及结肠出血等。靶动脉内灌注抗肿瘤药物，用于治疗原发性肺癌、原发性肝癌、头颈部肿瘤、消化道肿瘤、盆腔肿瘤及骨肿瘤等。相应血管内灌注溶栓药物，用于冠状动脉溶栓、脑动脉溶栓、周围血管溶栓。其常用药物有尿激酶、链激酶、蛇毒和组织型纤溶酶原激活剂。

（二）非血管介入技术

1. 管道狭窄扩张成形术　通过球囊扩张术和支架留置术治疗食管狭窄、胆管狭窄、气管及支气管狭窄等。

2. 经皮穿刺引流与抽吸术　①抽取标本进行细胞学、细菌学及生物化学等检查，以明确病变性质。②治疗脓肿、囊肿、血肿及积液。

3. 结石的介入处理　通过介入技术，穿刺建立通道后，使用内镜或其他介入器材进行粉碎取石、注入溶解剂局部溶石或直接取石，常用于治疗胆道和泌尿系结石。

4. 经皮穿刺椎间盘髓核切吸术　用于治疗经影像学确诊，并有明显症状的椎间盘突出症。

5. 经皮穿刺活检　经皮穿刺取得活组织标本，并进行病理学检查，已广泛应用于身体各部位、各器官病变的诊断。

项目二　超声检查

超声（ultrasonic）是指振动频率在 20000 次/秒（Hz，赫兹）以上，超过人耳听觉范围的声波。超声检查是指运用超声波的物理特性和人体器官组织声学性质上的差异，对人体组织的物理特征、形态结构与功能状态做出判断而进行疾病诊断的一种非创伤性检查方法。超声检查具有操作简便、可多次重复、能及时获得结论、无特殊禁忌证及无放射性损伤等优点，在现代医

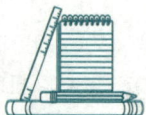

学影像诊断中占有重要地位。

一、基本知识

（一）超声波的产生与特性

1. 超声波的产生　超声波属于机械波，由物体机械振动产生。目前，医学诊断用超声波仪器根据压电效应原理制造，通常采用压电晶体作为换能器。压电晶体具有两种可逆的能量转变效应，即在交变电场的作用下导致厚度的交替改变从而产生声振动，由电能转变为声能，称为逆压电效应；由声波的压力变化使压电晶体两端的电极随声波的压缩与弛张发生正负电位交替变化，称为正压电效应。在逆压电效应中，压电晶体成为超声发生器；在正压电效应中，压电晶体成为回声接收器。

2. 超声波的物理特性

（1）**方向性**　超声波与一般声波不同，由于频率极高，波长很短，远远小于换能器（探头压电晶体片）的直径，故在传播时发射的超声波集中于一个方向，类似平面波。其声场分布呈狭窄的圆柱状，声场宽度与换能器压电晶体片之大小相接近，因有明显的方向性，故称为超声束。

（2）**反射、散射、透射、折射和绕射**　超声在密度均匀的介质中传播，不产生反射和散射。在传播中，经过两种不同介质的界面时，一部分能量由界面处返回第一介质，此即反射，其方向与声束和界面间的夹角有关，反射角和入射角相等，如二者垂直，即沿原入射声束的途径返回；另一部分能量能穿过界面，进入第二介质，此即透射。两介质声阻相差愈小，则界面处反射愈少，透射入第二介质愈多，甚至可以没有反射，只有透射，如超声波在均匀介质水中的传播就是如此。超声诊断常用这一特性来鉴别病变的囊性、实质性及结构是否均匀。反之，两种不同介质的声阻相差愈大，则界面处反射愈强，透射入第二介质愈少，甚至难以透过，超声波的这一特性限制了超声在肺和骨的应用。

超声在传播时，遇到与超声波波长近似或小于波长（小界面）的介质时，产生散射与绕射。散射为小介质向四周发散超声，又成为新的声源。绕射是指超声波绕过障碍物的边缘，继续向前传播。散射回声强度与超声波入射角无关。穿过大界面的透射波如果发生声束前进方向的改变，称为折射。折射是由于两种介质声速不同引起的。

超声检查时，通过人体内各组织器官的界面反射和散射回声，不仅能显示器官的轮廓及毗邻关系，而且能显示其细微结构及运动状态，故界面的反射和散射回声是超声成像的基础。

（3）**吸收与衰减**　当声波在弹性介质中传播时，由于"内摩擦"或所谓"黏滞性"而使声能逐渐减小，声波的振幅逐渐减低，介质对声能的此种作用即为吸收，而声波由强变弱的过程即为衰减。吸收与衰减的多少和超声波的频率，介质的黏滞性、导热性、温度及传播的距离等因素密切相关。超声波在介质中传播时，入射声能随传播距离的增加而减少的现象称超声衰减，其原因有反射、散射、声束的扩散及吸收。一般认为，人体中的超声波衰减，吸收是主要的原因。声能吸收之后，能量减小，显示的反射亦较弱，故探查深部结构有时比较困难。

（4）**多普勒效应**　振动源以固定频率发射声波，当遇界面时即发生反射或散射。如果界面静止不动，则返回声波的频率与发射频率相同，无频差出现。如果界面活动，则返回声波的频率与发射频率即有所不同。界面向振动源移近时，返回声波频率增加；界面远离振动源时，频率即减少。这种频率增加和减少的现象称为多普勒效应。因此，根据频差的有无及大小，可以了解界面的活动情况。这一物理特性已广泛应用于心血管等活动脏器疾病的检查。

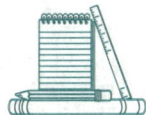

（二）超声成像的基本原理

一般超声仪器均含有换能器、信号处理系统和显示器。含有压电晶体的换能器发射一定频率的超声波，在人体组织中传播时，常可穿透多层界面，在每一层界面上均可发生不同程度的反射或（和）散射。这些反射和散射声波含有超声波传播途中所经过的不同组织的声学信息，被换能器接收并经过仪器信号处理系统的一系列处理，在显示器上以不同的形式显示为波形或图像。

1. 声像图的形成 人体结构对超声波而言是一个复杂的介质，各种器官与组织，包括病理组织有其特定的声阻抗和衰减特性。超声波射入体内，由表面到深部，将经过不同声阻抗和不同衰减特性的器官与组织，从而产生不同的反射与衰减。这种不同的反射与衰减是构成超声图像的基础。根据回声强弱，将接收到的回声用明暗不同的光点依次显示在显示屏上，则可显示出人体的断面超声图像，称为声像图。声像图是层面图像，改变探头位置可得任意方位的声像图，并可观察活动器官的运动情况。声像图是以明（白）暗（黑）之间不同的灰度来反映回声的有无和强弱，无回声则为暗区（黑影），强回声则为亮区（白影）。

2. 人体组织的声学分型

（1）无回声 超声波经过的区域没有反射，成为无回声的暗区（黑影）。①液性暗区：均质的液体，声阻抗无差别或差别很小，不构成反射界面，形成液性暗区，如血液、胆汁、尿和羊水等。因此，血管、胆囊、膀胱和羊膜腔等脏器即呈液性暗区。胸腔积液、心包积液、腹水、脓液、肾盂积水，以及含液体的囊性肿物及包虫囊肿等也呈液性暗区。在暗区后方常见回声增强，出现亮的光带（白影）。②衰减暗区：由于肿瘤对超声的吸收可造成超声明显衰减而没有回声，出现衰减暗区。

（2）弱回声 均匀实质脏器，声阻抗差别较小，呈均匀细小的灰黑点状回声，接近无回声，如正常淋巴结、肾锥体等。

（3）低回声 实质脏器（如肝脏、脾脏）内部回声为分布均匀的点状回声，在发生急性炎症出现渗出时，其声阻抗比正常组织小，透声增高，而出现低回声区（灰影）。正常肾皮质表现为低回声。

（4）中等回声 实质性脏器内部呈点状或团块状回声，如正常肝实质和脾实质回声。在灰阶图像中，病灶与周围组织的回声强度一致或接近，称等回声。

（5）高回声 实质器官内组织致密，声阻抗差别大，呈点状、片状、条状回声，亮度介于强回声与等回声之间，后方无声影，如肾窦、纤维组织等。

（6）强回声 介质内部结构致密，与邻近组织间有明显的声阻抗差，呈极亮的点状、条状或团块状回声，后方伴有声影，如结石、钙化、气体、金属、致密骨等。

（三）超声诊断仪的类型

1. A 型超声诊断仪（Amplitude mode） 即幅度调制型（简称 A 超）。由于此法过分粗略，目前已基本淘汰。

2. B 型超声诊断仪（Brightness mode） 即辉度调制型（简称 B 超）。此法以不同亮度的光点表示界面反射信号的强弱，反射强则亮，反射弱则暗，称灰阶成像。其采用多声束连续扫描，每一单条声束上的光点连续地分布成一幅切面图像，可以显示脏器的二维图像。其可清晰显示脏器的外形与毗邻关系，以及软组织的内部回声、内部结构、血管与其他管道分布情况等，是目前临床使用最为广泛的也是最重要、最基本的一种超声诊断仪。

3. M 型超声诊断仪（Motion type） 即超声光点扫描（简称 M 超）。此法系将单声束超声

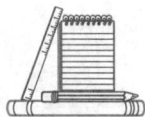

波所经过的人体各层解剖结构的回声以运动曲线的形式从时间上和空间上加以展开显示的一种超声诊断法。其图像纵轴代表回声界面空间位置关系和深度，横轴代表扫描时间。此法主要用于探测心脏，称 M 型超声心动图。本法常与心脏实时成像扇形扫描结合使用。

4. D 型超声诊断仪（Doppler mode） 即多普勒超声诊断（简称 D 超）。利用多普勒效应对心脏血管内血流方向、速度和状态进行显示的方式。根据其仪器性能及显示方式，大致可分为两类：①频谱多普勒显像：是将血流的信息以波形（即频谱）的形式显示，横轴代表时间，纵轴代表频移或流速。同时可监听血液流动状态的声音称多普勒音，正常为悦耳的声音。②彩色多普勒血流显像：系在二维显像基础上，对血流的多普勒信号进行彩色编码，以色彩形式显示血流的方法，有很强的直观感和空间感。目前，多数采用红色表示血流方向朝向探头，蓝色表示血流方向背离探头，湍流则以绿色或多彩表示。应用 D 型超声诊断法，可检测血流的方向、速度、性质、分布范围、有无反流及异常分流等，具有重要的临床应用价值。

目前，一台彩色多普勒显像仪已包括 B 型超声显像、M 型超声显像、频谱多普勒显像和彩色多普勒血流显像。根据探头及扫描方式不同，又可分为线性扫描、凸弧扫描、扇形扫描等。前两者主要用于腹部脏器的超声显像，后者主要用于心脏的超声显像。

二、超声检查前准备

为了获得清晰的图像，避免各种影响因素，达到满意的诊断效果，超声检查前应根据不同部位、不同组织器官，进行相应的准备工作。

1. 腹部器官 如肝、胆、胰、脾等器官，需空腹检查。检查前一天晚餐避免进食油腻食物，晚餐后开始禁食。如便秘或肠胀气，需服用缓泻剂。次日检查前排空粪便。必要时饮水 400 ～ 500mL，使胃充盈作为声窗，以使胃后方的胰腺及腹部血管等结构充分显示。胃的检查需饮水及服胃造影剂，以显示胃黏膜及胃腔。检查前 2 日内应避免行胃肠钡剂造影和胆道系统造影，因钡剂可能干扰超声检查。

2. 早孕、妇科、肾、膀胱及前列腺的检查 患者应于检查前 2 小时饮水 400 ～ 500mL，憋尿以充盈膀胱。

3. 其他 心血管、颅脑、浅表组织器官等检查，一般不需特殊准备。婴幼儿及检查不合作者，可给予 10% 水合氯醛灌肠，待入睡后再行检查。

三、超声检查的临床应用

超声检查能够显示组织器官的解剖结构和某些功能状态，临床上广泛应用于颅脑、眼球、心血管、肝脏、胆囊、脾脏、胰腺、肾脏、膀胱、前列腺、肾上腺、子宫、卵巢、甲状腺等组织器官疾病的诊断。尤其对结石和液体的探测具有优越性。临床主要用于：

1. 检测实质性脏器的大小、形态及物理特性。

2. 检测囊性器官的大小、形状、走向及某些功能状态。

3. 检测心脏、大血管及外周血管的结构、功能与血流动力学状态。

4. 鉴定脏器内占位性病变的物理特性，部分可鉴别良、恶性。

5. 检测积液的存在与否，并对积液量进行初步估计。

6. 随访经药物或手术治疗后各种病变的动态变化。

7. 引导穿刺、活检或导管置入，进行辅助诊断及超声介入治疗。

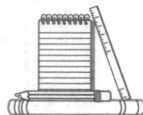

项目三　核医学诊断

核医学（nuclear medicine）是一门利用开放型放射性核素及其标记物研究、诊断和治疗疾病的医学学科。放射性核素检查是利用放射性核素进行疾病诊断的一种技术，是临床核医学的重要组成部分，是医学现代化的重要标志之一。其诊断方法分为两类：①不需要将放射性核素引入体内者称为体外检查法，如放射免疫分析。②需要将放射性核素引入体内者称为体内检查法。体内检查法根据是否成像又分为显像和非显像两种。

一、基本知识

（一）诊断原理

1. 体内检查法的诊断原理　放射性核素或其标记物引入人体，被脏器、组织摄取后，能在其中停留足够的时间，利用曲线图、平面或断层显像，根据放射性核素分布的多少，了解组织、脏器的功能、代谢或血流灌注等情况，或观察体内某一通道的通畅程度。

2. 体外检查法的诊断原理　体外检查法是以放射性标记的配体为示踪剂，以竞争结合反应为基础，在试管内完成的微量生物活性物质的检测技术。最有代表性的是放射免疫分析，其原理为利用放射性核素标记的抗原和血液，或其他体液内的抗原共同与限量的相应的抗体竞争结合，用放射性探测器测得标记抗原与抗体结合的量，根据结合量与已知被测物抗原量的函数关系，即可计算出样品内被测抗原的量。

（二）放射性药物与检测仪器

1. 放射性药物　是指能够安全用于诊断或治疗疾病的放射性核素和放射性标记化合物。其中用于非显像检查者称为示踪剂，用于显像检查者称为显像剂。临床上常用的放射性核素有 ^{99m} 锝、^{131} 碘。

2. 检测仪器　目前，临床上常用的发射计算机断层仪（emission computed tomography，ECT）包括单光子发射计算机断层仪（single emission computed tomography，SPECT）和正电子发射计算机断层仪（positron emission computed tomography，PET）。SPECT 检查在病变的早期发现、观察病变累及范围，以及器官功能检查方面具有独特优势，但图像分辨率低是其固有的缺点。PET 检查在一定程度上提高了图像的分辨率。

（三）辐射安全

放射性核素是把"双刃剑"，正确使用会给患者带来很大效益，但使用不当不仅使患者受到不必要的辐射损伤，甚至会对公众和工作人员带来危害。因此，在应用放射性核素的同时，必须有辐射安全保证意识和严格措施。医生应注意严格掌握体内检查法适应证，需正当和正确应用，对孕妇及婴幼儿应从严掌握。

二、临床应用

（一）放射性核素检查的注意事项

1. 检查前先进行 CT 断层扫描，最后选择符合 ECT 探测的断层进行显像。

2. 检查糖尿病患者前需测血糖，注射胰岛素。

3. 检查腹、盆腔部位前要先清洁肠道、排空膀胱。

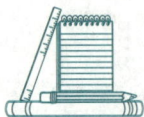

4.疼痛或烦躁者检查前需使用止痛剂或镇静剂。

5.在注射药物前应禁食 6 小时，注射药物前、后要保持安静。注射药物后卧床休息，不走动、少说话。显像时应保持平卧约 1 小时，不能移动。全身骨骼显像患者在静脉注射后 1 小时宜适量饮水。

（二）放射性核素检查的应用

1.脏器功能检查

（1）甲状腺摄 [131] 碘功能检查　用于甲状腺功能亢进症、甲状腺功能减退症、地方性甲状腺肿等疾病的诊断。

（2）邻 [131] 碘马尿酸肾图检查　用于判断两侧肾脏的功能及尿路的通畅情况。

2.脏器显像

（1）内分泌系统　用于甲状腺结节的诊断，异位甲状腺的寻找，甲状腺癌转移灶的定位及判断甲状腺的大小和重量等。

（2）循环系统　核素心血管显像可用于先天性心脏病的诊断、上腔静脉梗阻的诊断等。心肌显像可用于冠心病诊断（尤其是心肌梗死的部位和范围判断）、心功能判断等。

（3）骨骼系统　可用于诊断骨转移癌、原发性骨肿瘤、骨折、股骨头缺血性坏死及骨移植术后监测等。

（4）神经系统　脑静态显像可用于估价颈动脉血流状态（有无阻塞、弯曲或严重狭窄）、脑血管病（如脑梗死、脑出血）的诊断等。脑动态显像可用于偏头痛、帕金森病、癫痫、脑梗死的诊断等。脑代谢显像可用于脑梗死、中枢神经变性疾病、癫痫、脑肿瘤的诊断等。脑脊液间隙显像可用于交通性脑积水的诊断、脑脊液漏的诊断等。

（5）呼吸系统　包括肺灌注显像、肺通气显像和肺肿瘤显像，临床上用于诊断肺栓塞、肺癌、肺内感染等。

（6）消化系统　肝动态显像用于肝内肿瘤的鉴别诊断；肝静态显像用于肝内占位性病变的发现、定位诊断及肝功能的判断；肝胆动态显像用于了解肝胆系统功能、形态及胆道通畅情况，还用于诊断急性胆囊炎、肝内胆管扩张、胆汁淤积及黄疸鉴别等。

（7）泌尿系统　肾动态显像可用于诊断肾功能受损、尿路梗阻、移植肾监测等。肾静态显像可用于诊断双肾位置异常和先天性畸形、肾动脉狭窄、移植肾监测等。

（8）血液系统　骨髓显像可用于诊断再生障碍性贫血、白血病、骨髓纤维化、骨髓瘤等。

项目四　影像学检查方法的选择

随着科学技术的发展，影像学检查的方法越来越多，越来越先进。但每一种检查技术都不是万能的，不同的影像学检查技术在诊断中均有其各自的优缺点和适用范围。怎样合理选择影像学检查方法，不但能降低检查费用，而且能得出正确的诊断，是临床上必须面对的问题。

一、呼吸系统

1.肺部病变　胸部平片是肺部病变最常用的检查方法，但对小病灶和重叠的病灶有时容易漏诊。CT 检查对肺内小病灶或早期病变的发现较胸部平片敏感，显示病灶的细节也较胸部平片

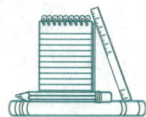

丰富。因此，可先行胸部平片检查，再根据情况行 CT 检查。

2. 纵隔病变　建议直接行 CT 检查，然后再根据情况进一步行 MRI 检查。

3. 胸膜病变　胸部平片能发现大部分胸膜病变，是目前胸膜疾病较常用的检查方法。CT 或 MRI 也可发现胸膜的各种病变。

4. 胸部外伤　胸部平片能显示肋骨骨折、胸膜损伤和肺损伤，但某些轻微肋骨骨折和轻微肺损伤患者仍需要行 CT 检查。因此，建议对胸部外伤患者先行胸部平片检查，再据情况行 CT 检查，也可直接行 CT 检查。

超声检查一般不用于胸部病变的诊断，但其是胸腔或心包积液穿刺引流的最佳导向工具。

二、循环系统

先天性心脏病、大血管异常以 X 线检查为基础，辅以超声检查，多可明确诊断。复杂的畸形可选用 MRI 或螺旋 CT，必要时行心血管造影。后天性心脏病以 X 线检查为基础，辅以超声检查，多可明确诊断，必要时行 MRI 或螺旋 CT 检查。冠心病目前已逐渐采用螺旋 CT 或双源 CT 的 CTA 检查来进行筛查和术后随访。MRI 检查可用于判断心肌梗死后是否有存活心肌，对治疗方案的选择有重要价值，对于需要介入治疗的患者要行心血管造影。对于主动脉瘤、主动脉夹层、肺动脉栓塞等大血管疾病应选择 CT 或 MRI 增强扫描，心血管造影只有需要介入治疗时才进行。超声、CT 或 MRI 检查心包积液均很敏感，少量积液即能发现；X 线检查只有中大量心包积液时才有典型表现。CT、MRI 还可以直接显示心包增厚情况；CT 对心包钙化也很敏感。

三、消化系统

胃肠道病变一般首选钡剂造影。发现占位性病变首选 CT 或 MRI 检查，必须平扫加增强扫描。超声对胆道系统疾病诊断的效价比最高，亦能发现肝、胰、脾的病变，故常作为首选的检查方法。超声亦特别适合对腹部实质性脏器疾病的普检、筛选和追踪观察。CT 具有优良的组织分辨力和直观清晰的解剖学图像，在肝、胆、胰、脾疾病的诊断和鉴别诊断中起主导作用。CT 与超声相结合，能对绝大多数疾病进行正确诊断。MRI 常用于超声和 CT 鉴别诊断有困难的病例。在显示胆管、胰管梗阻性病变时，MRI 优于超声和 CT，首选 MRCP 检查。若要进行胆管引流，则需行 PTC；若系胆总管下段小结石所致，可行 ERCP 进行治疗。炎症性病变首选 CT 或 MRI 检查，必须平扫加增强扫描。血管造影用于腹部肿瘤的介入治疗。

急腹症：①胃肠道穿孔：首选 X 线立位平片或 CT 检查。CT 可发现 X 线平片难以显示的少量气腹。②肠梗阻：以往诊断肠梗阻主要根据临床表现及 X 线平片结果，但仍有 20% ～ 30% 的患者诊断不明确。目前 CT 已成为肠梗阻的首选方法，其能可靠地判断有无梗阻，梗阻的位置、原因、程度及类型。③阑尾炎：螺旋 CT 为首选方法。④肠套叠：首选 CT，但要整复应行钡剂或空气灌肠。⑤腹部外伤：腹部闭合性损伤首选 CT 检查，必须平扫加增强扫描。其敏感性与特异性高，易于早期发现腹部实质性脏器损伤，还可判断损伤的程度和范围。

四、泌尿生殖系统

腹部平片仅可显示泌尿系阳性结石，肾排泄性造影既可显示肾盂、输尿管的解剖学形态，又可判断肾排泄功能，故仍是泌尿系疾病的常用检查方法之一。超声和 CT 已广泛应用于泌尿生殖系统检查，且效果远优于常规 X 线检查，特别是超声在妇产科的诊疗中已起主导作用。超

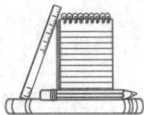

声、CT、ECT 和 MRI 均适用于肾上腺疾病的探查，但从临床效价比的角度应首选 CT。MRI 水成像技术在显示泌尿系统梗阻性疾病方面具有独特价值。此外，MRI 对软组织、肝、胆、脾、胰、肾、子宫、卵巢、前列腺等部位的检查性能优越，在对泌尿生殖系统肿瘤分期方面优于其他检查方法。肾动脉造影是诊断肾血管病变的"金标准"，但为有创性检查，目前主要用于肾动脉疾病的介入治疗。肾动脉 CTA 可立体显示肾动脉，用于诊断肾血管性病变，如肾动脉狭窄等，但对肾内小分支的显示不如肾动脉造影。

五、骨骼肌肉系统

骨骼疾病的诊断首选 X 线检查，但 X 线平片不能直接显示肌肉、肌腱、半月板和椎间盘等软组织病变，亦不易发现骨关节和软组织的早期病变。CT 在此方面具有优势，其能多方位显示骨关节解剖结构的空间关系，常用于 X 线平片检查之后，或者作为首选检查方法。ECT 可用于疾病的早期诊断，如对股骨头无菌性坏死的早期诊断优于 X 线、MRI 和 CT 检查。MRI 在显示软组织病变，如肿块、出血、水肿、坏死等方面优于 CT，但在显示骨化和钙化方面不及 CT 和 X 线平片。MRI 常用于下列部位病变的检查。

1. 膝关节　主要用于检查外伤所致的半月板断裂和韧带撕裂。半月板断裂多发生在后角，以矢状面 T_1WI 最为敏感，于断裂处信号增高，T_2WI 可帮助显示关节内积液和出血。MRI 诊断的准确率可超过 90%，较关节造影和关节内镜敏感。膝关节外伤引起胫、腓副韧带撕裂可在冠状面 T_1WI 上显示，表现为韧带中断或不见。十字韧带撕裂在矢状面 T_1WI 上则表现为外形不整断裂，在低信号的韧带内出现高信号。这些疾病在 CT 上则难以显示。

2. 髋关节　主要用于诊断早期股骨头缺血性坏死和观察疗效。其征象出现早于 X 线和 CT，且具有一定的特异性。在冠状面 T_1WI 和 T_2WI 上，股骨头内出现带状或半月状低信号区，其关节侧还可见强度不等的信号。

3. 骨髓　因含脂肪而能在 MRI 上显示，当骨髓内脂肪成分有改变或被病变组织取代，则信号强度将发生变化。MRI 是直接观察骨髓病变的最佳检查方法，优于 X 线、ECT 和 CT 检查。正常成人骨髓在 T_1WI 和 T_2WI 上均呈高信号，而纤维或硬化组织在 T_1WI 和 T_2WI 上均呈低信号。骨髓瘤、淋巴瘤和骨肉瘤在 T_1WI 上均呈低信号，且可准确确定其范围。

4. 脊柱　MRI 可清楚显示椎管狭窄，包括椎体与脊椎小关节的增生、韧带肥厚和椎间盘突出等。如果椎间盘突出发生在多个平面，且黄韧带相对肥厚，则在与椎间隙水平相对应的硬膜囊前后缘受压，在矢状面 T_2WI 硬膜囊呈串珠状改变。

六、中枢神经系统

颅脑外伤首选 CT。脊柱外伤，了解脊髓压迫情况需行 MRI 检查。颅内肿瘤、炎症及脱髓鞘病变首选 CT 与 MRI 平扫加增强扫描。颅脑和脊柱先天性畸形及椎管内肿瘤应首选 MRI 检查。MRI 矢状面扫描图像上可直观地显示脊髓病变的全貌及其与周围组织结构的关系，是目前诊断脊髓疾病的最佳选择。MRI 适用于观察亚急性脑内血肿（3 天～3 周），其在 MRI 图像上显示为高信号区，易于诊断，而在 CT 扫描上可为等密度灶。急性外伤性颅内出血（3 天以内）在 T_1WI 和 T_2WI 上多为等信号，不易和血肿周围脑组织区别，而 CT 上急性血肿均为高密度灶，易于观察。所以，急性期血肿应选择 CT 检查，亚急性或慢性血肿（3 周～3 个月）应选择 MRI 检查。此外，少量的脑底出血、轻微的脑挫伤水肿，MRI 较 CT 敏感。MRI 发现脑梗死比 CT 要早，一

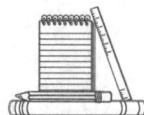

般起病后 6 小时 MRI 即可出现异常。对脑干和小脑腔隙性梗死灶的探测，MRI 也明显优于 CT。脑梗死灶在 T_1WI 上呈低信号，在 T_2WI 上呈高信号，易于诊断。MRI 扩散成像可发现 2 小时以内的超急性脑梗死，这对患者的早期治疗和预后有重要意义。脑血管造影属创伤性检查，目前已较少用于颅内疾病的诊断，而多用于颅内血管性疾病的介入治疗。

复习思考

胃肠穿孔首选什么影像学检查，其表现是什么？

扫一扫，查阅
复习思考题答案

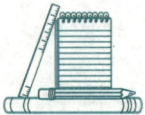

第五篇　器械诊断

模块二十四　心电图检查

> 【学习目标】
>
> **知识目标**
>
> 1. 掌握心电图的测量方法及心电图各波段的组成和命名；掌握心室肥大、心肌缺血、心肌梗死及各种常见心律失常的心电图特征及临床意义。
>
> 2. 熟悉心电图各波段的正常范围及其变化的意义；熟悉心电图的临床应用。
>
> 3. 了解心电图导联与导联轴的原理；了解血钾异常所致心电图改变的特征与临床意义。
>
> **能力目标**
>
> 1. 具备测量心电图的能力。
>
> 2. 会分析心室肥大、心肌缺血、心肌梗死及各种常见心律失常的心电图。
>
> **素质目标**
>
> 1. 具备严谨求实、细致认真的科学态度。
>
> 2. 具备分析问题、解决问题的能力。

项目一　心电图基本知识

心电图（electrocardiogram，ECG）是利用心电图机从体表记录心脏每一心动周期产生的电活动变化的曲线图形。

心脏在机械收缩之前先有电激动，电激动产生动作电流。人体组织是一个很好的容积导体，心脏正处于这一导体之中，所以心脏的动作电流可被传导至身体各部。如果将两个探查电极放置在体表的一定部位，用导线连接至心电图机，就可把每一个心动周期的心脏电位变化描记成连续的曲线，即心电图。

一、心电图产生原理

（一）心肌细胞的静息电位和极化状态

心肌细胞在静息状态下，细胞膜外排列带正电荷的阳离子，膜内排列相等比例带负电荷的阴离子。这种膜内外电荷稳定的分布状态称为极化状态，此状态下细胞膜内外的电位差称为静息电位（resting membrane potential，RMP）。此时细胞膜表面和内外均无电流活动。

（二）心肌细胞的动作电位和除极与复极

当心肌某部位的细胞膜受到一个有效刺激时，该部位细胞膜对离子的通透性发生改变，引

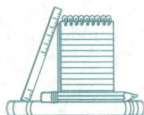

起膜内外阴、阳离子流动，使细胞膜内外阴、阳离子的分布发生逆转，此过程称为心肌细胞的除极和复极过程。心肌细胞在兴奋时所发生的膜电位变化称为动作电位（action potential，AP）。以心室肌细胞为例，按发生时间的顺序，其除极、复极的电位变化与心电图的关系（图 24-1）如下：

0 期　即除极期。主要由大量 Na^+ 快速进入细胞内，产生 Na^+ 内流所引起。细胞处于收缩早期，相当于心电图的 QRS 波群。

1 期　即快速复极初期。此期 Na^+ 内流已失去作用，因瞬时性 K^+ 通道激活导致 K^+ 快速外流引起。

2 期　即缓慢复极期，又称平台期。主要由 Ca^{2+} 内流和 K^+ 外流引起。二者的电流方向相反，流速相近，使动作电位接近平线。此期相当于心电图的 ST 段；1、2 期交界点，相当于心电图的 J 点。

3 期　即快速复极末期。主要由大量 K^+ 快速外流引起。此期相当于心电图的 T 波。

4 期　即静息期。复极完毕，细胞处于舒张状态。此期相当于心电图的 TP 段。

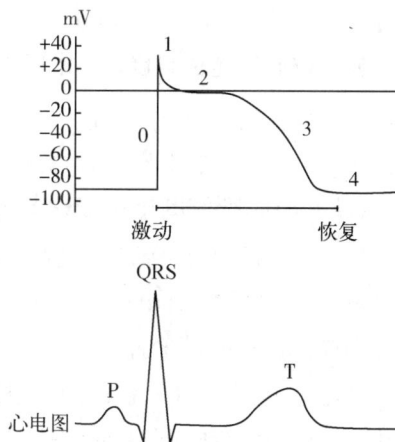

图 24-1　心肌细胞跨膜动作电位与体表心电图关系示意图

（三）心电波的形成

1. 除极波的产生　当心肌的某一部位受到有效刺激后，受刺激部位的细胞膜出现除极化。该处细胞膜外正电荷消失而其前面尚未除极的细胞膜外仍带正电荷，从而形成一对电偶（dipole），产生动作电流。在正电荷处的电极即可描记出一向上的曲线，这种现象称为除极（depolarized），相当于跨膜动作电位的 0、1 期。因除极过程非常迅速，因而描记出高而窄的波形。在除极进行时，电源（正电荷）在前，电穴（负电荷）在后，电流自电源流向电穴，探查电极若对向电源（即面对除极方向）则产生向上的波形，背向电源（即背离除极方向）则产生向下的波形，在细胞中部则记录出双向波形。整个心肌细胞除极完毕时，心肌细胞膜内带正电荷，膜外带负电荷，称为除极状态（depolarization），相当于跨膜动作电位的 2 期。因细胞膜外均变成负电位，两端电位均为"－"，两极保持暂时的平衡而无电位差，此时描记出水平的等电位线。

2. 复极波的产生　心肌细胞除极后，再经过多种离子的后续移动及离子泵的耗能调整，使细胞膜逐渐恢复到静息时的极化状态，这个过程称为复极（repolarization）。一般情况下，先除极部位先复极，复极过程与除极过程方向一致，但复极的电偶是电穴（负电荷）在前，电源（正电荷）在后，缓慢向前推进，直至整个细胞全部复极完成。因复极进行较除极缓慢，因而描记出的曲线较圆钝。就单个细胞而言，虽然复极过程与除极过程方向一致，但因复极的电偶是电穴（负电荷）在前，电源（正电荷）在后，故描记的复极波方向与除极波方向相反（图 24-2）。

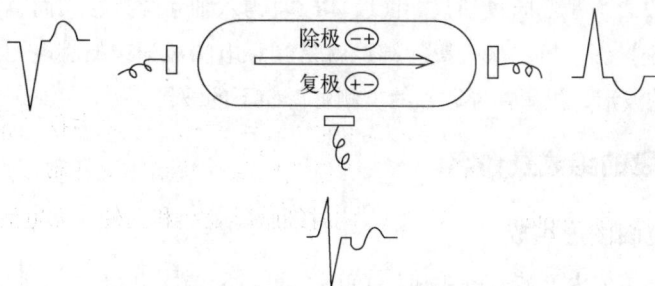

图 24-2　单个心室肌细胞探查电极位置与除极、复极波形方向的关系

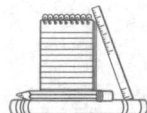

在正常人心电图中，记录到的复极波方向常与除极波主波方向一致，与单个心肌细胞不同。这是因为正常人心室的除极从心内膜向心外膜，而复极则从心外膜开始向心内膜方向推进，其机制尚不清楚。可能是因为心外膜下心肌的温度较心内膜下高，心室收缩时，心外膜承受的压力又比心内膜小，故心外膜处心肌复极过程发生较早。

3. 影响心脏电位强度、心电图波形大小的因素 ①与心肌细胞数量（心肌厚度）成正比。②与探查电极位置和心肌细胞之间的距离成反比。③与探查电极的方位与心肌除极的方向所构成的角度有关。夹角越大，心电位在导联上的投影越小，电位越弱。

（四）心肌细胞的电位变化与心电向量

心肌细胞在除极和复极的过程中形成电偶，而电偶是既有数量大小，又有方向性的物理量，因此称为心电向量（cardiac vector）。通常用箭头表示其方向，箭杆长度表示其电位强度。电偶的方向就是心电向量的方向。

在心电活动周期中，各部心肌除极与复极有一定的顺序，且每一瞬间又有不同部位的心肌细胞产生电活动，可产生许多大小和方向各不相同的心电向量，因此，可用向量综合法归并为瞬间的综合向量。即同一轴上两个心电向量，其方向相同，则将其幅度相加；若两个心电向量的方向存在一定角度，则可采用平行四边形法计算（图24-3）。临床上，在体表采集到的心电变化，是全部参与电活动心肌细胞的电位变化按上述原理综合的结果。

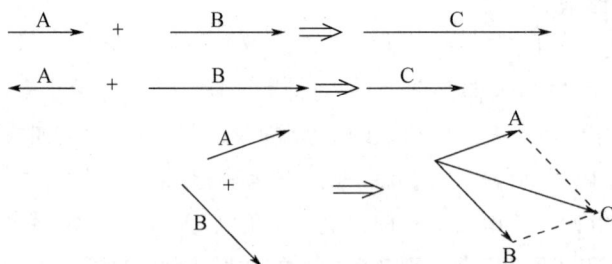

图 24-3　向量综合示意图

（五）心电向量环与心电图的形成

心脏从除极开始到结束，在不同方向上会产生许多瞬间综合心电向量。随着时间的推移，许多瞬间综合心电向量按其发生顺序串联起来，则形成空间圆形轨迹，称为空间心电向量环。每个心动周期包括 3 个空间心电向量环，即心房肌除极的 P 环、心室肌除极的 QRS 环及心室肌复极的 T 环。但空间向量环是一个立体环，不可能在一张纸上记录，因此通常研究其平面心向量图，即心电向量图。其是空间向量环于平行光线照射下，在某一平面上取得的投影。P、QRS、T 三个主要的立体心电向量环可以通过投影的方式在额面、膈面及侧面上获得三个相应的平面向量环，即立体心电向量环的第一次投影。如果要获得临床的心电图波形，平面向量环还必须向导联轴进行第二次投影。额面向量环只能向肢体导联的六轴系统投影，而膈面的向量环只能向心前区导联的轴系统投影。第二次投影的结果就是经心电图机记录的心电图波形。投影在导联轴的正侧可得向上的波形，投影在导联轴的负侧可得向下的波形。

二、心电图各波段的组成及命名

（一）正常心电图图形组成

正常心电图图形主要由 P 波、PR 间期、QRS 波群、ST 段、T 波、QT 间期及 U 波组成（图24-4）。

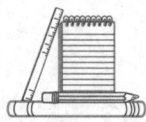

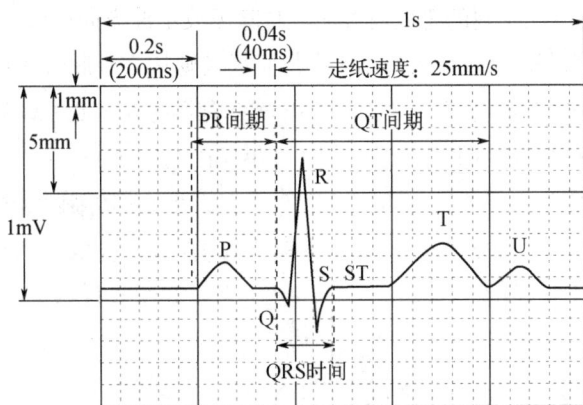

图24-4 正常心电图各波段、间期示意图

（二）正常心电图各波段、间期的命名及其生理意义

1. P波 心房除极波，代表左、右两心房除极过程的电位和时间变化。

2. PR间期 从P波的起点至QRS波群的起点，代表心房开始除极至心室开始除极的时间。

3. QRS波群 代表全部心室肌除极电位和时间的变化。QRS波群因探查电极的位置不同而呈多种形态，其命名原则为：第一个出现的正向波，称为R波；R波之前的负向波，称为Q波；R波之后的负向波，称为S波；S波之后的正向波，称为R′波；R′波后再出现的负向波，称为S′波；如果QRS波均呈负向波，称为QS波。各波幅度的大小用英文大小写字母表示，即大写表示较大的波，小写表示较小的波。同一导联中，若波幅小于最高波幅的1/2，记为小写（图24-5）。

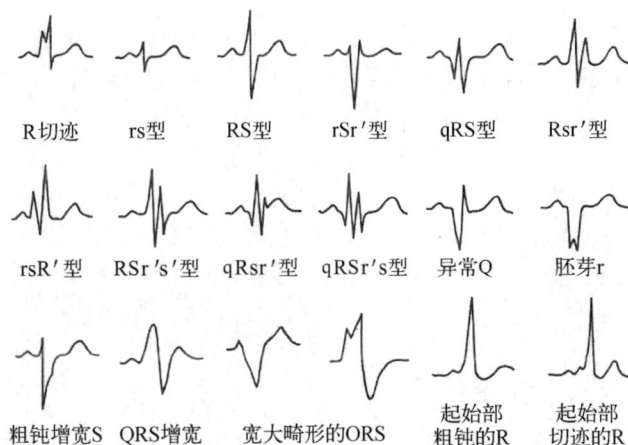

图24-5 QRS波群命名示意图

4. ST段 从QRS波群的终点至T波的起点（一般为一段等电位线），代表心室缓慢复极的时间。

5. T波 代表心室快速复极时的电位变化，T波的方向常与QRS波群的主波方向一致。

6. QT间期 自QRS波群的起点至T波的终点，代表心室除极和复极全过程的时间。

7. U波 心动周期中最后一个小波，其方向常与T波方向一致，一般认为代表心室的后继电位。

三、心电图的导联体系

将电极置于体表的任何两点，并通过导联线分别与心电图机的正负两极相连，这种记录心

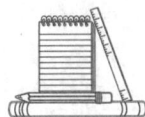

电图的电路连接方法称为心电图导联。

（一）常规心电图导联

目前，广泛采纳由埃因托芬（Einthoven）创设的国际肢体通用的常规十二导联体系。

1. 肢体导联（limb leads） 包括标准肢体导联和加压肢体导联。

（1）标准肢体导联 即连接体表的两极均有电位的改变，所测得的波形反映两个电极间的电位差。标准肢体导联Ⅰ、Ⅱ、Ⅲ，其正极分别放置在左臂、左腿、左腿，其负极分别放置在右臂、右臂、左臂（图24-6）。

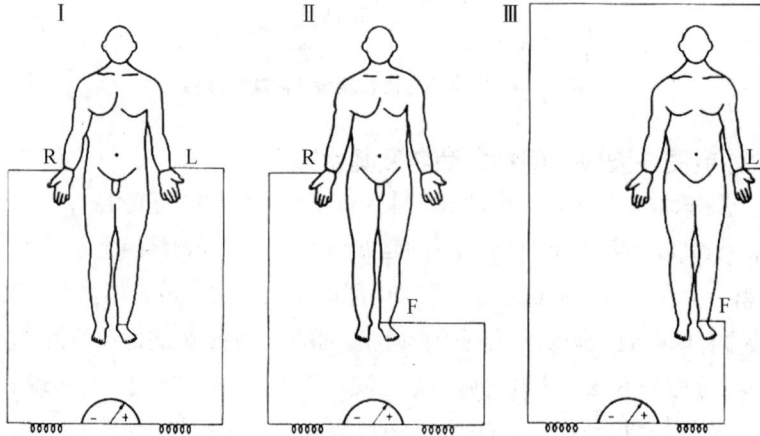

图 24-6 标准肢体导联探查电极的位置

（2）加压肢体导联 加压肢体导联包括右上肢（aVR）导联、左上肢（aVL）导联和左下肢（aVF）导联。其探测电极分别放置在右臂（R）、左臂（L）和左腿（F），无效电极连接于右臂、左臂和左腿连成的中心电端上（图24-7）。

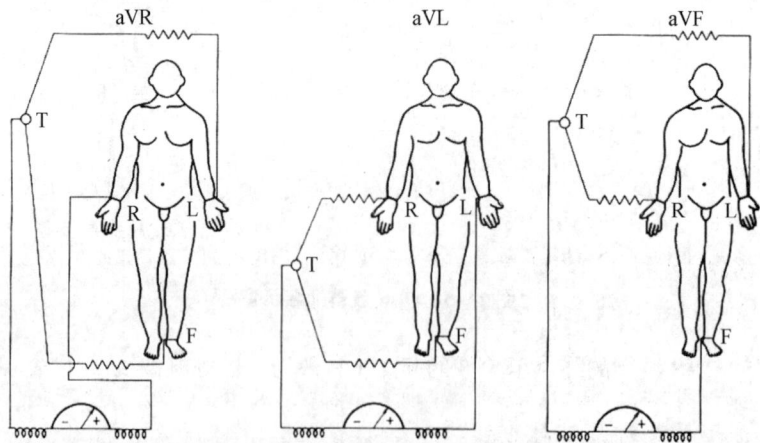

图 24-7 加压肢体导联探查电极的位置

2. 胸导联（chest leads） 即将探测电极分别置于心前区不同部位，将无效电极连接于右臂、左臂和左腿连成的中心电端上。常用的6个胸导联探测电极放置的位置是：V_1导联，胸骨右缘第4肋间；V_2导联，胸骨左缘第4肋间；V_3导联，V_2和V_4连线的中点；V_4导联，胸骨左缘第5肋间与左锁骨中线交界处；V_5导联，左腋前线与V_4水平线交界处；V_6导联，左腋中线与V_4水平线交界处（图24-8）。

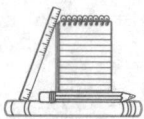

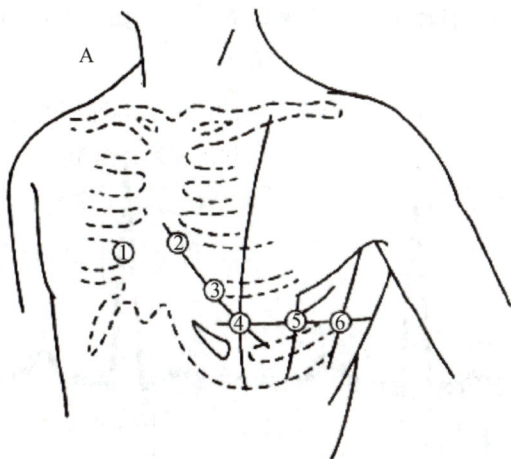

图 24-8　胸导联探查电极的位置

（二）其他心电图导联

常规 12 导联心电图检查基本能满足心电图诊断的需要，但在特殊情况下，可选用其他心电图导联。

1. 监护导联　多在重症监护病房、心脏监护病房使用。正极可置于 V_1、V_5、V_6 等胸导联的位置上，负极多置于左肩部，每次可按需要选择 $1 \sim 2$ 个导联使用。

2. 附加导联　① $V_7 \sim V_9$ 导联：V_7 位于左腋后线平 V_4 水平处；V_8 位于左肩胛线平 V_4 水平处；V_9 位于左脊旁线平 V_4 水平处。临床上常用于诊断后壁心肌梗死。② $V_3R \sim V_6R$ 导联：其电极放置于右胸部与 $V_3 \sim V_6$ 导联对称的位置。临床上常用于诊断右心室肥大、右心室梗死及先天性心脏病的右位心等。

项目二　心电图的测量和正常数据

一、心电图测量

心电图直接描记在特殊的记录纸上（图 24-9）。心电图记录纸由边长为 1mm×1mm 的小方格组成。一般情况下，走纸速度为 25mm/s，则每两条纵线间（1mm）代表 0.04s（40ms）；当标准电压 1mV=10mm 时，两条横线之间（1mm）代表 0.1mV。每（5×5）个小方格构成一个大方格。其时间坐标是 0.2s（200ms），电压坐标是 0.5mV。

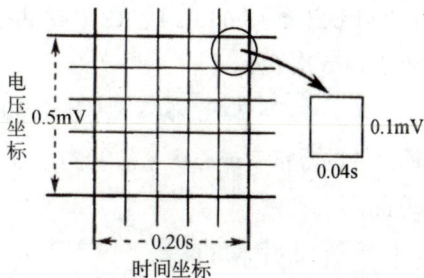

图 24-9　心电图记录纸的组成

（一）各波段的测量

1. 各波段振幅的测量　正向波应从基线上缘垂直测量至波的顶端；负向波应自基线下缘垂直测量至波的底端。

2. 各波段时间的测量　测量各波时间应从波形起点的内缘测至波形终点的内缘。正向波在等电位线下缘测量，负向波在等电位线上缘测量。室壁激动时间（VAT）为从 QRS 波群起点到

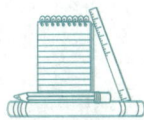

R 波顶峰垂直线的水平距离，如有 R′ 波，应测量至 R′ 峰；如 R 波有切迹，则应测量至切迹第二峰（图 24-10）。

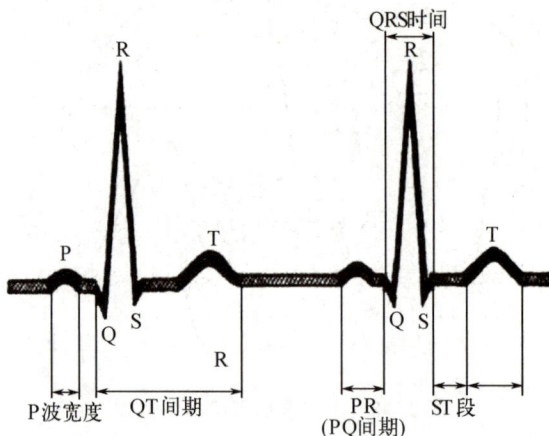

图 24-10　心电图各波段振幅及时间的测量

3. ST 段移位的测量　ST 段是指 J 点（为 QRS 波群终点与 ST 段起始的交接点）到 T 波起点的距离。测量时取 QRS 波群的起点为对照点。当 ST 段移位时，应取 J 点后 0.06s 或 0.08s 处测量。ST 段上抬时，应测量上抬的 ST 段上缘至 J 点对照基线上缘的垂直距离；ST 段下移时，应测量下移的 ST 段下缘至 J 点对照基线下缘的垂直距离（图 24-11）。

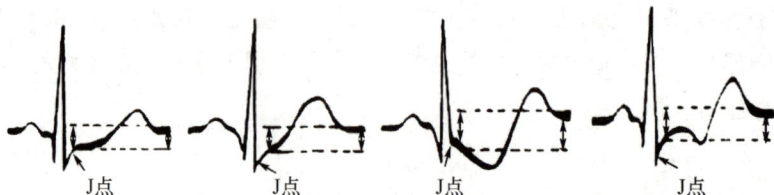

图 24-11　ST 段移位的测量

（二）心率的测量

1. 规则心律的测量　①测量 PP 间期或 RR 间期所占格数，直接采用查表法得出心率数。②使用专门的心率尺直接读出相应的心率数。③测量一个 RR 间期或 PP 间期的秒数，代入公式：心率（次/分）=60（s）/RR（或 PP）间期（s）计算得出。如测得 RR 间期为 0.8s，则心率为 60/0.8=75 次/分。

2. 不规则心律的测量　①数出 30 个格（共 6s）内的 QRS 波群或 P 波数，乘以 10，即得到每分钟的心室率或心房率。②测量 5 个心动周期的 RR（或 PP）间期，算出其平均值，然后被 60 除。

（三）心电轴的测量

心电轴（cardiac electric axis）一般指平均 QRS 电轴，是心室除极过程中全部瞬间 QRS 向量综合所指的方向。正常人心电轴在额面上的投影指向左下方。一般采用心电轴与 I 导联正侧段的夹角度数表示心电轴的偏移程度。除测定 QRS 波群电轴外，还可用同样的方法测定 P 波和 T 波电轴。

1. 测量方法

（1）目测法　根据 I、aVF 导联 QRS 波群主波方向来估测心电轴（表 24-1）。

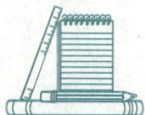

表 24-1　心电轴目测法

心电轴	导联		
	I	II	aVF
偏左			
正常			
偏右			

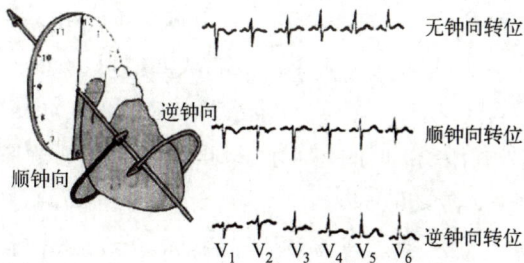

（2）三角测量法　分别将 I、III 导联 QRS 波群振幅的代数和（向上波为正值，向下波为负值）标记在相应导联部位，并做各自垂线，其交点与电偶中心点相连即为心电轴。该轴与 I 导联轴正侧的夹角即为心电轴的度数（图 24-12）。

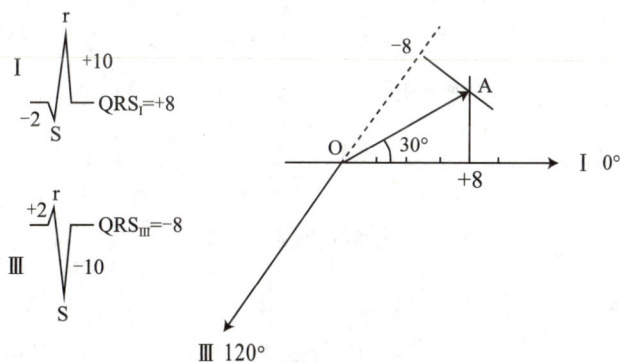

图 24-12　心电轴三角测量法

（3）查表法　根据计算出来的 I、III 导联 QRS 波群振幅的代数和直接查表，即可得出心电轴的度数。

2.临床意义　正常心电轴的范围在 $-30° \sim +90°$。①电轴左偏：心电轴位于 $-30° \sim -90°$，见于横位心（肥胖、妊娠、大量腹腔积液等）、左前分支阻滞和左心室肥厚等。②电轴右偏：心电轴 $+90° \sim +180°$，见于左后分支阻滞、右心室肥大和先天性心脏病等。

（四）心脏循长轴转位

从心尖向心底部方向观察，设想心脏可循其本身长轴进行顺钟向或逆钟向转位。可通过心前区导联中过渡区波形（V₃ 或 V₄ 导联的波形其正向波与负向波之比约等于 1）出现的位置来判断（图 24-13）。顺钟向转位是右心室向左、前转动，左心室向后推移，过渡区波形出现在 V₅、V₆，常见于右心室肥大；逆钟向转位是左心室向右、前转动，过渡区波形出现在 V₁、V₂，常见于左心室肥大。但需注意，心电图上的这

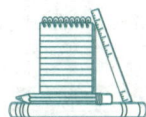

图 24-13　心脏沿长轴钟向转位示意图

种钟向转位只提示心脏电位的转位变化并非都是心脏在解剖上转位的结果。

二、正常心电图波形特点与正常值

1. P 波　反映心房除极电位变化。P波前 1/3 代表右心房除极电位变化，后 1/3 代表左心房除极电位变化，中间 1/3 代表左、右心房除极电位变化。

（1）位置与形态　正常窦性P波一定出现在 QRS 波群之前。其在大部分导联上呈钝圆形，有时可有轻度的切迹或双峰，但峰距小于 0.04s。

（2）方向　P 波在 Ⅰ、Ⅱ、aVF、$V_4 \sim V_6$ 导联直立，aVR 导联倒置，则称为窦性 P 波，其余导联可直立、双向、倒置或低平。若 Ⅱ、Ⅲ、aVF 导联 P 波倒置，aVR 导联 P 波直立，则称为逆行 P 波，表示激动起源于房室交界部或心房下部。

（3）时间（宽度）　小于 0.12s。

（4）电压（振幅）　肢导联不超过 0.25mV，胸导联不超过 0.2mV。若 V_1 导联 P 波双向，应测量其 P 波终末电势（Ptf），即 V_1 导联负向 P 波的时间乘以负向 P 波振幅（图 24-14）。正常人 $PtfV_1$ 绝对值应 < 0.04 mm·s。若 P 波振幅 < 0.05mV，称为 P 波低平，临床意义不大。

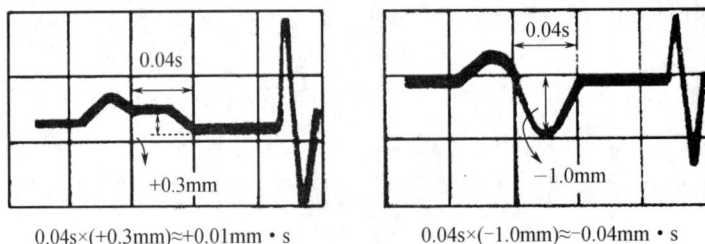

0.04s×(+0.3mm)≈+0.01mm·s　　　0.04s×(-1.0mm)≈-0.04mm·s

图 24-14　Ptf 的测量示意图

2. PR 间期　即 P 波起点至 QRS 波群起点，又称房室传导时间。PR 间期与年龄及心率有关。心率在正常范围时，成年人的 PR 间期为 0.12 ~ 0.20s；在幼儿及心动过速的情况下，PR 间期相应缩短；在老年人及心动过缓的情况下，PR 间期可延长，但不超过 0.22s。

3. QRS 波群

（1）形态与方向　①肢导联：Ⅰ、Ⅱ 导联的 QRS 波群在电轴不偏的情况下主波一般向上；aVR 导联主波一般向下；aVF 导联主波一般向上；Ⅲ 与 aVL 导联变化较多，且两者的变化应具有对应性，即 Ⅲ 导联正向波越高，aVL 导联负向波越深，反之亦然。②心前区导联：自 V_1 至 V_6 的移行规律是 R 波逐渐增高，S 波逐渐变浅。V_1、V_2 导联主波向下，多呈 rS 型，R/S < 1；V_5、V_6 导联主波向上，多呈 qR 型或 Rs 型，R/S > 1；V_3、V_4 导联 R/S≈1。③Q 波：正常左胸导联及某些肢导联可出现 Q 波，但 Q 波应小于同导联 R 波的 1/4，时间小于 0.04s。主波向下的导联（aVR 除外，主要是 V_1、V_2 导联）不应出现 Q 波，但可以呈 QS 型。

（2）时间（宽度）　正常成人多为 0.06 ~ 0.10s，一般不超过 0.11s。

（3）R峰时间　又称室壁激动时间（ventricular activation time，VAT），表示心室壁从内膜到外膜激动的时间，可用于判断心室肌是否肥厚。正常成人 V_1、V_2 导联 VAT < 0.03s，V_3、V_6 导联 VAT < 0.05s。

（4）电压　①肢体导联：$R_{aVL} < 1.2mV$，$R_{aVF} < 2.0mV$，$R_{aVR} < 0.5mV$，$R_Ⅰ + R_Ⅲ < 2.5mV$。②胸导联：$R_{V_1} < 1.0mV$，$R_{V_1} + S_{V_5} < 1.2mV$，$R_{V_5} < 2.5mV$，$R_{V_5} + S_{V_1} < 4.0mV$（男）或 3.5mV（女）。③低电压：指 6 个肢体导联的 QRS 波群振幅（正向波和负向波振幅的绝对值之和）都 < 0.5mV，

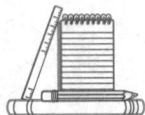

或 6 个胸导联的 QRS 波群振幅（正向波和负向波振幅的绝对值之和）都＜0.8mV。多见于肺源性心脏病、冠心病、风湿性心脏病、心肌炎、心肌病、广泛心肌梗死、心包积液、胸腔积液、肺气肿、过度肥胖等。

4. ST 段　为 QRS 波群终点到 T 波起点的一段等电位线。ST 段抬高及压低是反映心肌损害的重要指标。正常 ST 段为一段等电位线，可轻微偏移，但在任何导联中，ST 段下移不应超过 0.05mV。成人 ST 段抬高在肢体导联和 $V_4 \sim V_6$ 导联很少超过 0.1mV，在 V_2、V_3 导联可达 0.2mV 或更高；男性抬高程度一般大于女性。

5. T 波

（1）形态与方向　正常 T 波呈圆钝形，平滑而宽大，一般无切迹，其上升支较平，下降支较陡。其方向一般应与 QRS 波群的主波方向一致。T 波在 Ⅰ、Ⅱ、$V_4 \sim V_6$ 导联直立，在 aVR 导联倒置，在其他导联可直立、倒置或双向。

（2）电压　在 R 波为主的导联中，如 T 波振幅小于 R 波的 1/10，称为 T 波低平。在胸导联中，T 波可高达 1.2 ～ 1.5mV。

6. QT 间期　为 QRS 波群起点至 T 波终点的时间。心率在 60 ～ 100 次 / 分时，QT 间期的正常值为 0.32 ～ 0.44s。QT 间期长短与心率的快慢密切相关，心率越快，QT 间期愈短，反之愈长。常用校正的 QT 间期（QTc）来减少心率对其的影响。通常采用 Bazett 公式计算：$QTc = QT/\sqrt{RR}$。其正常上限值为 0.44s，超过此时限即为延长。

7. U 波　出现在 T 波之后 0.02 ～ 0.04s。心室肌舒张的机械作用可能是形成 U 波的原因。U 波多见于 Ⅰ、Ⅱ 导联及胸导联，尤以 V_3 导联较明显。其方向一般与 T 波一致。振幅低，肢导联一般＜0.05mV，胸导联可高达 0.2 ～ 0.3mV。U 波明显增高见于血钾过低；U 波倒置多见于心肌梗死、冠心病等。

项目三　心房肥大与心室肥大

一、心房肥大

（一）右心房肥大 (right atrial enlargement, RAE)

右心房肥大时，右心房除极时间虽然延长但与左心房后除极的时间重叠，两者总的除极时间并未延长，因而主要表现为心房除极波振幅的增高。因右心房肥大常见于慢性肺源性心脏病、肺动脉高压等疾病，故此型高耸的 P 波又称为"肺型 P 波"。其心电图特征为：① P 波时间正常。② P 波形态高尖。③ P 波电压≥0.25mV，以 Ⅱ、Ⅲ、aVF 导联明显（图 24-15）。

（二）左心房肥大 (left atrial enlargement, LAE)

因左房除极在后，当左房肥大时，主要表现为心房除极时间延长。心电图特征为：① P 波增宽，P 波时限≥0.12s，常呈双峰，峰间距≥0.04s，以 Ⅰ、Ⅱ、aVL 导联明显。② PR 段缩短，P 波时间与 PR 段时间之比＞1.6。③ V_1 导联 P 波常呈双向，其 $PtfV_1$ 绝对值≥0.04mm·s。常见于风湿性心脏病二尖瓣狭窄，故又称为"二尖瓣型 P 波"（图 24-15）。

（三）双心房肥大 (biatrial enlargement)

心电图特征为：① P 波振幅≥0.25mV。② P 波增宽≥0.12s，呈双峰。③ V_1 导联 P 波高大双向，上下振幅均超过正常范围（图 24-15）。

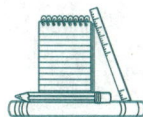

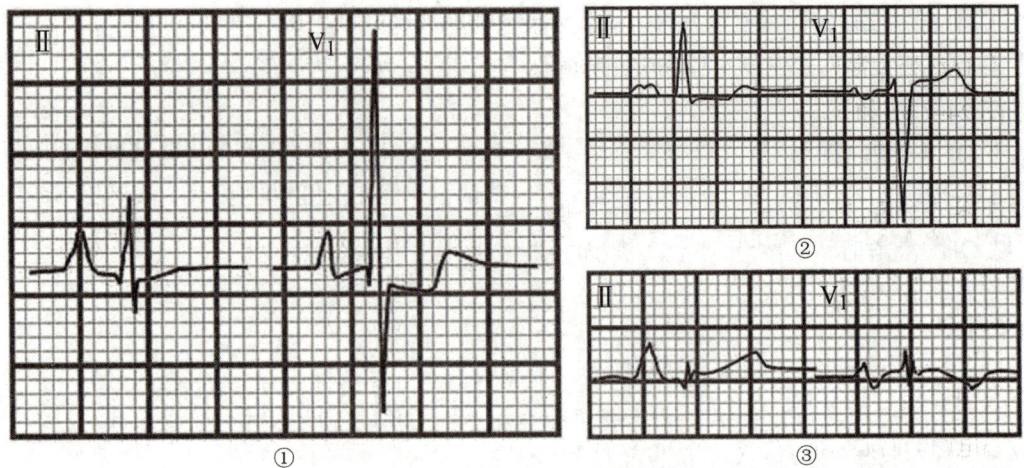

①右心房肥大；②左心房肥大；③双心房肥大。

图 24-15　心房肥大

二、心室肥大

（一）左心室肥大（left ventricular hypertrophy，LVH）

因左心室肥大和扩张，左心室壁的除极面增大，除极时间延长，除极综合心电向量更加偏左。常见于高血压、主动脉瓣关闭不全或狭窄、二尖瓣关闭不全、冠状动脉粥样硬化性心脏病及某些先天性心脏病等。左心室肥大的心电图特征（图 24-16）如下。

1. QRS 波群电压增高或左心室高电压　① R_{V_5}（或 R_{V_6}）＞2.5mV，R_{V_5}＋S_{V_1}＞3.5mV（女性）或＞4.0mV（男性）。② R_{aVL}＞1.2mV 或 R_{aVF}＞2.0mV。③ R_I＞1.5mV 或 R_I＋S_{III}＞2.5mV。

2. QRS 波群时间　延长，常达 0.10～0.11s，但一般＜0.12s，V_5 导联 R 峰时间延长≥0.05s。

3. 心电轴　左偏，但一般不超过 –30°。

4. ST-T 改变　反映左心室图形的导联（如 I、aVL、V_5 等）ST 段下移≥0.05mV，T 波低平、双向或倒置。

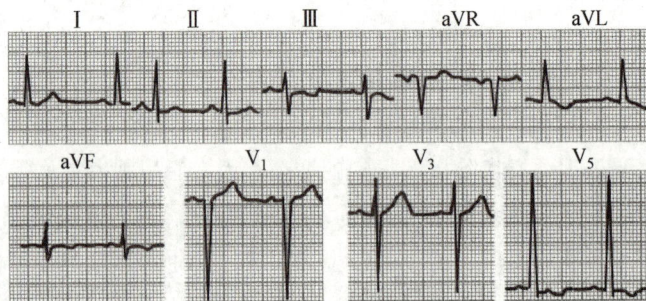

图 24-16　左心室肥大

在心电图诊断中，QRS 波群电压增高是左心室肥大的重要特征。在左心室高电压的基础上，结合其他任何一项阳性指标，即可诊断左心室肥大。符合条件越多及超过正常范围越大，诊断的可靠性越大。若仅有 QRS 波群电压增高，而无其他任何阳性指标，诊断左心室肥大应慎重，因左心室电压增高也可见于正常儿童及胸壁较薄的青年人，故应结合病史综合考虑。临床上常把心室肥大伴有 ST-T 改变称为心室肥大伴劳损。

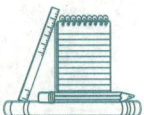

（二）右心室肥大（right ventricular hypertrophy，RVH）

右心室肥大常见于先天性心脏病、肺源性心脏病、二尖瓣狭窄等。右心室肥大的心电图特征（图24-17）如下。

1. QRS波群形态改变及右心室电压增高　① V_1 导联 R/S ≥ 1，V_5 导联 R/S ≤ 1 或 S 波较正常加深。② R_{V_1} > 1.0mV 或 $R_{V_1}+S_{V_5}$ > 1.05mV。③ aVR 导联 R/S ≥ 1 或 R > 0.5mV。

2. QRS波群时间　正常，VAT_{V_1} > 0.03s。

3. 心电轴　右偏 ≥ +90°（重症时可 > +110°）。

4. ST-T改变　反映右心室图形的导联（如 aVR、V_1、V_2 等）ST 段下移 > 0.05mV，T 波低平、双向或倒置。

心电图对右心室肥大的诊断并不敏感，R_{aVR} 电压升高及电轴明显右偏可认为是右心室肥大的较可靠指标，其他心电图改变在诊断上往往仅有参考价值。

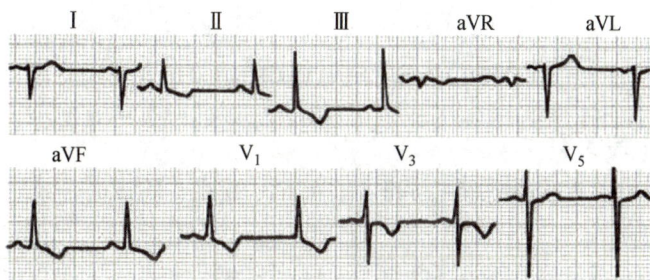

图 24-17　右心室肥大伴劳损

（三）双侧心室肥大（bilateral ventricular hypertrophy）

心电图对双侧心室肥大的诊断相当困难。心脏的左、右心室同时肥大时，肥大的左、右心室产生的向量可相互抵消，使心电图无特殊改变，或仅反映占优势一侧的心室改变。双侧心室肥大的心电图可表现为以下情况。

1. "正常"心电图　因双侧心室电压同时增高，互相抵消，心电图表现为"正常"。

2. 单侧心室肥大心电图　当一侧心室肥大超过另一侧时，可表现为该侧心室肥大的心电图，而对侧心室肥大的图形被掩盖。

3. 双侧心室肥大心电图　常以一侧心室肥大心电图改变为主，另一侧心室肥大的诊断条件较少。

项目四　心肌缺血与ST-T异常改变

冠状动脉供血不足多由冠状动脉粥样硬化引起。当某一部分心肌缺血时，细胞代谢减慢，能量产生不足，从而直接影响心肌的正常除极和复极（以复极影响更大）。心电图上主要表现为 T 波与 ST 段的一系列改变。临床上两者可同时存在，亦可单独存在。

一、心肌缺血的心电图类型

（一）缺血型T波改变

1. T波高大直立　当心内膜下心肌缺血时，该处心肌复极速度减慢，最后复极接近完成时已没有与之相抗衡的反方向向量存在，因而形成一个突出的、指向探查电极方向的终末复极向量，

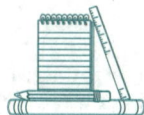

在相应导联上常表现为 T 波高大直立。

2. T波倒置　当心外膜下心肌缺血时，该处心肌复极迟迟不能开始，以致心肌复极从心内膜下心肌开始，再向心外膜下心肌扩展，从而使复极方向与正常时相反，表现为相应导联上 T 波倒置，甚至对称倒置或倒置逐渐加深。由于这种对称倒置的 T 波多在冠状动脉供血不足时出现，故又称为冠状 T 波。

3. T波低平或双向　心脏双侧对应部位心内膜下心肌缺血，或心内膜和心外膜下心肌同时缺血时，上述两种心电向量的改变可综合出现，部分相互抵消，心电图上可表现为 T 波低平或双向（图 24-18）。

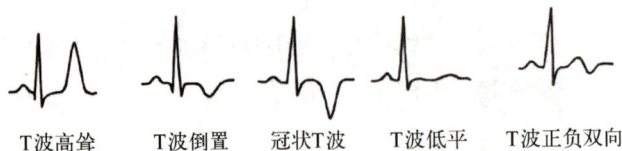

T波高耸　　T波倒置　　冠状T波　　T波低平　　T波正负双向

图 24-18　心肌缺血 T 波改变示意图

（二）损伤型 ST 段改变

当心肌持续缺血时，心肌细胞除极速度亦会减慢。表现为除极尚未结束，复极已开始，心电图上可出现 ST 段改变。

1. ST 段移位　心内膜下心肌缺血时，多表现为 ST 段下移 $\geq 0.05\text{mV}$；而心外膜下心肌缺血时，多表现为 ST 段抬高 $0.1 \sim 0.3\text{mV}$。

2. ST 段形态改变　ST 段的上移和下移常表现为多种形态（图 24-19）。其中下移时以水平型下移或下斜型下移（二者常称为缺血型 ST 段压低）对心肌缺血的诊断意义较大，而上移时以弓背向上的单向曲线最有意义。

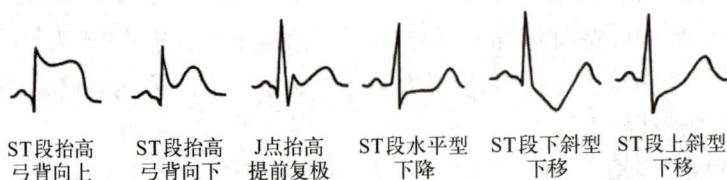

ST段抬高　　ST段抬高　　J点抬高　　ST段水平型　　ST段下斜型　　ST段上斜型
弓背向上　　弓背向下　　提前复极　　　下降　　　　下移　　　　下移

图 24-19　心肌缺血 ST 段改变示意图

二、ST-T 改变的临床意义

冠状动脉供血不足可分为急性冠状动脉供血不足与慢性冠状动脉供血不足，两者在临床表现、转归及心电图表现方面均有所不同。

（一）急性冠状动脉供血不足

急性冠状动脉供血不足主要指急性冠脉综合征，包括不稳定型心绞痛、非 Q 波型心肌梗死和 Q 波型心肌梗死。因冠状动脉痉挛或粥样硬化斑块破裂、血栓形成而导致冠状动脉血流急剧减少，造成心肌急性严重缺血。其心电图表现如下。

1. 缺血型 T 波改变　主要表现为 T 波高尖。急性冠状动脉供血不足时，心内膜下心肌受影响较大，钾离子自细胞内漏出造成局部高钾，因而使 T 波异常高耸。这种改变出现最早，历时极短。

2. 损伤型 ST 段改变　当心肌缺血进一步加重，除出现缺血型 T 波改变外，还可出现损伤型

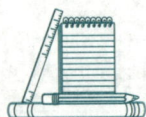

ST 段改变。① ST 段上移伴缺血型 T 波改变多见于变异型心绞痛。② ST 段上移伴 Q 波出现多见于心肌梗死。

（二）慢性冠状动脉供血不足

慢性冠状动脉供血不足多见于冠状动脉粥样硬化病变引起的管腔相对狭窄造成的心肌缺血，亦见于冠状动脉痉挛或主动脉瓣关闭不全。因长期心肌缺血，心内膜血供差，使心内膜下心肌细胞动作电位幅度减小，导致心内、外膜动作电位减少，心电图表现为 ST 段压低（水平型下移或下斜型下移 ≥ 0.05mV）、T 波低平或倒置。

项目五　心肌梗死

心肌梗死是冠心病的严重类型。除了临床表现外，心电图的特征性改变是确诊心肌梗死和判断病情的重要依据。

一、基本图形及机制

1. 缺血型改变　冠状动脉闭塞后，最早出现的变化是缺血性 T 波改变，但对心肌梗死诊断的特异性较差。心肌梗死缺血型改变的心电图与心肌缺血的心电图特征相似。

2. 损伤型改变　若心肌组织缺血状态得不到改善，心肌细胞进一步损伤，会出现损伤型改变。损伤型改变心电图特征主要为 ST 段改变。急性心肌梗死急性期心电图特征性改变为 ST 段逐渐抬高并与 T 波融合，构成一弓背向上的单向曲线。

3. 坏死型改变　心肌进一步缺血导致细胞变性、坏死。坏死的心肌细胞丧失电活动，而正常健康的心肌细胞仍正常除极，产生一个与梗死部位相反的综合向量。其心电图特征为：面向坏死区的导联出现病理性 Q 波（时间 ≥ 0.04s，电压 ≥ 同导联 R 波 1/4）或 QS 波，即坏死型 Q波。典型的坏死型 Q 波是心肌梗死较可靠的诊断依据。

临床上，若心电图上病理性 Q 波、ST 段抬高及 T 波倒置 3 种改变同时存在，则急性心肌梗死的诊断可基本确立。

二、心肌梗死的心电图演变及分期

急性心肌梗死发生后，心电图的变化随着心肌缺血、损伤、坏死的发展和恢复而呈现一定的演变规律。根据心电图图形的演变过程和演变时间可分为超急性期、急性期、亚急性期和陈旧期（图 24-20）。

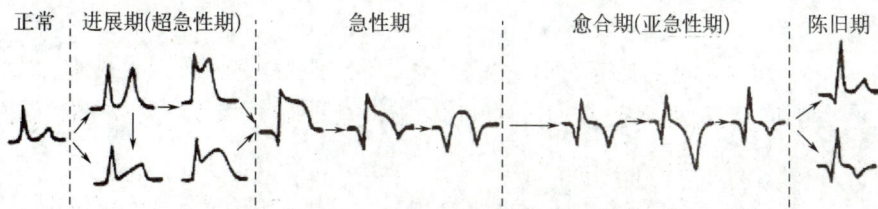

图 24-20　心肌梗死心电图图形演变过程及分期

1. 超急性期　急性心肌梗死发生数分钟后，首先出现短暂的心内膜下心肌缺血，心电图上产生高大的 T 波，之后迅速出现 ST 段上斜型抬高，与高耸直立的 T 波相连。由于急性损伤性阻

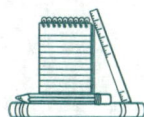

滞，可见 QRS 波群振幅增高，并轻度增宽，但尚未出现异常 Q 波。这些表现仅持续数小时，临床上多因持续时间太短而不易记录到。

2. 急性期　此期开始于梗死后数小时或数日，可持续数周。其心电图特征为：① ST 段显著移位，呈弓背向上抬高，抬高显著者可形成单向曲线。②心肌坏死区导联出现异常 Q 波或 QS波。③ T 波逐渐倒置加深。

3. 亚急性期　出现于梗死后数周至数月，此期以坏死及缺血图形为主。其心电图特征为：①抬高的 ST 段恢复至基线。②缺血型 T 波由倒置较深逐渐变浅。③坏死型 Q 波持续存在。

4. 陈旧期　常出现在急性心肌梗死 3 ~ 6 个月后或更久，ST 段和 T 波恢复正常或 T 波持续倒置、低平、趋于恒定不变，残留坏死型 Q 波。

三、心肌梗死的定位诊断

一般根据病理性 Q 波或 ST 段移位出现的导联来确定心肌梗死的部位。（图 24-21、24-22、表 24-2）

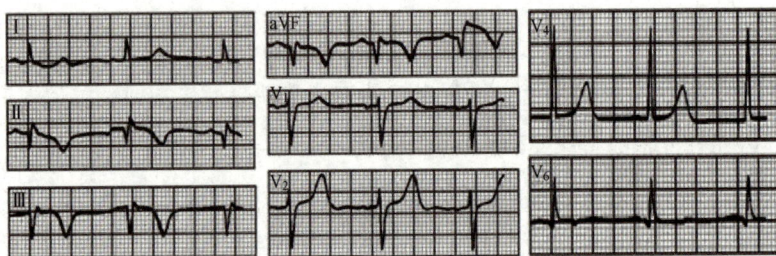

图 24-21　急性下壁心肌梗死

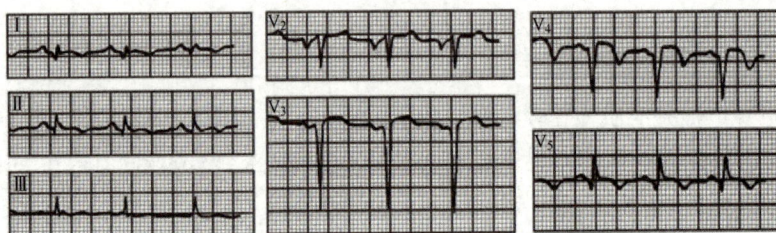

图 24-22　急性前壁心肌梗死

表 24-2　常见心肌梗死的定位诊断

梗死部位	I	II	III	aVR	aVL	aVF	V$_1$	V$_2$	V$_3$	V$_4$	V$_5$	V$_6$	V$_7$	V$_8$	V$_9$
前间壁							+	+	+						
前壁									+	+	±				
前侧壁										±	+	+			
高侧壁	+				+										
广泛前壁	±				±		+	+	+	+	±				
后壁													+	+	+
下壁		+	+			+									

注：+ 表示该导联中出现坏死型 Q 波或 ST 段移位；± 表示该导联中可能出现坏死型 Q 波或 ST 段移位。

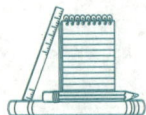

项目六 心律失常

一、概述

正常人的心脏起搏点位于窦房结，并按正常传导顺序激动心房和心室。当各种原因使心脏激动的起源异常和（或）传导异常时，称为心律失常（arrhythmia）。心律失常的种类繁多，临床表现各异。心电图是诊断心律失常最基本、最常用的方法。

根据心律失常的发生机制，可将其分为以下两种类型。

（一）激动起源异常

1. 窦性心律失常 指窦房结起搏点节律或频率发生异常，如窦性心动过速、窦性心动过缓、窦性心律不齐、窦性停搏等。

2. 异位心律 指起源于窦房结以外的心脏激动或心律。

（1）被动性心律 逸搏与逸搏心律（房性、交界性、室性）。

（2）主动性心律 期前收缩（房性、交界性和室性）、阵发性与非阵发性心动过速（房性、交界性和室性）、扑动和颤动（心房、心室）等。

3. 触发激动引起的心律失常 如洋地黄中毒引起的房性心动过速和交界性心动过速。某些多发性室性心动过速和尖端扭转型室性心动过速也可能由触发激动所致。

（二）激动传导异常

1. 生理性传导异常 干扰与干扰性脱节、时相性差异性传导、时相性传导阻滞等。

2. 病理性传导异常 窦房传导阻滞、房内传导阻滞、房室传导阻滞（一度、二度、三度）、室内传导阻滞（左、右束支及左束支分支）。

3. 传导途径异常 预激综合征。

（三）激动起源和传导双重异常

如并行心律、异位心律伴外出阻滞等。

（四）人工心脏起搏器引起的心律失常

如安装人工心脏起搏器后出现的各种心律失常。

二、窦性心律及窦性心律失常

窦房结为正常心脏的起搏点，凡是由窦房结冲动引起的心律，称为窦性心律（sinus rhythm）。成人正常窦性心律的心电图特征为：①有窦性P波，即P波在Ⅱ、aVF、$V_4 \sim V_6$导联直立，在aVR导联倒置。②P-QRS-T规律出现，频率为60～100次/分。③PR间期0.12～0.20s。④PP间期相差＜0.12s。（图24-23）

1. 窦性心动过速（sinus tachycardia） 指成人窦性心律的频率超过100次/分。其心电图特征为：①窦性心律。②频率＞100次/分。③可有ST段上斜型下移及T波低平（图24-24）。

2. 窦性心动过缓（sinus bradycardia） 指窦性心律频率低于60次/分。其心电图特征为：①窦性心律。②频率＜60次/分。③常并存窦性心律不齐，即同一导联PP间期相差＞0.12s。（图24-25）

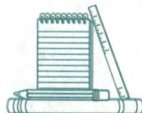

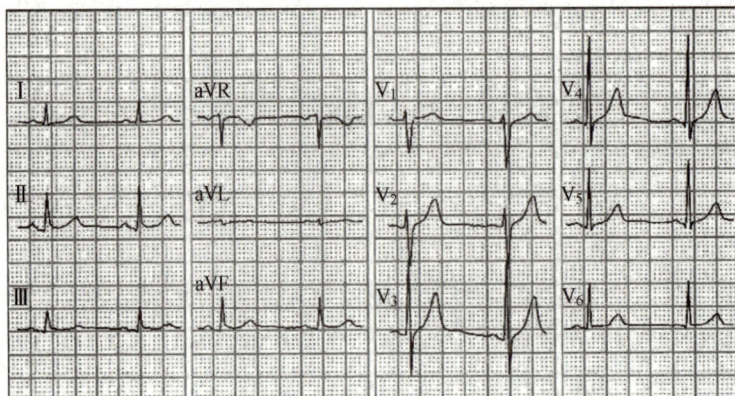

图 24-23　窦性心律

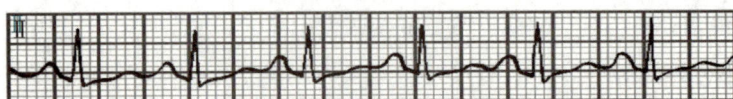

图 24-24　窦性心动过速

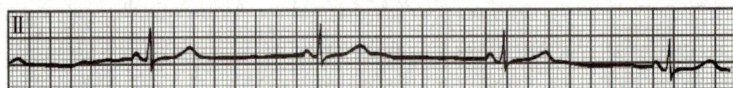

图 24-25　窦性心动过缓

3. 窦性心律不齐（sinus arrhythmia）　指窦性心律出现明显快慢不均，常见于健康儿童和青少年，以及自主神经功能失调、更年期综合征患者；也可见于器质性心脏病及洋地黄中毒的患者。其心电图特征为：①窦性心律。②在同一导联 PP 间期不匀，相差 > 0.12s。（图 24-26）

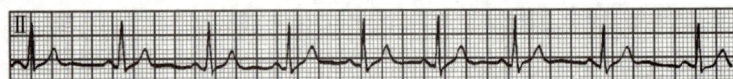

图 24-26　窦性心律不齐

4. 窦性停搏（sinus arrest）　指窦房结在较长时间内不能发出激动，使心房或整个心脏暂停活动，又称窦性静止。其心电图特征为：①在很长一段时间内无 P 波。②长 PP 间期与窦性 PP 间期无倍数关系。③窦性停搏后常出现逸搏或逸搏心律。（图 24-27）

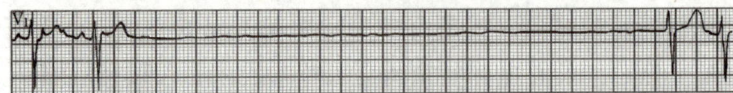

图 24-27　窦性停搏

三、期前收缩

期前收缩（premature contraction）指先于正常心动周期出现的心脏搏动，又称为过早搏动（premature beat），简称早搏。其多由异位起搏点兴奋性增高或形成折返激动超过窦房结的自律性，使心房或心室提早出现激动所致，是最常见的心律失常。根据异位起搏点的位置可分为房性、交界性及室性三种，其中以室性期前收缩最多见。

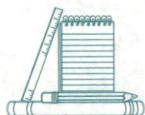

期前收缩与其前正常搏动的间距称为联律间期（coupling interval）；期前收缩之后的长间歇称为代偿间歇（compensatory pause）。由于房性异位激动常易逆传侵入窦房结，使其提前释放激动，引起窦房结节律重新调整，因此房性期前收缩的联律间期与代偿间歇之和小于正常心动周期的 2 倍，称为代偿间歇不完全。而交界性和室性期前收缩，因距窦房结较远不易侵入窦房结，故往往表现为代偿间歇完全，即联律间期与代偿间歇之和等于正常心动周期的 2 倍。

若期前收缩<5 个 / 分，称为偶发期前收缩。若 ≥ 5 个 / 分，称为频发期前收缩。若在正常搏动之后，有规律地间隔发生期前收缩，如每一个或两个正常搏动后出现一次期前收缩，则形成二联律或三联律。当期前收缩连发 2 次，称为连发期前收缩；当连发 ≥ 3 次，则称为短阵心动过速。在同一导联上出现形态不一致的期前收缩，且联律间期互不相同，称为多源性期前收缩；若联律间期固定，而形态各异，则称为多形性期前收缩，二者均表示起搏部位不一。

1. 房性期前收缩（premature atrial complex） 异位节律点起源于心房而产生的期前收缩。其心电图特征为：①提前出现的房性 P′ 波，其形态与窦性 P 波略有不同。② P′R 间期大于 0.12s。③其后 QRS 波群一般呈室上型，代偿间歇常不完全。（图 24-28）

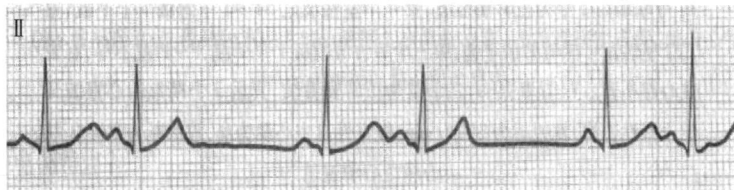

图 24-28 房性期前收缩

2. 交界性期前收缩（premature junctional contraction） 异位节律点起源于房室交界区内。其心电图特征为：①出现逆行性 P′ 波（aVR 导联直立，Ⅱ、Ⅲ、aVF 导联倒置）。P′ 波位于 QRS 波群之前，则 P′R 间期小于 0.12s；P′ 波位于 QRS 波群之后，则 RP′ 间期小于 0.20s；P′ 亦可埋入 QRS 波群中不易辨别或引起 QRS 波群轻度变形。②代偿间歇多完全。（图 24-29）

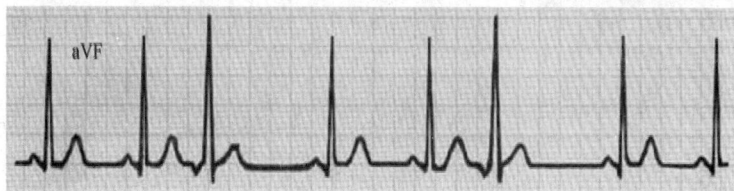

图 24-29 交界性期前收缩

3. 室性期前收缩（premature ventricular complex） 异位节律点起源于心室内。其心电图特征为：①提前出现的 QRS-T 波群，其前无相关 P 波。② QRS 波群宽大畸形，时限常大于 0.12s，T 波方向多与主波方向相反。③代偿间歇完全。（图 24-30、24-31）

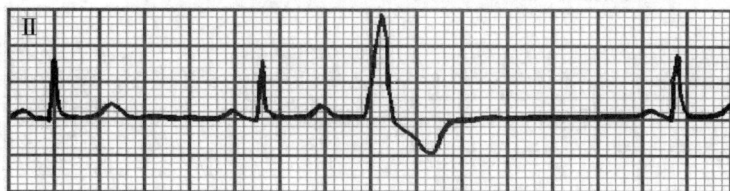

图 24-30 室性期前收缩

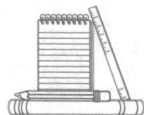

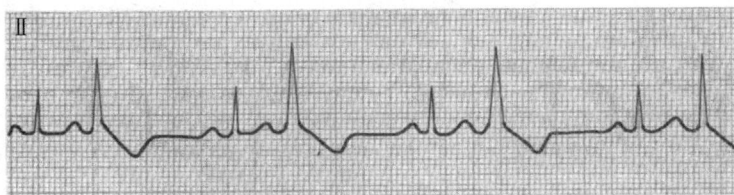

图 24-31　室性期前收缩呈二联律

四、异位性心动过速

异位性心动过速是一种发作性的快速异位心律，由 3 个或 3 个以上连续发生的异位激动形成，又称为阵发性心动过速。按激动起源部位分为房性、交界性及室性。其中房性与交界性心动过速因发作时频率过快，P 波埋入 T 波内不易辨认，故统称为室上性心动过速，为严重的心律失常。

1. 阵发性室上性心动过速（paroxysmal supraventricular tachycardia，PSVT）　其心电图特征为：①以期前收缩形式连续出现 3 个或 3 个以上快速匀齐的 QRS 波群，形态一般为室上型，如伴束支传导阻滞或有差异传导时，QRS 波群可增宽。②频率在 160～250 次 / 分，节律规则。③常伴有继发性 ST-T 改变。（图 24-32）

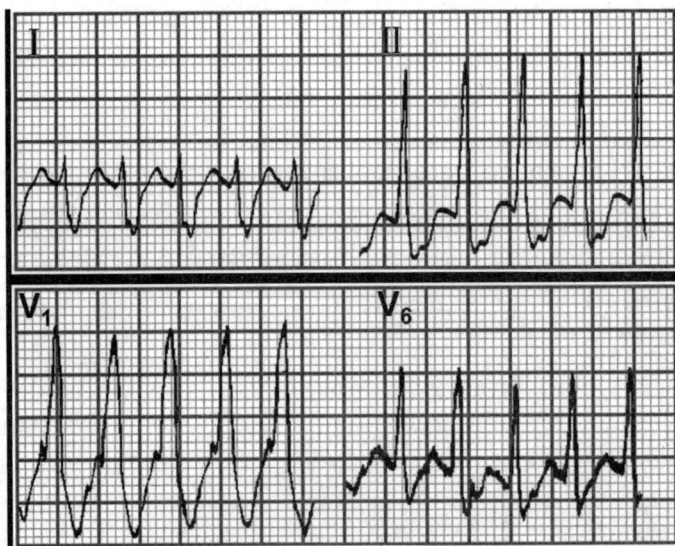

图 24-32　阵发性室上性心动过速

2. 阵发性室性心动过速（paroxysmal ventricular tachycardia，PVT）　其心电图特征为：①以期前收缩形式连续出现 3 个或 3 个以上宽大畸形的 QRS 波群。QRS 波群时限常大于 0.12s。心律基本匀齐或略有不齐。②频率为 140～200 次 / 分。③常有继发性 ST-T 改变。④有时可见正常节律的窦性 P 波隐约夹杂其间。⑤可有室性融合波及心房激动夺获心室。（图 24-33）

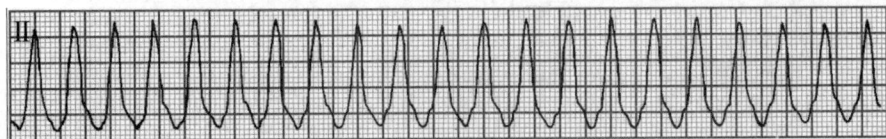

图 24-33　阵发性室性心动过速

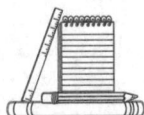

3. 扭转型室性心动过速（torsade de pointes，TDP） 为一种严重的室性心律失常。发作时呈室性心动过速特征，其增宽变形的 QRS 波群围绕基线不断扭转其主波的正负方向。每次连续出现 3～10 个心搏波之后就会发生扭转，翻向对侧。一般发作时间不长，常在十几秒内自行停止，但易复发。临床上常表现为反复发作的心源性晕厥，即阿 - 斯综合征（Adams-Stokes 综合征）。（图 24-34）

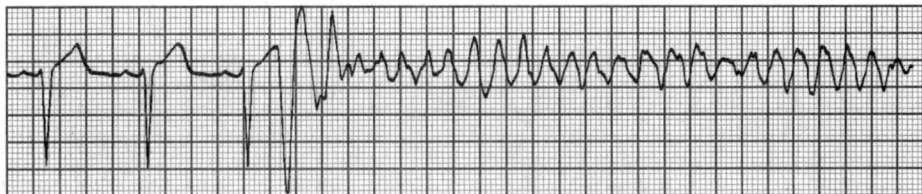

图 24-34 扭转型室性心动过速

五、扑动与颤动

扑动与颤动是一种频率较心动过速更快的异位快速心律失常，频率常在 250～600 次/分。异位激动可起源于心房或心室，所形成的节律分别称为心房扑动与颤动，或心室扑动与颤动。扑动与颤动之间常可相互转换。由于频率过快，可使心房或心室的电活动失去静止期，无论何时总有部分心肌处于除极和复极中，致使心脏不能有节奏地协调收缩舒张，呈现一种快速而不协调的低振幅活动，甚至出现心肌的乱颤。如发生于心房，可影响心房的收缩及房室间的顺序活动，使心室射血功能下降；如发生在心室，则可致心室射血功能基本丧失，诱发心搏骤停、猝死等极严重的后果。心房的扑动与颤动多由各种形式的折返引起，少数可由多发性病灶自身节律性增高所致；心室的扑动与颤动则与心脏电活动紊乱有关。

1. 心房扑动（atrial flutter） 简称房扑，其心电图特征为：①P 波及等电位线消失，代之以锯齿状形态一致而连续的扑动波（F 波）。②频率多为 240～350 次/分。③QRS 波群一般不增宽。④房室传导比例以（2～4）：1 下传，固定或不固定，RR 间距规则。（图 24-35）

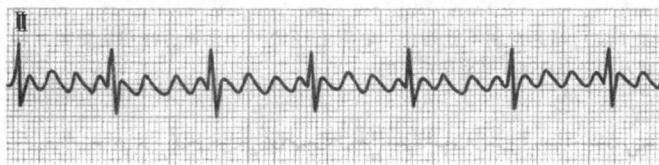

图 24-35 心房扑动（呈 4：1 传导）

2. 心房颤动（atrial fibrillation） 简称房颤，其心电图特征为：①P 波及等电位线消失，代之以大小、振幅、形态不一的连续纤颤波（f 波），以 V_1 导联最明显。②心房 f 波频率为 350～600 次/分。③QRS 波群一般不增宽。④RR 间距绝对不等。（图 24-36）

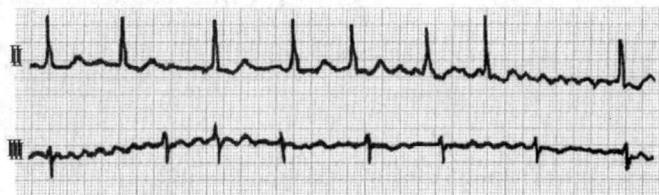

图 24-36 心房颤动

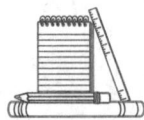

3. 心室扑动与颤动（ventricular flutter and ventricular fibrillation）　心室扑动简称室扑，其心电图特征为：无正常的 QRS-T 波，代之以连续、快速、波形一致且宽大整齐的大正弦波，频率达 200～250 次 / 分（图 24-37）。室扑若不能很快恢复，可转为室颤而导致死亡。心室颤动简称室颤，其心电图特征为：QRS-T 波完全消失，出现大小不等、极不匀齐的低小波，频率在 200～500 次 / 分（图 24-38）。室颤多为心脏停搏前的短暂征象。室扑和室颤都是极严重的致死性心律失常。

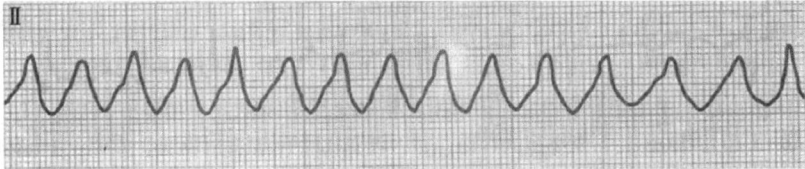

图 24-37　心室扑动

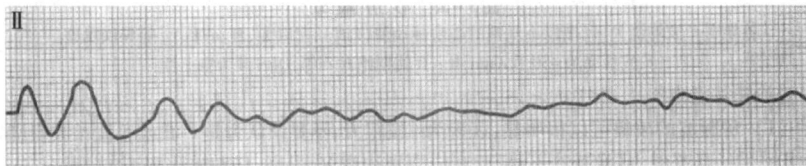

图 24-38　心室颤动

六、传导异常

（一）房室传导阻滞（atrioventricular block，AVB）

当激动从心房向心室传导过程中发生障碍，造成传导延缓或中断，称为房室传导阻滞。其病变部位多在房室结、房室束及束支近端，是最常见的心脏传导阻滞。

1. 一度房室传导阻滞　指激动自心房传至心室的时间延长，但每次均能下传。其心电图特征为：①成人 PR 间期＞0.20s（儿童≥0.18s，老年人＞0.22s）。②每一个 P 波之后均有 QRS 波群。（图 24-39）

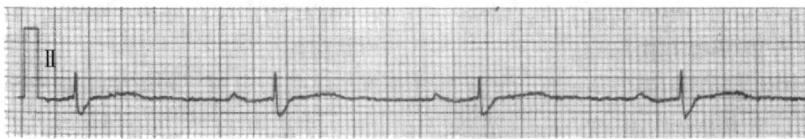

图 24-39　一度房室传导阻滞

2. 二度房室传导阻滞　部分室上性节律不能下传心室，致 P-QRS-T 周期性节律中出现 QRS 波群脱落。按阻滞规律的不同分为两型。

（1）二度Ⅰ型房室传导阻滞（MobitzⅠ型）　其心电图特征为：①P 波规律出现。②PR 间期逐渐延长，直至 1 个 P 波后脱落 1 个 QRS 波群，漏搏后传导阻滞得到一定恢复，PR 间期又趋缩短，之后又逐渐延长，如此周而复始地出现，又称文氏现象（Wenckebach phenomenon）。（图 24-40）

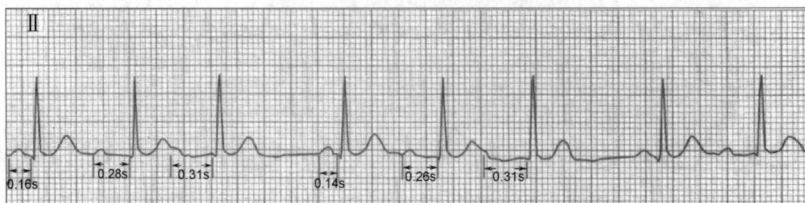

图 24-40　二度Ⅰ型房室传导阻滞

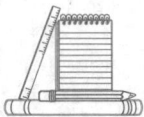

（2）二度Ⅱ型房室传导阻滞（Mobitz Ⅱ型） 其心电图特征为：①下传的 PR 间期恒定不变（可正常亦可延长）。②部分 P 波后无 QRS 波群。③房室传导比例为 4：3、3：2、2：1、3：1 等，比例可固定或不固定。凡连续出现 2 次或 2 次以上的 QRS 波群脱落者，称为高度房室传导阻滞，如 3：1、4：1 传导的房室传导阻滞。该型易发展成三度房室传导阻滞。（图 24-41）

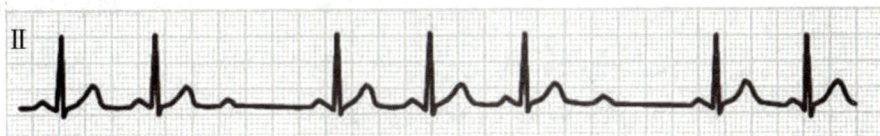

图 24-41　二度Ⅱ型房室传导阻滞

3. 三度房室传导阻滞 又称完全性房室传导阻滞。其心电图特征为：①有一系列规律出现的心房波，心房波可为窦性 P 波（也可以是 P′ 波、F 波或 f 波）。② QRS 波群也规律出现，但 P 与 QRS 波群之间无关，无真正的 P-R 间期。③心房率 > 心室率。④可见交界性或室性逸搏心律。（图 24-42）

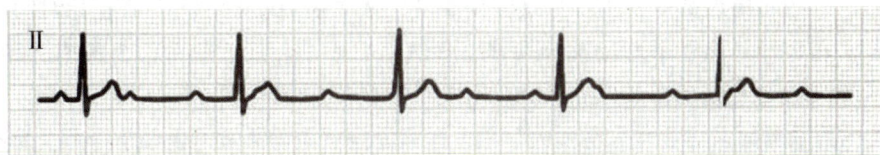

图 24-42　三度房室传导阻滞

（二）束支与分支传导阻滞

1. 完全性右束支传导阻滞（right bundle branch block，RBBB） 其心电图特征为：① QRS 波群时间 ≥ 0.12s。② V_1、V_2 导联 QRS 波群呈 rsR′ 型，或呈宽大并有切迹的 R 波（此为最具特征性的改变）。Ⅰ、V_5、V_6 导联出现宽而粗钝的 S 波，时限 ≥ 0.04s。aVR 导联呈 QR 型，R 波宽且有切迹。③ T 波与 QRS 波群主波方向相反。

2. 完全性左束支传导阻滞（left bundle branch block，LBBB） 其心电图特征为：① QRS 波群时间 ≥ 0.12s。② V_1 导联呈 QS 型或 rS 型，S 波宽大。V_5、V_6、Ⅰ、aVL 导联呈宽大的 R 波，顶端平坦带有切迹，其前无 q 波。③ T 波与 QRS 波群主波方向相反。

3. 不完全性左或右束支传导阻滞 与完全性左或右束支传导阻滞图形类似，但 QRS 波群时间不超过 0.11s。

4. 左前分支阻滞（left anterior fascicular block，LAFB） 其心电图特征为：①电轴显著左偏，以 ≥ -45° 有较肯定的诊断价值。②Ⅱ、Ⅲ、aVF 导联 QRS 波群呈 rS 型，$S_Ⅲ > S_Ⅱ$。Ⅰ、aVL 导联呈 qR 型，$R_{aVL} > R_Ⅰ$。③ QRS 波群时间 < 0.12s。

5. 左后分支阻滞（left posterior fascicular block，LPFB） 其心电图特征为：①心电轴右偏（+90° ～ +180°）。②Ⅰ、aVL 导联 QRS 波群呈 rS 型。Ⅱ、Ⅲ、aVF 导联 QRS 波群呈 qR 型，且 q 波时限 < 0.025s，$R_Ⅲ > R_Ⅱ$。③ QRS 波群时间 < 0.12s。

（三）预激综合征（pre-excitation syndrome，PES）

预激综合征是指在正常房室传导路径之外，心房与心室之间还存在着一支或多支附加旁路，使室上性激动提早到达心室的某一部分，并使之预先激动，常伴有心动过速。目前已知的异常通路主要有 3 条：① Kent 束，即房室旁路，形成经典型预激综合征（WPW 综合征）。②房结旁

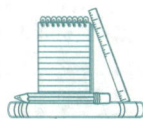

道（James 束），即房 – 结、房 – 束旁路，形成短 PR 综合征（LGL 综合征）。③ Mahaim 束，即结 – 室、束 – 室旁路，形成 Mahaim 型预激综合征（变异型预激综合征）。

1. WPW 综合征（ Wolff–Parkinson–White syndrome ） 其心电图特征为：① PR 间期＜0.12s。② QRS 波群增宽，时限≥0.12s。③ QRS 波群起始部有预激波（Δ 波）。④多数有继发性 ST–T 改变。

2. LGL 综合征（ Lown–Ganong–Levine syndrome ） 其心电图特征为：① PR 间期＜0.12s。② QRS 波形及时限均正常。③ QRS 波群起始部无预激波。

3. Mahaim 型预激综合征 其心电图特征为：① PR 间期正常或延长。② QRS 波群起始部有预激波。③ QRS 波群时间延长。④可伴有继发性 ST–T 改变。预激综合征大多数发生在没有器质性心脏病的患者，其主要危害是常可引发房室折返性心动过速。

七、逸搏与逸搏心律

逸搏与逸搏心律是指当高位起搏点自律性降低，或激动因传导障碍不能下传时，作为一种保护性措施，下级起搏点被迫发出 1 个或多个激动，从而减轻或避免由于心室长时间停搏造成的不良后果。仅发生 1～2 个激动称为逸搏，连续 3 个或 3 个以上逸搏称为逸搏心律（escape rhythm）。按异位节律起源部位的不同，可分为房性、交界性和室性 3 种。

1. 房性逸搏与逸搏心律 其心电图特征为：①长间歇后出现的 P'–QRS–T 波群，符合房性早搏的特点。②房性逸搏连续出现 3 次或 3 次以上，表现为慢而整齐的节律。③频率在 50～60 次/分，称房性逸搏心律。

2. 交界性逸搏与逸搏心律 其心电图特征为：①长间歇后出现的 P'–QRS–T 波群，符合交界性早搏的特点。②交界性逸搏连续出现 3 次或 3 次以上，表现为慢而整齐的节律。③频率在 40～50 次/分，称交界性逸搏心律。

3. 室性逸搏与逸搏心律 其心电图特征为：①长间歇后出现的 QRS–T 波群，符合室性早搏的特点。②室性逸搏连续出现 3 次或 3 次以上，表现为缓慢而略不整齐的节律。③频率在 20～40 次/分，称为室性逸搏心律；若心室率＜22 次/分，称为室性自主心律。

临床上，房室交界性逸搏最多见，房性逸搏少见。逸搏及逸搏心律一般不会单独存在，多在严重的窦性心动过缓、显著的窦性心律不齐、二度以上房室传导阻滞、期前收缩的长间歇后或连续房性期前收缩未下传的情况下伴发。

项目七　电解质紊乱和药物影响

一、电解质紊乱

1. 高血钾 其心电图特征为：① T 波高尖：血钾升高，超过 5.5mmol/L 时，引起 T 波高尖，基底部变窄，呈帐篷状，以胸导联明显。② QT 间期缩短：此为高血钾时最常见的心电图变化。③ QRS 波群增宽：血钾＞6.5mmol/L 时，即出现 QRS 波群增宽。血钾达 8～10mmol/L 时，可产生明显的心室内传导阻滞，QRS 波群宽大畸形。④ QRS 波群与 T 波融合：血钾达 10～12mmol/L 时，可引起 QRS 波群与 T 波融合，二者难分辨，称为心室蠕动波。⑤心

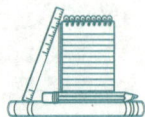

室停搏或心室颤动：血钾＞12mmol/L 时，心律转为心室自主节律，可发生心室颤动或心室停搏。

2. 低血钾　其心电图特征为：① ST-T 改变：低血钾早期，主要表现为 T 波由直立变为低平。随着血钾浓度的进一步下降，T 波可倒置，ST 段下垂。② U 波改变：血钾＜3mmol/L，U 波开始增高，可超过同导联 T 波的 1/2，以 Ⅱ、V$_3$ 导联最明显。血钾＜2.5mmol/L，U 波振幅可与 T 波等高，呈驼峰状，甚至 U 波与 T 波融合，二者难以区别，同时 QT 间期或 Q-T-U 间期明显延长。③严重低血钾时，可出现频发或多源性期前收缩、房性心动过速伴房室传导阻滞、室性心动过速及室颤等。

3. 低血钙　其心电图特征为：① ST 段平坦、延长，QT 间期显著延长。②偶可出现 T 波低平或倒置。③很少发生心律失常。

4. 高血钙　其心电图特征为：① ST 段缩短或消失。② QT 间期缩短。③少数可见 U 波增高。④严重时，PR 间期延长，QRS 波群轻度增宽。⑤可有窦性停搏、窦房传导阻滞、房室传导阻滞、期前收缩、阵发性心动过速等，严重者可发生室颤。

二、药物影响

1. 洋地黄

（1）洋地黄效应（digitalis effect）　其心电图特征为：① ST-T 改变，ST 段下垂，T 波低平、双向或倒置并与 T 波前支融合呈"鱼钩状"，在 Ⅰ、Ⅱ、aVF、V$_2$ ～ V$_6$ 导联最为明显。此种改变称为"洋地黄作用曲线"，又称为洋地黄效应，仅表示患者用过洋地黄类药物，并不表示洋地黄中毒。其变化程度不与药量呈正比，停药 2 周后，心电图改变可消失。② QT 间期缩短。

（2）洋地黄中毒（digitalis toxicity）　洋地黄过量可过度兴奋迷走神经，抑制心脏正常起搏点和房室传导系统；同时异位起搏点兴奋增强，可出现各种心律失常。其中最常见的是期前收缩，尤其是室性期前收缩。主要表现为频发性（二联律或三联律）、多源性室性期前收缩，亦有室上性心动过速、房扑、房颤、房室传导阻滞等，严重者可出现室性心动过速，甚至室颤。

2. 奎尼丁

（1）奎尼丁治疗剂量　其心电图特征为：① T 波低平或倒置。② ST 段下移。③ QT 间期延长。④ U 波增高。

（2）奎尼丁中毒　其心电图特征为：① QRS 波群增宽，伴房室传导阻滞及窦性心动过缓、窦性静止或窦房传导阻滞（常为停药的指征）。② QT 间期明显延长。③出现各种室性心律失常，如扭转型室性心动过速、室颤等。

项目八　心电图的分析方法和临床应用

一、心电图的分析方法

要充分发挥心电图检查在临床上的诊断作用，单纯死记硬背某些心电图诊断标准或指标数值是不行的，甚至会产生误导。只有熟练掌握心电图分析的方法和技巧，并善于把心电图的各种变化与具体病例的临床情况密切结合起来，才可能对心电图进行正确的判断和解释。心电

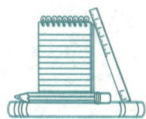

的具体分析方法和步骤如下。

1. 一般性浏览 确认定标电压，走纸速度，有无导联连接错误或标记错位，判断和排除干扰与伪差。

2. 确定主导心律 根据 P 波的有无、形态、顺序及其与 QRS 波群的关系，确定基本心律是窦性心律还是异位心律，并分别测量 PP 间距或 RR 间距，计算出心房率和心室率。

3. 分析 P 波与 QRS 波群及其相互关系 注意各导联 P 波与 QRS 波群的形态、时间、电压变化，并通过 P 波与 QRS 波群的出现顺序、PR 间期的时间及其是否固定等，判断有无心脏电位变化或心律异常。

4. 观察 ST 段、T 波改变及改变类型 主要确定 ST 段有无移位及移位形态，T 波的形态改变，以及出现改变的导联及导联数。

5. 判断心脏位置 通过心电轴偏移的度数及是否有钟向转位，大致判断心脏在胸腔中的位置。

6. 得出结论 根据分析的结果，紧密结合病史、临床表现及其他检查资料，判断心电图是否正常。如有异常应对具体的异常类型明确心电学判断。

二、心电图的临床应用

1. 对各种心律失常的诊断具有肯定价值。

2. 对了解有无心肌供血不足，尤其对心肌梗死的定性、定位、时期的诊断具有极为重要的价值。

3. 提示心房、心室肥大的情况，有助于各类心脏疾病（如高血压性心肌损害、肺源性心脏病）的诊断。

4. 客观评价某些药物对心脏的影响及其对心律失常的治疗效果，为临床用药的决策提供依据。

5. 为其他疾病和电解质紊乱（如心包炎、血钙和血钾过高或过低等）的诊断提供辅助依据。

6. 对于各种危重患者的抢救及治疗、手术麻醉等的监护有重要作用。

项目九 其他常用心电图检查

一、动态心电图

动态心电图（ambulatory electrocardiography，AECG）是指连续监测受检者 24 小时或更长时间日常活动中的心电图。此项检查由美国学者 Holter 首创，于 1961 年应用于临床，也称 Holter 监测或简称 Holter。该检查可存储、回放、显示和打印受检查者的总心搏数、平均心率、最快与最慢心率、基本节律、心律失常、心肌缺血事件及其发生时间和心电图片段等，因而已成为心血管疾病临床常规检查的项目之一。

（一）仪器基本结构

1. 记录系统 包括导联线和记录器。导联线连接受检者身上的电极与记录器。记录器佩戴在受检查者身上，能精确地连续记录和储存受检者 24 小时或更长时间的心电信号。

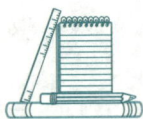

2. 回放分析系统　由计算机系统和心电分析软件组成。

（二）导联系统

目前多采用双极导联，其导联均为标准导联的模拟导联。常用模拟导联及电极放置部位如下。

1. CM₁ 导联　正极置于胸骨右缘第 4 肋间处（即 V_1 导联位置），负极置于左锁骨下窝中 1/3 处。该导联可清楚显示 P 波，分析心律失常时常用此导联。

2. CM₂ 或 CM₃ 导联　正极置于 V_2 或 V_3 导联位置，负极置于右锁骨下窝中 1/3 处。

3. CM₅ 导联　正极置于左腋前线第 5 肋间处（即 V_5 导联位置），负极置于右锁骨下窝中 1/3 处。该导联对检出缺血性 ST 段下移较灵敏，且记录到的 QRS 波群振幅最高，是常规使用的导联。

4. M_aVF 导联　正极置于左腋前线肋缘，负极置于左锁骨下窝内 1/3 处。该导联主要用于检测左室下壁的心肌缺血改变。

一般首选 CM_1、CM_5 导联，采用 CM_2 或 CM_3+CM_5、CM_2+CM_5+M_{aVF} 更能获得阳性结果。怀疑冠状动脉痉挛或变异型心绞痛时，最好选择 CM_3、M_{aVF} 导联。

（三）临床应用

1. 用于对心悸、气促、眩晕、晕厥、胸痛等症状性质的评价。

2. 用于对各种心律失常的定性、定量及起源的分析。

3. 用于心肌缺血的诊断、评价及心律失常药物的疗效评价。

4. 用于对心脏病患者日常生活能力的评定及预后的评价。

5. 用于选择安装起搏器的适应证的判断及起搏器功能的评定。

6. 用于医学科学研究及流行病学调查，如研究正常人心律及心率的生理变化范围，分析心率变异性；对特殊人群，如宇航员、登山队员、潜水员等的心电活动的观察研究等。

二、心电图运动负荷试验

心电图运动负荷试验（ECG exercise test）是发现早期冠心病的一种检测方法。该方法简便实用、无创伤、安全，是一项重要的临床心血管疾病检查手段。

（一）运动负荷试验的原理

人体具有强大的冠状动脉储备，即使存在严重冠脉病变也可在休息时基本满足心肌血供而不出现缺血表现。临床上半数以上冠心病患者的常规心电图可无异常，但当运动负荷增加伴心肌耗氧量增加时，冠脉血流量不能相应增加，即引起心肌缺氧，心电图出现缺血性改变。

（二）运动负荷量的确定

运动负荷量分为极量与亚极量两档。极量是指心率达到自己生理极限的负荷量。这种极限运动量一般多采用统计所得的各年龄组的预计最大心率为指标。最大心率粗略计算法为 220 - 年龄。亚极量是指心率达到 85% ～ 90% 最大心率的负荷量，心率粗略计算法为 195 - 年龄。临床上大多采用亚极量运动试验。

（三）常用的运动负荷试验

1. 平板运动试验（treadmill exercise test）　是目前应用最广泛的运动负荷试验。让受检者在具有一定坡度和转速的活动平板上原地行走。Bruce 方案为变速变斜率运动，适用于筛查冠心病可疑人群。Naughton 方案为恒速变斜率运动，适用于病情较重患者和恢复期患者的评价。该试验因肌肉活动及软组织的弹性作用可使心电图记录有一定的干扰。

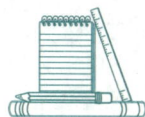

2. 踏车运动试验（bicycle ergometer test） 让受检者在特制的装有功率计的踏车上做踏车运动，以速度和阻力调节负荷大小，负荷量分级依次递增，直至受检者的心率达到亚极量水平。这种方法的主要优点是根据受检者个人情况，达到各自的亚极量负荷，符合运动试验的原理和要求，且心电图记录干扰小，结果比较可靠。

（四）运动负荷试验的适应证和禁忌证

1. 适应证 ①对不典型胸痛或可疑冠心病患者进行鉴别诊断。②评估冠心病患者的心脏负荷能力。③评价冠心病的药物或介入手术治疗效果。④进行冠心病易患人群流行病学调查筛选试验。

2. 禁忌证 ①急性心肌梗死或心肌梗死合并室壁瘤。②不稳定型心绞痛。③心力衰竭，心源性休克。④中、重度瓣膜病或先天性心脏病。⑤急性或严重慢性疾病。⑥严重高血压患者。⑦急性心包炎或心肌炎、严重主动脉瓣狭窄。⑧肺栓塞、主动脉夹层。⑨运动能力障碍者。

患者若无禁忌证，在其进行运动试验时应鼓励患者坚持运动达到适宜的试验终点，即患者心率达到亚极量水平。但出现下列情况之一时，虽尚未达到适宜的试验终点也应终止试验：①出现典型的心绞痛或心电图出现缺血型 ST 段下移 ≥ 0.2mV 者。②出现严重心律失常者。③出现眩晕、视力模糊、面色苍白或发绀者。④心率在 1 分钟内减少 20 次者。⑤出现收缩压下降 20mmHg 或上升至 210mmHg 者。⑥出现步态蹒跚、极度疲劳，不能继续坚持试验者。

（五）运动试验的结果判断

目前，国内外较公认的判断踏车或平板运动试验的阳性标准（具备以下条件之一）：①运动中出现典型的心绞痛。②运动中心电图出现 ST 段下斜型或水平型下移 ≥ 0.1mV，运动前已有 ST 段压低，运动后在原有基础上再下降 0.1mV，持续 ≥ 1 分钟。

复习思考

1. 试述心电图组成部分及各自代表意义。
2. 试述正常心电图波形特点及正常值。
3. 试述如何分析心电图。

扫一扫，查阅
复习思考题答案

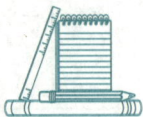

模块二十五　肺功能检查

扫一扫，查阅本模块 PPT、视频等数字资源

【学习目标】

知识目标

1. 掌握各项肺功能检查的定义。

2. 熟悉常用肺功能检查的选择。

3. 了解常用肺功能检查的方法。

能力目标

能够通过各项检查结果评估呼吸生理的临床意义。

素质目标

具备严谨缜密、实事求是的科学态度。

项目一　通气功能检查

一、肺容积检查

肺容积是指在安静情况下，测定一次呼吸所出现的容积变化，不受时间限制，具有静态解剖学意义。

1. 潮气容积（tidal volume，VT）　是指平静呼吸时，一次吸入和呼出的气量。正常成人参考值约为 500mL。

2. 补吸气容积（inspiratory reserve volume，IRV）　是指平静吸气末再尽最大力量吸气所吸入的气量。正常成人参考值：男性约 2160mL、女性约 1400mL。

3. 补呼气容积（expiratory reserve volume，ERV）　是指平静呼气末再尽最大力量呼气所呼出的气量。正常成人参考值：男性（1609±492）mL、女性（1126±338）mL。

4. 深吸气量（inspiratory capacity，IC）　是指平静呼气末尽最大力量吸气所吸入的最大气量，即潮气容积加补吸气容积（VT+IRV）。正常成人参考值：男性（2617±548）mL，女性（1970±381）mL。

5. 功能残气量（functional residual capacity，FRC）　是指平静呼气末肺内所含气量，即补呼气量加残气量（RV）。正常成人参考值：男性（3112±611）mL、女性（2348±479）mL。

6. 肺活量（vital capacity，VC）　是指尽力吸气后缓慢而又完全呼出的最大气量。正常成人参考值：男性（4217±690）mL、女性（3105±452）mL。实测值占预计值的百分比＜80% 为减低。

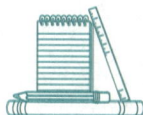

7. 肺总量（total lung capacity，TLC） 是指最大限度吸气后肺内所含气量，即肺活量加残气量。正常成人参考值：男性约 5020mL，女性约 3460mL。

8. 残气量（residual volume，RV） 是指最大呼气末肺内所含气量，这些气量足够继续进行气体交换（弥散呼吸）。正常成人参考值：男性（1615±397）mL，女性（1245±336）mL。

二、通气功能检查

表 25-1   通气功能检测项目一览表

项目		概念	参考值（正常成人）
肺通气量	每分钟静息通气量（VE）	静息状态下每分钟呼出气的量	男性（6663±200）mL，女性（4217±160）mL
	最大自主通气量（MVV）	1分钟内以最大的呼吸幅度和最快的呼吸频率呼吸所得的通气量	男性（104±2.71）L，女性（82.5±2.17）L。常以实测值占预计值百分比进行判定，占预计值<80% 为异常
用力肺活量（FVC）		深吸气至肺总量位后以最大力量、最快速度所能呼出的全部气量	男性（3179±117）mL，女性（2314±48）mL；FEV_1/FVC 均大于 80%
最大呼气中段流量（MMEF）		根据用力肺活量曲线而计算得出用力呼出 25%～75% 的平均流量	男性为（3452±1160）mL/s，女性为（2836±946）mL/s
肺泡通气量（VA）		安静状态下每分钟进入呼吸性细支气管及肺泡与气体交换的有效通气量	VA=（VT-VD）×RR 或 VA=VT×（1-VD/VT）×RR

项目二   换气功能检查

一、气体分布

直立位时肺尖部胸腔负压最高，向肺底部递减，结果上肺区扩张程度大于下肺区。

二、通气/血流比值

在静息状态下，健康成人每分钟肺泡通气量（VA）约 4L、肺血流量（Q）约 5L，通气/血流（V/Q）比值为 0.8。

三、肺泡弥散功能

肺泡弥散功能以肺弥散量（diffusion capacity of lung，D_L）作为判定指标。肺弥散量是指肺泡膜两侧气体分压差为 1mmHg 条件下，气体在单位时间（1分钟）所能透过肺泡膜的气体量（mL）。

项目三   小气道功能检查

一、闭合容积

闭合容积（closing volume，CV）是指平静呼气至残气位时，肺低垂部小气道开始闭合时所

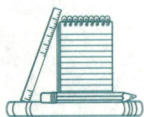

能继续呼出的气体量；而小气道开始闭合时肺内留存的气体量则称为闭合总量（closing capacity，CC），CC=CV+RV。

二、最大呼气流量 – 容积曲线

最大呼气流量 – 容积曲线（maximal expiratory flow–volume curve，MEFV）为受试者在进行最大用力呼气过程中，将呼出的气体容积与相应的呼气流量所记录的曲线，或称流量 – 容积曲线（V–V 曲线）。FEFt% 是指呼气呼出 t% 肺活量时的最大瞬间呼气流量。临床上常用 FEF50%、FEF75% 和 FEF25% ～ 75% 作为检测小气道的指标。

三、频率依赖性肺顺应性

肺顺应性是指单位压力改变时所引起的容积变化，用以反映肺组织的弹性。肺顺应性分为静态顺应性（C_{stat}）和动态顺应性（C_{dyn}）2 种。

项目四　血气分析和酸碱测定

一、血气分析的指标

表 25–2　血气分析的指标一览表

项目	概念	参考区间	临床意义
动脉血氧分压（PaO_2）	血液中物理溶解的氧分子所产生的压力	80 ～ 100mmHg	判断有无缺氧和缺氧的程度 判断有无呼吸衰竭及分型
动脉血氧饱和度（SaO_2）	动脉血氧与血红蛋白（Hb）结合的程度，是单位 Hb 含氧百分数	95% ～ 98%	判断机体是否缺氧的指标之一，降低提示体内缺氧
动脉血二氧化碳分压（$PaCO_2$）	物理溶解在动脉血中的 CO_2 分子所产生的张力	35 ～ 45mmHg	判断呼吸衰竭类型与程度的指标 判断呼吸性酸碱平衡失调的指标
pH 值测定	表示体液氢离子浓度的指标或酸碱度	7.35 ～ 7.45（平均 7.40）	判断酸碱失衡中机体代偿程度的重要指标
标准碳酸氢盐测定（SB）	在 38℃，血红蛋白完全饱和，经 $PaCO_2$ 为 40mmHg 的气体平衡后的标准状态下所测得的血浆 HCO_3^- 浓度	22 ～ 27mmol/L	增高：代谢性碱中毒 降低：代谢性酸中毒
实际碳酸氢盐测定（AB）	在实际 $PaCO_2$ 和血氧饱和度条件下所测得的血浆 HCO_3^- 浓度	22 ～ 27mmol/L	增高：代谢性碱中毒，也可见于呼吸性酸中毒经肾脏代偿的结果 减低：代谢性酸中毒，也可见于呼吸性碱中毒经肾脏代偿的结果
缓冲碱测定（BB）	血液中一切具有缓冲作用的碱性物质的总和	45 ～ 55mmol/L	增高：代谢性碱中毒 减少：代谢性酸中毒
剩余碱测定（BE）	表示全血或血浆中碱储备增加或减少的情况	0±2.3mmol/L	增高：代谢性碱中毒时 降低：代谢性酸中毒时 呼吸性酸中毒发生代偿时，BE 略有增高
血浆 CO_2 含量（$T-CO_2$）	血浆中结合的和物理溶解的 CO_2 总含量	25.2mmol/L	降低：代谢性酸中毒和呼吸性碱中毒 增高：呼吸性酸中毒和代谢性碱中毒

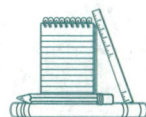

二、酸碱平衡失调的类型及血气特点

表 25-3　酸碱平衡失调的类型及血气特点一览表

类型	定义	常见疾病	血气特点
代谢性酸中毒	以 HCO_3^- 下降为原发改变而引起的一系列病理生理过程	见于糖尿病等所致的酮症酸中毒、乳酸酸中毒，肾脏疾病所致的尿毒症等	AB、SB、BB 下降，pH 值接近或达到正常，BE 负值增大，$PaCO_2$ 下降；当机体不能代偿时，$PaCO_2$ 正常或增高，pH 值下降
呼吸性酸中毒	因呼吸功能障碍导致原发的血浆 $PaCO_2$ 升高所致 H^+ 浓度增加，pH 下降的病理生理过程	见于多种呼吸系统疾病	急性呼吸性酸中毒时，$PaCO_2$ 增高，pH 值下降，AB 正常或略升高，BE 基本正常 慢性呼吸性酸中毒时，$PaCO_2$ 增高，pH 值正常或降低，AB 升高，AB > SB，BE 正值增大
代谢性碱中毒	原发的血浆 HCO_3^- 升高而引起的一系列病理生理过程	见于大量丢失胃液、严重低血钾或低血氯、库欣综合征等致经肾脏丢失 H^+，以及输入过多碱性物质等	AB、SB、BB 增高，pH 值接近正常，BE 正值增大，$PaCO_2$ 上升；机体失代偿时，$PaCO_2$ 反而降低或正常，pH 值上升
呼吸性碱中毒	由于过度通气使血浆 $PaCO_2$ 下降引起的一系列病理生理过程	见于癔症、颅脑损伤、脑炎、脑肿瘤及缺氧等；机械通气应用不当亦易引起呼吸性碱中毒	$PaCO_2$ 下降，pH 值正常或升高，AB 在急性呼吸性碱中毒时正常或轻度下降、慢性呼吸性碱中毒时下降明显，AB < SB，BE 负值增大
呼吸性酸中毒合并代谢性酸中毒	急、慢性呼吸性酸中毒合并不适当的 HCO_3^- 下降，或者代谢性酸中毒合并不适当的 $PaCO_2$ 增加所致呼吸性酸中毒合并代谢性酸中毒	见于慢性阻塞性肺疾病	$PaCO_2$ 增高、正常或轻度下降，pH 值明显升高，AB、SB 及 BB 减少、正常或轻度升高，BE 负值增大
呼吸性酸中毒合并代谢性碱中毒	急、慢性呼吸性酸中毒合并不适当的 HCO_3^- 升高，或者代谢性碱中毒合并不适当的 $PaCO_2$ 增加所致呼吸性酸中毒合并代谢性碱中毒	见于慢性阻塞性肺疾病	$PaCO_2$ 增高，pH 值升高、正常或下降，AB 明显升高，并超过预计代偿的限度，急性呼吸性酸中毒时 HCO_3^- 的增加不超过 3 ~ 4mmol/L，BE 正值增大
呼吸性碱中毒合并代谢性酸中毒	呼吸性碱中毒伴有不适当的 HCO_3^- 下降或代谢性酸中毒伴有不适当的 $PaCO_2$ 减少	见于肺炎、肺间质性疾病、感染性发热等	$PaCO_2$ 下降，AB、SB、BB 减少，BE 负值增大，pH 值升高或大致正常
呼吸性碱中毒合并代谢性碱中毒	血浆 HCO_3^- 增加同时合并 $PaCO_2$ 减少，为呼吸性碱中毒合并代谢性碱中毒	见于肝硬化合并肝肺综合征	$PaCO_2$ 下降、正常或轻度增高，pH 值明显上升，AB 增加、正常或轻度下降，BE 正值增大
三重酸碱失衡	在代谢性酸中毒合并代谢性碱中毒的基础上同时又伴有呼吸性酸中毒或呼吸性碱中毒	见于慢性呼吸衰竭等	略

扫一扫，查阅
复习思考题答案

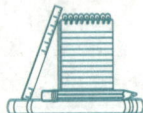

复习思考

1. 简述肺功能检查的指标。

2. 简述动脉血气分析动脉血氧分压、二氧化碳分压的正常值及临床意义。

3. 简述代谢性酸中毒的常见疾病及血气特点。

模块二十六　内镜检查

扫一扫，查阅
本模块 PPT、
视频等数字资源

【学习目标】

知识目标

1. 掌握内镜检查的临床应用。

2. 熟悉常用内镜检查的选择。

3. 了解常用内镜检查的方法。

能力目标

1. 能够恰当选择内镜检查，分析内镜检查结果的临床意义；

2. 能够跟患者有效沟通，提示患者检查前应做的准备和注意事项。

素质目标

树立"以患者为中心"的医学人文关怀理念。

一、基本知识

内镜是从人体的自然腔道或通过外科手术打开的孔道进入，用以观察人体内部结构和病理变化，用来进行诊断和治疗的一类医疗器械，是各种内脏器官医疗用镜的总称。

二、上消化道内镜检查

（一）适应证与禁忌证

1. 适应证　吞咽困难，胸骨后疼痛、烧灼感，上腹部疼痛不适、饱胀，食欲下降等上消化道症状原因不明者；不明原因的上消化道出血；X 线钡餐造影不能确诊或不能解释的上消化道病变；需要随访观察的病变，如溃疡病、萎缩性胃炎等；药物治疗前后对比观察或手术后随访；需进行内镜治疗的患者。

2. 禁忌证　严重心肺疾患；休克、昏迷等危重状态；神志不清、精神失常不能合作者；食管、胃、十二指肠穿孔急性期；严重咽喉疾患、腐蚀性食管炎和胃炎、巨大食管憩室、主动脉瘤及严重颈胸段脊柱畸形者。

（二）术前准备与操作要点

1. 术前准备　禁食 ≥ 6 小时，禁水 > 2 小时。阅读胃镜申请单，简要询问病史，进行必要体检，了解检查的指征。做好解释工作，以取得患者的合作。检查前 5 ～ 10 分钟，吞服含 1% 丁卡因胃镜胶（10mL）或用 2% 利多卡因喷雾咽部 2 ～ 3 次。过分紧张者可用地西泮 5 ～ 10mg

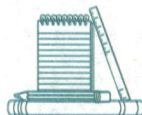

肌内注射或静脉注射。进行镜下治疗时，为减少胃蠕动，可术前 10 分钟用山莨菪碱 10mg 或阿托品 0.5mg 肌内注射。注意光源、送水阀、送气阀及吸引装置，操纵部旋钮控制的角度等。检查胃镜的线路、电源开关及监视器屏幕影像。此外，内镜室应具有监护设施、氧气及急救用品。

2. 操作要点　患者取左侧卧位，双腿屈曲，头垫低枕，使颈部松弛，松开领口及腰带，取下义齿，口边置弯盘，嘱患者咬紧牙垫，铺上消毒巾或毛巾。医生左手持胃镜操纵部，右手持胃镜先端约 20cm 处，直视下将胃镜经咬口插入口腔，缓缓沿舌背、咽后壁插入食管。嘱患者深呼吸，配合吞咽动作可减少恶心，有助于插管。注意动作轻柔，避免暴力，勿误入气管。胃镜先端通过齿状线缓缓插入贲门后，在胃底部略向左、向上可见胃体腔，推进至幽门前区时，伺机进入十二指肠球部，再将先端右旋上翘 90°，操纵者向右转体 90°，调整胃镜深度，即可见十二指肠降段及乳头部。由此退镜，逐段观察，配合注气及抽吸，可逐一检查十二指肠、胃窦、胃角、胃体、胃底及食管各段病变。应特别注意，勿遗漏胃角上部、胃体垂直部及贲门下的病变。对病变部位可摄像、染色、局部放大、活检、刷取细胞涂片及抽取胃液检查助诊。退出胃镜时尽量抽气防止腹胀。被检查者 2 小时后进温凉流质或半流质饮食。

（三）常见上消化道疾病的内镜诊断

溃疡活动期可见圆形或椭圆形凹陷，直径多在 0.5 ～ 1.5cm，底部覆以白苔、血痂或血凝块，周围黏膜充血、水肿，呈堤状隆起。愈合期可见溃疡缩小、变浅，表面有薄白苔，边缘光滑整齐，周边水肿消失，再生上皮明显呈红色栅状，溃疡边缘可见黏膜皱襞向中央集中。瘢痕期可见溃疡消失，为再生上皮覆盖，再生上皮发红，呈栅状，向心性呈放射状排列。

三、结肠镜检查

（一）适应证与禁忌证

1. 适应证　不明原因的便血、大便习惯改变，或有腹痛、肿块、消瘦、贫血等征象，怀疑有结肠、直肠及末段回肠病变者；钡剂灌肠或乙状结肠镜检查结肠有狭窄、溃疡、息肉、癌肿、憩室等病变，需进一步确诊者；转移性腺癌、CEA 及 CA199 升高，需寻找原发病灶者；炎症性肠病的诊断与随诊；结肠癌术前确诊、术后随访，息肉摘除术后随访；内镜下治疗。

2. 禁忌证　肛门、直肠严重狭窄；急性重度结肠炎，如急性细菌性痢疾、急性重度溃疡性结肠炎及憩室炎等；急性弥漫性腹膜炎、腹腔脏器穿孔、多次腹腔手术、腹内广泛粘连及大量腹水者；妊娠期妇女；严重心肺功能衰竭、精神失常及昏迷患者。

（二）术前准备与操作要点

1. 术前准备　检查前 1 日进流质饮食，当晨禁食。肠道清洁，聚乙二醇电解质散是目前使用最普遍的肠道清洁剂。阅读结肠镜申请单，了解病史，做好患者的心理工作。可术前 5 ～ 10 分钟用阿托品 0.5mg 肌内注射，或山莨菪碱 10mg 肌内注射，以减少肠蠕动。对情绪紧张者可肌内注射地西泮 5 ～ 10mg、哌替啶 50mg。检查结肠镜及配件（同胃镜前准备），以确保结肠镜性能及质量。

2. 操作要点　嘱患者穿上带空洞的检查裤，取左侧卧位，双腿屈曲。术者先进行直肠指检，助手将肠镜先端涂上润滑剂后，嘱患者张口呼吸，放松肛门括约肌，以右手食指按压镜头，使镜头滑入肛门，此后按技术者指令循腔进镜。遵照循腔进镜、少量注气、适当钩拉、去弯取直、

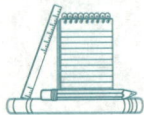

防祥、解祥等插镜原则。助手随时用沾有硅油的纱布润滑镜身，逐段缓慢插入肠镜。应特别注意，抽吸气体使肠管缩短，在脾曲、肝曲处适当钩拉、旋镜，并配合患者呼吸及体位进镜，以减少转弯处的角度，缩短检查距离。退镜时，操纵上下左右旋钮，灵活旋转前端，环视肠壁，适量注气、抽气，逐段仔细观察，注意肠腔大小、肠壁及袋囊情况。对转弯部位或未见到结肠全周的肠段，调整角度及进镜深度，甚至适当更换体位，重复观察。对有价值的部位进行摄像、活检及细胞学等检查助诊。进行息肉切除及止血治疗者，应用抗生素数天，半流食和适当休息3～4天。

（三）常见结肠疾病的内镜诊断

1. 溃疡性结肠炎　可见黏膜广泛充血、水肿、糜烂或表浅溃疡，表面有脓苔和渗出物，形态多样，并伴炎性息肉形成。

2. 克罗恩病　可见跳跃式分布的纵行或匍行性深溃疡，附近常有多发大小不等的炎性息肉，周围黏膜正常或呈鹅卵石样增生，肠壁明显增厚，肠腔明显狭窄。

四、支气管镜检查

（一）适应证与禁忌证

1. 适应证　不明原因咯血，需明确部位和原因者；或原因和病变部位明确，但内科治疗无效或反复大咯血而又不能行急诊手术，需局部止血治疗者。X线胸片示肿块影、肺不张、阻塞性肺炎，疑为肺癌者；或X线阴性，但痰肿瘤细胞学阳性的"隐性肺癌"者。性质不明的肺弥漫性病变、孤立性结节或肿块，需钳取或针吸肺组织进行病理切片或细胞学检查者。原因不明的肺不张或胸腔积液者。原因不明的喉返神经麻痹和膈神经麻痹者。原因不明的干咳或局限性喘鸣者。吸收缓慢或反复发作的肺炎。需用双套管吸取或刷取肺深部细支气管分泌物进行病原学培养，以避免口腔污染。用于治疗，如取支气管异物等。另外，对于气道狭窄者，可在支气管镜下行球囊扩张或放置镍钛合金支架等介入治疗。

2. 禁忌证　对麻醉药过敏者及不能配合检查的受检者；有严重心肺功能不全、严重心律失常、频发心绞痛者；全身状况极度衰弱不能耐受检查者；凝血功能严重障碍以致无法控制的出血素质者；主动脉瘤有破裂危险者；新近有上呼吸道感染或高热、哮喘发作、大咯血者。

（二）术前准备与操作要点

1. 术前准备　向患者说明检查的目的、意义、大致过程和配合的方法，以及必要的检查资料。术前受检者禁食4小时。术前半小时肌内注射阿托品0.5mg和西地泮10mg。常用2%利多卡因溶液在支气管镜镜管插入气管后滴入或经环甲膜穿刺注入。

2. 操作要点　患者取平卧位或坐位。术者持支气管镜的操纵部，拨动角度调节环和调节钮，持镜经鼻或口腔插入，到会厌与声门，观察声门活动情况。当声门张开时，将镜快速送入气管，在直视下边向前推进边观察气管内腔，达到隆突后观察隆突形态。见到两侧主支气管开口后，先进入健侧再进入患侧，依据各支气管的位置，拨动操纵部调节钮，依次插入各段支气管，仔细观察。对可见病变先活检，再用毛刷刷取涂片，或用10mL灭菌生理盐水注入病变部位进行支气管灌洗，行细胞学或病原学检查。

（三）临床应用

协助诊断，如肺癌、肺不张、胸片正常的咯血患者、肺部感染性病变、弥漫性肺部间质性

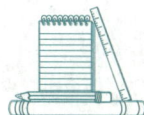

疾病、胸膜疾病等的诊断。协助疾病的治疗，如呼吸衰竭的救治、胸外伤及胸腹手术后并发症的治疗、取异物、肺部感染性疾病的治疗、大气道狭窄的介入治疗等。

复习思考

简述胃镜、结肠镜、支气管镜检查的适应证与禁忌证。

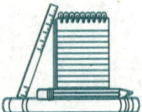

扫一扫，查阅
复习思考题答案

第六篇　病历书写与诊断方法

模块二十七　病历书写

【学习目标】

知识目标

1. 掌握病历书写的基本要求和格式。

2. 熟悉病历书写的内容。

3. 了解电子病历的相关要求。

能力目标

能将问诊、体格检查、辅助检查结果等资料系统整理，书写格式正确、内容完整、逻辑清晰的病历。

素质目标

具备严谨认真、实事求是的工作态度。

病历（medical record）广义上是指医务人员在诊疗工作中形成的文字、符号、图表、影像、切片等资料的总和。它是医务人员通过问诊、体格检查、辅助检查、诊断与鉴别诊断、治疗、护理等全部医疗活动收集的资料，进行逻辑思维并按照规范化格式整理形成的全部医疗工作的真实记录。狭义上是指医师根据问诊、体格检查、辅助检查等获得的资料，经过归纳、分析、整理而成的。它反映了患者发病、病情演变、转归和诊疗的情况。病历既是医院管理、医疗质量和业务水平的反映，又是医疗、教学和科研工作的基础资料，还可作为健康保健档案和医疗保险的依据。此外，病历也是一份具有法律效力的医疗档案。完整而规范地书写病历是每个医师必须掌握的一项临床基本功。

项目一　病历书写的基本要求

案例导入

主诉：间歇性上腹部隐痛8年，呕血6小时。

现病史：患者8年前开始感上腹疼痛，多为隐痛，每次约持续半小时。本次于昨天在朋友家聚会开始感上腹疼痛，呕出暗红色血水约一茶碗，内有食物，立即送到当地医院急诊，诊断上消化道大出血，静脉滴注酚磺乙胺和奥美拉唑，未继续出血而做急诊胃镜，诊断为"gastric ulcer"并做"血检"结果 Hb 为 100g/L。患者起病以来食欲及

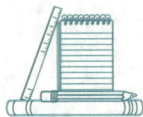

睡眠不佳，大小便基本正常。

　　问题：请检查该病历的现病史部分有哪些地方不规范？

　　1. 内容要真实　病历必须客观、真实地反映病情和诊疗经过，杜绝主观臆造。内容真实不仅关系到病历的质量，而且能反映出医生的品德和作风。内容的真实来源于认真、全面、细致的资料收集，客观的辩证分析及科学正确的判断。

　　2. 格式要规范　病历具有特定的格式，临床医生必须按规定的格式进行书写。病历应用钢笔或碳素笔书写，不得随意涂改。需复写留底的资料可用蓝或黑色油水的圆珠笔书写。凡药物过敏者，应在病历中用红笔注明过敏药物的名称。电子病历打印应当符合病历保存的要求。实习医务人员、试用期医务人员书写的病历，应当经过在本医疗机构合法执业的医务人员审阅、修改并签名。审阅、修改应保持原记录清晰可辨，修改病历在 72 小时内完成，并记录修改时间。对按照有关规定，必须取得患者书面同意方可进行的医疗活动（如特殊检查及治疗、手术、实验性临床医疗等），应当由患者本人或其近亲属、法定代理人签署同意书。日期和时间一律使用阿拉伯数字书写，采用 24 小时制记录。

　　3. 描述精炼，用词恰当　病历书写应当使用中文，并规范使用汉字，不得使用不规范的简体字或错别字，两位以上的数字一律用阿拉伯数字书写。通用的外文缩写和无正式中文译名的症状、体征、疾病名称等可以使用外文。为避免不必要的纠纷，各类需要告知患方有关诊断或诊疗方案的医疗文书中，如医患沟通记录、知情同意书、病危（重）通知书、出院记录等，除了"CT"等已为众所周知的外文缩写外，建议尽量使用中文书写。书写病历要求文字简练、语句通顺、表述准确、层次分明、重点突出、标点正确。

　　应规范使用通用的医学词汇和术语，力求精练、准确，避免使用方言、佣语、俗词。如"心跳"应记为"心悸"；"喘不上气"应记为"气短"或"呼吸困难"；"拉肚子""拉稀"应记为"腹泻"或"稀水样便"等。疾病诊断、手术、各种治疗操作的名称书写和编码应符合《国际疾病分类》（ICD-10、ICD-9-CM-3）的规范要求。

　　4. 内容全面，书写整洁　病历各项都应填全，不可遗漏。应当按照规定的内容书写，并由相应医务人员签名。字迹要清晰、工整，不可潦草或涂改。病历书写过程中出现错字时，应当用双线画在错字上，保留原记录清晰、可辨，并注明修改时间、修改人姓名，以示负责。不得采用刮、粘、涂等方法掩盖或去除原来的字迹。

项目二　病历书写的格式与内容

一、门诊病历

　　门诊病历包括普通门诊病历和急诊门诊病历。门诊病历内容包括门诊病历首页（门诊手册封面）、病历记录、化验单（检验报告）、医学影像检查资料、治疗处理意见及复诊建议等。

（一）书写要求

　　1. 门诊病历要求简明扼要，问题突出。重点记录和本次发病密切相关的现病史、既往史、个人史、家族史、有鉴别意义的阳性或阴性体征、辅助检查等。

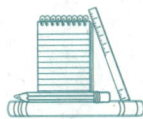

2.门诊诊断可在初诊或复诊时做出。若一时难以确诊者，可暂写症状待诊或待查，如"发热待诊"或"腹痛待查"等。但在症状待诊后应提出一个或几个可疑的诊断，并按可能性大小先后排列。若经 1～2 次复诊仍不能确诊时，应请求会诊或收入院检查以便确诊。

3.如需复诊，应写明下次复诊的时间及提请复诊医生注意的事项。

4.急、危、重症患者就诊时，必须详细记录就诊时间（精准至分钟），如 2017 年 8 月 30 日 21 时 58 分，可记为"2017-08-30，21：58"。还必须记录血压、脉搏、呼吸、体温、意识状态、救治措施与抢救过程。对门（急）诊抢救无效死亡者，还应记录死亡时间、原因和诊断。

5.门诊病历无论初诊或复诊，皆应有医师签全名或盖章。

6.法定传染病，应注明疫情报告情况。

（二）书写内容和格式

1.初诊

（1）门诊病历首页（封面）内容 包括患者姓名、性别、年龄、籍贯、婚姻、职业、住址、工作单位、联系电话、过敏药物、重要检查项目号（如 X 线、心电图、CT 号等）、身份证号、门诊病历编号、就诊日期和科别等。封面内容可稍简单，包括患者姓名、性别、年龄、工作单位或住址、药物过敏史等。

（2）门诊病历内容及记录格式

主要病史：简要记录主诉、现病史、与本次疾病有关的既往史、个人史和家族史等。

体格检查：简要记录一般情况、阳性体征及有鉴别意义的阴性体征。

辅助检查结果：如实验室检查、影像学检查、心电图检查、肺功能检查、内镜检查等。

初步诊断：如有多项时，主要疾病在前，次要疾病在后，不能确诊而待查病例应列出可能性较大的诊断。

处理意见：处方、进一步检查措施与建议、休息方式及期限、复诊时间与建议。

医师签名：×××

2.复诊 复诊时门诊病历内容及记录格式如下。

就诊日期、时间、科别。

主要病史：重点记录初诊后病情变化和治疗效果或反应，也要记录必要的病史概要或补充修正的病史、体征及各项检查结果等。

体格检查：着重记录原来阳性体征的变化和新的阳性发现。

辅助检查结果：补充的实验室或其他特殊检查。

诊断：初步诊断已经确立，如果无变更，可不再写诊断；初步诊断不完善或不符合，应作出"修正诊断"，可以多次修正和补充。

处理意见：处方、复诊时间与建议。

医师签名：×××

（三）门诊病历举例

1.初诊记录

2015-07-31

反复上腹部隐痛 3 年，加重 3 个月。

自 2012 年 7 月开始，常于饭前感上腹部隐痛，多因饮食不节诱致。伴反酸、嗳气、纳差，

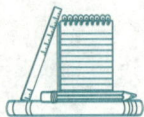

饭后可缓解。无发热、黄疸、呕血或黑便史。近 3 个月发作较频繁，疼痛无规律性，疼痛次数增多、加重，进食后不缓解。

既往健康，无肝病及胃病史。

体检：P 75 次 / 分，BP 120/80mmHg。巩膜无黄染，锁骨上淋巴结未触及，心、肺未见异常，腹部平坦、柔软，上腹正中轻度压痛，肝、脾未触及，墨菲征阳性，未触及包块。无移动性浊音，肠鸣音正常。

初步诊断：1. 腹痛待查

2. 慢性胃炎

胃、十二指肠溃疡

3. 慢性胆囊炎

处理：1. 大便隐血检查

2. 胃镜检查

3. 胆囊 B 超检查

4. 雷尼替丁 0.15g，每日 2 次 ×7 日

医师签名：×××

2. 急诊记录

2016-07-08，09:40

发热、咳嗽 1 天。

前晚受凉后，昨日凌晨开始畏寒、发热，伴头痛，咳少许白色黏痰。今晨症状加重，体温 39.4℃。曾服复方乙酰水杨酸片（APC），出汗较多，咳嗽加重，咳白色痰，无胸痛。今晨起感左胸疼痛，他人发现其神志淡漠，即送来我院。昨日起未解小便。平素健康。

体检：T 37.1℃，P 102 次 / 分，R 28 次 / 分，BP 70/50mmHg。神志清楚，表情淡漠，皮肤苍白，肢体湿冷，无发绀，无瘀点，颈软。心率 102 次 / 分，律齐，无杂音。左下胸叩诊浊音，呼吸音低，可闻及少许湿啰音。腹平坦，柔软，无压痛及反跳痛，肝、脾未触及。

WBC 21.2×10^9/L，N 96%，L 6%。

初步诊断：1. 细菌性肺炎

2. 感染性休克

处理：1. 留院观察

2. 流质饮食

3. 测 T、P、R、BP，每小时 1 次

4. 吸氧

5. 记录 24 小时尿量

6. 急查血气分析

7. 床边胸部 X 线片

8. 血细菌培养、菌落计数及药敏试验

9. 低分子右旋糖酐 500mL，静脉滴注

10. 5% 碳酸氢钠 250mL，静脉滴注

11. 5% 葡萄糖注射液 500mL+ 青霉素 G 480 万 U，静脉滴注

医师签名：×××

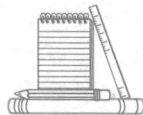

二、住院期间病历

住院期间病历包括住院病案首页、住院病历和入院记录、病程记录、手术同意书、麻醉同意书、输血治疗知情同意书、特殊检查（特殊治疗）同意书、病危（重）通知书、医嘱单、辅助检查报告单、体温单、医学影像检查资料和病理资料等。

（一）住院病历和入院记录

1. 住院病历　住院病历是最完整的病历格式。书写住院病历是每个医学生必须掌握的基本技能。住院病历一般由实习医生或住院医师书写，在患者入院后 24 小时内完成，经本医疗机构注册的医师审阅、修改并签名。

住院病历的格式与内容如下。

住院病历

姓名	工作单位
性别	现住址
年龄	电话号码
婚姻	病史叙述者
民族	可靠程度
职业	入院日期（年、月、日、时）
籍贯（出生地）	记录日期（年、月、日、时）

病　史

主诉

现病史

过去史（既往史）

系统回顾

个人史

婚姻史

月经及生育史

家族史

体格检查

体温（T）　℃　脉搏（P）　次／分　呼吸（R）　次／分　血压（BP）　　mmHg

一般状况

发育，营养（良好、中等、不良），意识状态（清晰、淡漠、模糊、昏睡、昏迷、谵妄），面容与表情（急性或慢性病容、表情痛苦、安静、烦躁、忧虑、恐惧），体位（自主、被动、强迫），步态，检查能否合作。

皮肤、黏膜：颜色（正常、潮红、苍白、发绀、黄染、色素沉着），温度，湿度，弹性，有无水肿、瘀点、紫癜、皮疹、皮下结节、包块、蜘蛛痣、肝掌、溃疡及瘢痕（部位、大小及形态），毛发的生长及分布。

淋巴结：全身或局部浅表淋巴结有无肿大（部位、数目、大小、硬度、活动度或粘连情

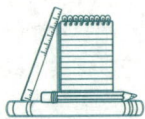

况），局部皮肤有无红肿、波动、压痛、瘘管、瘢痕等。

头部及其器官

头颅：大小，形状，有无包块、压痛、瘢痕，头发（量、色泽、分布）。

眼：眉毛（脱落、稀疏），睫毛（倒睫），眼睑（水肿、运动、下垂），眼球（凸出、凹陷、运动、震颤、斜视），结膜（充血、水肿、苍白、出血、滤泡），巩膜（黄染），角膜（云翳、白斑、软化、溃疡、瘢痕、反射、色素环），瞳孔（大小、形态、对称、对光反射及集合反射）。

耳：有无畸形、分泌物、乳突压痛，听力。

鼻：有无畸形、鼻翼扇动、分泌物、出血、阻塞，有无鼻中隔偏曲或穿孔，有无鼻窦压痛。

口：气味，有无张口呼吸，唇（畸形、颜色、疱疹、皲裂、溃疡、色素沉着），牙（龋牙、缺牙、斑釉牙、义牙、残根），牙龈（色泽、肿胀、溃疡、溢脓、出血、铅线），舌（形态、舌质、舌苔、溃疡、运动、震颤、偏斜），颊黏膜（发疹、出血点、溃疡、色素沉着），扁桃体（大小、充血、分泌物、假膜），咽（色泽、分泌物、反射、悬雍垂位置），喉（发音清晰、嘶哑、喘鸣、失音）。

颈部

对称性，有无强直，有无颈静脉怒张，肝颈静脉回流征，颈动脉异常搏动，气管位置，甲状腺（大小、硬度、压痛、结节、震颤、血管杂音）。

胸部

胸廓（对称、畸形，有无局部隆起或塌陷、压痛），呼吸（频率、节律、深度），乳房（大小，乳头，有无红肿、压痛和包块），胸壁有无静脉曲张、皮下气肿等。

肺

视诊：呼吸运动（两侧对比），呼吸类型，有无肋间隙增宽或变窄。

触诊：胸廓扩张度，语颤（两侧对比），有无胸膜摩擦感、皮下捻发感等。

叩诊：叩诊音（清音、浊音、实音、鼓音及其部位），肺上界、肺下界、肺下界移动度。

听诊：呼吸音（性质、强弱、异常呼吸音及其部位），有无干、湿啰音和胸膜摩擦音，语音传导（增强、减弱、消失）等。

心

视诊：心前区隆起，心尖搏动或心前区其他搏动的位置、范围、强度。

触诊：心尖搏动的性质及位置、强度，有无震颤（部位、期间）和摩擦感。

叩诊：心脏左、右浊音界。以左、右第 2、3、4、5 肋间距前正中线的距离（cm）表示，并注明左锁骨中线至前正中线的距离（cm）。

听诊：心率，心律，心音（强弱，有无分裂，P_2 与 A_2 强度的比较，额外心音，奔马律），杂音（部位，性质，时期，强度，传导方向及与运动、体位、呼吸的关系），心包摩擦音。

腹部

视诊：形状（对称、大小、膨隆、凹陷），呼吸运动，胃肠型及蠕动波，有无皮疹、色素沉着、腹纹、瘢痕、疝、上腹部搏动、腹壁静脉曲张及其血流方向，脐，腹部体毛，腹围（有腹水或腹部包块时测量）。

触诊：腹壁紧张度，有无压痛、反跳痛、包块（位置、大小、形态、质地、压痛、搏动、移动度）、液波震颤、振水音。

肝脏：大小（右叶可在右锁骨中线上从肋缘至肝下缘、左叶以剑突至肝左叶下缘距离表

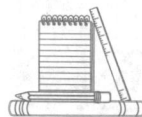

示），质地（软、韧、硬），表面及边缘，有无结节、压痛、搏动等。

胆囊：大小，形态，有无压痛，墨菲（Murphy）征。

脾脏：大小，质地，表面及边缘，移动度，有无压痛及摩擦感。

肾脏：大小，形状，硬度，移动度，有无压痛。

输尿管：压痛点有无压痛。

膀胱：有无膨胀。

叩诊：肝浊音界（扩大、缩小、消失），肝区叩击痛，胆囊叩击痛，胃泡鼓音区，移动性浊音，肋脊角叩痛，腹部有无高度鼓音等。

听诊：肠鸣音（正常、增强、减弱或消失），有无血管杂音和摩擦音等。

肛门、直肠

根据病情需要做相应检查。

有无肛裂、痔、肛瘘、脱肛。直肠指诊（有无狭窄、包块、触痛、指套染血。前列腺大小、硬度，有无结节及压痛等）。

外生殖器

根据病情需要做相应检查。

男性：阴毛，龟头，包皮，阴囊，睾丸，附睾，精索，有无发育畸形、鞘膜积液。

女性：必要时请妇科医生检查，包括外生殖器（阴毛、阴阜、大阴唇、小阴唇、阴蒂）和内生殖器（阴道、子宫、输卵管、卵巢）。

脊柱

活动度，有无畸形（侧凸、前凸、后凸）、压痛和叩击痛等。

四肢

有无畸形、杵状指（趾）、静脉曲张、骨折，关节（红肿、疼痛、压痛、积液、脱臼、活动受限、畸形、强直），有无水肿、肌肉萎缩、肢体瘫痪或肌张力增强等。

血管

桡动脉：脉搏频率、节律（规则、不规则、脉搏短绌），有无奇脉和交替脉，左、右桡动脉脉搏的比较（搏动强度、动脉壁弹性、紧张度）等。

周围血管征：有无毛细血管搏动征、射枪音、水冲脉和动脉异常搏动。

神经反射

生理反射（角膜反射、腹壁反射、提睾反射、肱二头肌反射、肱三头肌反射、膝反射、跟腱反射），病理反射，脑膜刺激征，拉塞格征。必要时做运动、感觉及神经系统其他检查。

专科情况

外科、妇产科、眼科、耳鼻喉科、口腔科等专科情况。

辅助检查

应记录与诊断有关的实验室及器械检查结果，包括患者入院后 24 小时内应完成的血、尿、大便三大常规检查及其他检查结果。如系在其他医院所做的检查或在本院入院前所做的检查，应注明检查地点及日期。

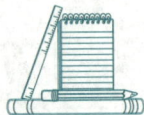

病历摘要

将病史、体格检查、实验室检查及器械检查中的阳性结果和有鉴别诊断意义的阴性结果摘要综合，作为提示诊断的根据，方便其他医师能快速了解基本病情，字数以不超过 300 字为宜。

初步诊断

医师签名：×××

诊断名称应确切，分清主次，按顺序排列，主要疾病在前，次要疾病在后，并发症列于有关主病之后，伴发病排列在最后。诊断应尽可能包括病因诊断、病理解剖诊断和功能诊断。对一时难以确定诊断的疾病，可在病名后加"？"。一时既查不清病因又难以判定在形态和功能方面改变的疾病，可暂以某症状待诊或待查作为诊断，并应在其后注明一两个可能性较大或待排除疾病的病名，如"发热待查，肠结核？"在临床诊疗过程中，诊断包含初步诊断和修正诊断。初步诊断是指住院医师根据患者入院时的情况，综合分析所做出的诊断。凡以症状待诊的诊断及初步诊断不完善或不符合的诊断，上级医师在诊疗过程中应做出"修正诊断"，注明修正日期，并由修正医师签名。随着诊疗活动的进展，医师对之前的诊断可以进行多次修正和补充，可表述为"第一次修正诊断""第二次修正诊断"等。

住院病历书写举例

住院病历

姓名：张某	工作单位：出租车公司
性别：男	现住址：抚州市抚纺职工宿舍
年龄：35 岁	电话号码：13970×××15
婚姻：已婚	病史叙述者：患者本人
民族：汉族	可靠程度：可靠
职业：司机	入院日期：2015 年 8 月 12 日　9：40
籍贯：抚州市	记录日期：2015 年 8 月 12 日　11：40

病　史

主诉： 发热、咳嗽伴右侧胸痛 3 天。

现病史： 患者 4 天前淋雨受凉后全身不适，出现咽痛。次日晨出现畏寒、寒战，约半小时后觉发热、头痛，自测体温 39℃，伴咳嗽和右上胸部疼痛，胸痛在咳嗽及深呼吸时加重。自服"去痛片"后出汗，体温稍降，但未降至正常。昨日再次出现寒战、高热（体温最高 39.5℃），咳嗽和胸痛加剧，并咳出少许铁锈色痰，经家人劝说来我院急诊。病后食欲下降，尿量稍减，色深黄，大便干结，睡眠差。

既往史： 平素健康，否认"肝炎""结核"等病史，无结核病接触史，无药物及食物过敏史，无外伤及手术史。预防接种按计划进行。

系统回顾

头颈： 无视力障碍、耳聋、耳鸣、眩晕、鼻出血、牙痛、牙龈出血及声音嘶哑史。

呼吸系统： 见现病史。无长期低热、盗汗、消瘦史。

循环系统： 无心悸、活动后气促、心前区痛、下肢水肿、腹水、头晕、头痛、晕厥、血压增高史。

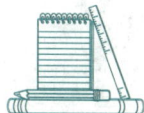

消化系统：无嗳气、反酸、吞咽困难、腹痛、腹泻、呕吐、黄疸、呕血和黑便史。

泌尿系统：无尿频、尿急、尿痛、腰痛、血尿、尿量异常、排尿困难、血压增高、颜面水肿史。

内分泌与代谢系统：无怕热、多汗、乏力、头痛、视力障碍、烦渴、多尿、水肿、显著肥胖或明显消瘦史。无毛发增多或脱落、色素沉着、性功能改变史。

血液系统：无皮肤苍白、头晕、眼花、耳鸣、记忆力减退、心悸、舌痛、皮肤黏膜出血、黄疸、淋巴结及肝脾大、骨骼疼痛史。

运动系统：无疼痛、关节红肿、关节畸形、肢体活动障碍及肌无力、肌肉萎缩史。

神经系统：无头痛、晕厥、记忆力减退、语言障碍、失眠、意识障碍、皮肤感觉异常、瘫痪、抽搐史。

精神状态：无幻觉、妄想、定向力障碍、情绪异常史。

个人史：出生并生活在抚州市。未到过疟疾、肺吸虫、血吸虫病等流行区。从事司机职业，除经常接触汽油、机油外，无特殊毒物接触史。平时饮食欠规律。抽烟 10 支／日，约 5 年。不酗酒。否认性病和冶游史。

婚育史：结婚 11 年，爱人现年 33 岁，身体健康；夫妻关系和睦；育有一女一子，年龄分别为 9 岁和 7 岁，均体建。

家族史：父母及 1 兄健在。家族无类似病史，无遗传性及家族性疾病病史。

体格检查

T 39℃　　P 104 次／分　　R 30 次／分　　BP 100/70mmHg

一般状况

发育正常，营养良好，体型正常，呈急性病容，神志清楚。

皮肤、黏膜：皮肤温度较高，干燥，未见黄疸、皮疹或出血点。

淋巴结：全身浅表淋巴结无肿大。

头颅：头形正常，头发色黑，有光泽，分布均匀，头部无瘢痕，双颊潮红。

眼：眼睑无水肿，睑结膜未见出血点，巩膜无黄染，角膜透明，瞳孔等大等圆，对光反射存在，集合反射存在。

耳：听力尚佳，无流脓及乳突压痛。

鼻：通畅，鼻中隔无偏曲。无流涕，鼻窦区无压痛。

口腔：唇红干裂，无发绀，两侧有成簇半透明小水疱。牙齿排列整齐，⌐7龋齿，牙龈无红肿溢脓。两侧扁桃体肿大，咽部稍发红，声音无嘶哑。

颈部：无抵抗，两侧对称，无颈静脉怒张，肝颈静脉回流征（＋），颈动脉无异常搏动。气管居中。甲状腺无肿大。

胸部：胸廓对称，无畸形，胸式呼吸为主，呼吸促，节律规整。

肺脏

视诊：右侧呼吸运动减弱。

触诊：右侧呼吸动度减弱，右上语音震颤增强，无胸膜摩擦感。

叩诊：右上肺呈浊音，肺下缘位于右侧锁骨中线上第 5 肋间，肩胛下角线上第 9 肋间，左侧肩胛线第 10 肋间，肺下界移动度为 3cm。

听诊：右上肺呼吸音减弱，可闻及支气管呼吸音及少许湿啰音。

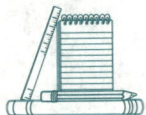

心脏

视诊：心前区无隆起，心尖搏动于左侧第 5 肋间锁骨中线内 0.5cm，搏动范围直径约 1.5cm。

触诊：心尖部无震颤、摩擦感及抬举性搏动，心尖搏动位置同上。

叩诊：心界不大。心脏相对浊音界如表 27-1 所示。

表 27-1　心脏相对浊音界

右侧（cm）	肋间	左侧（cm）
2.5	II	3
2.5	III	4
3	IV	7
	V	8.5

注：左锁骨中线与前正中线的距离为 9cm。

听诊：心率 104 次 / 分，心律整齐，无奔马律，二尖瓣区可闻及 2/6 级柔和收缩早期吹风样杂音，不向其他部位传导，其余各瓣膜听诊区无杂音，无心包摩擦音。

腹部

视诊：腹两侧对称，无膨胀，腹壁静脉无怒张，无皮疹、瘢痕、胃或肠蠕动波及肿物隆起。

触诊：腹两侧壁柔软，无压痛、反跳痛、振水音及液波震颤，膀胱不胀，肝、脾、肾未触及。

叩诊：无移动性浊音，轻度鼓音，肝浊音界存在。肝上界（相对浊音界）在右锁骨中线第 5 肋间，双侧肾区无叩击痛。

听诊：肠鸣音正常，无血管杂音。

肛门与直肠：无肛裂、脱肛、瘘管、痔疮，直肠指诊括约肌紧张度正常，未发现肿物，无狭窄和压痛。

外生殖器：阴毛分布正常，外阴发育正常。

脊柱：弯曲度正常，无畸形，活动度正常，无压痛或叩痛。

四肢：无畸形、杵状指（趾），无静脉曲张、肌肉萎缩及骨折，运动正常，无红肿、压痛和畸形，关节活动不受限。

桡动脉：搏动有力，节律整齐，无奇脉、脉搏短绌、水冲脉，血管壁弹性正常，脉率 104 次 / 分。

周围血管征：无毛细血管搏动及枪击音。

神经反射：腹壁反射、肱二头肌反射、膝反射及跟腱反射正常，巴宾斯基（Babinski）征（-），奥本海姆征（-），戈登征（-），查多克征（-），霍夫曼征（-），凯尼尔格征（-），布鲁津斯基征（-）。

辅助检查

血常规检查：红细胞 4.0×10^{12}/L，血红蛋白 113g/L，白细胞 8.2×10^9/L，中性分叶核粒细胞 96%，嗜酸性粒细胞 1%，淋巴细胞 6%，单核细胞 1%。

尿常规检查：深黄色，微浊，酸性，比重 1.025，蛋白质（-），葡萄糖（-）。沉渣镜检白细胞 3～5/HP。

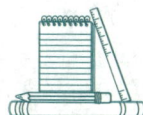

胸部：X 线检查示右上肺野大片致密阴影，密度均匀。

摘　要

患者张某，男，35 岁，司机。3 天前淋雨受凉后全身不适、咽痛。次日晨出现畏寒、寒战，约半小时后发热达 39℃，头痛、咳嗽伴右上胸疼痛，自服"去痛片"后出汗、体温稍降，但未降至正常。昨日再次出现寒战，发热达 39.5℃，咳嗽和胸痛加剧，并咳出少许铁锈色痰，于 8 月 12 日急诊入院。病后食欲下降、尿量稍减、尿深黄、大便秘结、睡眠差。既往体健，无肝炎及结核病接触史。个人史、婚育史、家族史无特殊。

体检：体温 39℃，脉搏 104 次/分，呼吸 30 次/分，血压 100/70mmHg。急性病容，神志清楚，呼吸促，颜面口唇无发绀。皮肤温度较高，干燥。胸廓对称，右侧呼吸运动减弱，语音震颤增强。右上肺叩诊呈浊音，呼吸音减弱，可闻及支气管呼吸音及少许湿啰音。心率 104 次/分，心律整齐，二尖瓣听诊区有 2/6 级柔和收缩早期吹风样杂音。腹平软，无包块、压痛及无反跳痛，叩诊无移动性浊音，肝、脾肋下未触及。

辅助检查：白细胞 8.2×10^9/L，中性分叶核粒细胞 92%；尿常规白细胞 3～5/HP；胸部 X 线检查示右肺上叶大片密度均匀致密阴影。

初步诊断：1. 右上肺大叶性肺炎

2. 单纯性疱疹

3. 左上第二磨牙龋齿

医师：王某

2. 入院记录　入院记录是指患者入院后，由住院医师通过问诊、体格检查、辅助检查获得有关资料，经过归纳分析后书写而成的记录。可分为入院记录、再次或多次入院记录、24 小时内入出院记录、24 小时内入院死亡记录。

入院记录由住院医师书写，其内容和要求原则上与住院病历相同，但应简明扼要、重点突出。其主诉、现病史与住院病历相同，其他病史（如既往史、个人史、月经生育史、家族史）和体格检查可以简明记录，免去病历摘要等。

再次或多次入院记录是指患者因同一种疾病再次或多次住入同一医疗机构时书写的记录。要求及内容基本同入院记录。主诉是记录患者本次入院的主要症状（或体征）及持续时间；现病史中要求首先对本次住院前历次有关住院诊疗经过进行小结，然后再书写本次入院的现病史。

24 小时内入出院记录适用于入院不足 24 小时出院的患者，内容包括患者姓名、性别、年龄、职业、入院时间、出院时间、主诉、入院情况、入院诊断、诊疗经过、出院情况、出院诊断、出院医嘱，医师签名等。24 小时内入院死亡记录适用于入院不足 24 小时死亡的患者，内容和 24 小时内入出院记录基本相同，只是将出院诊断项改为死亡原因、死亡诊断。

（二）病程记录

病程记录是指继入院记录之后，对患者病情和诊疗过程所进行的连续性记录，包括以下内容。

1. 首次病程记录　首次病程记录是指患者入院后由经治医师或值班医师书写的第一次病程记录，应当在患者入院 8 小时内完成。内容应包括病例特点、拟诊讨论（诊断依据及鉴别诊断）、诊疗计划等。

（1）病例特点　应当在对病史、体格检查和辅助检查进行全面分析、归纳和整理后写出本病例特征，包括阳性发现和具有鉴别诊断意义的阴性症状和体征等。

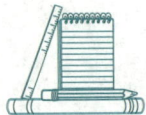

（2）拟诊讨论　根据病例特点，提出初步诊断和诊断依据；对诊断不明的写出鉴别诊断并进行分析，并对下一步诊治措施进行分析。

（3）诊疗计划　提出具体的检查及治疗措施安排。

2. 日常病程记录　日常病程记录是指对患者住院期间诊疗过程的经常性、连续性记录。对病危患者应当根据病情变化随时书写病程记录，每天至少1次，记录时间应当具体到分钟；对病重患者，至少2天记录一次病程记录；对病情稳定的患者，至少3天记录一次病程记录。由经治医师书写，也可以由实习医务人员或试用期医务人员书写，但应有经治医师签名。记录的内容包括：

（1）患者自觉症状、情绪、心理状态、饮食、睡眠、大小便等情况。

（2）病情变化，症状、体征的变化，有无新的症状和体征出现，分析发生变化的原因，有无并发症及其发生的可能原因。

（3）重要的辅助检查结果及临床意义。

（4）对原诊断的修改或新诊断的确定，记录其诊断依据。

（5）采取的诊疗措施及效果，诊治工作的进展情况。

（6）记录各种诊疗操作的详细过程。

（7）重要医嘱的更改及其理由。

（8）会诊意见及执行情况。

（9）向患者及其近亲属告知的重要事项及患方的意愿等，需要时可请患方签字。

3. 上级医师查房记录　上级医师查房记录是指上级医师查房时对患者病情、诊断、鉴别诊断、当前治疗措施疗效的分析及下一步诊疗意见等的记录。属于病程记录的重要内容，代表上级医师及本医院的医疗水平。三级查房（主任医师、主治医师、住院医师）记录是规定的必做项目，下级医师应在查房后及时完成，在病程记录中要明确标记，并另起一行。

书写过程中应注意：

（1）书写上级医师查房记录时，应在记录日期后，注明上级医师的姓名及职称。

（2）下级医师应如实记录上级医师的查房情况，尽量避免写"上级医师同意诊断、治疗"等无实质内容的记录。记录内容应包括对病史和体征的补充、诊断依据、鉴别诊断的分析和诊疗计划。

（3）主治医师首次查房记录至少应于患者入院48小时内完成；常规查房记录间隔时间视病情和诊治情况确定；对疑难、危重抢救病例必须及时有科主任或具有副主任医师以上专业技术任职资格医师查房的记录。

（4）上级医师的查房记录必须由查房医师审阅并签名。

4. 疑难病例讨论记录　疑难病例讨论记录是指由科主任或具有副主任医师以上专业技术任职资格的医师主持、召集有关医务人员对确诊困难或疗效不确切病例讨论的记录。内容包括讨论日期、主持人、参加人员姓名及专业技术职务、具体讨论意见及主持人小结意见等。

5. 抢救记录　抢救记录是指患者病情危重，采取抢救措施时需做的记录。因抢救急危患者，未能及时书写病历的，有关医务人员应当在抢救结束后6小时内据实补记，并加以注明。内容包括病情变化情况、抢救时间及措施、参加抢救的医务人员姓名及专业技术职称等。记录抢救时间应当具体到分钟。

6. 有创诊疗操作记录　有创诊疗操作记录是指在临床诊疗活动过程中进行的各种诊断、治疗性操作（如胸腔穿刺、腹腔穿刺等）的记录，应当在操作完成后即刻书写。内容包括操作名

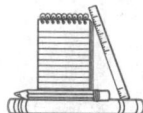

称、操作时间、操作步骤、结果及患者一般情况，记录操作过程是否顺利、有无不良反应、术后注意事项及是否向患者说明，操作医师签名。

7. 手术记录   手术记录是指手术者书写的反映手术一般情况、手术经过、术中发现及处理等情况的特殊记录，应当在术后 24 小时内完成。特殊情况下由第一助手书写时，应有手术者签名。手术记录应当另页书写，内容包括一般项目、手术日期、术前诊断、术中诊断、手术名称、手术者及助手姓名、麻醉方法、手术经过、术中出现的情况及处理等。

8. 会诊记录   会诊记录是指患者在住院期间需要其他科室或者其他医疗机构协助诊疗时，分别由申请医师和会诊医师书写的记录。会诊记录应另页书写，内容包括申请会诊记录和会诊意见记录。申请会诊记录应当简要载明患者病情及诊疗情况、申请会诊的理由和目的，申请会诊医师签名等。常规会诊意见记录应当由会诊医师在会诊申请发出后 48 小时内完成。急会诊时会诊医师应当在会诊申请发出后 10 分钟内到场，并在会诊结束后即刻完成会诊记录。会诊记录内容包括会诊意见、会诊医师所在的科别或者医疗机构名称、会诊时间及会诊医师签名等。申请会诊医师应在病程记录中记录会诊意见执行情况。

9. 转科记录   转科记录是指患者住院期间需要转科时，经转入科室医师会诊并同意接收后，由转出科室和转入科室医师分别书写的记录。转科记录包括转出记录和转入记录。转出记录由转出科室医师在患者转出科室前书写完成（紧急情况除外）；转入记录由转入科室医师于患者转入后 24 小时内完成。转科记录内容包括入院日期、转出或转入日期，转出、转入科室，患者姓名、性别、年龄、主诉、入院情况、入院诊断、诊疗经过、目前情况、目前诊断、转科目的及注意事项或转入诊疗计划、医师签名等。

10. 死亡记录   死亡记录是指经治医师对死亡患者住院期间诊疗和抢救经过的记录，应当在患者死亡后 24 小时内完成。内容包括入院日期、死亡时间、入院情况、入院诊断、诊疗经过（重点记录病情演变、抢救经过）、死亡原因、死亡诊断等。记录死亡时间应当具体到分钟。死亡记录另立专页，并在横行适中位置标明"死亡记录"。死亡记录由经治医师书写，科主任或具有副主任医师以上专业技术任职资格的医师审核并签字。

11. 死亡病例讨论记录   死亡病例讨论记录是指在患者死亡 1 周内，由科主任或具有副主任医师以上专业技术职务任职资格的医师主持，对死亡病例进行讨论、分析的记录。内容包括讨论日期、主持人及参加人员姓名、专业技术职务、具体讨论意见及主持人小结意见、记录者的签名等。

12. 出院记录   出院记录是指经治医师对患者此次住院期间诊疗情况的总结，应当在患者出院后 24 小时内完成。内容主要包括入院日期、出院日期、入院情况、入院诊断、诊疗经过、出院诊断、出院情况、出院医嘱、医师签名等。出院记录一式两份，另立专页并在横行适中位置标明"出院记录"，其中正页归档，附页交予患者或其近亲属，如系表格式专页，按表格项目填写。出院记录由经治医师书写，主治医师审核并签字。

（三）同意书

根据《中华人民共和国执业医师法》《医疗机构管理条例》《医疗事故处理条例》和《医疗美容服务管理办法》，凡在临床诊治过程中，需行手术治疗、特殊检查、特殊治疗、实验性临床医疗和医疗美容的患者，应对其履行告知义务，并详尽填写同意书。

经治医师必须亲自使用通俗语言向患者或其授权人、法定代理人告知患者的病情、医疗措施、目的、名称、可能出现的并发症及医疗风险等，并及时解答其咨询。由患者授权人或其法定代理人签字的，应提供授权人的授权委托书。同意书必须经患者或其授权人、法定代理人签

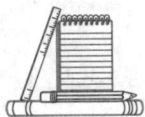

字，医师签全名。同意书一式两份，医患双方各执一份。

1. 手术同意书　手术同意书是指手术前，经治医师向患者告知拟施手术的相关情况，并由患者签署是否同意手术的医学文书。其主要内容包括术前诊断、手术名称、术中或术后可能出现的并发症、手术风险、患者签署意见并签名、经治医师和术者签名等。

2. 麻醉同意书　麻醉同意书是指麻醉前，麻醉医师向患者告知拟施麻醉的相关情况，并由患者签署是否同意麻醉意见的医学文书。其主要内容包括患者术前诊断、拟施手术方式、拟施麻醉方式，患者基础疾病可能对麻醉产生影响的特殊情况，麻醉中拟行的有创操作和监测，麻醉风险、可能发生的并发症及意外情况，患者签署意见并签名，麻醉医师签名并填写日期。

3. 输血治疗知情同意书　输血治疗知情同意书是指输血前，经治医师向患者告知输血的相关情况，并由患者签署是否同意输血的医学文书。其主要内容包括诊断、输血指征、拟输血成分、输血前有关检查结果、输血风险及可能产生的不良后果、患者签署意见并签名、医师签名并填写日期。

4. 特殊检查、特殊治疗同意书　特殊检查、特殊治疗同意书是指在实施特殊检查、特殊治疗前，经治医师向患者告知特殊检查、特殊治疗的相关情况，并由患者签署是否同意检查治疗的医学文书。其主要内容包括特殊检查或治疗的项目名称、目的、可能出现的并发症及风险、患者签名、医师签名等。

（四）住院病历中其他记录和文件

1. 病危（重）通知书　病危（重）通知书是指因患者病情危（重）时，由经治医师或值班医师向患者家属告知病情，并由患方签名的医学文书。其内容主要包括目前诊断及病情危重情况、患方签名、医师签名并填写日期。通知书一式两份，一份交患方保存，另一份归病历中保存。

2. 医嘱单　医嘱是指医师在医疗活动中下达的医学指令。医嘱单分为长期医嘱单和临时医嘱单。长期医嘱单内容主要包括起始日期和时间、长期医嘱内容、停止日期和时间、医师签名、执行时间、执行护士签名。临时医嘱单内容主要包括医嘱时间、临时医嘱内容、医师签名、执行时间、执行护士签名等。医嘱内容及起始、停止时间应当由医师书写。医嘱内容应当准确、清楚，每项医嘱应当只包含一项内容，并注明下达时间，应当具体到分钟。医嘱不得涂改，需要取消时，应当使用红色墨水标注"取消"字样并签名。

一般情况下，医师不得下达口头医嘱。因抢救急危患者需要下达口头医嘱时，护士应当复诵一遍。抢救结束后，医师应当即刻据实补记医嘱。

3. 辅助检查报告单　辅助检查报告单是指患者住院期间所做各项检验、检查结果的记录。其内容包括患者姓名性别、年龄、住院病历号（或病案号）、检查项目、检查结果、报告日期、报告人员签名或者印章等。

4. 体温单　体温单为表格式，以护士填写为主。其内容包括患者姓名、科室、床号、入院日期、住院病历号（或病案号）、日期、手术后天数、体温、脉搏、呼吸、血压、大便次数、出入液量、体重、住院周数等。

（五）住院病案首页

住院病案首页是医务人员使用文字、符号、代码、数字等方式，将患者住院期间相关信息精练汇总在特定表格中形成的病历数据摘要。住院病案首页是病案中信息最集中、最重要、最核心的部分，其内容包括患者基本信息、住院过程信息、诊疗信息、费用信息等。住院病案首页由经治医师于患者出院或死亡后 24 小时内完成，经病案编码员审核编码后上传至与医疗保险机构及医疗行政管理机构联网的信息平台。医疗保险机构通过住院病案首页信息，审核医疗行

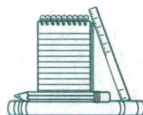

为的合理性与必须性，并作为统筹支付的重要依据。医疗行政管理机构通过住院病案首页信息反映出的疾病严重度、治疗的复杂性和可用资源的丰富性，评价医疗机构和专科的医疗服务水平。住院病案首页填写要求客观、真实、及时、规范、完整。

住院病案首页应当使用规范的疾病诊断和手术操作名称。疾病诊断、手术、各种治疗操作的名称书写和编码应符合《国际疾病分类》（ICD-10、ICD-9-CM-3）的规范要求。疾病诊断依据和手术相关记录应在病案中可追溯。推荐采用国际流行的"SOAP"模式，即从首次病程记录开始分别按主观资料（subjective information，S）、客观资料（objective data，O）、评估（assessment，A）、计划（plan，P）方式，记录患者本次住院诊疗过程中的主诉及所有相关问题，列出充分的诊断依据，做出完整的疗效评价和处理计划。这种记录方式条理清晰，避免遗漏，便于住院病案首页填写时资料的提取与审核。

三、电子病历

电子病历是指医务人员在医疗活动过程中，使用信息系统生成的文字、符号、图表、图形、数字、影像等数字化信息完成的，并能实现存储、管理、传输和重现的医疗记录，是病历的一种记录形式，包括门（急）诊病历和住院病历。根据《医疗机构病历管理规定（2013 年版）》，电子病历与纸质病历在法律上具有同等效力。电子病历系统是指医疗机构内部支持电子病历信息的采集、存储、访问和在线帮助，并围绕提高医疗质量、保障医疗安全、提升医疗效率而提供信息处理和智能化服务功能的计算机信息系统。

电子病历书写是指医务人员使用电子病历系统，对通过问诊、查体、辅助检查、诊断、治疗、护理等医疗活动获得的有关资料进行归纳、分析、整理形成医疗活动记录的行为。电子病历书写和管理应遵循如下规范。

（一）书写规范

电子病历的书写应遵循《病历书写基本规范》和《中医病历书写基本规范》。

1.电子病历使用的术语、编码、模板和数据应当符合相关行业标准和规范的要求，在保障信息安全的前提下，促进电子病历信息有效共享。

2.医疗机构使用电子病历系统进行病历书写，应当遵循客观、真实、准确、及时、完整、规范的原则。

（二）管理规范

电子病历管理应遵循《医疗机构病历管理规定（2013 年版）》和《电子病历应用管理规范（试行）》。

1.身份认证 电子病历系统应当为操作人员提供专有的身份标识和识别手段，并设置相应权限。操作人员对本人身份标识的使用负责。有条件的医疗机构电子病历系统可以使用电子签名进行身份认证。可靠的电子签名与手写签名或盖章具有同等法律效力。

2.权限管理 电子病历系统应当设置医务人员书写、审阅、修改的权限和时限。实习医务人员、试用期医务人员记录的病历，应当由具有本医疗机构执业资格的上级医务人员审阅、修改并予以确认。上级医务人员审阅、修改、确认电子病历内容时，电子病历系统应当进行身份识别、保存历次操作痕迹、标记准确的操作时间和操作人员信息。

3.归档管理 电子病历应当设置归档状态。医疗机构应当按照电子病历管理相关规定，在患者门（急）诊就诊结束或出院后，适时将电子病历转为归档状态。电子病历归档后原则上不得修改，特殊情况下确需修改的，经医疗机构医务部门批准后进行修改并保留修改痕迹。如存

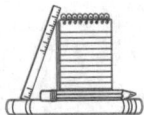

档需要，可以对知情同意书、植入材料条形码等非电子化的资料进行数字化采集后纳入电子病历系统管理，原件另行妥善保存。

4. 查阅管理 电子病历系统应当设置病历查阅权限，并保证医务人员查阅病历的需要，能够及时提供并完整呈现该患者的电子病历资料。

5. 封存管理 依法需要封存电子病历时，应当在医疗机构或者其委托代理人、患者或者其代理人双方共同在场的情况下，对电子病历共同进行确认，并进行复制后封存。封存的电子病历复制件可以是电子版；也可以对打印的纸质版进行复印，并加盖病案管理章后进行封存。电子病历尚未完成而需要封存时，可以对已完成的电子病历先行封存，当医务人员按照规定完成后，再对新完成部分进行封存。

6. 保存期限 门（急）诊电子病历由医疗机构保管的，保存时间自患者最后一次就诊之日起不少于15年；住院电子病历保存时间自患者最后一次出院之日起不少于30年。

电子病历系统仍在不断优化与进步中。《电子病历系统功能规范（试行）》和《电子病历应用管理规范（试行）》为电子病历系统的规范应用和进一步发展提供了关键指导。

复习思考

1. 住院期间病历包括哪些内容？
2. 病程记录包括哪些内容？

扫一扫，查阅
复习思考题答案

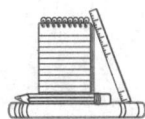

模块二十八　临床诊断步骤与思维方法

> 【学习目标】
>
> **知识目标**
>
> 1. 掌握疾病诊断的步骤、临床诊断的内容与格式。
> 2. 熟悉临床思维方法、思维程序和思维原则。
> 3. 了解临床思维要素、注意事项和常见误诊原因。
>
> **能力目标**
>
> 具备临床思维能力，能够对临床资料进行综合分析，做出初步诊断。
>
> **素质目标**
>
> 有强烈的服务意识和对患者的高度责任心，具备严谨细致的工作态度。

诊断（diagnosis）是医师将所获得的各种临床资料经过综合分析、评价、整理后，对患者所患疾病提出的符合临床思维逻辑的推理判断。诊断的过程既是一个逻辑思维推理判断的过程，也是认识疾病客观规律的过程。若这种逻辑推理判断符合疾病的客观规律，诊断就应该是正确的；反之，不符合疾病的客观规律，则诊断就是错误的。正确的临床诊断是确保正确和恰当治疗疾病的基础和前提。疾病诊断是临床医师最重要、最基本的实践活动。能否正确及时地诊断疾病，反映医师的水平、能力和素质。医学生不仅要学习丰富的医学知识，熟练临床技能，还要正确掌握诊断疾病的临床思维方法。

项目一　诊断疾病的步骤

诊断疾病的过程一般需要经过搜集资料，整理、分析、评价资料，提出初步诊断，确立及修正诊断四个基本步骤。

一、搜集资料

1. 病史　通过问诊获得的主观资料。详尽而完整的病史是临床资料的主体部分，对疾病诊断具有重要作用。但症状不等于疾病，应透过症状这个主观感觉异常的现象，结合医学知识和临床经验，从病理、生理、解剖的深度去认识和探索疾病的本质。病史采集要求全面系统、真

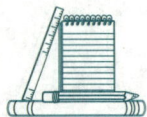

实可靠。

2. 体格检查　通过体格检查获得的体征是诊断疾病的重要依据。在病史采集基础上进行全面系统、重点深入、规范正确的体格检查，发现患者的阳性体征和阴性表现，不仅可以解决大部分临床诊断问题，还能补充核实病史资料。因此，体格检查应边查边问，边想边查，使临床资料更完整、真实和准确。

3. 实验室检查等辅助检查　在获得病史和体格检查资料的基础上，合理选择一些必要的、基本的实验室检查等辅助检查，无疑会使临床诊断更为及时、准确、可靠。但是，在选择检查时应考虑：检查的意义、检查的时机、检查的敏感性、检查的准确性和特异性、检查的安全性、成本与效果分析。检查结果判读要及时。

二、整理、分析、评价资料

将病史、体格检查、实验室检查等辅助检查中所获得的资料进行整理、分析和评价，是很重要但又常被忽视的一个环节。患者所述病史受多种因素影响，常是琐碎的、凌乱的、不确切的，主次不分，顺序颠倒，甚至有些虚假、隐瞒或遗漏等现象。因此，医师需要对各种临床资料进行整理、分析和评价，去粗取精，去伪存真，总结并准确而简明地表述出患者的主要临床问题，使病史更具有真实性、系统性、完整性。这样的病史才可为正确诊断提供可靠的依据。

实验室检查等辅助检查结果必须与病史资料和体格检查结果结合分析，不可仅靠检查结果来诊断疾病。在判读检查结果时，要考虑影响检查结果的因素、结果与其他临床资料是否相符、假阳性和假阴性等问题。

三、提出初步诊断

在对临床资料进行整理、分析和评价后，结合医师掌握的医学理论和临床经验再进一步分析综合，形成初步诊断。初步诊断受到病情发展不充分、病情变化复杂和医师认识水平局限等影响，因此初步诊断只是为试验性治疗指明方向，为确立诊断和修正诊断奠定基础。

四、确立和修正诊断

初步诊断是否正确，要在临床实践中进行验证。因此，提出初步诊断之后给予必要的治疗、客观细致地病情观察、某些检查项目的复查，以及选择一些必要的特殊检查等，都将为验证诊断、修正诊断和确立诊断提供可靠依据。对于新的发现、新的检查结果，需要医师不断反思，予以解释。对于经过多种检查一时不能确诊的疑难病例，进行试验性治疗也是一个公认可行的准则，但其必须是针对性强、疗效可靠、观察评价指标明确的疗法，不可随意使用。

总之，诊断疾病应按照一定步骤有序进行，通过搜集系统而可靠的临床资料并对其进行正确、科学地整理、评价、分析综合，可以正确认识疾病。通过反复地临床实践，才能提高诊断疾病的能力和水平。

项目二　临床思维

临床思维方法是医生认识疾病、判断疾病和治疗疾病等临床实践过程中所采用的一种逻辑推理方法。其在随访观察、治疗决策及预后判断等临床活动中是不可缺少的。因此，初学者

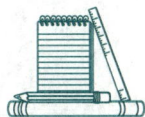

（医学生）在临床学习之初就应认识到其重要性，并能够从开始接触临床的实践活动中就注重临床思维方法的基本训练，养成良好的思维习惯。

一、临床思维要素

1. 临床实践   即通过各种临床实践活动，如问诊、体格检查、选择辅助检查和诊疗等工作，细致周密地观察病情变化，从而发现问题，分析问题，解决问题，并不断提出更深层次的问题。临床实践不仅能让医师在诊断疾病中发现问题，更能提升其发现问题的能力（临床经验）。

2. 科学思维   是对具体的临床问题综合比较、判断推理的过程，并在此基础上建立疾病的诊断。即使暂时诊断不清，也可对各种临床问题的属性、范围做出相对正确的判断。这一过程是任何仪器设备都不能代替的思维活动。临床医师通过实践获得的资料越翔实，知识越广博，经验越丰富，思维过程就越快捷，越切中要害，越接近实际，也就越能做出正确的诊断。

二、临床思维方法

临床思维方法就是医学上的逻辑思维方法，是对各种资料（疾病现象）的分析，从而推理判断得到疾病诊断（疾病本质）的过程；是在纷繁复杂的事物中发现问题，并合理地解决问题的过程；是将疾病的一般规律运用于判断特定的个体所患疾病的思维过程。具体的思维方法如下：

1. 推理   是医生获取临床或诊断信息到形成结论的中间思维过程。推理有前提和结论两个部分。推理不仅是一种思维形式，也是一种认识各种疾病的方法和表达诊断依据的手段。推理可帮助医生认识诊断依据之间的关系，正确认识疾病，提高思维能力。

（1）演绎推理   是最常用的临床思维方法，是从带有共性或普遍性的原理出发，来推论对个别事物的认识并导出新结论。结论是否正确，取决于临床资料的真实性。演绎推理所推导出的临床初步诊断通常是不全面的，有其局限性。对照诊断标准也是演绎推理形成临床诊断的方法之一。

（2）归纳推理   是从个别和特殊的临床资料推导出一般性或普遍性结论的推理方法。医生所搜集的临床资料中的每个诊断依据都是个别的，而根据这些诊断依据所提出的初步临床诊断，就是由个别上升到一般、由特殊性上升到普遍性的过程和结果。

（3）类比推理   是医生认识疾病的重要方法之一。类比推理是根据两个或两个以上疾病在临床表现上有某些相同或相似之处，也有不同之处，经过比较、鉴别而推导出初步诊断的推理方法。临床上的鉴别诊断常常运用此方法。

2. 横向列举   当医生获得临床资料中有价值的诊断信息后，根据这些诊断信息分析产生一些较可能的初步印象，逐一列举，再根据其他临床特征包括实验室检验结果，逐渐查找其诊断依据或选择实验检查等辅助检查，逐步将思维导向正确的方向；或逐步缩小诊断范围，最后得到最可能的诊断。该思维方法是更具有普遍意义的思维方式，但其所做出诊断的完满程度常受接诊医生的背景知识、临床诊断经验和对疾病的认识程度的影响。

3. 模式识别   临床医生经长期临床实践及反复验证常可形成某些"典型描述"、特定的"症状组合"，当见到有这些"典型描述"或"症状组合"，即可迅速建立初步诊断。例如"无痛进行性梗阻性黄疸，伴胆囊肿大"提示胰头癌。这样的诊断过程如信息科学中的"模式识别"，虽然这种思维方式多数是在潜意识中进行的，但却是有经验的医师常采用的诊断方法。

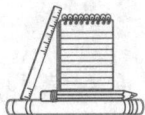

总之，广博的医学知识、灵活而敏捷的思维、符合逻辑的分析是正确诊断疾病必备的条件。

三、诊断思维程序

对具体病例，临床医生的诊断思维活动过程既是活跃的，又有一定的程序。通常经过以下几步临床思维程序。

1. 从解剖的观点，有何结构异常？

2. 从生理的观点，有何功能改变？

3. 从病理生理的观点，提出病理变化和发病机制的可能性。

4. 考虑几个可能的致病原因。

5. 考虑病情的轻重，勿放过严重情况。

6. 提出 1 ~ 2 个特殊的假说。

7. 检验该假说的真伪，权衡支持与不支持的症状、体征。

8. 寻找特殊的症状、体征组合，进行鉴别诊断。

9. 缩小诊断范围，考虑诊断的最大可能性。

10. 提出进一步检查及处理措施。

这一临床思维过程看似繁琐机械，但对初学者来说，却简捷有序，经过多次反复，则熟能生巧、得心应手、运用自如。

四、诊断思维中的注意事项

1. 现象与本质　患者的临床表现是现象，而疾病的病理改变才是本质。在诊断思维过程中，要求现象能反映本质，注意现象要与本质统一。

2. 主要与次要　患者的临床表现复杂，在分析这些复杂临床资料时，应注意分清只有能反映疾病的本质才是主要表现，能为临床诊断提供依据。次要表现虽不能作为疾病的主要诊断依据，却可为临床诊断提供旁证。

3. 局部与整体　局部病变可引起全身改变，而某些全身性疾病又可以表现为局部病变。因此，要牢固树立整体观念，不仅要观察局部变化，也要注意全身情况，才能避免漏诊、误诊。

4. 典型与不典型　大多数疾病的临床表现是易识别的，所谓的典型与不典型是相对而言的。造成临床表现不典型的原因有：①年老体弱。②疾病晚期。③治疗干扰。④多种疾病的干扰影响。⑤婴幼儿。⑥器官移位者。⑦医生的认识水平。

5. 共性与个性　要注意临床上的"同病异症"和"异病同症"现象。

五、临床思维的基本原则

在疾病诊断过程中，必须掌握以下几项临床思维的基本原则。

1. 实事求是原则　医生在临床诊断时应尽力掌握第一手资料，实事求是地对待客观临床资料。不能仅根据自己的知识范围和有限的经验任意取舍，或牵强附会地将临床现象纳入自己理解的框架之中。避免主观性或片面性的诊断。

2. "一元论"原则　即单一病理学原则，指尽量用一种疾病去解释多种临床表现的原则。当患者的临床表现不能用一种疾病解释时，应实事求是，考虑其他疾病存在的可能性，不必勉强以"一元论"解释。

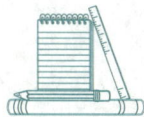

3.优先考虑常见病、多发病原则 疾病的发病率可受多种因素的影响；疾病谱随不同年龄、不同地区而变化。当几种诊断可能同时存在的情况下，要优先考虑常见病、多发病，其次考虑罕见病。这种选择原则符合概率分布的基本原理，可以减少误诊的机会。

4.优先考虑器质性疾病的原则 当器质性与功能性疾病鉴别困难时，应优先考虑器质性疾病，后考虑功能性疾病，以免延误器质性疾病的治疗，错失时机，给患者带来不可弥补的损失。

5.优先考虑可治性疾病的原则 优先考虑疾病是可治的，以便及时地予以恰当治疗，最大限度地减少诊断过程中的周折，减轻患者的负担和痛苦。但这并不意味着可以忽略不可治或预后不良疾病的诊断。

6.简化思维程序原则 抓住关键和特征，把多种多样的诊断倾向归纳到一个最小的范围中去选择最大可能的诊断。这种简化程序的诊断思维方式，有利于抓住主要矛盾，予以及时处理。这对急危重症病例的诊断尤其重要。只有按此原则，才能迅速形成初步诊断，患者才能得到及时、恰当的诊疗。

六、常见误诊、漏诊的原因

误诊、漏诊主要的原因是临床思维的错误。临床诊断的确立要经过多次反复的实践才能达到，再实践的结果可能会发现原先的诊断有误差，需要纠正；有漏诊，需要补充。临床上常见误诊、漏诊的原因如下。

1.病史资料不完整、不确切，未能反映疾病的进程、动态以及个体的特征，因而难以作为诊断的依据。亦可由于资料失实，分析取舍不当，可致误诊、漏诊。

2.观察不细致或检验结果误差。临床观察和检查中遗漏关键征象，不加分析地依赖检验结果或对检验结果解释错误，都可能得出错误的结论。这也是误诊的重要因素。

3.先入为主，主观臆断，妨碍了客观而全面地搜集和分析资料。某些个案的经验或错误的印象占据了思维的主导地位，致使判断偏离了疾病的本质。

4.医学知识不足，缺乏临床经验。对一些病因复杂、临床罕见疾病的知识缺乏、经验不足，又未能及时有效地学习各种知识，是构成误诊的另一常见原因。

5.症状和体征不明显、不典型。在一些疾病早期，由于患者个体差异、多种疾病和治疗的干扰等多种因素影响，导致疾病表现不明显、不典型；同时医生的认识水平有限，特别是初学者，在诊断疾病时极易出现误诊。

6.伪病为有意识地虚构病情或夸饰病情的行为。其病情可能真假掺杂且主诉又多为主观症状，很难查证，故此时临床资料的不真实易导致疾病的诊断失误。

7.其他原因，如诊断条件不具备及复杂的社会原因等，均可能是导致诊断失误的因素。

项目三　诊断的内容与书写要求

一、诊断的内容与格式

综合的临床诊断是医生制定有效治疗方案的依据，故必须既全面概括又重点突出。其内容

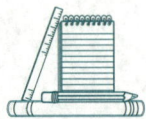

应包括病因诊断、病理解剖诊断、病理生理诊断、疾病的分型与分期、并发症诊断、伴发疾病诊断。

1.病因诊断　根据临床的典型表现，明确提出致病原因和本质。如风湿性心瓣膜病、结核性脑膜炎、血友病等。病因诊断对疾病的发展、转归、治疗和预防都有指导意义，因而是最重要的，也是最理想的临床诊断内容。

2.病理解剖诊断　对病变部位、性质、细微结构变化的判断。如二尖瓣狭窄、肝硬化、肾小球肾炎、骨髓异常增生综合征等。其中有的需要组织学检查，有的可由临床表现联系病理学知识而提出。

3.病理生理诊断　是疾病引起的机体功能变化，如心功能不全、肝肾功能障碍等。它不仅是机体和脏器功能判断所必需的，而且也可由此做出预后判断和劳动力鉴定。

4.疾病的分型与分期　不少疾病有不同的分型与分期，其治疗及预后意义各不相同，诊断中亦应予以明确。如大叶性肺炎可有逍遥型、休克型；传染性肝炎可分甲、乙、丙、丁、戊、己、庚等多种类型；肝硬化有代偿期与失代偿期之分。对疾病进行分型、分期可以充分发挥其对治疗选择的指导作用。

5.并发症诊断　并发症是指原发疾病的发展，或在原发病的基础上产生和导致机体脏器的进一步损害。虽然与主要疾病性质不同，但在发病机制上有密切关系。如慢性肺部疾病并发肺性脑病、风湿性心瓣膜病并发亚急性感染性心内膜炎等。

6.伴发疾病诊断　伴发疾病是指同时存在的、与主要诊断的疾病不相关的疾病。其对机体和主要疾病可能发生影响，如龋齿、蛔虫病等。

有些疾病一时难以明确诊断，临床上常以其突出症状或体征的原因待诊作为临时诊断，如发热原因待诊、腹泻原因待诊、黄疸原因待诊、血尿原因待诊等。对此，应尽可能根据收集的资料综合分析，提出一些诊断的可能性，并按可能性大小排列，反映诊断的倾向性。如发热原因待诊：伤寒；恶性组织细胞增多症待排除。黄疸原因待诊：药物性胆汁淤积性黄疸；毛细胆管性肝炎待排除。这样提出的诊断倾向性有利于合理安排进一步检查和治疗，并尽可能在规定时间内明确诊断。如果没有提出诊断的倾向性，仅仅一个症状的待诊等于未做诊断。

对于列出的临床综合诊断应按重要性排列，传统上安排在病历记录末页的右下角。诊断之后要有医生签名，以示负责。

临床综合诊断内容和格式举例如下：

例1

诊断：1.风湿性心瓣膜病（病因诊断）

　　　　二尖瓣狭窄伴关闭不全（病理解剖诊断）

　　　　左心功能不全，心功能Ⅲ级（病理生理诊断）

　　　2.亚急性感染性心内膜炎（并发症诊断）

　　　3.蛔虫病（伴发疾病诊断）

例2

诊断：1.冠状动脉粥样硬化性心脏病（病因诊断）

　　　　急性前壁心肌梗死（病理解剖诊断）

　　　　室性期前收缩，心功能Ⅱ级（病理生理诊断）

　　　2.2型糖尿病（伴发疾病诊断）

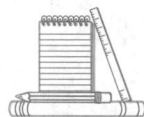

二、诊断的书写要求

1. 疾病诊断名称的书写要符合国际疾病分类的基本原则。明确诊断的要写出规范的诊断名称，以世界卫生组织编写的《国际疾病分类》（ICD-10、ICD-9-CM-3）中的疾病名称为标准。已确定的临床病理分型要写具体；未明确诊断的应写待查并在待查下写出临床上首先考虑的可能诊断。

2. 如初步诊断为多项时，应当主次分明。病历中的疾病诊断书写顺序应按传统习惯先后或重要性排列。一般是主要的、急性的、原发的、本科的疾病写在前面，次要的、慢性的、继发的、他科的疾病写在后面。

3. 主要疾病的临床诊断内容要全面有序。主要疾病的临床诊断尽量包括病因诊断、病理解剖诊断、病理生理诊断、疾病的分型与分期四个方面内容，并按病因诊断、病理解剖诊断、病理生理诊断的顺序排列。疾病的分型与分期则可放在前面或后面，一般疾病的分型放前面，疾病的分期放后面。

4. 选择好第一诊断。世界卫生组织和我国国家卫生健康委员会规定，当就诊者存在一种以上的疾病损伤时，需选择对就诊者健康危害大、花费医疗资源最多、住院时间最长的疾病作为病案首页的主要诊断；将导致死亡的疾病作为第一诊断。诊断之后要有医生签名。

5. 不要遗漏那些不常见的疾病或其他疾病的诊断。

复习思考

1. 试述诊断的步骤。

2. 试述诊断的基本原则。

3. 试述诊断的内容。

扫一扫，查阅
复习思考题答案

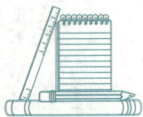

附　篇

附 I　临床常用诊疗技术

【学习目标】

1. 掌握常用诊疗技术的操作方法。

2. 熟悉常用诊疗技术的适应证、禁忌证。

3. 了解常用诊疗技术的注意事项。

4. 具备常用诊疗技术操作技能，能在上级医师指导下进行常用诊疗技术的规范操作，并正确书写有创操作记录。

5. 培养沟通技巧，能与患者及家属进行有效沟通，正确进行告知和填写操作知情同意书。

项目一　胸腔穿刺术

胸腔穿刺术（thoracentesis）是指用于检查胸膜腔积液的性质，抽气、抽液减轻压迫症状，或通过穿刺向胸膜腔内给药的一种诊疗技术。

【适应证】

1. 诊断性穿刺　抽取胸腔积液送检，以明确诊断。

2. 治疗性穿刺

（1）排除胸腔内的积液和积气，以减少压迫症状。

（2）胸腔内注入药物（抗生素、抗结核药、抗癌药），以达到治疗目的。

【禁忌证】

1. 体质衰弱，病情危重，难以耐受，或有精神疾病及不能合作者。

2. 对麻醉药过敏。

3. 凝血功能障碍者。

4. 穿刺部位或周围有感染或疑有胸腔包虫病患者。

【操作前准备】

1. 患者准备

（1）向患者及家属说明穿刺的目的及注意事项，让其消除恐惧心理、签署知情同意书。

（2）教会患者体位配合。嘱其平稳呼吸，穿刺过程中避免咳嗽，术前尽量排痰。

2. 环境准备　清洁、温暖、舒适、安全。

3. 用物准备　靠背椅一张，常规治疗盘、无菌胸穿包、无菌试管、500mL 量杯、消毒液（碘酊）、局麻药物（2% 利多卡因注射液）、5mL 及 50mL 注射器、无菌手套、无菌棉签、口罩、帽子、消毒物品、胶布或敷贴、废液容器。如需胸腔内注射药物，应准备好所需药物及注射器。

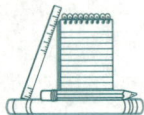

【操作过程】

1. 患者体位

（1）胸腔积液 患者取面向椅背坐位，双臂置于椅背上，前额伏于前臂上（图 I –1A）。卧位患者，可取半卧位，患侧前臂上举抱于枕部（图 I –1B）。

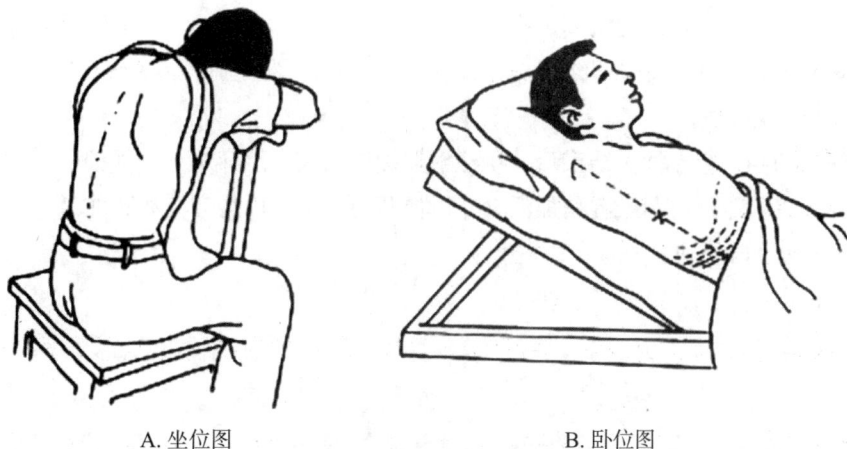

A. 坐位图　　　　　　　　　B. 卧位图

图 I –1　胸腔穿刺患者体位示意图

（2）气胸 患者取仰卧位或靠坐于床或椅上，患侧稍向前斜，手臂抱头。

（3）危重或极度衰竭者 根据具体情况，取患者能耐受的体位。

2. 穿刺点定位

（1）胸腔积液 取患侧胸部叩诊实音最明显处设为穿刺点，常选择肩胛线或腋后线第 7～8 肋间隙，有条件者应结合 B 超定位穿刺点。

（2）气胸 抽气部位选择体检和 X 线检查确定的气量最多处，通常在患侧第 4～5 肋间隙腋前线或腋中线，或第 2 肋间锁骨中线处。

3. 消毒铺巾 术者戴好口罩、帽子、无菌手套。常规消毒局部皮肤。

4. 局部麻醉 穿刺部位用 5mL 注射器抽取 2～3mL 2% 利多卡因，在穿刺点处沿下一肋的上缘从外向内逐层进针麻醉。注射前须先回抽，如回抽见气体或胸水，即可认为已进入胸膜腔，应停止注射并退出针头；如回抽见血液，应抽出 3～5mL，放置后观察是否凝固，如凝固则是误穿入血管，不凝固则是血性胸水或胸腔积血。拔针后用无菌纱布局部按压几秒钟，待麻醉药物充分吸收。

5. 胸腔穿刺 将接有胶管的穿刺针用止血钳夹闭，紧贴下一肋的上缘进针，刺入皮肤时可左右旋转穿刺针以方便进入。穿破皮肤后，缓慢进针，当前方阻力突然消失时，停止进针。由助手在橡皮管尾端接上 50mL 注射器，松开止血钳，进行抽液或抽吸气体，留取标本送检，术后准确计量。如液体或气体无法抽出，可继续调整穿刺位置。

6. 穿刺后处置 操作完毕后，拔出穿刺针，再次消毒进针部位，覆盖无菌敷料。清点、清洗穿刺用物，放到指定位置。

【注意事项】

1. 穿刺完毕，患者需卧床休息 2～3 小时。注意监测患者脉搏、呼吸、血压变化，有无胸闷、胸痛，有无皮下气肿、气胸、血胸等，并做好记录。

2. 操作前，仔细检查穿刺部位，注意皮肤清洁，并嘱患者穿刺过程中勿深呼吸或咳嗽。

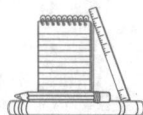

3. 协助患者采取正确卧位，以利于穿刺；严格无菌操作，防止胸腔内感染。

4. 避免在第 9 肋间隙以下穿刺，以免穿透膈肌，损伤腹腔脏器；保持穿刺点无菌，防止空气进入胸腔；注意观察有无渗血或液体漏出。

5. 抽液或抽气时不应过快、过多，避免发生复张性肺水肿。第一次抽液量应小于 600mL，以后每次抽液量应小于 1000mL；诊断用抽液量为 50 ～ 100mL。

6. 操作过程中，若患者出现胸闷、头晕、面色苍白、出汗、心悸、昏厥等反应或连续性咳嗽、气短、咳泡沫样痰时，需立即终止操作，皮下注射 0.1% 肾上腺素 0.3 ～ 0.5mL，并根据临床表现做相应的对症处理。

7. 如需注入药物，应在抽液结束后，用注射器抽取药液，接穿刺针，回抽少量胸水稀释后缓慢注入胸腔。注入药物后嘱患者稍加活动，以便药物在胸腔内均匀分布；注意有无药物不良反应，如有不适应及时处理。

项目二　腹腔穿刺术

腹腔穿刺术（abdominocentesis）是指对有腹腔积液的患者，为了诊断和治疗疾病进行腹腔穿刺，抽取积液进行检验的诊疗技术。

【适应证】

1. 抽取腹水协助病因诊断，或明确腹水性质。

2. 缓解大量腹水（如肝硬化或肿瘤）所致的呼吸困难等症状，降低腹腔压力。

3. 行人工气腹，作为诊断和治疗手段。

4. 行腹腔内给药或腹腔冲洗。

5. 腹部创伤或急腹症，疑有腹腔内出血或空腔脏器破裂或穿孔时。

6. 怀疑腹腔内脓肿或弥漫性腹膜炎时。

【禁忌证】

1. 严重腹内胀气伴肠鸣音消失者。

2. 妊娠中晚期。

3. 有肝性脑病先兆或躁动而不能合作者。

4. 肝包虫病、卵巢囊肿者。

5. 腹腔内广泛粘连者。

6. 凝血功能障碍者。

【操作前准备】

1. 患者准备　向患者及家属做好解释工作，说明穿刺目的及注意事项，以消除其恐惧紧张心理，签署知情同意书。嘱其在放液或治疗时有不适感及时告知。为患者测量腹围，检查患者的穿刺部位，清洁局部皮肤。

2. 环境准备　诊室环境应清洁、温暖、舒适，并注意安全遮挡患者。

3. 用物准备　治疗盘、无菌腹腔穿刺包（内有腹腔穿刺针、5mL 和 50mL 注射器、8 号针头、9 号针头、血管钳、洞巾、纱布）、口罩、帽子、无菌手套、标本采集试管、多头腹带、米尺、量杯、局麻药物（2% 利多卡因）、腹水收集容器、消毒液、棉签、胶布或敷贴。如需做腹水浓缩回输，应备无菌溶液瓶；腹腔镜检查者应准备气腹机。

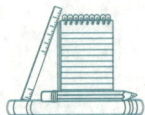

【操作过程】

1. 穿刺前患者应排空尿液，可取平卧位、半卧位、侧卧位。

2. 穿刺点以叩诊浊音最明显区域或根据 B 超探查结果来选择。一般取左下腹脐与髂前上棘连线的中外 1/3 交界处为穿刺点（图 I –2），也可取脐与耻骨联合中点上 1cm，偏左或偏右 1 ～ 1.5cm 处，或侧卧位取脐水平线与左腋前线或腋中线交界处为穿刺点。无论在何处穿刺均应避开腹壁下静脉或任何显露的皮下浅静脉，以免造成血肿。

图 I –2　腹腔穿刺点示意图

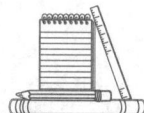

3. 穿刺部位常规消毒后，术者戴好口罩、帽子、无菌手套，铺无菌洞巾，自皮肤至腹膜壁层逐层进行局部麻醉。拔针后用无菌纱布局部按压几秒钟，待麻醉药物充分吸收。

4. 术者左手固定穿刺部位皮肤，右手持接有胶管的穿刺针（用止血钳夹闭橡皮管）垂直腹壁刺入皮肤、皮下组织和腹壁各层，（大量腹水时，应行"之"字穿入），有落空感时表明已穿过腹膜壁层，即可回抽或放腹水。用空针负压抽吸，可变换方向和深度。诊断性腹腔穿刺，可用注射器抽吸腹腔积液 10 ～ 50mL，对抽出液体行初步肉眼判断后送检常规、培养、涂片或脱落细胞学检查。

5. 操作完毕，拔出穿刺针，局部消毒，覆盖无菌纱布，稍按压后用胶布固定。

6. 清理床单；清点、清洗穿刺用品，并放到指定位置；记录抽取腹腔积液的量、颜色、性质后，将采集的标本立即送检。

7. 术后嘱患者平卧休息，再次测量腹围、脉搏、血压，检查腹部体征，观察有无病情变化。

【注意事项】

1. 操作前认真做好查对工作，严格执行无菌操作。

2. 诊断性穿刺时，术后以消毒液局部消毒针眼即可。诊断性穿刺针头不宜过细，否则易得到假阴性结果。若腹水系血性，在吸取标本后应停止放液。

3. 肠鸣音消失患者禁忌腹腔穿刺，以免肠蠕动消失引起医源性肠穿孔。

4. 放液过程中需严密观察患者病情，如出现头晕、恶心、心悸、脉速、血压下降、面色苍白等症状，应立即停止放液，并做相应处理。

5. 放液速度不宜过快，首次治疗性放液不宜超过 1000mL，以后一般每次放液不宜超过 6000mL，肝硬化患者一次放液不宜超过 3000mL。大量放腹水时，必须边放腹水，边将多头带自上而下逐层束紧，以防腹压骤降。

6. 嘱患者放液后平卧休息 12 ～ 24 小时，密切观察体温、呼吸、脉搏、血压、神志、尿量及腹围变化情况。

7. 观察局部有无渗血、渗液；保持局部敷料干燥，防止漏液；避免剧烈咳嗽，防止腹压增高。

8. 肝功能差者，要注意肝性脑病的先兆症状，如有不适应及时处理。

9. 如施行腹水回输术，应严格执行无菌操作。腹水为血性者，应于采集标本后，立即停止放腹水。穿刺后患者出现腹痛加重或腹膜炎体征时，应想到可能是由于灭菌不彻底或肠穿孔所致，必要时需做剖腹探查以排除肠穿孔。

10. 注入药物治疗时，应嘱患者适当变换体位。

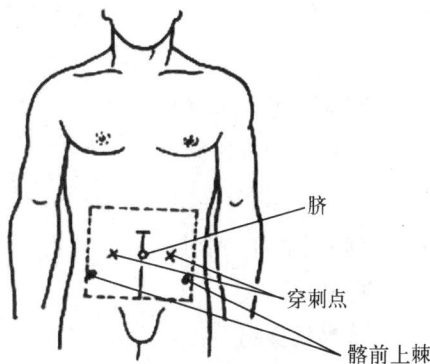

项目三　心包穿刺术

心包穿刺术（pericardiocentesis）是通过穿刺针或穿刺后在心包内置入留置导管，抽取心包积液，主要用于对心包积液性质的判断与协助病因的诊断。有心包压塞时，通过穿刺抽液可以减轻患者的临床症状。对于某些心包积液，如化脓性心包炎，经过穿刺排脓、冲洗和注射药物还可达到一定的治疗作用。

【适应证】

1. 诊断性穿刺

（1）了解心包积液的性质，明确病因。

（2）结合血流动力学检查可确定部分静脉压增高的原因。

2. 治疗性穿刺

（1）放液以解除心脏压塞症状。

（2）心包腔内注射药物或灌洗治疗。

【禁忌证】

1. 有出血倾向或正在接受抗凝治疗者。

2. 心包穿刺部位感染或合并全身性感染者。

3. 慢性缩窄性心包炎。

4. 身体虚弱或不能配合穿刺操作者。

【操作前准备】

1. 患者准备

（1）核对患者身份，向患者及家属说明穿刺目的、意义，做好解释安慰工作，签署知情同意书。

（2）嘱患者穿刺时切勿咳嗽，必要时可使用镇静剂。

（3）检查穿刺部位皮肤有无损伤及感染，清洁局部皮肤。

2. 环境准备　清洁、温暖、舒适、安全。

3. 用物准备　心包穿刺包（穿刺针、5mL 及 50mL 注射器、7 号针头、血管钳、洞巾、纱布、弯盘等）、口罩、帽子、手套、局麻药物（2%利多卡因）、标本容器、消毒液（碘酊）、棉签、纱布、敷料、胶布或敷贴。如行持续心包积液引流则需准备：尖刀、扩皮器、穿刺针、导丝、外鞘管、猪尾型心包引流管、三通、肝素帽等。特殊设备：无菌导线、心电监护仪、除颤器等。

【操作过程】

1. 患者取半卧位或仰卧位。

2. 有条件的可于术前行心脏超声定位。临床常取以下两个位置为穿刺点：①左侧第 5 肋间隙锁骨中线心浊音界内 2cm 处为穿刺点，穿刺针沿第 6 肋上缘稍向上、向背部刺入心包腔。②左侧第 7 肋软骨与胸骨剑突交界处为穿刺点，穿刺针与胸壁呈 30° 角向上、向后并稍向左进入心包腔后下部。此外，亦可选心尖冲动处穿刺，但该处发生气胸的危险性较大。

3. 术者戴口罩、帽子、无菌手套，局部消毒，铺无菌洞巾。

4. 用 2%利多卡因逐层麻醉至能抽出心包积液，估计穿刺深度。

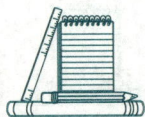

5. 用止血钳夹住穿刺针尾部橡皮管，从穿刺点沿上述角度缓慢进针，直至感到针头阻力消失，停止进针。

6. 取 50mL 注射器连接于橡皮管上，松开止血钳，缓慢抽吸心包内液体或行药物注入。

7. 完成操作后，血管钳夹闭橡皮管后拔出针头，无菌敷料覆盖穿刺点，按压数分钟后胶布固定。

8. 清点、清洗穿刺用品，放到指定位置；将采集标本立即送检。

【注意事项】

1. 术前必须进行心脏超声检查，以帮助确定心包积液的量及穿刺部位。

2. 术前嘱患者在施术时切勿咳嗽或深呼吸。术后观察患者有无胸闷、胸痛、气促等症状。患者半卧位休息，前 2 小时每 30 分钟测量血压、脉搏 1 次，后每 2～4 小时测量 1 次，至术后 24 小时。

3. 操作时应严格执行无菌操作，进针前及抽吸过程中每次换注射器前均应夹闭橡皮管，避免气体进入心包腔。穿刺中注意观察患者的呼吸、面色及动脉搏动情况，如有异常，应立即处理。

4. 第一次抽液量应小于 100mL，以后每次均应小于 500mL。如抽吸出血性积液，应立即停止抽吸。

5. 术中患者可能出现迷走神经反射，引起心率减慢、血压下降等，故术前应准备阿托品等急救药物。

项目四　腰椎穿刺术

腰椎穿刺术（lumbar puncture）是指用于某些疾病的诊断而抽吸少量脑脊液进行实验室检查的一项诊疗技术。

【适应证】

1. 中枢神经系统炎症或出血性疾病的诊断。

2. 测定颅内压，了解蛛网膜下腔有无阻塞。

3. 做其他辅助检查，如气脑造影、椎管造影、脑室脑池放射性核素扫描等。

4. 颅内出血、炎症或颅脑手术后，引流有刺激性的脑脊液，可减轻临床症状。

5. 进行腰椎麻醉或鞘内注射药物治疗。

【禁忌证】

1. 有明显视盘水肿或有脑疝先兆者。

2. 休克、衰竭或濒危状态的患者。

3. 穿刺部位或附近有感染，或脊柱有严重病变者。

4. 颅后窝有占位性病变者。

5. 有严重凝血功能障碍或有出血倾向者。

【操作前准备】

1. 患者准备　告知患者及家属穿刺的目的和必要性，鼓励其积极配合，签署知情同意书。教会患者配合的体位，并嘱患者操作时不要移动体位，同时检查穿刺部位的皮肤有无损伤，清洁局部皮肤。

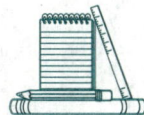

2. 环境准备　清洁、温暖、舒适、安全。

3. 用物准备　治疗盘、橡皮巾、治疗巾、无菌棉签、消毒液（碘伏）、腰椎穿刺包（腰椎穿刺针、测压管、5mL 注射器、7 号针头、洞巾、纱布、棉球、试管 2 个、无菌血管钳或镊子、弯盘）、胶布或敷贴、局麻药物（2% 利多卡因）、按需要准备的培养管 1～2 个、无菌手套、口罩、帽子。

【操作过程】

1. 患者侧卧于硬板床上，去枕头，背部齐床沿，铺好橡皮巾、治疗巾，头向胸前弯曲，双手抱膝，贴紧腹部，使躯干呈弓形，使椎间隙增宽，有利于穿刺（图Ⅰ-3）。

2. 穿刺时协助患者固定姿势，避免移动，以防针头折断。儿童尤应注意。

3. 穿刺部位一般取第 3～4 腰椎间隙，即两侧髂后上棘连线中点处。有时也可取向上或向下一腰椎间隙。

4. 穿刺部位严格消毒。术者戴无菌手套，铺洞巾，用 2% 利多卡因做局部浸润麻醉。

图Ⅰ-3　腰椎穿刺体位示意图

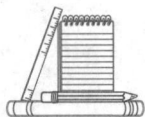

5. 术者持腰椎穿刺针（套上针芯），沿腰椎间隙垂直进针，推进 4～6cm（儿童 2～4 cm）深度时，如感到阻力突然消失，表明针头已进入脊膜腔。拔出针芯，脑脊液自动流出，此时让患者全身放松，平静呼吸，双下肢和头部略伸展，接上测压管，可见液面缓缓上升，到一定平面后可见液平面随呼吸而波动，此时读数为脑脊液压力。正常侧卧位脑脊液压力为 70～180mmH_2O（0.098kPa=10mmH_2O）或 40～50 滴 / 分。如压力明显增高，针芯则不能完全拔出，可使脑脊液缓慢滴出，以防脑疝形成。

6. 穿刺过程中注意观察患者意识、瞳孔、脉搏、呼吸的改变；若病情突变，应立即停止操作，并进行抢救。

7. 需要了解蛛网膜下腔有无阻塞时，可做动力试验（亦称压颈试验）。即于测定初压后压迫患者一侧颈静脉 10 秒，进行观察判断：①若脑脊液压力于压颈后立即上升至原来水平的 2 倍，解除压迫后，在 20 秒内迅速下降至原来水平，表明蛛网膜下腔无阻塞。②若脑脊液压力于压颈后不上升，表明蛛网膜下腔完全阻塞。③若脑脊液压力于压颈后缓慢上升，解除压迫后又缓慢下降或不下降，表明蛛网膜下腔有不完全阻塞。

8. 如需做细菌培养，应用无菌试管接取 3～5mL 脑脊液送检。如需做鞘内注射药物，可将药液缓慢注入。

9. 术毕套入针芯，拔出腰椎穿刺针，针孔以碘伏消毒，覆盖无菌纱布，以胶布固定。术后去枕平卧 4～6 小时，颅压高者平卧时间延长，并严密观察。

10. 清理床单，清点、清洗穿刺用物，放到指定位置。记录脑脊液量、颜色、性质，将采集标本立即送检。

【注意事项】

1. 颅内压增高者，不宜做腰椎穿刺，以避免脑脊液动力学突然改变，使颅腔与脊髓腔之间的压力不平衡，导致脑疝。

2. 注意严格执行无菌操作；穿刺部位有化脓感染时，禁止穿刺，以免引起蛛网膜下腔感染。

3. 穿刺针进入椎间隙后，如有阻力不可强行再进，需将针尖退至皮下，再调整进针方向。穿刺用力应适当，避免用力过猛，否则易损伤组织，并难体会阻力消失之感。

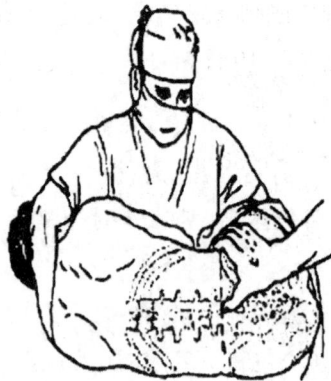

4. 鞘内注射药物，需放出等量脑脊液；药物要以生理盐水稀释，并应缓慢注射。

5. 定时观察呼吸、脉搏、瞳孔及血压等的变化；穿刺过程中如出现脑疝症状（如瞳孔不等大、意识不清、呼吸异常），应立即停止放液，并向椎管内注入空气或生理盐水（10～12mL），同时静脉注射 20% 甘露醇 250mL。

6. 观察患者情况及有无头痛、恶心、腰痛等反应。防止低压性头痛，主要由穿刺针过粗、过早起床或脑脊液自穿刺孔外漏引起。患者站立时头痛加重，平卧后缓解，1～3 日可消失，长者可达 7～10 日。如出现颅内低压综合征，患者表现为坐起后头痛加重，伴有恶心呕吐，应嘱患者继续平卧，饮用淡盐水或生理盐水 500～1000mL，或加垂体后叶注射液，以促进脑脊液的分泌，待症状缓解后停用。

7. 躁动不安和不能合作者，可在镇静剂或基础麻醉下进行，需有专人辅助。

8. 对有颅内压增高或脑出血者，禁做压颈试验，以免颅内压进一步升高，导致脑疝或使出血加重。

9. 对颅内压增高明显的患者应少量缓慢放脑脊液，并密切观察有无脑疝症状，一旦瞳孔散大、意识不清、呼吸不规则，应立即抢救。

10. 穿刺过程中及穿刺后，嘱患者保持安静，避免剧烈咳嗽。

项目五　骨髓穿刺术

骨髓穿刺术（bone marrow puncture）是临床抽取骨髓进行骨髓细胞学、细胞遗传学、造血干细胞培养、病原微生物检查的一种诊疗技术。

【适应证】

1. 各种类型白血病及贫血病因的诊断。

2. 部分恶性肿瘤和某些遗传代谢紊乱性疾病的诊断。

3. 了解骨髓造血情况，为应用抗癌药物及免疫抑制剂提供参考。

4. 通过骨髓穿刺进行骨髓腔输液、输血、注射药物或进行骨髓移植。

5. 不明原因发热的诊断，如骨髓培养、骨髓涂片找寄生虫等。

【禁忌证】

1. 穿刺部位感染者。

2. 血友病等有出血倾向的患者。

【操作前准备】

1. 患者准备　向患者及家属告知穿刺的目的及意义，给予心理安慰，取得患者合作，签署知情同意书。检查局部皮肤情况，如有无损伤、感染，清洁局部皮肤。

2. 环境准备　清洁、温暖、舒适、安全。

3. 用物准备　骨髓穿刺包（骨髓穿刺针、5mL 和 20mL 注射器、7 号针头、洞巾、纱布、血管钳等）、无菌手套、局麻药物（2% 利多卡因）、无菌治疗盘、消毒用品（消毒液、无菌棉棒）、口罩、帽子、胶布或敷贴、载玻片 10 张、盖玻片 2 张、细菌培养皿（如需行骨髓细菌培养）等。

【操作过程】

1. 穿刺部位可选择髂前上棘（图 I-4A）、髂后上棘（图 I-4B）、胸骨柄（图 I-4C）、腰椎棘突（图 I-4D）。根据穿刺部位选择不同体位。一般取髂前上棘作为穿刺点，以下操作均以此为例。

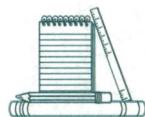

A. 髂前上棘

B. 髂后上棘

C. 胸骨柄

D. 腰椎棘突

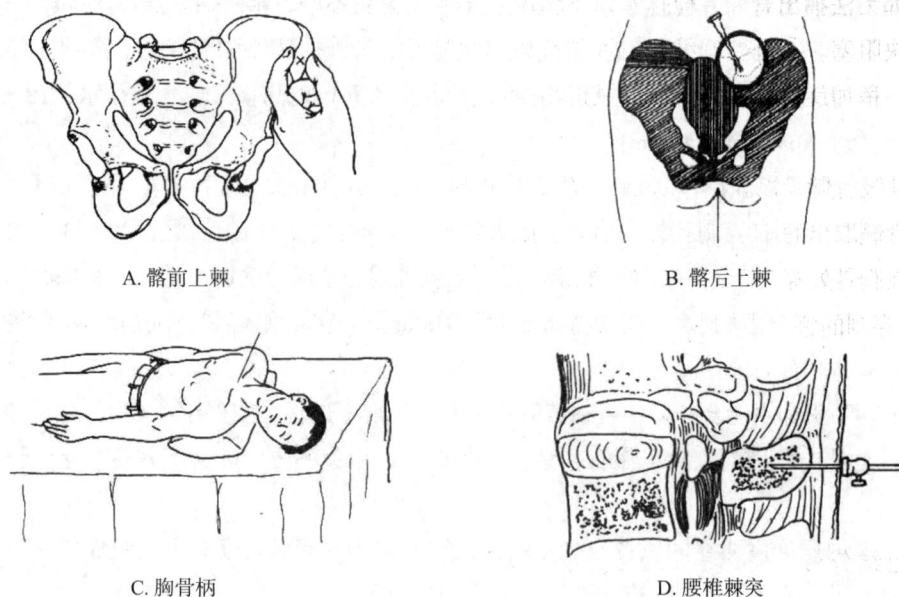

图 I-4   骨髓穿刺部位示意图

2. 髂前上棘穿刺取仰卧位；胸骨柄穿刺取仰卧位；髂后上棘穿刺取侧卧位；腰椎棘突穿刺坐位或侧卧位。

3. 备皮。术者戴好口罩、帽子、手套。局部消毒、铺巾，检查穿刺包内器械。注意无菌操作原则。

4. 取髂前上棘后 1～2cm 骨面宽平处作为穿刺点，2% 利多卡因局部麻醉至骨膜。

5. 将骨髓穿刺针固定器固定在适当的长度（根据患者体型及穿刺部位而定），用左手拇指和食指固定穿刺部位，以右手持针向骨面垂直刺入，当针尖接触骨质后将穿刺针左右旋转，缓缓钻刺骨质，当感到阻力消失且轻轻晃动穿刺针尾部，发现穿刺针已固定时，表示已进入骨髓腔。一般髂骨穿刺进针约 1.5cm，胸骨穿刺进针约 1.0cm。

6. 拔出针芯，接上干燥的 5mL 或 20mL 注射器，用适当力量抽吸；若针头确在骨髓腔内，抽吸时患者常有酸痛感，随即有少量红色骨髓液进入注射器中。抽吸 0.2mL 左右行骨髓涂片。

7. 如需行骨髓细菌培养，则需在留取骨髓涂片后再抽吸 1～2mL。

8. 将抽取的骨髓液滴于载玻片上，急速完成涂片 5 张左右。

9. 抽吸完毕，左手取无菌纱布置于针孔处，右手将穿刺针拔出，随即将纱布盖于针孔上，并按压 1～2 分钟，再用胶布将纱布加压固定。

10. 清理床单，清点、清洗穿刺用物，放到指定位置；将采集标本立即送检。

【注意事项】

1. 术前应做出、凝血时间检查，有出血倾向患者操作时应特别注意；术后协助患者平卧，需卧床休息 2～4 小时；术后 24 小时观察穿刺点有无血肿、出血、感染现象；告知患者 24 小时内禁沐浴。

2. 穿刺前应检查针管（或称针套）与针芯长短、大小是否配套，针管尖端与针芯端方向是否一致，针尖是否锐利，固定器能否固定，穿刺针与注射器头部是否密合。

3. 严格执行无菌操作，以免发生骨髓炎。

4. 注射器与穿刺针必须干燥，以免发生溶血。

5. 穿刺针头进入骨质后避免大幅摆动过大，以免针身折断。

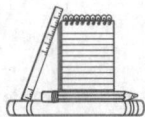

6. 如无法抽出骨髓，应排除以下情况：①穿刺位置不佳，未到达骨髓腔。②针管被皮下组织或骨块阻塞。③骨髓纤维化、骨髓有核细胞过度增生等疾病使骨髓难以抽出。此时应重新插上针芯，稍加旋转或再进入少许或退出少许，拔出针芯，如见针芯带有血迹，再行抽吸即可取得骨髓。

7. 抽吸骨髓量以 0.1 ～ 0.2mL 为宜，因抽吸过多，骨髓将被血液稀释。

8. 骨髓取出后应立即涂片，否则会很快凝固，使涂片失败。

9. 在胸骨处穿刺，患者易产生恐惧心理，且偶有损伤心脏及主动脉的危险，应慎用。

10. 穿刺的整个过程要密切观察患者病情，随时安慰患者，做好解释工作，关心体贴患者。

项目六　淋巴结穿刺术

淋巴结分布于全身各处，其变化与许多疾病的发生、发展、诊断及治疗密切相关。感染、造血系统肿瘤、转移癌等多种原因均可使淋巴结肿大。淋巴结穿刺术（lymph node puncture）是穿刺淋巴结取得抽出液，制备涂片进行细胞学或细菌学检查，以协助临床诊断的技术。

【适应证】

1. 任何不明原因的浅表淋巴结肿大。

2. 多枚淋巴结融合成团，切除有困难者。

3. 不能耐受淋巴结切除活组织检查（简称活检）者。

4. 其他疾病伴浅表淋巴结肿大，需行淋巴结病理检查以明确诊断者。

【禁忌证】

1. 穿刺部位有明显炎症改变者。

2. 肿大的淋巴结靠近大动脉或神经者。

【操作前准备】

1. 患者准备　查对患者；做好解释工作，说明淋巴结穿刺的目的及注意事项，以取得患者配合；签署知情同意书。

2. 环境准备　清洁、温暖、舒适、安全。

3. 用物准备　10mL 或 20mL 干燥注射器、7 号及 8 号针头、消毒液（碘伏）、棉签、无菌敷料、胶布、无菌手套、载玻片、盖玻片。

【操作过程】

1. 患者取平卧位或坐位。

2. 常规消毒穿刺部位皮肤。

3. 用左手拇指和食指固定淋巴结，右手持 10mL 干燥注射器沿淋巴结长轴刺入淋巴结内。

4. 回抽空注射器至刻度 5mL 左右，以保持适当的负压。

5. 在病变组织内移动针尖，向不同方向穿刺数针，以尽量多吸取组织，持续吸引 30 秒左右。

6. 吸到组织后，一定要放松针芯，使负压解除，然后拔针。

7. 拔出穿刺针后用纱布垫压迫穿刺部位，包扎固定。

8. 从注射器上取下针头，将注射器内抽满空气，再接上针头，推动针芯将针头内的标本排出，在载玻片上制成涂片后送脱落细胞学检查。

9. 清理床单，清点、清洗穿刺用物，放到指定位置。

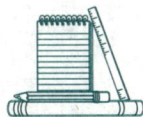

【注意事项】

1. 掌握好穿刺针的穿刺方向和深度，刺入淋巴结后见其可随针尖移动，证实已刺中淋巴结，即可抽吸。

2. 体表多枚淋巴结肿大时，请选用较大的淋巴结作为穿刺对象，以提高阳性确诊率；也可对两枚淋巴结同时穿刺。

3. 穿刺锁骨上和腋窝深部淋巴结时，一定不能穿刺过深，以免引起气胸或损伤腋血管。

4. 最好在饭前穿刺，以免抽出物中脂质含量过多，影响染色。

5. 若未能获得抽出物，可将针头再由原穿刺点刺入，并可在不同方向连续穿刺，在不发生出血的情况下抽吸数次，直到取得抽出物为止。

6. 注意选择易于固定的部位，淋巴结不宜过小，且应远离大血管。

7. 在涂片之前要观察抽出物的外观。一般炎症抽出液色微黄；结核性病变抽出液可见干酪样物；结核性脓液呈黄绿色或污灰色黏稠液体。

8. 穿刺后注意观察穿刺点有无出血、红、肿、热、痛，局部轻轻按压 5 ~ 10 分钟，防止渗出。保持敷料干燥，24 小时内禁止沐浴。

9. 观察穿刺部位有无肿胀、淋巴液渗漏，如有异常，立即通知医生，及时处理。

10. 若标本过多或黏稠，可用针尖铺开或用玻片摊开；标本过少时可将针帽翻转，把针帽内残留的标本叩在玻片上。涂片需要晾干后再浸入无水酒精中固定，并立即送检。

项目七 导尿术

导尿术（urethral catheterization）是在严格无菌操作下，将导尿管经尿道插入膀胱内，引流出尿液的方法。

【适应证】

1. 尿潴留患者导尿减压。

2. 需要从膀胱导出不受污染的尿标本进行尿液分析或微生物培养的患者。

3. 需要准确记录尿量、严密观察每小时尿量和肾功能的危重患者。

4. 手术前准备盆腔器官手术患者或需行全身麻醉的手术患者。

5. 需要测量膀胱的容量、压力，检查残余尿量，鉴别尿闭及尿潴留；或注入造影剂，探测尿道有无狭窄等。

6. 昏迷、尿失禁或会阴部损伤，需保留导尿管的患者。

7. 需要膀胱内药物灌注或膀胱冲洗的患者。

【禁忌证】

1. 急性泌尿系统疾病患者。

2. 月经期妇女。

【操作前准备】

1. 患者准备 核对患者，评估患者的病情，注意有无禁忌证等。告知患者及家属导尿的目的及注意事项，嘱患者自行初步清洗外阴。

2. 环境准备 清洁、温暖、舒适、安全。

3. 用物准备 一次性无菌导尿包（治疗巾 1 块、消毒外阴所用手套 1 副、治疗盘 1 个、治

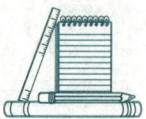

疗碗 1 个、小药杯 1 个、持物钳 3 把、液体石蜡棉球 1 包、纱布 2 块、内含 20mL 生理盐水的 20mL 注射器 1 支、0.5% 碘伏棉球 2 包或 0.1% 苯扎溴铵无菌棉球 1 包、洞巾 1 块）、导尿管 1 根、导尿用手套 1 副、引流袋 1 个。另外，酌情准备弯盘、中单、橡胶单、留标本所需的试管及试管架、胶布、别针、便盆等。

【操作过程】

1. 清洁外阴　用肥皂液清洗患者外阴，男性患者要翻开包皮进行清洗。

2. 消毒铺巾　患者取仰卧位，操作者站在患者右侧，协助患者脱去对侧裤腿，并盖在近侧下肢，上半身及对侧下肢用浴巾或盖被遮盖。嘱患者双下肢屈膝外展，臀下垫橡胶单及中单（或一次性垫巾）。

3. 导尿操作

（1）核对并检查导尿包，打开导尿包首层，取出消毒用品。

（2）戴好无菌手套，将消毒棉球放于治疗盘内，消毒外阴。

①男性患者：操作者右手持镊子夹取消毒棉球，依次消毒患者的阴阜、大腿内侧上 1/3、阴茎（自根部向尿道口消毒）、阴囊。

②女性患者：操作者右手持镊子夹取消毒棉球，依次消毒患者的阴阜、大腿内侧、大阴唇、小阴唇和尿道口。

（3）脱下手套，快速手消毒。将治疗巾包裹的导尿用品置于患者大腿之间，按照无菌技术方法打开治疗巾。

（4）再次戴无菌手套，取出洞巾，按无菌技术方法将洞巾铺于患者会阴处，使洞巾和治疗巾形成连续的无菌区域。女性患者要露出大、小阴唇；男性患者要露出阴茎。

（5）按照操作顺序，排列好用品。用注射器将生理盐水注入导尿管气囊内，检查其有无渗漏。检查完毕，抽尽气囊内生理盐水，置于治疗盘内，检查引流袋。

（6）取出润滑液棉球，润滑导尿管前端，根据需要将导尿管与引流袋的引流管连接。

（7）取消毒棉球，消毒尿道口 2 次。

①男性患者：操作者左手取无菌纱布，裹住患者的阴茎，并将包皮后推，暴露尿道口。自尿道口向外、向上环形消毒尿道口、龟头和冠状沟 2 次。消毒后左手继续固定阴茎，并暴露尿道口。

②女性患者：操作者左手取无菌纱布，分开并固定患者的小阴唇，右手持无菌镊子夹取无菌棉球，先消毒尿道口，再消毒两侧小阴唇。消毒后左手继续固定小阴唇，并暴露尿道口。

（8）插入导尿管。

①男性患者：操作者左手继续用纱布裹住患者阴茎，并将阴茎提起，右手将导尿管和治疗盘移至近会阴处。嘱患者张口缓慢深呼吸，操作者用另一无菌镊子夹持导尿管前端，对准尿道口，轻轻将导尿管插入尿道内 20 ~ 22cm，见尿液流出后再插入尿道 1 ~ 2cm。将尿液收集于引流袋内。需做细菌培养者，留取中段尿 5mL 于无菌试管中，放置合适处准备送检。若为留置导尿管，则见尿后再插入 7 ~ 10cm，并向导尿管气囊内注入与气囊等体积的无菌生理盐水，轻拉导尿管感到有阻力，提示导尿管固定于膀胱内。

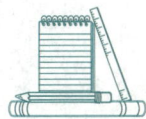

②女性患者：操作者左手继续用纱布分开并固定小阴唇，露出尿道口，右手将导尿管和治疗盘移至近会阴处。嘱患者张口缓慢深呼吸，操作者用另一无菌镊子夹持导尿管前端，对准尿道口，轻轻将导尿管插入尿道内 4 ~ 6cm，见尿液流出后再插入 1 ~ 2cm。将尿液收集于引流袋内。需做细菌培养者，留取中段尿 5mL 于无菌试管中，放置合适处准备送检。若为留置导尿管，则见尿后再插入 7 ~ 10cm，并向导尿管气囊内注入与气囊等体积的无菌生理盐水，轻拉导尿管感到有阻

力，提示导尿管固定于膀胱内。

4. 导尿后处理

（1）拔出导尿管：若为一次性导尿，将导尿管夹闭后再缓慢拔出，避免导尿管内尿液流出，污染衣物和床单位。

（2）固定导尿管：若需要留置导尿，将固定于膀胱内的导尿管和引流袋的引流管用别针固定于床单上，将引流袋挂于床侧。

【注意事项】

1. 严格无菌操作，避免医源性感染；注意遮挡和保护患者隐私。

2. 插入导尿管时动作要轻柔，防止损伤尿道黏膜。若插入时有阻挡感可调整方向缓慢插入。

3. 导尿管的粗细要适宜。

4. 控制导尿的速度，当尿液流出不畅时，可轻压膀胱区，尽量使膀胱排空，然后用血管钳夹闭导尿管再缓慢拔出。对膀胱过度充盈者，排尿宜缓慢，第 1 次放尿不能超过 500mL。

5. 做好导尿管的管理，如留置导尿时，应选择带有气囊的导尿管，每周更换引流袋 1 ～ 2 次，根据导尿管的材质每 1 ～ 4 周更换 1 次导尿管。再次插管前应在拔除数小时让尿道松弛后，再重新插入。留置导尿超过 48 小时，应定期检查尿液，若尿液白细胞数量增多，应根据情况以无菌生理盐水或生理盐水混合药液每天冲洗膀胱 1 次。

项目八　肝脏穿刺抽脓术

肝脏穿刺抽脓术（liver abscess puncture）是指对肝脓肿进行穿刺以协助疾病诊断和治疗的操作技术。

【适应证】

1. 疑似肝脓肿，超声显示肝内低回声或混合回声病灶，需明确诊断者。

2. 较大单发性肝脏脓肿，采用超声导向粗针穿刺抽吸或置管引流。

【禁忌证】

1. 有出血倾向者。

2. 大量腹水或合并急腹症者。

3. 重度黄疸，中量以上腹水者。

4. 疑为肝包虫病、肝血管瘤、淤血性肝脏肿大者。

5. 昏迷、重度贫血或有其他疾病不能配合者。

【操作前准备】

1. 患者准备　向患者及家属详细说明肝脏穿刺抽脓的目的、意义、安全性和可能引起的并发症，简要说明操作过程，消除患者思想顾虑，取得配合，并签署有创治疗知情同意书。

2. 环境准备　清洁、温暖、舒适、安全。

3. 用物准备　抽脓针、10mL 及 50mL 注射器、治疗盘、局麻药物（2% 利多卡因）、无菌手套、消毒液（碘伏）、生理盐水、棉签、胶带、腹带、小沙袋、标本瓶等。

【操作过程】

1. 术前准备同肝脏穿刺活体组织穿刺术。如疑为阿米巴性肝脓肿时，应先用抗阿米巴药治疗 2 ～ 4 天，待肝充血和肿胀稍减轻时再行穿刺；若疑为细菌性肝脓肿，则应在有效抗生素控

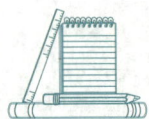

制的基础上进行穿刺。

2. 如有明显压痛点，可在压痛点明显处穿刺。如压痛点不明显或病变位置较深，则应在B超定位脓腔后再行穿刺。

3. 常规消毒局部皮肤，铺无菌洞巾。局部浸润麻醉要深达肝包膜。

4. 先将连接肝穿刺针的橡皮管夹住，然后将穿刺针刺入皮肤，嘱患者在呼气末屏气，迅速将针头刺入肝内并徐徐前进，如抵抗感突然消失提示穿刺针已进入脓腔。

5. 将 50mL 注射器接于穿刺针尾的橡皮管上，松开橡皮管钳夹，进行抽吸。如抽不出脓液，可在注射器保持一定负压的情况下再前进或后退少许；如仍无脓液，则表示未达脓腔，此时应将针头退至皮下稍改变方向（不得在肝内改变方向），重新穿刺抽脓。抽脓过程中，可让针随呼吸摆动，不需要用血管钳固定穿刺针头，以免损伤肝组织。当注射器抽满脓液时，应先钳夹橡皮管，再拔下注射器，排出脓液后再将空注射器与橡皮管连接，然后松开钳夹的橡皮管进行抽脓。

6. 注意观察抽出脓液的颜色与气味。尽可能抽尽脓液，如脓液黏稠，则用无菌生理盐水稀释后再抽；如抽出脓液量与估计不符，应变换针头方向，以便抽尽脓腔深部或底部的脓液。

7. 拔针后用碘伏消毒，无菌纱布按压数分钟，胶布固定，小沙袋加压，并用多头带将下胸部扎紧。

8. 脓腔较大需反复穿刺抽脓者，可经套管针穿刺后插入引流管，置管于脓腔内持续引流脓液。

【注意事项】

1. 术前检测血小板计数、出血时间、凝血酶原时间、血型。

2. 穿刺前进行胸部 X 线检查、肝脏 B 超检查，并测血压、脉搏。

3. 术前应向患者做好解释，嘱其穿刺过程中切勿咳嗽，并训练深呼气末的屏气动作。

4. 术前 1 小时服地西泮 10mg。

5. 术后应密切观察有无出血、胆汁渗漏、气胸、其他脏器损伤和感染的征象。

6. 肝穿刺抽脓时进针最大深度不能超过 8cm，以免损伤下腔静脉。

项目九　双气囊三腔管压迫止血术

双气囊三腔管压迫止血术是治疗食管 – 胃底静脉曲张破裂出血的方法之一，主要用于门静脉高压患者所致的食管 – 胃底静脉曲张破裂出血的应急处理。其基本结构是一个胃管带有一个食管气囊和一个胃气囊（图Ⅰ–5），充气后分别压迫胃底和食管下段止血。

【适应证】

食管胃底静脉曲张破裂出血的紧急压迫止血。

【禁忌证】

1. 神志不清、小儿等不能配合者。

2. 其他原因引起的上消化道出血。

【操作前准备】

1. 患者准备

（1）核对患者；说明操作目的，取得患者合作，签署知情同意书；测量生命体征。

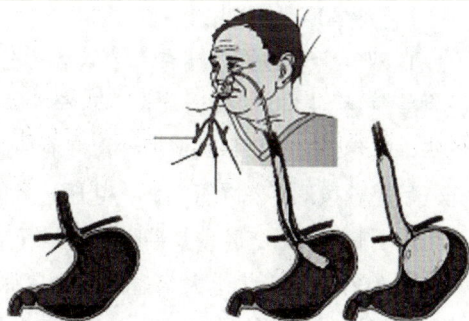

（2）检查前 12 小时禁食。

图Ⅰ–5　双气囊三腔管压迫示意图

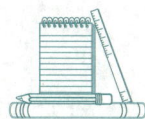

（3）术前取下活动性义齿，以免误吞。

2. 环境准备 清洁、安静、温度适宜。

3. 用物准备

（1）治疗盘内放置治疗巾、治疗碗、生理盐水1瓶、弯盘、短镊子、50mL注射器2个、棉垫、止血钳、小纱绳2根、弹簧夹1～3个、纱布、胶布、液体石蜡、棉签。

（2）使用前应检查三腔管的性能（气囊是否漏气、气囊膨胀是否均匀、管道是否通畅等）。用50mL注射器向胃气囊内注气200～300mL，压力在4.0～4.5mmHg；向食管气囊内注气100～150mL，压力在3.0～4.0mmHg。用弹簧夹夹住管口后仔细检查气囊有无变形、损坏或漏气。检查漏气有3种方法：①放入水中，查看有无气泡逸出。②抽出气量少于注入气量。③将气囊放在耳边倾听有无漏气声。

（3）牵引架、滑轮、蜡绳、牵引物0.5kg（沙袋或盐水瓶内装300mL水）、网袋，必要时备胃肠减压器。

【操作过程】

1. 患者取平卧位或半卧位。

2. 部分患者如果咽喉部过度敏感可在清洁鼻腔、口腔后，用丁卡因行咽部表面麻醉，以降低恶心、呕吐反应，便于插管。

3. 胃气囊和食管气囊的接口部位需分别标记，以免在治疗中弄错。

4. 从耳垂至鼻尖的距离相当于鼻到咽喉部的距离，加上喉部到剑突的距离即为胃管应插入的长度，成人一般为45～55cm。在置管前应对置入的长度有一定的估计，以便控制插管的深度。

5. 将液体石蜡涂抹于胃管前端（包括两个气囊）30～40cm，经一侧鼻孔缓缓插至咽喉部，同时嘱患者做吞咽动作，每次吞咽时约送入10cm，直至预计长度的胃管插入为止。一般插入50～60cm，然后经胃管抽吸胃液，证明胃管在胃腔内，通过胃管将胃内容物尽可能抽尽，必要时可用适量冰生理盐水冲洗胃腔，辅助止血。向胃气囊内注入250～300mL气体，用血压计测定囊内压力，使压力保持在50mmHg。然后用止血钳将胃气囊的管口夹闭以防气体外漏。充气后适当向外牵拉胃管，直至遇到弹性阻力胃管不能再向外拉出为止，然后用宽胶布将三腔管固定于患者的面部或通过床头的滑轮装置施以0.5～0.75kg的牵引力，以达到胃气囊对胃底的压迫作用。

6. 此时如果止血确切，患者血流动力学渐趋平稳，胃腔内灌洗液中不再有新鲜血液流出，则无须向食管气囊内注气。如患者仍有呕血，说明食管部位也有出血灶，应向食管气囊中注入100～150mL空气，使囊内压力保持在30mmHg，以压迫食管下段曲张的静脉。

7. 调整好牵引力，固定牵引装置。一般临床使用的500mL玻璃输液瓶中加入200mL水后的重量约为0.5kg。如需调节牵引力，增减瓶中的液体即可。

【注意事项】

1. 双气囊三腔管近端有三个管腔，分别通向胃管、胃气囊及食管气囊；两囊指的是胃气囊及食管气囊。中间的管道最长，直至头端，起抽吸胃内容物、冲洗胃腔的作用。第二个管腔前端有一气囊，充气后呈圆形，称胃气囊，起压迫胃底和固定作用。第三个管腔前端也有一个气囊，充气后呈长条形，称食管气囊，起压迫食管下段作用。双气囊三腔管头端有一金属标记，在X线下可以明确双气囊三腔管头端所处的位置。使用前一定要仔细检查双气囊三腔管的性能和质量。

2. 患者常因消化道大出血而精神紧张，所以插三腔管前医护人员应做好准备工作，向患者及其家属说明插管的目的、方法、疗效和并发症，以取得合作。

3. 为防止胃管对鼻部组织的压迫，可用脱脂棉球或棉垫垫在鼻翼处的管壁上。

4. 食管气囊内注入气体不必过多，因为食管腔直径、空间有限，如果气囊内压力过大，除

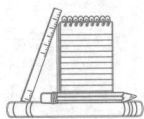

引起患者明显不适外，还易发生食管黏膜缺血和（或）溃疡形成。

5. 双气囊三腔管连续压迫时间一般不能超过 12 小时。气囊应每隔 12 小时放气 1 次。一般放气时先放食管气囊，后放胃气囊，或单独放食管气囊。每次放气时间为 10 ～ 30 分钟，放气前应先口服液体石蜡 5 ～ 10mL，以润滑气囊壁，防止其与食管黏膜粘连。放气时应先解除牵引力，以免放气后牵引力致气囊上滑至咽喉部而引起窒息。后放气囊内气体，并将三腔管向胃内送入少许，暂时解除胃底贲门受压，以改善食道、胃底黏膜血液循环，也可防止黏膜与气囊粘连，避免拔管时黏膜撕脱。然后再充气牵引，避免局部黏膜受压过久而发生糜烂坏死。在消除气囊压力后，抽吸胃内容或灌洗胃腔，以了解胃内是否还有出血。

6. 如果气囊减压后胃内不再出血，则在无压状态下继续观察 16 ～ 24 小时。如仍然没有出血，基本可确定食管、胃底出血已经停止，应予拔管。拔管时，先抽尽食管气囊，而后排空胃气囊，再缓慢拔管。拔管前可口服 20mL 左右液体石蜡，以防拔管时与囊壁接触的黏膜撕脱。双气囊三腔管一般放置时间为 24 ～ 72 小时，若出血不止，可适当延长，尽量不超过 3 ～ 5 日。

7. 使用双气囊三腔管压迫止血失败的一个常见原因是止血时胃气囊充气不够，或者胃管牵引力不足。当压迫无效时，应及时检查气囊内压力，偏低者需重新注气；如囊内压仍低，提示囊壁已破裂，应更换三腔管重新插管牵引。

8. 胃气囊注气量必须足够，以使胃气囊充分膨胀，防止在向外牵引三腔管时因胃气囊过小而滑过贲门进入食管。胃气囊充气不足时，如果牵引力过大可能使胃管向外移位，食管气囊或胃气囊可被拉至咽喉部而有撕裂食管、阻塞咽喉部造成窒息的危险。其预防的方法是避免牵引过度。一旦发生窒息，应迅即放出囊内气体，并尽快将双气囊三腔管拔出。床头应常规放置剪刀，以备紧急时将双气囊三腔管三条管道一并迅速剪断。

9. 留置双气囊三腔管后，应定时抽吸胃内容物以观察胃腔内有无出血迹象，必要时可用生理盐水灌洗后抽吸。如果能持续从胃腔内抽吸到鲜血，患者的生命体征依赖输血维持时应考虑急诊手术干预。

10. 气囊压迫后要经常抽吸胃内容物，避免胃膨胀而引起呕吐，因为呕吐可使双气囊三腔管脱出而再次发生大出血。在气囊压迫期间应静脉输液，保持水、电解质平衡。出血停止后可酌情经胃管进行肠内营养支持。

11. 注意口、鼻腔清洁。在气囊压迫期间应强调不允许患者经口咽下任何物质，包括唾液，以免误吸引起吸入性肺炎。口内存有过量唾液时应令患者随时吐出或用吸引器吸出。每日 2 次向鼻腔滴入少量液体石蜡，以免三腔管黏附于鼻黏膜上。口腔护理，每日 2 次。

12. 拔管时应认真观察气囊上血迹的位置和大小，以利于判断出血的部位。如再次出血可指导双气囊三腔管的再次放置或手术。

项目十　眼底检查术

眼底检查（ophthalmoscopic examination）是用检眼镜检查玻璃体、视网膜、脉络膜和视神经疾病的方法。眼有"机体的橱窗"之称，检查眼底可提供重要的诊断资料。

【适应证】

1. 眼部疾病。

2. 部分全身性疾病，如高血压、妊娠高血压综合征、糖尿病、肾脏病、中枢神经系统疾病、某些血液病、结节病、风湿病等。

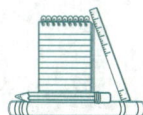

【禁忌证】

急性传染性结膜炎。

【操作前准备】

1. 患者准备　了解病史，向患者说明眼底检查的目的、意义，简要说明操作过程，消除患者思想顾虑，取得配合。

2. 环境准备　温暖、安静、舒适、安全。

3. 用物准备　主要为直接检眼镜。需要说明的是：①直接检眼镜实用、方便，且眼底所见为正像，故目前多用。②检眼镜下方手柄中装有电源，上端为接有凸透镜及三棱镜的光学装置，三棱镜上有一观察孔，其下有一可转动镜盘，镜盘上有 1～25 屈光度的凸透镜（以黑色"+"标示）和凹透镜（以红色"−"标示），用以矫正检查者和患者的屈光不正，以清晰显示眼底。③镜盘上凸透镜作用是使光源发射出的光线聚焦，增强光度；三棱镜是将聚焦的光线折射入患者眼内，以观察眼底的图像。

【操作过程】

1. 检查宜在暗室中进行，患者多取坐位，检查者一般取站立位。检查右眼时，检查者位于患者的右侧，用右手持镜，右眼观察；检查左眼时，则位于患者左侧，用左手持镜，左眼观察。

2. 正式检查眼底前，先用透照法检查眼的屈光间质是否混浊。方法：用手指将检眼镜盘拨到 +8D～+10D（黑色）屈光度处，距受检眼 20～30cm，将检眼镜光线与患者视线呈 15° 角射入受检眼的瞳孔，正常时呈红色反光。如角膜、房水、晶体或玻璃体混浊，则在橘红色反光中见有黑影。此时，令患者转动眼球，如黑影与眼球的转动方向一致，则混浊位于晶体前方；如方向相反，则位于玻璃体；位置不动，则浑浊位于晶体。

3. 检查眼底时嘱患者直视正前方，一手握持检眼镜，另一手放置在患者头部前面，并用拇指轻轻固定被检眼的上睑。先将镜盘拨回到"0"，然后将检眼镜移近到尽可能接近受检眼，以不接触睫毛为准，观察眼底。如检查者与患者都是正视眼，便可看到眼底的正像；看不清时，可拨动镜盘直至看清为止。检查时先查视盘，再按视网膜动脉、静脉及其分支，分别检查各象限，最后检查黄斑部。检查视盘时，光线自颞侧约15°角处射入；检查黄斑时，嘱患者注视检眼镜光源；检查眼底周边时，嘱患者向上、下、左、右各方向注视、转动眼球，或配合变动检眼镜角度。

观察视盘的形状、大小、色泽、边缘是否清晰。观察视网膜动静脉，注意血管的粗细、行径、管壁反光、分支角度及动静脉交叉处有无压迫或拱桥现象。正常动脉与静脉管径之比为 2:3。观察黄斑部，注意其中心凹反射是否存在，有无水肿、出血、渗出及色素紊乱等。观察视网膜，注意有无水肿、渗出、出血、脱离及新生血管等。

4. 通常以视盘、视网膜中央动静脉行径、黄斑部为标志来说明和记录眼底病变的部位及其大小、范围，说明病变部位与这些标志的位置、距离和方向关系。距离和范围大小一般以视盘直径 PD（1PD = 1.5mm）为标准计算。记录病变隆起或凹陷程度，是以看清病变区周围视网膜面与看清病变隆起最高处或凹陷最低处的屈光度（D）差来计算（3D=1mm）。

【注意事项】

1. 检查眼底时，拨动任何一个镜盘，仍不能看清眼底，说明眼的屈光间质有混浊，需进一步行裂隙灯检查。

2. 对小儿或瞳孔过小不易窥入时，可散瞳观察。散瞳前必须排除青光眼。

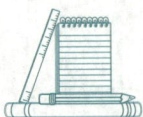

项目十一　中心静脉压测定

中心静脉压（central venous pressure，CVP）是指右心房及上、下腔静脉胸腔段的压力。CVP 测定用于判断患者血容量、心功能与血管阻力等综合情况。周围静脉压受静脉腔内瓣膜与其他机械因素的影响，不能确切反映血容量与心功能等状况。

【适应证】

1. 鉴别低血容量休克或非低血容量休克，尤其是与心源性休克的鉴别。

2. 鉴别少尿及无尿的病因，是肾前性还是肾性。

3. 鉴别心力衰竭的病因，是循环负荷过重还是心肌正性肌力下降。

4. 危重患者及体外循环手术时，可用于监测其血容量、心功能状态及血管阻力。

【禁忌证】

1. 穿刺或切开部位有感染者。

2. 凝血功能障碍者。

【操作前准备】

1. 患者准备

（1）了解病史，向患者及家属说明中心静脉压测定的目的、意义、安全性，简要说明操作过程，消除患者思想顾虑，取得配合，并签署有创治疗知情同意书。

（2）术前检查血小板计数、出血时间、活化部分凝血活酶时间及凝血酶原时间等。

2. 环境准备　温暖、安静、舒适、安全。

3. 用物准备　静脉切开包、静脉导管、中心静脉压测定装置、治疗盘、局麻药、无菌手套、5mL 注射器、无菌生理盐水、肝素注射液、输液架、消毒液（碘伏）、棉签、胶带。

【操作过程】

1. 患者仰卧，选好插管部位，常规消毒皮肤，铺无菌洞巾。

2. 局部麻醉后静脉插管方法：①经皮穿刺法：较常采用。经锁骨下静脉或右侧颈内 / 外静脉穿刺并插管至上腔静脉；或经股静脉插管至下腔静脉。②静脉剖开法：现仅用于经大隐静脉插管至下腔静脉。插入深度经锁骨下静脉为 12 ~ 15cm，其余为 35 ~ 45cm。

一般认为，上腔静脉压较下腔静脉压更精确，当腹腔内压增高时，下腔静脉压容易受到影响而不够可靠。

3. 将测压计的零点调到右心房水平，如体位有变动则随时调整。操作时先把 1 处夹子扭紧，2、3 处夹子放松，使输液瓶内液体充满测压管到高于预计的静脉压之上。再把 2 处夹子扭紧，放松 1 处夹子，使测压管与静脉导管相通，则测压管内的液体迅速下降，到一定水平不再下降时，观察液面在量尺上的相应刻度数，即为 CVP。不测压时，扭紧夹子 3，放松夹子 1、2，使输液瓶与静脉导管相通，继续补液。每次测压倒流入测量管内的血液需冲洗干净，以保持静脉导管的通畅。

【注意事项】

1. 如测压过程中发现静脉压突然出现显著波动性升高，提示导管尖端进入右心室，应立即退出一小段后再测。

2. 如导管阻塞无电液流出，应使用输液瓶中液体进行冲洗或变动输液瓶位置；若仍不通畅，则应用肝素液或 3.8% 枸橼酸钠溶液冲洗。

3. 测压管留置时间一般不超过 5 天，时间过长易发生静脉炎或血栓性静脉炎。故留置 3 天以上时，需用抗凝剂冲洗，以防血栓形成。

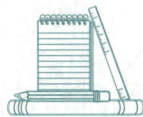

附Ⅱ　临床常用检验参考值

一、血液检查

(一)血液的一般检测

血红蛋白 (Hb)	男性 130 ～ 175g/L
	女性 115 ～ 150g/L
	新生儿 180 ～ 190g/L
红细胞 (RBC)	男性 $(4.3 ～ 5.8) \times 10^{12}$/L
	女性 $(3.8 ～ 5.1) \times 10^{12}$/L
	新生儿 $(6.0 ～ 7.0) \times 10^{12}$/L
白细胞 (WBC)	成人 $(3.5 ～ 9.5) \times 10^9$/L
	新生儿 $(15.0 ～ 20.0) \times 10^9$/L

白细胞分类计数

百分率
- 中性杆状核粒细胞 0 ～ 0.05 (0 ～ 5%)
- 中性分叶核粒细胞 0.50 ～ 0.70 (50% ～ 70%)
- 嗜酸性粒细胞 0.005 ～ 0.05 (0.5% ～ 5%)
- 嗜碱性粒细胞 0 ～ 0.01 (0 ～ 1%)
- 淋巴细胞 0.20 ～ 0.40 (20% ～ 40%)
- 单核细胞 0.03 ～ 0.08 (3% ～ 8%)

绝对值
- 中性杆状核粒细胞 $(0.04 ～ 0.5) \times 10^9$/L
- 中性分叶核粒细胞 $(2.0 ～ 7.0) \times 10^9$/L
- 嗜酸性粒细胞 $(0.05 ～ 0.5) \times 10^9$/L
- 嗜碱性粒细胞 $(0 ～ 0.1) \times 10^9$/L
- 淋巴细胞 $(0.8 ～ 4.0) \times 10^9$/L
- 单核细胞 $(0.12 ～ 0.8) \times 10^9$/L
- 碱性点彩红细胞　百分率 < 0.0001 (0.01%)
  　　　　　　　　绝对值 < $300/10^6$ 红细胞
- 嗜多色性红细胞　< 0.01 (1%)

(二)红细胞的其他检验

网织红细胞 (Ret)　成人：百分数 0.005 ～ 0.015 (0.5% ～ 1.5%)
　　　　　　　　　绝对值 $(24 ～ 84) \times 10^9$/L
　　　　　　　　新生儿：百分数 0.03 ～ 0.06 (3% ～ 6%)

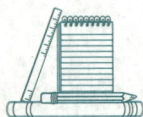

网织红细胞生成指数 (RPI)	2
红细胞沉降率 (ESR)	男性 0 ～ 15mm/h
(Westergren 法)	女性 0 ～ 20mm/h
红细胞平均直径	6 ～ 9μm (平均 7.5μm)
红细胞厚度	边缘部 2μm，中央部 1μm
血细胞比容 (HCT)	微量法：男性 (0.467±0.039)L/L
	女性 (0.421±0.054)L/L
	温氏法：男性 0.40 ～ 0.50L/L (40 ～ 50 容积 %)，
	平均 0.45L/L
	女性 0.35 ～ 0.45L/L (35 ～ 45 容积 %)，
	平均 0.40L/L
平均红细胞容积 (MCV)	手工法：82 ～ 92fL
	血细胞分析仪法：80 ～ 100fL
平均红细胞血红蛋白 (MCH)	手工法：27 ～ 31pg
	血细胞分析仪法：27 ～ 34pg
平均红细胞血红蛋白浓度 (MCHC)	316 ～ 354g/L
红细胞体积分布宽度变异系数	11.5% ～ 15.1%
(RDWCV)	
红细胞半衰期 ($T_{1/2}$)	25 ～ 32 天
红细胞内游离原卟啉 (FEP)	＜ 2.34μmol/L
(荧光光度法)	
血浆游离血红蛋白	10 ～ 50mg/L (1 ～ 5mg/dL)
血清结合珠蛋白	0.7 ～ 1.5g/L (70 ～ 150mg/dL)
血浆高铁血红素白蛋白 (电泳法)	阴性
红细胞渗透脆性试验	开始溶血 4.2 ～ 4.6g/L (0.42% ～ 0.46%)NaCl 溶液
	完全溶血 2.8 ～ 3.4g/L (0.28% ～ 0.34%)NaCl 溶液
自身溶血试验	溶血度＜ 3.5%
酸化血清溶血试验 (Ham 试验)	阴性
蔗糖水溶血试验	阴性
抗人球蛋白试验 (Coombs 试验)	直接与间接均为阴性
冷热溶血试验	阴性
(Donath–Landsteiner 试验)	
变性珠蛋白海因茨小体	＜ 0.30 (30%)
(Heinz body) 生成试验	
高铁血红蛋白还原试验	还原率＞ 0.75 (75%)
氰化物 – 抗坏血酸盐试验	4h 以上变棕色
红细胞 G–6–PD 活性测定	Zinkham 法 (WHO 推荐)：(12.1±2.09)U/g Hb (37℃)
	Glock 与 Melean 法（ICSH 推荐）：(8.34±1.59)U/g Hb (37℃)
血红蛋白 F 测定 (碱性变性试验)	2 岁后至成人＜2%
血红蛋白 F 酸洗脱法测定	成人 ＜0.01 (1%)

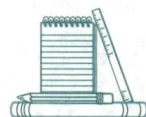

血红蛋白 A_2 测定	成人 $0.011 \sim 0.032$（$1.1\% \sim 3.2\%$）
血红蛋白 H 包涵体生成试验	<0.01（1%）
异丙醇沉淀试验	阴性
硫化血红蛋白定性试验	阴性
硫氧血红蛋白	不吸烟者 $0 \sim 0.023g/L$（$0 \sim 2.3mg/dL$）
	吸烟者 $0.021 \sim 0.042g/L$（$2.1 \sim 4.2mg/dL$）
一氧化碳血红蛋白	定性：阴性
	定量：不吸烟者 <0.02（2%），吸烟者 <0.10（10%）
红细胞镰变试验	阴性

（三）血栓与止血的检验

毛细血管脆性试验 (CFT)	5cm 直径圆圈内新出血点数：男性 <5 个；女性 <10 个；儿童 <10 个
出血时间 (BT)	（6.9 ± 2.1）min，超过 9min 为异常
血管性血友病因子抗原 (vWF：Ag)	免疫火箭电泳法 $94.1\%\pm32.5\%$
血浆 6- 酮 – 前列腺素 $F_1\alpha$（6–Keto–PGF$_{1\alpha}$）	（17.9 ± 7.2）pg/mL
血浆血栓调节蛋白抗原 (TM：Ag)	RIA 法：$20 \sim 35\mu g/L$
血浆内皮素 –1 (ET–1)	ELISA 法：$<5ng/L$
血小板计数	（$125 \sim 350$）$\times 10^9/L$
血小板平均容积 (MPV)	$7 \sim 11fL$
血小板分布宽度 (PDW)	$15\% \sim 17\%$
血小板相关免疫球蛋白	ELISA 法：PAIgG $0 \sim 78.8ng/10^7$ 血小板
	PAIgM $0 \sim 7.0ng/10^7$ 血小板
	PAIgA $0 \sim 2.0ng/10^7$ 血小板
血小板黏附试验 (PAdT)	血小板黏附率：$62.5\%\pm8.61\%$（$45.34\% \sim 79.78\%$）
血浆血小板球蛋白 (β –TG)	ELISA 法：（16.4 ± 9.8）$\mu g/L$
血浆血小板第 4 因子 (PF$_4$)	ELISA 法：（3.2 ± 2.3）$\mu g/L$
血浆血小板 P– 选择素	（1.61 ± 0.72）$\times 10^{10}$ 分子数 /mL
血小板第 3 因子有效性 (PF3aT)	复钙时间 Ⅰ组较Ⅱ组延长 $<5s$
血块收缩试验 (CRT)	血块收缩率（65.8 ± 11.0）$\%$
血浆血栓烷 B_2 (TXB$_2$)	ELISA 法：（76.3 ± 48.1）ng/L
凝血时间 (CT)	普通试管法：$4 \sim 12min$
	硅管法：$15 \sim 32min$
活化部分凝血活酶时间 (APTT)	$30 \sim 42s$（超过对照值 10s 为延长）
血浆凝血酶原时间 (PT)	$11 \sim 14s$（超过对照值 3s 为延长）
凝血酶原比值（受检血浆 PT/ 正常血浆 PT）	1.0 ± 0.05
血浆纤维蛋白原 (Fg)	$2 \sim 4g/L$
简易凝血酶生成试验 (STGT)	最短凝固时间 $<15s$（$10 \sim 14s$）
血浆因子Ⅷ促凝活性 (F Ⅷ：C)	$103\%\pm25.7\%$

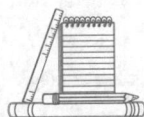

血浆因子Ⅸ促凝活性（FⅨ：C）	98.1%±30.4%
血浆因子Ⅺ促凝活性（FⅪ：C）	100%±18.4%
血浆因子Ⅻ促凝活性（FⅫ：C）	92.4%±20.7%
血浆因子Ⅱ促凝活性（FⅡ：C）	97.7%±16.7%
血浆因子Ⅴ促凝活性（FⅤ：C）	102.4%±30.9%
血浆因子Ⅶ促凝活性（FⅦ：C）	103%±17.3%
血浆因子Ⅹ促凝活性（FⅩ：C）	103%±19.0%
血浆因子ⅩⅢ定性试验	24 小时内纤维蛋白凝块不溶解
血浆因子Ⅷ亚基抗原	FⅧα：Ag 100.4%±12.9%
	FⅧβ：Ag 98.8%±12.5%
血浆凝血酶片段 1+2（F_{1+2}）	（0.67±0.19）nmol/L
血浆纤维蛋白肽 A（FPA）	不吸烟男性（1.83±0.61）μg/L
	不吸烟女性（2.22±1.04）μg/L
可溶性纤维蛋白单体复合物	乳胶凝集法：阴性
（SFMC）	ELISA 法：（48.5±15.6）mg/L
	RIA 法：（50.5±26.1）mg/L
组织因子（TF）	双抗体夹心法：30 ～ 220ng/L
血浆抗凝血酶Ⅲ活性（AT- Ⅲ α：A）	108.5%±5.3%
血浆抗凝血酶Ⅲ抗原（AT- Ⅲ β：Ag）	免疫火箭电泳法：（0.29±0.06）g/L
血浆蛋白 C 抗原（PC：Ag）	免疫火箭电泳法：102.5%±20.1%
血浆游离蛋白 S（FPS）	凝固法：100.9%±29.1%
血浆组织因子途径抑制物（TFPT）	ELISA 法：（97.5±26.6）μg/L
血浆凝固酶 – 抗凝血酶复合物（TAT）	（1.45±0.4）μg/L
血浆肝素定量	0.005 ～ 0.01U/mL
狼疮抗凝物质	Lupo 试验Ⅱ：31 ～ 44s
	Lucor 试验：30 ～ 38s
	Lupo 试验 /Lucor 试验比值：1.0 ～ 1.2
优球蛋白溶解时间（ELT）	加钙法：（129.8±41.1）min
	加酶法：（157.5±59.1）min
血浆组织型纤溶酶原激活物活性 (t-PA：A)	0.3 ～ 0.6U/mL
血浆纤溶酶原活性 (PLG：A)	75% ～ 140%
血浆纤溶酶原激活抑制物 –1 活性 (PAI-1：A)	0.1 ～ 1.0 抑制单位 / 毫升
血浆 α_2- 纤溶酶原抑制物活性（α_2-PI：A）	0.8 ～ 1.2 抑制单位 / 毫升
血浆硫酸鱼精蛋白副凝固试验 (3P 试验)	阴性
血浆凝血酶原时间 (TT)	16 ～ 18s (超过对照值 3s 为延长)
血浆纤溶酶 – 抗纤溶酶复合物 (PAP 或 PIC)	＜0.8mg/L
血浆纤维蛋白 (原)降解产物 (FDPs)	乳胶凝集法：＜5mg/L
血浆 D– 二聚体 (DD)	乳胶凝集法：阴性
	ELISA 法：＜200μg/L

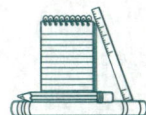

| 血浆纤维蛋白肽 Bβ$_{1-42}$ | 0.74 ～ 2.24nmol/L |
| 血浆纤维蛋白肽 Bβ$_{15-42}$ | （1.56±1.20）nmol/L |

(四)血液生化检验

血清总蛋白 (TP)	65 ～ 85g/L
	双缩脲法：新生儿 46 ～ 70g/L
	7 个月～ 1 周岁 51 ～ 73g/L
	1 ～ 2 周岁 56 ～ 75g/L
	＞3 周岁 62 ～ 76g/L
血清白蛋白 (A)	40 ～ 55g/L
	溴甲酚绿法：新生儿 28 ～ 44g/L
	＜14 岁 38 ～ 54g/L
	＜60 岁 34 ～ 48g/L
血清球蛋白 (G)	20 ～ 30g/L
白蛋白 / 球蛋白比值 (A/G)	（1.5 ～ 2.5）：1
血清蛋白电泳	醋酸纤维膜法：白蛋白 0.62 ～ 0.71(62% ～ 71%)
	球蛋白 α$_1$ 0.03 ～ 0.04(3% ～ 4%)
	球蛋白 α$_2$ 0.06 ～ 0.10(6% ～ 10)
	球蛋白 β 0.07 ～ 0.11(7% ～ 11%)
	球蛋白 γ 0.09 ～ 0.18(9% ～ 18%)
血清前白蛋白	1 岁 100mg/L
	1 ～ 3 岁 168 ～ 281mg/L
	成人 280 ～ 360mg/L
血糖 (空腹)	全血 (Folin– 吴法)：3.9 ～ 6.1mmol/L (80 ～ 120mg/dL)
	血清或血浆 (邻甲苯胺法)：3.9 ～ 6.4mmol/L
	(70 ～ 110mg/dL)
口服葡萄糖耐量试验 (OGTT)	空腹血糖葡萄糖氧化酶法：3.9 ～ 6.1mmol/L
	服糖后 0.5 ～ 1 小时：升至高峰，7.8 ～ 9.0mmol/L
	服糖后 2 小时：小于 7.8mmol/L
	服糖后 3 小时：血糖恢复至空腹水平
	尿糖：均为阴性
血清胰岛素 (空腹)	10 ～ 20mU/L (10 ～ 20μU/mL)
胰岛素 (μU/ml)/ 血糖 (mg/dl)比值	＜0.3
血清胰岛素 C 肽 (空腹)	0.3 ～ 1.3nmol/L
胰岛素 C 肽释放试验	服糖后 1 小时：胰岛素及 C 肽均上升至高峰
	服糖后 3 小时：两者均下降至空腹水平
糖化血红蛋白 (GHb)	(按 GHb 占血红蛋白的百分比计算)
	电泳法：5.6% ～ 7.5%
	微柱法：4.1% ～ 6.8%
血酮体	定性：阴性
	定量 (以丙酮计)：0.34 ～ 0.68mmol/L

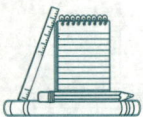

血浆乳酸	0.44 ～ 1.78mmol/L
血清总脂	成人 4 ～ 7g/L
	儿童 3 ～ 6g/L
血清游离脂肪酸	0.2 ～ 0.6mmol/L
血清总胆固醇	合适水平：< 5.20mmol/L
血清游离胆固醇	1.3 ～ 2.08mmol/L
胆固醇酯	2.34 ～ 3.38mmol/L
胆固醇酯 / 游离胆固醇比值	3：1
血清阻塞性脂蛋白 X (LP–X)	阴性
血清甘油三酯 (TG)	合适水平< 1.70mmol/L
血清磷脂	1.4 ～ 2.7mmol/L
脂蛋白 (LP)电泳	乳糜微粒 (CM)阴性
	高密度脂蛋白 (HDL) 0.30 ～ 0.40 (30% ～ 40%)
	低密度脂蛋白 (LDL) 0.50 ～ 0.60 (50% ～ 60%)
	极低密度脂蛋白 (VLDL) 0.13 ～ 0.25 (13% ～ 25%)
α – 脂蛋白	男性 (517±106)mg/L
	女性 (547±125)mg/L
高密度脂蛋白胆固醇 (HDL–C)	1.03 ～ 2.07mmol/L
低密度脂蛋白胆固醇 (LDL–C)	理想水平< 2.6mmol/L
	合适水平< 3.4mmol/L
	边缘水平 3.4mmol/L ～ 4.1mmol/L
	升高水平≥ 4.1mmol/L
脂蛋白 (a)[LP (a)]	ELISA 法：< 300mg/L
载脂蛋白 AI (apoAI)	1.20 ～ 1.60g/L
载脂蛋白 B (Apo–B)	0.80 ～ 1.10g/L
载脂蛋白 A/B	1.0 ～ 2.0
血清钾	3.5 ～ 5.3mmol/L
血清钠	137 ～ 147mmol/L
血清氯 (以氯化钠计)	99 ～ 110mmol/L
血清钙	总钙 (比色法)：2.25 ～ 2.58mmol/L
	离子钙 (离子选择电极法)：1.10 ～ 1.34mmol/L
血清无机磷	0.85 ～ 1.51mmol/L
血清镁	成人 0.8 ～ 1.2mmol/L
	儿童 0.56 ～ 0.76mmol/L
血清锌	7.65 ～ 22.95μmol/L
血清铜	11.0 ～ 22.0μmol/L
血清锰	728μmol/L
血清铁	男性 10.6 ～ 36.7μmol/L
	女性 7.8 ～ 32.2μmol/L
	儿童 9.0 ～ 22.0μmol/L

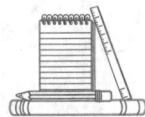

血清铁蛋白 (SF)	ELISA 法或 RIA 法：男性 15 ～ 200μg/L
	女性 12 ～ 150μg/L
血清总铁结合力 (TIBC)	男性 50 ～ 77μmol/L
	女性 54 ～ 77μmol/L
未饱和铁结合力	25.2 ～ 50.4μmol/L
转铁蛋白 (Tf)	免疫比浊法：28.6 ～ 51.9μmol/L
转铁蛋白饱和度 (Ts)	0.33 ～ 0.35
血清肌钙蛋白 T (cTnT)	ELISA 法：0.02 ～ 0.13μg/L
血清肌红蛋白 (Mb)	ELISA 法：50 ～ 80μg/L
	RIA 法：6 ～ 85μg/L
血清铜蓝蛋白	免疫扩散法：成人 150 ～ 600mg/L
	儿童 300 ～ 650mg/L
血清甲胎蛋白 (AFP)	定性：阴性
	定量：成人＜25μg/L (25ng/mL)
	小儿 (3 周～ 6 个月)＜39μg/L (39ng/mL)
碱性胎儿蛋白	7.4 ～ 115μg/L (平均 47.6μg/L)
异常凝血酶原	＜20μg/L
β_2- 微球蛋白 (β_2–M)	0.8 ～ 2.4mg/L，平均 1.5mg/L
血清总胆红素 (STB)	成人 3.4 ～ 17.1μmol/L
	新生儿 0 ～ 1 天 34 ～ 103μmol/L
	1 ～ 2 天 103 ～ 171μmol/L
	3 ～ 5 天 68 ～ 137μmol/L
结合胆红素	0 ～ 6.8μmol/L
非结合胆红素	1.7 ～ 10.2μmol/L
胆汁酸 (BA)	总胆汁酸 (酶法)0 ～ 10μmol/L
	胆酸 (气 – 液相色谱法)0.08 ～ 0.91μmol/L
	鹅脱氧胆酸 (同上) 0 ～ 1.61μmol/L
	甘氨胆酸 (同上) 0.05 ～ 1.0μmol/L
	脱氧胆酸 (同上) 0.23 ～ 0.89μmol/L
尿素氮	成人 3.2 ～ 7.1mmol/L
	儿童 1.8 ～ 6.5mmol/L
肌酐	酶法 / 苦味酸法：20 ～ 59 岁，男性 57 ～ 97μmol/L
	女性 41 ～ 73μmol/L
	60 ～ 79 岁，男性 57 ～ 111μmol/L
	女性 41 ～ 81μmol/L
尿酸	磷钨酸盐法：男性 268 ～ 488μmol/L
	女性 178 ～ 387μmol/L
	酶法：男性 208 ～ 428μmol/L
	女性 155 ～ 357μmol/L
	儿童 119 ～ 327μmol/L

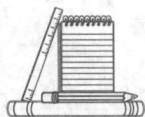

丙氨酸氨基转移酶 (ALT)	连续监测法：$10 \sim 40U/L$
天门冬酸氨基转移酶 (AST)	连续监测法：$10 \sim 40U/L$
ALT/AST 比值	≤ 1
天门冬酸氨基转移酶同工酶	$< 5U/L$
血清碱性磷酸酶 (ALP)	连续监测法：成人 $< 40 \sim 110U/L$ 儿童 $< 250U/L$
碱性磷酸酶同工酶（ALPiso）	成人：ALP_1 阴性 ALP_2 0.90（90%） ALP_3 少量 ALP_4 阴性，妊娠期增多，占 $0.40 \sim 0.65$ （40% ~ 65%） ALP_5 血型为 B 型或 O 型者可有微量 ALP_6 阴性 儿童：$ALP_3 > 0.60$（60%） ALP_2 少量 其余阴性
γ–谷氨酰转移酶 (GGT 或 γ–GT)	连续监测法：$< 50U/L$
血清酸性磷酸酶 (ACP)	化学法：$0.9 \sim 1.9U/L$
乳酸脱氢酶 (LDH)	连续监测法：$104 \sim 245U/L$ 速率法：$120 \sim 250U/L$
乳酸脱氢酶同工酶 (LDiso)	圆盘电泳法：LDH_1 0.327±0.046（32.7%±4.6%） LDH_2 0.451±0.0353（45.1% ~ 3.53%） LDH_3 0.185±0.0296（18.5%±2.96%） LDH_4 0.029±0.0089（2.9%±0.89%） LDH_5 0.0085±0.0055（0.85%±0.55%） 醋酸膜电泳法：LDH_1 0.24 ~ 0.34（24% ~ 34%） LDH_2 0.35 ~ 0.44（35% ~ 44%） LDH_3 0.19 ~ 0.27（19% ~ 27%） LDH_4 0 ~ 0.05（0 ~ 5%） LDH_5 0 ~ 0.02（0 ~ 2%）
单胺氧化酶 (MAO)	伊藤法：成人 $< 30U/L$ 中野法：$23 \sim 49U/L$
脯氨酰羟化酶 (PH)	（39.5±11.87）μg/L
5′–核苷酸酶	$27 \sim 283mmol/L$
肌酸激酶 (CK)	速率法（37℃）：男性 $50 \sim 310U/L$ 女性 $40 \sim 200U/L$ 肌酸显色法：男性 $15 \sim 163U/L$ 女性 $3 \sim 135U/L$

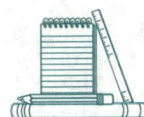

连续监测法：男性 38 ～ 174U/L

女性 26 ～ 140U/L

肌酸激酶同工酶 (CKiso)　　　　CK-MB ＜ 0.05（5%）

CK-MM 0.94 ～ 0.96（94% ～ 96%）

CK-BB 阴性或微量

肌酸激酶异型 (CK-MB)　　　　CK-MB$_1$ ＜ 0.71U/L

CK-MB$_2$ ＜ 1.01U/L

MB$_1$/MB$_2$ 比值＜ 1.4

醛缩酶　　　　　　　　　　　　3 ～ 8U（平均 5.4U）

血清淀粉酶 (AMSY)　　　　　　35 ～ 135U/dL

血清脂肪酶 (LPS)　　　　　　　比色法：0 ～ 79U/L

胆碱酯酶 (ChE)

乙酰胆碱酯酶 (AChE)　　　　比色法：80000 ～ 120000U/L

假性胆碱酯酶 (PChE)　　　　比色法：30000 ～ 80000U/L

胆碱酯酶活性　　　　　　　　　0.80 ～ 1.00（80% ～ 100%）

超氧化物歧化酶 (SOD)　　　　　比色法：555 ～ 633μg/g Hb

血清 III 型前胶原氨基末端肽 (P III P)　　100ng/L

(五)血清学与免疫学检测

免疫球蛋白

IgG（单向免疫扩散法）　　　　8.0 ～ 15.0g/L

IgA（单向免疫扩散法）　　　　血清型：0.7 ～ 3.5g/L

分泌型 (SIgA)：唾液 314mg/L

泪液 30 ～ 80mg/mL

初乳 5060.5mg/mL

IgM（单向免疫扩散法）　　　　0.5 ～ 2.6g/L

IgD (ELISA 法)　　　　　　　　0.6 ～ 2.0mg/L

IgE (ELISA 法)　　　　　　　　0.1 ～ 0.9mg/L

血清 M 蛋白　　　　　　　　　阴性

总补体活性 (CH50)　　　　　　试管法：50 ～ 100U/mL

补体旁路途径溶血活性　　　　　试管法：(21.7±5.4)U/mL

(AP-H50)

补体 C$_{1q}$　　　　　　　　　　ELISA 法：180 ～ 190mg/L

补体 C$_3$　　　　　　　　　　　单向免疫扩散法：(1.14±0.27)g/L

补体 C$_4$　　　　　　　　　　　单向免疫扩散法：(0.55±0.11)g/L

补体 C$_3$（裂解物 C$_3$SP）　　　＜ 94mg/L

补体旁路 B 因子 (BF)　　　　　单向免疫扩散法：0.1 ～ 0.4g/L

T 细胞花结形成试验 (ERFT)

T 细胞总花结形成细胞 (EtRFC)　　0.644±0.067（64.4%±6.7%）

活化 T 细胞花结形成试验 (EaRFT)　　0.236±0.035（23.6%±3.5%）

稳定 T 细胞花结形成细胞 (EsRFT)　　0.033±0.026（3.3%±2.6%）

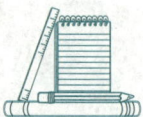

T 细胞转化试验 (LTT)	形态学法：转化率 0.601±0.076 (60.1%±7.6%)
	^{3}H–TdR 掺入法：刺激指数 (SI)＜2
T 细胞分化抗原	
CD3$^+$	免疫荧光法：63.1%±10.8%
	流式细胞术：61%～85%
CD4$^+$ (T$_H$)	免疫荧光法：42.8±9.5%
	流式细胞术：28%～58%
CD8$^+$ (T$_S$)	免疫荧光法：19.6%±5.9%
	流式细胞术：19%～48%
CD4$^+$/CD8$^+$	0.9～2.1/1
B 细胞膜表面免疫球蛋白 (SmIg)	免疫荧光法：SmIg 阳性细胞 21%
	SmIgM 阳性细胞 8.9% (7%～13%)
	SmIgA 阳性细胞 2.2% (1%～4%)
	SmIgD 阳性细胞 6.2% (5%～8%)
	SmIgE 阳性细胞 0.9% (1%～1.5%)
	SmIgG 阳性细胞 7.1% (4%～13%)
红细胞 – 抗体 – 补体花结形成试验 (EA–RFT)	
B 细胞 EA 花结形成试验（EA–RFC）	8%～12%
B 细胞 EA– 补体花结形成试验（EAC–RFC）	8%～12%
B 细胞鼠红细胞花结形成试验（M–RCT）	8.5%±2.8%
B 细胞分化抗原 CD19$^+$	流式细胞术：11.74%±3.37%
自然杀伤细胞活性 (NK)	^{51}Cr 释放法：自然释放率＜10%～15%
	自然杀伤率 47.6%～76.8%
	^{51}Cr 利用率 6.5%～47.8%
	酶释放法：细胞毒指数 27.5%～52.5%
	流式细胞术：13.8%±5.9%
抗体依赖性细胞介导细胞毒 (ADCC)	
	^{51}Cr 释放法：＜10% 为阴性
	10%～20% 可疑阳性
	≥20% 为阳性
	溶血空斑法：＜5.6% 阳性
白细胞介素 2 活性 (IL–2)	＜31.2pg/mL（ELISA）
白细胞介素 2 受体 (IL–2R)	ELISA 法：＜200U/mL
肿瘤坏死因子 (TNF)	0～1.4pg/mL（CLIA）
干扰素 (IFN)	ELISA 法：1～4kU/L
类风湿因子 (RF)	ELISA 法：1～4kU/L
C 反应蛋白 (CRP)	免疫比浊法：阴性
	单向免疫扩散法：＜8mg/L
抗核抗体 (ANA)	免疫荧光法：阴性
	血清滴度：＞1∶40 为阳性

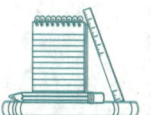

抗双链脱氧核糖核酸抗体 (抗 ds–DNA)	阴性
抗可提取性核抗原 (ENA) 抗体谱	
抗核糖核蛋白抗体 (抗 RNP)	阴性
抗酸性核蛋白抗体 (抗 Smith，Sm)	阴性
抗干燥综合征 –A 抗体 (抗 SS–A)	阴性
抗干燥综合征 –B 抗体 (抗 SS–B)	阴性
抗系统性硬化症抗体 (抗 Scl–70)	阴性
抗线粒体抗体 (AMA)	阴性
抗平滑肌抗体 (ASMA)	阴性
抗甲状腺球蛋白抗体 (抗 TG)	间接血凝法：滴度 ≤ 1∶32
	ELISA 法、放射免疫分析法 (RIA)：阴性
抗甲状腺微粒体抗体 (抗 TM)	间接血凝法、ELISA、PIA 法：阴性
抗乙酰胆碱受体抗体 (AChRA)	ELISA 法或 RIA 法：阴性或 ≤ 0.3nmol/L
循环免疫复合物 (CIC)	聚乙二醇 (PEG) 沉淀法：低于正常对照值 +2SD
	或 A 值＜0.12
	微量抗补体法：阴性
	Clq 结合法：低于正常对照组 +2SD 或 A 值＜0.12
冷球蛋白 (CG)	阴性或＜80mg/L
甲型肝炎病毒抗体 (HAVAb)	ELISA 法：抗 HAV IgM 阴性
	抗 HAV IgA 阴性
	抗 HAV IgG 部分老年人可见阳性
乙型肝炎病毒表面抗原 (HBsAg)	ELISA 法、RIA 法：阴性
	反向间接血凝法：阴性 (滴度＜1∶8)
乙型肝炎病毒表面抗体 (HBsAb)	ELISA 法、RIA 法：阴性
乙型肝炎病毒 e 抗原 (HBeAg)	ELISA 法、RIA 法：阴性
乙型肝炎病毒 e 抗体 (HBeAb)	ELISA 法、RIA 法：阴性
乙型肝炎病毒核心抗原 (HBcAg)	ELISA 法、RIA 法：阴性
乙型肝炎病毒核心抗体 (抗 HBc)	
抗 HBc 总抗体	ELISA 法、RIA 法：阴性
抗 Hbc IgM	ELISA 法、RIA 法：阴性
抗 Hbc IgG	ELISA 法、RIA 法：阴性
乙型肝炎病毒表面抗原蛋白前 S_2 (Pre–S_2)	阴性
乙型肝炎病毒表面抗原蛋白前 S_2 抗体 (抗 Pre–S_2)	阴性
乙型肝炎病毒 DNA (HBV–DNA)	斑点杂交实验：阴性
	聚合酶链反应：阴性
丙型肝炎病毒 RNA (HCV–RNA)	斑点杂交实验：阴性
	RT-PCR 法：阴性
丙型肝炎病毒抗体 IgM (抗 HCV IgM)	ELISA 法、RIA 法：阴性

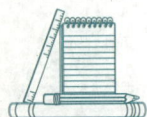

丙型肝炎病毒抗体 IgG (抗 HCV IgG)	ELISA 法、RIA 法：阴性
丁型肝炎病毒抗原 (HDVAg)	IFA、RIA、ELISA 法：阴性
丁型肝炎病毒抗体 (抗 HDV)	IFA、RIA、ELISA 法：阴性
丁型肝炎病毒 RNA (HDV-RNA)	RT-PCR 法：阴性
戊型肝炎病毒抗体	RIA、ELISA 法：阴性
(抗 HEV IgG 和抗 HEV IgM)	
庚型肝炎病毒抗体 (抗 HGV)	RIA、ELISA 法：阴性
抗链球菌溶血素 "O" (ASO) 滴度	低于 1：400
Widal 反应	直接凝集法："O" 低于 1：80
	"H" 低于 1：160
	"A" 低于 1：80
	"B" 低于 1：80
	"C" 低于 1：80
伤寒沙门菌抗体 IgM 酶联免疫试验	阴性或滴度低于 1：20
伤寒沙门菌可溶性抗原	乳胶凝集法：阴性
斑疹伤寒血清反应 (Weil-Felix 反应)	阴性或低于 1：40
流行性脑脊髓膜炎免疫测定	抗体、抗原测定均为阴性
布鲁氏菌凝集试验	阴性或滴度低于 1：25
结核分枝杆菌抗体 (TB-Ab)	胶体金法或 ELISA 法：阴性
结核分枝杆菌 DNA	PCR 法：阴性
幽门螺杆菌抗体 (Hp-Ab)	金标免疫斑点法：阴性
出血热病毒抗体 IgM	ELISA 法：阴性
流行性乙型脑炎病毒抗体 IgM	ELISA 法阴性
人巨细胞病毒 (HCMV) 抗体 IgM 和 IgG	IFA 法或 ELISA 法：阴性
人巨细胞病毒 (HCMV)-DNA	阴性
柯萨奇病毒 (Cox) 抗体 IgM 和 IgG	IFA 法或 ELISA 法：阴性
柯萨奇病毒 (Cox)-RNA	阴性
轮状病毒抗体和 RNA	阴性
嗜异性凝集试验	红细胞凝集法：阴性或凝集效价低于 1：8
弓形虫抗体和 DNA	阴性
日本血吸虫抗体	环卵沉淀法：阴性
	ELISA 法：IgE 0 ～ 5U/L
	IgG、IgM 阴性
囊虫抗体 (CSA)	ELISA 法：血清低于 1：64
	脑脊液低于 1：8
	间接血凝法：血清低于 1：128
	脑脊液低于 1：8
疟原虫抗体和抗原	IFA 法和 ELISA 法测定抗体：阴性
	免疫印迹法测定抗原：阴性
沙眼衣原体 (CT) 抗体 IgM 和 IgG	IFA 法：CT-IgM 效价 ≤ 1：32
	CT-IgG 效价 ≤ 1：512

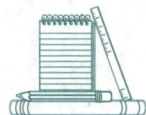

梅毒螺旋体抗体

    定性试验 (非特异性抗体)

    快速血浆反应素试验 (RPR)   阴性

    不加热血浆反应素试验 (SRU)   阴性

    美国性病研究实验室试验 (VDRL)   阴性

    确诊试验 (特异性抗体)

    梅毒螺旋体血凝试验 (TPHA)   阴性

    荧光螺旋体抗体吸收试验 (FTA-ABS) 阴性

人获得性免疫缺陷病毒抗体 (抗 -HIV)

    筛选实验   ELISA 法和快速蛋白印迹法：阴性

    确诊试验 (测 HIV-RNA)   蛋白印迹法和 RT-PCR 法：阴性

钩端螺旋体抗体   补体结合试验和 ELISA 法：阴性 (滴度 < 1 : 10)

    间接血凝试验：阴性 (滴度 < 1 : 60)

    凝集溶解试验：阴性 (滴度 < 1 : 400)

甲胎蛋白 (AFP)   ≤ 7.0ng/ml (CLIA)

癌胚抗原 (CEA)   ≤ 5.0ng/ml (CLIA)

糖类抗原 125 (CA125)   男性及 50 岁以上女性 < 2.5 万 U/L (RIA 法或 ELISA 法)

    20 ~ 40 岁女性 < 4.0 万 U/L (RIA 法)

组织多肽抗原 (TPA)   RIA 法：< 130U/L

糖类抗原 15-3 (CA15-3)   RIA 法、化学发光免疫分析法 (CLIA)：< 2.5 万 U/L

前列腺特异抗原 (PSA)   RIA 法、CLIA 法 ≤ 4.0μg/L

鳞状上皮癌抗原 (SCC)   RIA 法、CLIA 法 ≤ 1.5μg/L

糖类抗原 50 (CA50)   固相放射免疫分析 (IRMA) 法、CLIA 法：0 ~ 2.0 万 U/L

糖类抗原 72-4 (CA72-4)   ELISA 法：< 6.7μg/L

糖类抗原 19-9 (CA19-9)   IRMA 法、ELISA 法：< 3.7 万 U/L

糖类抗原 242 (CA242)   ELISA 法：< 20kU/L

前列腺酸性磷酸酶 (PAP)   RIA 法、CLIA 法：≤ 2.0μg/L

神经元特异性烯醇化酶 (NSE)   RIA 法、ELISA 法：≤ 15μg/L

异常凝血酶原 (APT)   < 20μg/L

α-L- 岩藻糖苷酶 (AFU)   ELISA 法：234 ~ 414μmol/L

二、骨髓检验

有核细胞计数 $(40 \sim 180) \times 10^9/L$

增生程度   增生活跃 (即成熟红细胞与有核细胞之比约为 20 : 1)

粒 / 红 (G/E)   (2 ~ 4) : 1

粒系细胞总数   占 0.50 ~ 0.60 (50% ~ 60%)

粒系细胞分类   原粒细胞 0 ~ 0.0018 (0 ~ 1.8%)

    早幼粒细胞 0.004 ~ 0.039 (0.4% ~ 3.9%)

    中性中幼粒细胞 0.022 ~ 0.122 (2.2% ~ 12.2%)

    中性晚幼粒细胞 0.035 ~ 0.132 (3.5% ~ 13.2%)

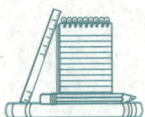

中性杆状核粒细胞 0.164 ～ 0.321（16.4% ～ 32.1%）

中性分叶核粒细胞 0.042 ～ 0.212（4.2% ～ 21.2%）

嗜酸性中幼粒细胞 0 ～ 0.014（0 ～ 1.4%）

嗜酸性晚幼粒细胞 0 ～ 0.018（0 ～ 1.8%）

嗜酸性杆状核粒细胞 0.002 ～ 0.039（0.2% ～ 3.9%）

嗜酸性分叶核粒细胞 0 ～ 0.42（0 ～ 4.2%）

嗜碱性中幼粒细胞 0 ～ 0.002（0 ～ 0.2%）

嗜碱性晚幼粒细胞 0 ～ 0.003（0 ～ 0.3%）

嗜碱性杆状核粒细胞 0 ～ 0.004（0 ～ 0.4%）

嗜碱性分叶核粒细胞 0 ～ 0.002（0 ～ 0.2%）

红系细胞总数	占 0.15 ～ 0.25（15% ～ 25%）
红系细胞分类	原红细胞 0 ～ 0.019（0 ～ 1.9%）
	早幼红细胞 0.002 ～ 0.026（0.2% ～ 2.6%）
	中幼红细胞 0.026 ～ 0.107（2.6% ～ 10.7%）
	晚幼红细胞 0.052 ～ 0.175（5.2% ～ 17.5%）
淋巴细胞分类	原淋巴细胞 0 ～ 0.004（0 ～ 0.4%）
	幼淋巴细胞 0 ～ 0.021（0 ～ 2.1%）
	淋巴细胞 0.107 ～ 0.431（10.7% ～ 43.1%）
单核细胞分类	原单核细胞 0 ～ 0.003（0 ～ 0.3%）
	幼单核细胞 0 ～ 0.006（0 ～ 0.6%）
	单核细胞 0 ～ 0.062（0 ～ 6.2%）
浆细胞分类	原浆细胞 0 ～ 0.001（0 ～ 0.1%）
	幼浆细胞 0 ～ 0.007（0 ～ 0.7%）
	浆细胞 0 ～ 0.021（0 ～ 2.1%）
巨核细胞	0 ～ 0.003（0 ～ 0.3%）
巨核细胞分类	原巨核细胞 0 ～ 0.05（0 ～ 5%）
	幼巨核细胞 0 ～ 0.10（0 ～ 10）
	颗粒型巨核细胞 0.10 ～ 0.50（10% ～ 50%）
	产血小板型巨核细胞 0.20 ～ 0.70（20% ～ 70%）
	裸核 0 ～ 0.30（0 ～ 30%）
	变性巨核细胞 0.02（2%）
网状细胞	0 ～ 0.01（0 ～ 1%）
内皮细胞	0 ～ 0.004（0 ～ 0.4%）
肥大细胞	0 ～ 0.005（0 ～ 0.5%）
组织嗜酸细胞	0 ～ 0.002（0 ～ 0.2%）
吞噬细胞	0 ～ 0.004（0 ～ 0.4%）
脂肪细胞	0 ～ 0.001（0 ～ 0.1%）
分类不明细胞	0 ～ 0.001（0 ～ 0.1%）
过氧化物酶（POX）染色	粒系（除原粒）细胞　强阳性
	单核系细胞　弱阳性或阴性

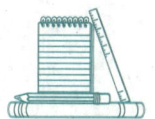

淋巴系细胞   阴性

| 苏丹黑 B (SB) 染色 | 结果与 POX 染色大致相同 |

中性粒细胞碱性磷酸酶 (NAP) 染色

阳性率 0.1 ～ 0.4（10% ～ 40%）

积分值 40 ～ 80 分

酸性磷酸酶 (ACP) 染色   T 淋巴细胞、多毛细胞、Gaucher 细胞   阳性

B 淋巴细胞、单核细胞、组织细胞、巨核细胞   阴性

氯化醋酸 AS–D 萘酚酯酶 (AS–D NCE) 染色 (特异性酯酶，SE)

中性粒细胞   强阳性

单核及淋巴系细胞 阴性

α – 醋酸萘酚酯酶 (α–NAE) 染色 (非特异性酯酶，NSE)

粒系细胞   阴性或弱阳性 (不被氟化钠抑制)

单核系细胞   阳性 (可被氟化钠抑制)

糖原染色 (PAS 反应)   原粒细胞   阴性，早幼粒至分叶核粒细胞阳性

单核细胞   弱阳性

淋巴细胞   阴性，少数弱阳性

巨核细胞   阳性

铁染色 (普鲁士蓝反应)   细胞外铁（ + ～ ++ ）

细胞内铁 (铁粒幼细胞) 20% ～ 90% (平均 65%)

三、排泄物、分泌液及体液检验

（一）尿液检查

尿量	1000 ～ 2000mL/24h
外观	透明，淡黄色
酸碱反应	弱酸性，pH 约 6.5
比重	1.015 ～ 1.025
蛋白质	定性：阴性
	定量：20 ～ 130mL/24h (平均 40mL/24h)
Tamm–Horsfall 蛋白 (THP)	29.8 ～ 43.9mg/24h
葡萄糖	定性：阴性
	定量：0.56 ～ 5.00mmol/24h (100 ～ 900mg/24h)
酮体	定性：阴性
	定量(以丙酮计)：0.34 ～ 0.85mmol/24h (20 ～ 50mg/24h)
尿胆原	定性：阴性或弱阳性 (尿稀释 20 倍为阴性)
	定量：0.84 ～ 4.2µmol/24h
尿胆素	定性：阴性
胆红素	定性：阴性
	定量：≤ 2mg/L
紫胆原	定性：阴性
	定量：0 ～ 4.4µmol/24h

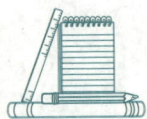

尿卟啉	0 ～ 36nmol/24h
尿隐血试验	阴性
尿含铁血黄素试验 (Rous 试验)	阴性
Bence-Jones 蛋白	阴性
β_2- 微球蛋白	< 0.3mg/L
α_2- 微球蛋白	成人< 15mg/24h
肌红蛋白	定量：< 4mg/L
乳糜尿试验	阴性
总氮	< 857mmol/L
肌酐	男性 7 ～ 18mmol/24h
	女性 5.3 ～ 16mmol/24h
尿素氮	357 ～ 535mmol/24h
尿酸	2.4 ～ 5.9mmol/24h
肌酸	男性 0 ～ 304μmol/24h
	女性 0 ～ 456μmol/24h
氯化物	170 ～ 255mmol/24h
钠	130 ～ 260mmol/24h
钾	51 ～ 102mmol/24h
钙	2.5 ～ 7.5mmol/24h
磷	22 ～ 48mmol/24h
铅	< 0.48μmol/24h
汞	< 250nmol/24h
镁	2.1 ～ 8.2mmol/24h
铁	< 179μmol/24h
铜	0.24 ～ 0.48μmol/24h
锌	0.23 ～ 0.48μmol/24h
尿 N- 乙酰 -β-D 氨基 葡萄糖酐酶 (NAG)	< 18.5U/L
尿淀粉酶	Somogyi 法：< 1000U
溶菌酶	0 ～ 2mg/L
纤维蛋白降解产物	< 0.25mg/L
黏蛋白	100 ～ 150mg/24h
免疫球蛋白	阴性
补体 C_3	阴性
尿白蛋白排泄率 (UAE)	5 ～ 30mg/24h
尿沉渣检查	白细胞< 5/HP
	红细胞< 3/HP (0 ～偶见)
	扁平或大圆上皮细胞少许 / 高倍视野
	透明管型偶见 / 高倍视野
12 小时尿沉渣计数	红细胞< 50 万

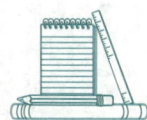

	白细胞＜100 万
	透明管型＜5000 个
1 小时细胞排泄率	红细胞：男性＜3 万 / 小时
	女性＜4 万 / 小时
	白细胞：男性＜7 万 / 小时
	女性＜14 万 / 小时
中段尿细菌培养计数	＜10^6 菌落 / 升（10^3 菌落 / 毫升）

（二）粪便检验

量	100 ～ 300g/24h
颜色	黄褐色
胆红素	阴性
粪胆原	定量：75 ～ 350mg/100g 粪（68 ～ 473μmol/24h）
粪胆素	阳性
蛋白质	定量：极少
粪便脂肪测定（平衡试验）	＜6g/24h
隐血试验	阴性
细胞（上皮细胞或白细胞）	无或偶见 / 高倍视野
余物残渣	少量植物细胞、淀粉颗粒及肌纤维等

（三）胃液检验

胃液分泌总量	1.5 ～ 2.5L/24h（含盐酸 160mEq/L）
比重	1.003 ～ 1.006
pH	1.3 ～ 1.8
空腹胃液量	0.01 ～ 0.10L（平均 0.05L）
胃液性状	清晰无色，轻度酸味，含少量黏液
五肽胃泌素试验	基础胃液量：0.01 ～ 0.10L
	基础泌酸量（BAO）：（3.9±1.98）mmol/h，很少超过 5mmol/h
	最大泌酸量（MAO）：3 ～ 23mol/h
	高峰泌酸量（PAO）：（20.26±8.77）mmol/h
	BAO/MAO：0.2
乳酸测定	定性：阴性
隐血试验	阴性
细胞	白细胞与上皮细胞少许
细菌	阴性

（四）十二指肠引流液检验

量与颜色	十二指肠液（D 液）：10 ～ 20mL，无色，灰色或黄色
	A 胆液：10 ～ 20mL，橙黄色
	B 胆液：30 ～ 60mL，深褐色
	C 胆液：量不定，随引流时间而异，金黄色或淡黄色
透明度	透明或加碱性液体后透明
黏稠度	B 胆液黏稠，A、C 胆液略黏稠，D 液较稀薄

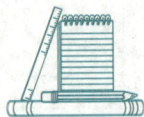

比重	A 胆液：1.009 ～ 1.013
	B 胆液：1.026 ～ 1.032
	C 胆液：1.007 ～ 1.010
pH	D 液：7.6
	A 胆液：7.0
	B 胆液：6.8
	C 胆液：7.4
淀粉酶	(43 ～ 326)×10^{4}Somogyi 单位 / 全标本
胰蛋白酶	0.35 ～ 1.60 (35% ～ 160)

促胰酶素 – 促胰液素试验 (P–S 试验)

胰液流出量：70 ～ 230mL/h

最高碳酸氢盐浓度：70 ～ 125mmol/h

淀粉酶排出量：880 ～ 7400Somogyi 单位 / 千克体重

（五）脑脊液检验

性状	无色，清晰透明
压力 (侧卧)	0.686 ～ 1.76kPa (70 ～ 80mmH$_2$O)
蛋白	定性 (Pandy) 试验：阴性
	定量：儿童 (腰椎穿刺) 0.20 ～ 0.40g/L
	成人 (腰椎穿刺) 0.20 ～ 0.45g/L
	小脑延髓池穿刺 0.10 ～ 0.25g/L
	脑室穿刺 0.05 ～ 0.15g/L
白蛋白	0.1 ～ 0.3g/L
蛋白电泳	前白蛋白 0.02 ～ 0.07 (2% ～ 7%)
	白蛋白 0.56 ～ 0.76 (56% ～ 76%)
	α$_1$ 球蛋白 0.02 ～ 0.07 (2% ～ 7%)
	α$_2$ 球蛋白 0.04 ～ 0.12 (4% ～ 12%)
	β 球蛋白 0.08 ～ 0.18 (8% ～ 18%)
	γ 球蛋白 0.03 ～ 0.12 (3% ～ 12%)
葡萄糖	成人 2.5 ～ 4.5mmol/L
	儿童 2.8 ～ 4.5mmol/L
氯化物 (以氯化钠计)	120 ～ 130mmol/L
免疫球蛋白	IgG 0.01 ～ 0.04g/L
	IgA 0.001 ～ 0.006g/L
	IgM 阴性
胆红素	阴性
色氨酸试验	阴性
乳酸脱氢酶 (LD)	3 ～ 40U/L
肌酸激酶 (CK)	同工酶 CK$_1$ 0 ～ 8U/L
	比色法：(0.94±0.25)U/L
溶菌酶 (LZM)	阴性或微量

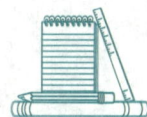

天门冬氨酸氨基转移酶 (AST)	5 ～ 20U/L
细胞数	成人 $(0 ～ 8) \times 10^6$/L
	儿童 $(0 ～ 15) \times 10^6$/L
细胞分类	淋巴细胞占 0.70（70%）
	单核细胞占 0.30（30%）

（六）精液检验

量	一次排精液量 3.0 ～ 5.0mL
色	灰白色或乳白色，久未排精液者可淡黄色
黏稠度	呈胶冻状，30 分钟后完全液化呈半透明状
pH	7.2 ～ 8.0（平均 7.8）
比重	1.033
精子浓度	$\geqslant 15 \times 10^9$/L
一次排精子总数	39×10^9/L
活动精子	30 ～ 60 分钟内 0.80 ～ 0.90（80% ～ 90%）
精子形态	异常精子＜ 20%
白细胞	＜5/HP

（七）前列腺液检验

性状	淡乳白色，半透明，稀薄液状
pH	6.3 ～ 6.5
卵磷脂小体	多量或布满视野
上皮细胞	少量
红细胞	＜5/HP
白细胞	＜10/HP
淀粉样体	老年人易见到，约为白细胞的 10 倍
细菌	阴性

四、肾功能实验

菊粉清除率 (Cin)	2.0 ～ 2.3mL/（s · 1.73m²）（120 ～ 140mL/min）
内生肌酐清除率 (Ccr)	1.3 ～ 2.0mL/（s · 1.73m²）（80 ～ 120mL/min）
肾小球滤过率 (GFR)	(100 ± 20)mL/min
昼夜尿比密试验（浓缩 – 稀释试验）	
24 小时尿总量	1000 ～ 2000mL
夜尿量	＜750mL
昼尿量 / 夜尿量比值	3 : 1 ～ 4 : 1
尿比密最高	＞1.020
最高比重与最低比密之差	＞0.009
尿渗量（尿渗透压）测定 (Uosm)	
禁饮后尿渗量	600 ～ 1000mOsm/（kg · H_2O）[平均 800mOsm/（kg · H_2O）]
血浆渗量 (Posm)	275 ～ 305mOsm/（kg · H_2O）[平均 300mOsm/（kg · H_2O）]
尿渗量与血浆渗量比值	3 : 1 ～ 4.5 : 1

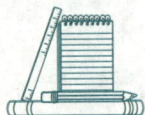

渗透溶质清除率 (空腹)	0.33 ～ 0.5ml/s (2 ～ 3mL/min)
肾小管葡萄糖最大重吸收量 (TmG)	成人　平均 (340±18.2)mg/min
	男性　300 ～ 450mg/min
	女性　250 ～ 350mg/min

对氨马尿酸最大排泄量 (TmPAH)　　$60 ～ 90mg/min[(80.9±11.3)mg/(min · 1.73m^2)]$

尿酸化功能试验	尿 HCO_3^- ＜30mmol/L
	可滴定酸＞10mmol/L
	NH_4^+＞20mmol/L
有效肾血浆流量 (EREF)	600 ～ 800mL/min
肾全血流量 (RBF)	1200 ～ 1400mL/min
肾小管酸中毒试验	氯化铵负荷 (酸负荷) 试验　尿 pH＜5.3
碳酸氢离子重吸收排泄 (碱负荷) 试验	HCO_3^- 排泄率≤1%

五、内分泌激素检测

血甲状腺素 (T₄)	放免法：65 ～ 155nmol/L
血游离甲状腺素 (FT₄)	放免法：10.3 ～ 25.7pmol/L
血三碘甲状腺原氨酸 (T₃)	放免法：1.6 ～ 3.0nmol/L
血游离三碘甲状腺原氨酸 (FT₃)	放免法：6.0 ～ 11.4pmol/L
血反三碘甲状腺原氨酸 (rT₃)	放免法：0.2 ～ 0.8nmol/L
血清甲状腺结合球蛋白 (TBG)	放免法：成人 210 ～ 520μg/L，儿童高于成人，
	14 岁后达成人水平
¹²⁵I–T₃ 摄取试验 (¹²⁵I–T₃RUR)	25% ～ 35%
甲状腺摄 ¹³¹I 率	3h　0.057 ～ 0.245 (5.7% ～ 24.5%)
	24h　0.151 ～ 0.471 (15.1% ～ 47.1%)
基础代谢率 (BMR)	–0.10 ～ +0.10 (–10 ～ +10)
血甲状旁腺激素 (PTH)	免疫化学发光法：1 ～ 10pmol/L
	放免法：氨基端 (活性端) 230 ～ 630ng/L
	羧基端 (无活性端) 430 ～ 1860ng/L
血降钙素 (CT)	放免法：男性 0 ～ 14ng/L
	女性 0 ～ 28ng/L
尿 17– 羟皮质激素 (17–OHCS)	男性 13.8 ～ 41.4μmol/24h
	女性 11.0 ～ 27.6μmol/24h
尿 17– 酮皮质激素 (17–KS)	男性 34.7 ～ 69.4μmol/24h
	女性 17.5 ～ 52.5μmol/24h
血皮质醇	放免法：上午 8 时 140 ～ 630nmol/L
	下午 4 时 55 ～ 165nmol/L
	昼夜皮质醇浓度比值＞2
尿游离皮质醇	放免法 30 ～ 276nmol/24h
血醛固酮	放免法：普通饮食 (上午 6 时) 卧位 (238±104)pmol/L
	立位 (418±245)pmol/L

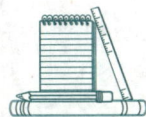

	低钠饮食　卧位 (646.6±333.4)pmol/L
	立位 (945.6±491)pmol/L
尿醛固酮	普通饮食 (21.36±7.2)nmol/24h
尿儿茶酚胺 (CA)	微柱法：71.0～229.5nmol/24h
尿香草扁桃酸 (VMA)	比色法：5～45μmol/24h
血游离儿茶酚胺	多巴胺　＜888pmol/L
	去甲肾上腺素 615～3240pmol/L
	肾上腺素＜480pmol/L
血浆睾酮 (T)	放免法：男性 青春后期 100～200ng/L
	成人 300～1000μg/L
	女性 青春后期 100～200ng/L
	成人 200～800ng/L
	绝经后 80～350ng/L
血浆雌二醇 (E_2)	放免法：男性 50～200pmol/L
	女性 卵泡期 94～433pmol/L
	黄体期 499～1580pmol/L
	排卵期 704～2200pmol/L
	绝经期 40～100pmol/L
血浆孕酮	放免法：非孕妇女 卵泡期(早)(0.7±0.1)μg/L
	卵泡期(晚)(0.4±0.1)μg/L
	排卵期(1.6±0.2)μg/L
	黄体期(早)(11.6±1.5)μg/L
	黄体期(晚)(5.7±1.1)μg/L
血促甲状腺激素 (TSH)	放免法：2～10mU/L
血促肾上腺皮质激素 (ACTH)	放免法：上午 8 时 25～100ng/L
	下午 6 时 10～80ng/L
血生长激素 (GH)	男性成人 ＜2.0μg/L
	女性成人 ＜10.0μg/L
	儿童 ＜20μg/L
血抗利尿激素 (ADH)	放免法：1.4～5.6pmol/L
尿抗利尿激素	放免法：11～30μU/24h (平均 28.9μU/24h)

六、肺功能检查

潮气量 (TC)	500mL (成人)
深吸气量 (IC)	男性 2600mL
	女性 1900mL
补呼气容积 (ERV)	男性 910mL
	女性 560mL
肺活量 (VC)	男性 3470mL
	女性 2440mL

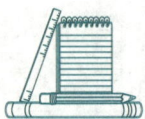

功能残气量 (FRC)	男性 (2270±809)mL
	女性 (1858±552)mL
残气容积 (RV)	男性 (1380±631)mL
	女性 (1301±486)mL
静息通气量 (VE)	男性 (6663±200)mL/min
	女性 (4217±160)mL/min
最大通气量 (MVV)	男性 (104±2.71)L/min
	女性 (82.5±2.17)L/min
肺泡通气量 (VA)	4L/min
肺血流量	5L/min
通气 / 血流 (V/Q) 比值	0.8
无效腔气 / 潮气容积 (VD/VT)	0.3 ～ 0.4
弥散功能 (CO 吸入法)	(198.5 ～ 276.9)mL/ (kPa · min) [(26.47 ～ 36.92)mL/ (mmHg · min)]

七、血气分析

气道阻力	1 ～ 3cmH$_2$O · L/s
动脉血氧分压 (PaO$_2$)	12.6 ～ 13.3kPa (95 ～ 100mmHg)
动脉血二氧化碳分压 (PaCO$_2$)	4.7 ～ 6.0kPa (35 ～ 45mmHg)
混合静脉血氧分压 (PvO$_2$)	4.7 ～ 6.0kPa (35 ～ 45mmHg)
动脉血与混合静脉血氧分压差	8.0kPa (60mmHg)
肺泡 – 动脉血氧分压差 (成人)	＜2.0kPa (15mmHg)
动脉血氧饱和度 (SaO$_2$)	0.919 ～ 0.99 (91.9% ～ 99%)
静脉血氧饱和度	0.6 ～ 0.85 (60% ～ 85%)
动脉血氧含量 (CaO$_2$)	8.55 ～ 9.45mmol/L (19 ～ 21mL/dL)
静脉血含氧量	4.5 ～ 7.2mmol/L (10 ～ 16mL/dL)
血液酸碱度 (pH 值)	7.35 ～ 7.45 (平均 7.40)
血液氢离子浓度	35 ～ 45mmol/L (平均 24mmol/L)
碳酸氢盐 (标准或实际)	22 ～ 72mmol/L (平均 24mmol/L)
动脉血浆二氧化碳含量 (T–CO$_2$)	25.2mmol/L (25.2vol/%)
二氧化碳结合力 (CO$_2$–CP)	22 ～ 31mmol/L (50 ～ 70vol/%)
全血缓冲碱 (BB)	45 ～ 55mmol/L (平均 50mmol/L)
碱剩余 (BE)	成人 0±2.3mmol/L
	儿童 –4 ～ +2mmol/L

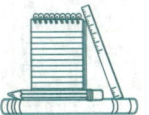

主要参考书目

［1］万学红，卢雪峰.诊断学［M］.10 版.北京：人民卫生出版社，2024.

［2］杨峥.诊断学基础［M］.5 版.北京：人民卫生出版社，2023.

［3］詹华奎，刘潜.诊断学［M］.11 版.北京：中国中医药出版社，2023.

［4］夏瑞明，刘林祥.医学影像诊断学［M］.4 版.北京：人民卫生出版社，2020.

［5］刘成玉，郑文芝，林发权.实验诊断学［M］.3 版.北京：人民卫生出版社，2023.

［6］刘红霞，梁丽萍.超声诊断学［M］.1 版.北京：中国医药科技出版社，2020.

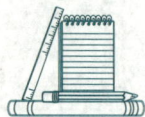

教材目录

注：凡标☆者为"十四五"职业教育国家规划教材。

序号	书 名	主 编		主编所在单位	
1	医古文	刘庆林	江 琼	湖南中医药高等专科学校	江西中医药高等专科学校
2	中医药历史文化基础	金 虹		四川中医药高等专科学校	
3	医学心理学	范国正		娄底职业技术学院	
4	中医适宜技术	肖跃红		南阳医学高等专科学校	
5	中医基础理论	陈建章	王敏勇	江西中医药高等专科学校	邢台医学院
6	中医诊断学	王农银	徐宜兵	遵义医药高等专科学校	江西中医药高等专科学校
7	中药学	李春巧	林海燕	山东中医药高等专科学校	滨州医学院
8	方剂学	姬水英	张 尹	渭南职业技术学院	保山中医药高等专科学校
9	中医经典选读	许 海	姜 侠	毕节医学高等专科学校	滨州医学院
10	卫生法规	张琳琳	吕 慕	山东中医药高等专科学校	山东医学高等专科学校
11	人体解剖学	杨 岚	赵 永	成都中医药大学	毕节医学高等专科学校
12	生理学	李开明	李新爱	保山中医药高等专科学校	济南护理职业学院
13	病理学	鲜于丽	李小山	湖北中医药高等专科学校	重庆三峡医药高等专科学校
14	药理学	李全斌	卫 昊	湖北中医药高等专科学校	陕西中医药大学
15	诊断学基础	杨 峥	姜旭光	保山中医药高等专科学校	山东中医药高等专科学校
16	中医内科学	王 飞	刘 菁	成都中医药大学	山东中医药高等专科学校
17	西医内科学	张新鹍	施德泉	山东中医药高等专科学校	江西中医药高等专科学校
18	中医外科学☆	谭 工	徐迎涛	重庆三峡医药高等专科学校	山东中医药高等专科学校
19	中医妇科学	周惠芳		南京中医药大学	
20	中医儿科学	孟陆亮	李 昌	渭南职业技术学院	南阳医学高等专科学校
21	西医外科学	王龙梅	熊 炜	山东中医药高等专科学校	湖南中医药高等专科学校
22	针灸学☆	甄德江	张海峡	邢台医学院	渭南职业技术学院
23	推拿学☆	涂国卿	张建忠	江西中医药高等专科学校	重庆三峡医药高等专科学校
24	预防医学☆	杨柳清	唐亚丽	重庆三峡医药高等专科学校	广东江门中医药职业学院
25	经络与腧穴	苏绪林		重庆三峡医药高等专科学校	
26	刺法与灸法	王允娜	景 政	甘肃卫生职业学院	山东中医药高等专科学校
27	针灸治疗☆	王德敬	胡 蓉	山东中医药高等专科学校	湖南中医药高等专科学校
28	推拿手法	张光宇	吴 涛	重庆三峡医药高等专科学校	河南推拿职业学院
29	推拿治疗	唐宏亮	汤群珍	广西中医药大学	江西中医药高等专科学校

序号	书 名	主 编		主编所在单位	
30	小儿推拿	吕美珍	张晓哲	山东中医药高等专科学校	邢台医学院
31	中医学基础	李勇华	杨 频	重庆三峡医药高等专科学校	甘肃卫生职业学院
32	方剂与中成药☆	王晓戎	张 彪	安徽中医药高等专科学校	遵义医药高等专科学校
33	无机化学	叶国华		山东中医药高等专科学校	
34	中药化学技术	方应权	赵 斌	重庆三峡医药高等专科学校	广东江门中医药职业学院
35	药用植物学☆	汪荣斌		安徽中医药高等专科学校	
36	中药炮制技术☆	张昌文	丁海军	湖北中医药高等专科学校	甘肃卫生职业学院
37	中药鉴定技术☆	沈 力	李 明	重庆三峡医药高等专科学校	济南护理职业学院
38	中药制剂技术	吴 杰	刘玉玲	南阳医学高等专科学校	娄底职业技术学院
39	中药调剂技术	赵宝林	杨守娟	安徽中医药高等专科学校	山东中医药高等专科学校
40	药事管理与法规	查道成	黄 娇	南阳医学高等专科学校	重庆三峡医药高等专科学校
41	临床医学概要	谭 芳	向 军	娄底职业技术学院	毕节医学高等专科学校
42	康复治疗基础	王 磊		南京中医药大学	
43	康复评定技术	林成杰	岳 亮	山东中医药高等专科学校	娄底职业技术学院
44	康复心理	彭咏梅		湖南中医药高等专科学校	
45	社区康复	陈丽娟		黑龙江中医药大学佳木斯学院	
46	中医养生康复技术	廖海清	艾 瑛	成都中医药大学附属医院针灸学校	江西中医药高等专科学校
47	药物应用护理	马瑜红		南阳医学高等专科学校	
48	中医护理	米健国		广东江门中医药职业学院	
49	康复护理	李为华	王 建	重庆三峡医药高等专科学校	山东中医药高等专科学校
50	传染病护理☆	汪芝碧	杨蓓蓓	重庆三峡医药高等专科学校	山东中医药高等专科学校
51	急危重症护理☆	邓 辉		重庆三峡医药高等专科学校	
52	护理伦理学☆	孙 萍	张宝石	重庆三峡医药高等专科学校	黔南民族医学高等专科学校
53	运动保健技术	潘华山		广东潮州卫生健康职业学院	
54	中医骨病	王卫国		山东中医药大学	
55	中医骨伤康复技术	王 轩		山西卫生健康职业学院	
56	中医学基础	秦生发		广西中医学校	
57	中药学☆	杨 静		成都中医药大学附属医院针灸学校	
58	推拿学☆	张美林		成都中医药大学附属医院针灸学校	